약사 버블워니가 만드는
천연화장품

중앙books

화장품도 웰빙을 추구하세요

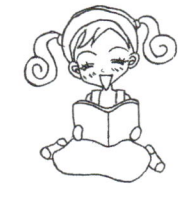

우리 일상에서 없어서는 안 될 생활필수품인 화장품은 '피부에 바르는 독'이라고 불리기도 합니다. 공장에서 만들어져 소비자에게 전달되기까지 수개월에서 1년 이상의 기간 동안 화장품이 산패되지 않게 하기 위해 화학방부제를 다량으로 첨가하기 때문이지요. 심지어 석유에서 추출한 베이스 오일, 화학계면활성제, 안료, 향료, 인공색소 등도 포함되어 있는데 이러한 성분들은 우리의 피부를 건조하고 약하게 할 뿐 아니라 생기를 빼앗아 창백하거나 칙칙하게 변하게 할 수도 있습니다. 그리고 피부에 남은 화장품 찌꺼기로 인해 피부는 호흡에 방해를 받고 점점 노화되어 주름이나 기미, 잡티 등이 생기게 됩니다. 이를 극복하기 위해 좀 더 좋은 화장품, 좀 더 비싼 화장품을 사용하면 일시적으로 개선 효과를 볼 수는 있지만 또다시 위와 같은 악순환을 거듭하게 됩니다.

우리의 피부는 인위적인 성분을 흡수시켜 일시적으로 개선시키기보다는 피부가 가진 고유 기능인 재생과 분비가 원활하게 진행되도록 최상의 상태를 유지시켜주는 것이 중요합니다. 이를 위해서는 우리 피부와 잘 어울리는 천연재료를 사용하는 것이 좋습니다. 웰빙을 추구하는 추세에 맞춰 천연화장품이나 천연비누를 집에서 직접 만들어 쓰는 사람들도 점차 늘고 있고, 천연성분이 우리 피부에 더 잘 맞는다는 것을 반영하듯 기존의 화장품 업체에서도 천연재료가 일부 포함된 제품을 출시하는 것을 볼 수 있습니다.

우리가 천연화장품을 찾는 것은 유기농 식품을 선호하는 것과 같은 맥락이라고 할 수 있습니다. 그렇다면 천연재료를 이용해 직접 만들어 쓰는 화장품이 왜 피부에 좋을까요?

내 피부에 꼭 맞는 천연재료를 선택할 수 있습니다. 피부가 건조한 사람은 보습성분이 풍부한 재료를, 여드름이 심한 사람은 진정작용이 좋은 천연재료를 골라 내가 원하는 시간에 내가 원하는 화장품으로 만들 수 있습니다.

피부에 자극을 주지 않으며 피부를 건강하게 만듭니다. 피부 친화적인 천연재료로 만든 화장품은 화학성분처럼 즉각적인 효과를 내지는 않습니다. 그러나 점차적으로 피부를 생기 있게 만들어주고, 피부의 재생 능력을 향상시켜 주며, 그동안 사용했던 화학성분들로 인해 지친 피부에 휴식과 안정감을 되찾아줍니다.

가격에 거품이 없습니다. 시판 화장품의 가격에는 원재료비 외에 광고비와 유통비가 상당 부분 포함되어 비싸지만, 천연화장품은 원재료를 직접 구입해서 만들기 때문입니다. 캐비어 추출물이나 식물성 태반과 같은 고가의 참가물들도 부담없이 구입해서 사용할 수 있습니다.

용량과 성분을 믿을 수 있습니다. 내가 직접 천연재료를 선택하고 계량하여 만든 천연화장품이기에 베이비 제품의 경우에도 혹시나 아이에게 유해한 성분이 포함되어 있지는 않은지 걱정하지 않아도 됩니다.

직접 만들어야 한다는 번거로움은 있지만, 그 번거로움을 감수할 만큼 장점이 많은 천연화장품! 소중한 내 피부, 내 가족의 피부 건강을 위해 천연화장품을 직접 만들어 사용해 보는 것은 어떨까요?

버블워니

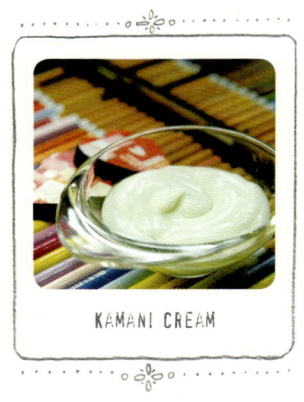

KAMANI CREAM

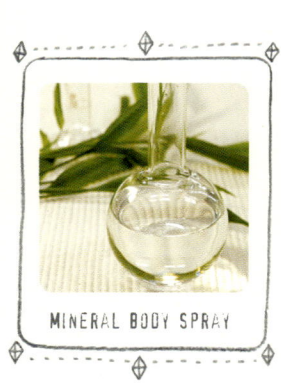

MINERAL BODY SPRAY

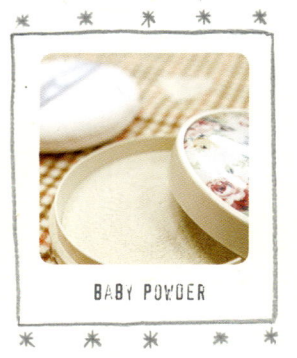

BABY POWDER

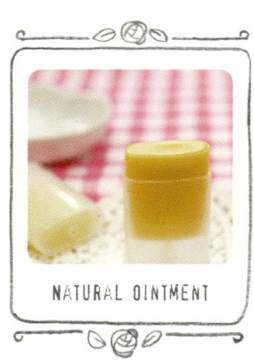

NATURAL OINTMENT

CONTENTS

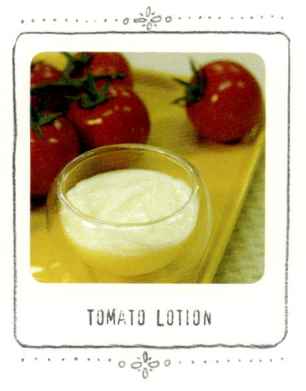

TOMATO LOTION

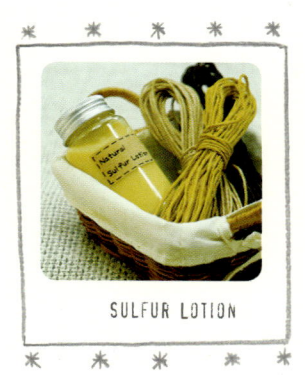

SULFUR LOTION

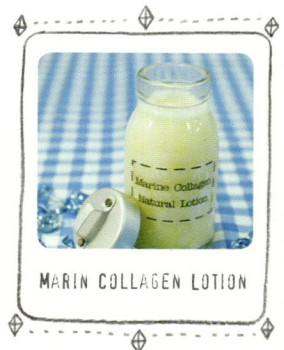

MARIN COLLAGEN LOTION

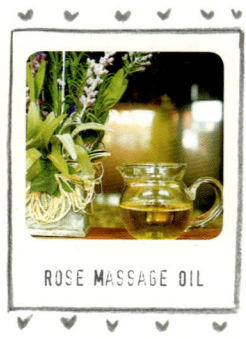

ROSE MASSAGE OIL

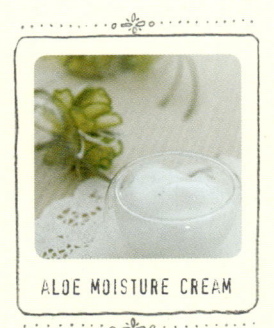

ALOE MOISTURE CREAM

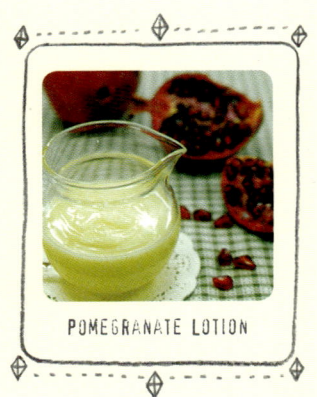

POMEGRANATE LOTION

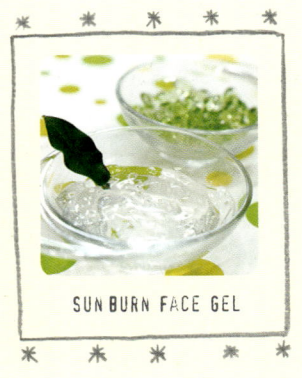

SUN BURN FACE GEL

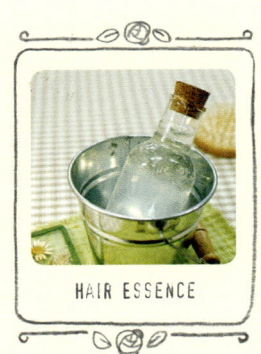

HAIR ESSENCE

PART 4

스페셜 케어를 위한 천연화장품

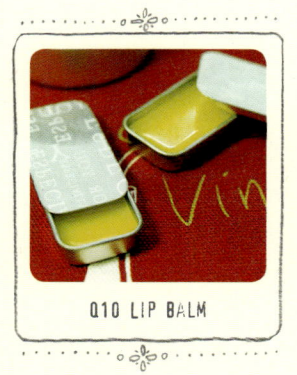

Q10 LIP BALM

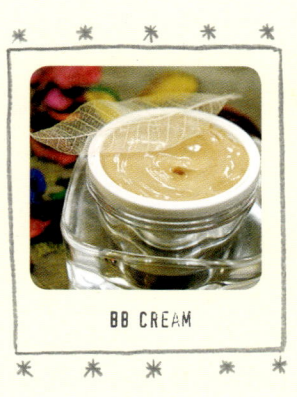

BB CREAM

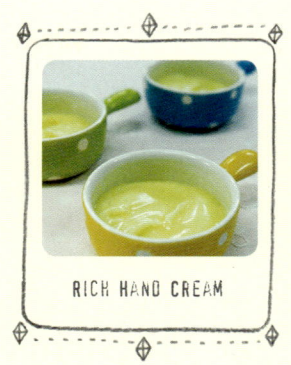

RICH HAND CREAM

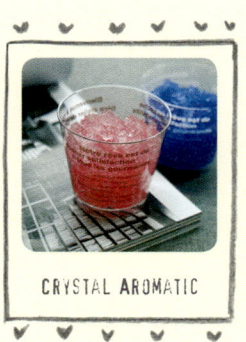

CRYSTAL AROMATIC

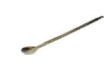

INTRO

천연화장품을 만들기 전에
알아두어여 할 ABC

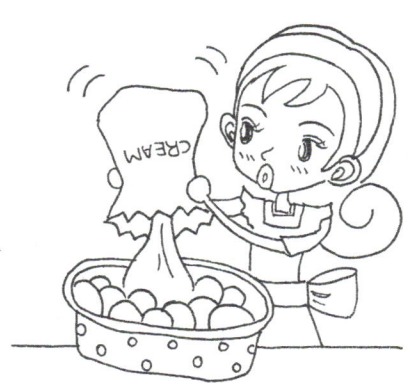

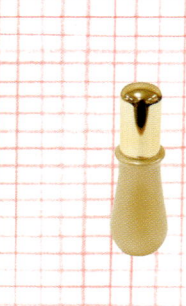 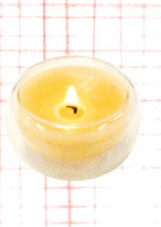 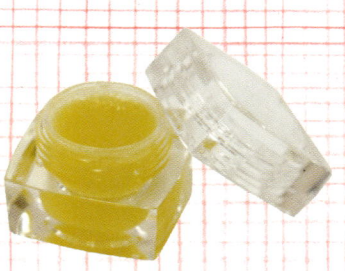 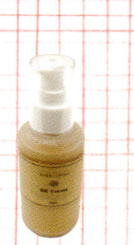 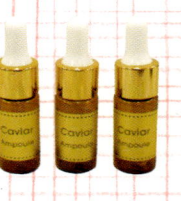

천연화장품을 만드는 방법이나 레시피도 물론 중요하지만,

내 피부에 딱 맞는 천연화장품을 만들기 위해서는 사용하는 재료와

도구에 대해 확실히 아는 것이 우선이에요.

내게 필요한 천연재료를 올바르게 선택하고 용도에 맞는 도구를 사용함으로써

보다 쉽고 효과적으로 천연화장품을 만들수 있답니다.

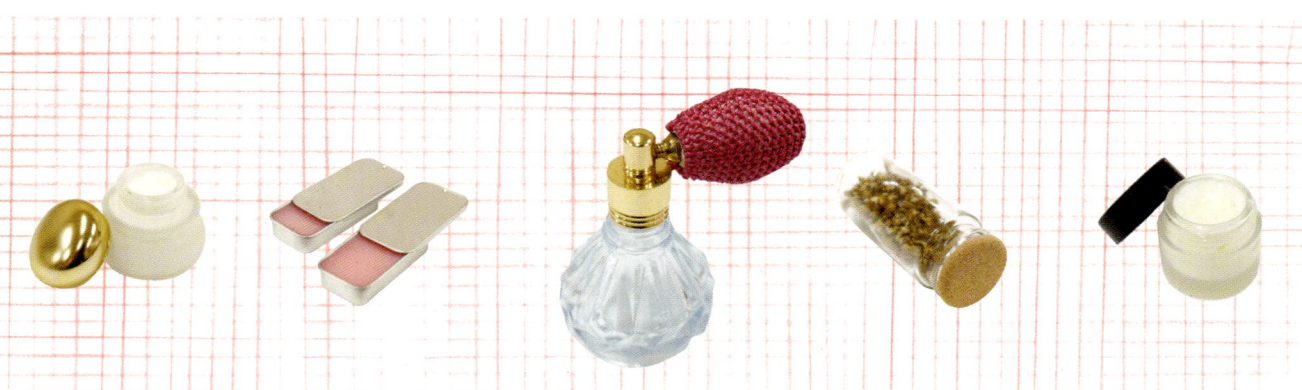

천연화장품의 기본재료

베이스오일을 비롯해서 워터류, 유화제, 첨가물, 에센셜오일 등의

기본 재료들에 대해 충분히 이해하는 것이 무엇보다도 중요합니다. 하나씩 알아가도록 해요.

오일 계열

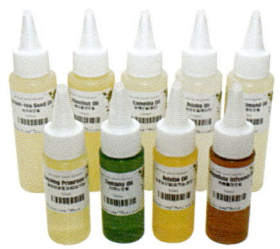

베이스오일　식물성 오일은 식물의 씨나 열매로부터 냉각압축법(cold pressing)으로 추출한 오일로 대부분 향이 없고 휘발성이 없는 것이 특징입니다. 에센셜오일의 효능을 피부에 전달해주는 역할을 한다고 해서 '캐리어오일'이라고도 합니다. 식물이 가진 비타민이나 미네랄을 고스란히 함유하고 있기 때문에 피부 타입이나 목적에 맞춰 다양하게 응용할 수 있습니다. 베이스오일의 종류와 효능은 262쪽을 참고하세요.

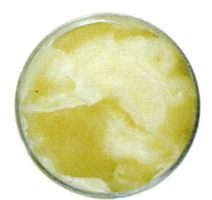

버터류　오일과 마찬가지로 식물의 씨나 열매로부터 얻어낸 물질이에요. 상온에서 고체 상태이며 대체적으로 오일보다 보습력이 더 우수한 것이 특징입니다. 버터류의 종류와 효능은 263쪽을 참고하세요.

워터 계열

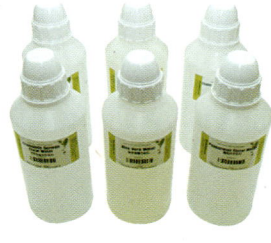

스킨이나 로션, 크림의 워터류에 사용하는 재료들로 증류수, 정제수, 플로럴워터 등이 있습니다. 수돗물이나 생수 등은 칼슘이나 마그네슘 등이 함유되어 있어 화장품을 만들 때 넣으면 화장품의 부패가 빨라지고 성분이 변할 수도 있으므로 증류수나 정제수처럼 불순물이 없는 워터를 사용하는 것이 좋습니다.

워터 계열 재료로 가장 많이 사용하는 것이 플로럴워터인데, 에센셜오일을 수증기 증류법으로 추출하고 남은 수용성 물질입니다. 미량의 에센셜오일이 함유되어 있어 직접 피부에 사용할 수 있으며 각각의 에센셜오일이 지닌 향이나 효능을 이용할 수 있는 장점이 있습니다. 워터 계열 재료의 종류와 효능은 264쪽을 참고하세요.

유화제

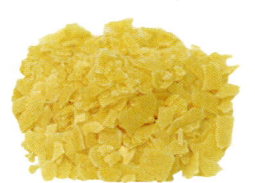

유화제란 크림이나 로션을 만들 때 오일류와 워터류를 섞어주는 역할을 하는 재료입니다. 오일류와 워터류는 자연 상태에서는 섞이지 않습니다. 이 두 계열의 재료를 결합해주는 재료가 유화제죠. 여기서 잠깐 265쪽으로 가서 유화제의 종류와 효능을 살펴본 다음에 다시 이곳으로! 올리브 유화왁스나 이멀시파잉 왁스, 몬타 왁스, 레시틴 등은 오일류와 워터류를 섞어 크림 상태의 에멀전을 만드는 역할을 하며 그 외 세틸알코올, 세티아르알코올 등은 유화 안정력이나 발림성 향상을 위해 첨가하는 유화 보조제입니다. 밀랍이나 칸데릴라 왁스는 립밤이나 연고를 만들 때 액상 타입의 오일을 단단하게 굳혀주는 역할을 하는 재료입니다. 또한 올리브 리퀴드나 솔루벌라이저는 워터에 소량의 오일을 녹여주는 역할을 하는 가용화제입니다.

점증제

젤 타입의 화장품을 만들 때 사용하는 재료입니다. 천연으로는 천연셀룰로오즈, 쟁탄검, 하이셀, 젤라틴 등이 있고 합성으로는 메칠셀룰로오즈, 카보머, 카보폴프리젤 등이 있습니다. 점증제의 종류와 효능은 264쪽을 참고하세요.

천연방부제, 산화방지제

방부제와 산화방지제는 통상적으로 천연화장품의 보존기간을 늘리는 데 사용되는 것으로, 통틀어 천연방부제라 불러요. 이 둘은 같은 개념으로 쓰고 있지만 엄밀히 분류하면 다른 성질의 재료입니다.

로션이나 크림과 같이 워터류와 오일류가 모두 들어간 경우 방부제와 산화방지제를 같이 사용하시는 것이 보존기간을 늘릴 수 있는 방법입니다.

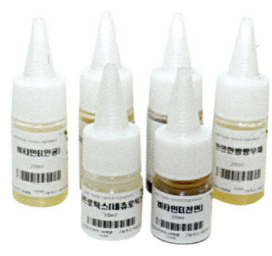

천연방부제 천연물질의 변질은 크게 부패와 산패로 나눌 수 있습니다. 부패는 미생물의 번식으로 악취가 발생하며 분해되는 현상으로 이를 막기 위해서는 세균의 번식을 막는 방부제를 사용하셔야 한답니다. 미생물은 습기가 많은 환경에서 쉽게 번식하기 때문에 워터류가 들어간 화장품의 보존기간을 늘리기 위해서는 방부제를 사용하는 것이 효과적입니다. 방부제의 종류로는 천연한방방부제나 나트로틱스, 자몽씨 추출물(GSE), 에탄올 등이 있고, 합성물질로는 각종 파라벤 계열이나 이소치아졸리논, 페녹시 에탄올 등이 있습니다.

산화방지제 산패는 오일(oil)이나 지방(fat) 성분이 공기 중의 산소나 열에 의해 산성으로 바뀌어 냄새나 맛이 변화하는 현상입니다. 이러한 산패를 지연시킬 목적으로 사용하는 것이 산화방지제(또는 항산화제)입니다.

산화방지제는 미생물의 번식과는 무관하며 오일의 보존기간과 관련이 있습니다. 밤(balm)이나 연고, 마사지오일 등은 산화방지제를 첨가하면 보존기간을 늘릴 수 있습니다. 항산화제로는 비타민 E와 로즈마리 추출물(ROE), 벤조인 팅크처가 있고 합성산화방지제로는 BHT와 BHA가 있습니다.

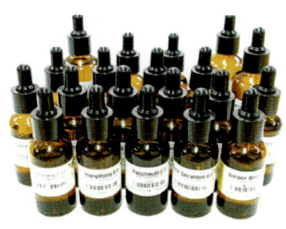

에센셜오일(E.O)

에센셜오일이란 식물의 꽃, 줄기, 열매, 뿌리 등에서 추출한 휘발성이 있는 정유로 100% 자연성분입니다. 에센셜오일은 개별적으로 사용되기도 하지만 2~3가지를 섞으면 시너지효과로 효능이 상승합니다. 그렇지만 너무 많은 에센셜오일을 사용하면 오히려 효능이 떨어질 수 있으니 주의해서 사용하셔야 합니다.

에센셜오일을 사용할 때는 특성을 잘 이해하고 자신의 피부에 맞는 오일을 선택하는 것이 바람직합니다. 에센셜오일의 종류와 효능은 266쪽을 참고하세요.

에센셜오일의 올바른 사용량

성인의 몸 1~3%

성인의 얼굴 1% 이내

아토피 피부, 민감성 피부 0.5%

눈가 0.25%

에센셜오일 1방울 = 0.05ml (20방울 = 1ml)

피부 타입별 에센셜오일의 선택

모든 피부	캐모마일, 재스민, 제라늄, 로즈, 라벤더, 네롤리, 로즈마리, 패츌리, 레몬, 일랑일랑 등
건성 피부	캐모마일, 재스민, 제라늄, 로즈, 라벤더, 샌달우드, 네롤리, 로즈우드, 프랑킨센스, 팔마로사 등
지성 피부	캐모마일, 재스민, 제라늄, 바가못, 사이프러스, 쥬니퍼베리, 레몬, 라임, 만다린, 오렌지 등
여드름 피부	캐모마일, 제라늄, 라벤더, 티트리, 유칼립투스, 버가못, 레몬, 그레이프프룻, 사이프러스, 클라리세이지 등
아토피, 민감성 피부	캐모마일, 재스민, 라벤더, 네롤리, 로즈, 로즈우드, 샌달우드 등

사용 시에 주의할 사항

1. 피부에 에센셜오일이 직접 닿지 않도록 주의하며 피부에 닿았을 때는 즉시 우유로 씻어내세요.
   증상이 심하면 병원에 가셔야 합니다. 단, 라벤더나 티트리는 국소부위에 직접 사용해도 괜찮습니다.

2. 버가못, 라임, 오렌지(스윗오렌지), 레몬, 자몽(그레이프프룻) 등 시트러스(감광성) 계열의 에센셜오일을 사용한 후
   자외선에 노출되면 쉽게 피부가 탈 수 있으므로 주의하셔야 합니다.

3. 절대 내복용으로 사용하시면 안 됩니다.

4. 사용 용량을 초과하지 마세요.

5. 같은 오일을 오래 사용하지 마세요. 2~3개월 간격으로 종류를 바꾸거나 일주일의 휴지기를 갖는 것이 좋습니다.

6. 어린이나 민감한 피부의 사람에게는 1% 이하의 양을 희석해서 사용하세요.

에센셜오일의 올바른 보관법

1. 그늘지고 건조하며 시원한 곳에서 보관해야 하며 열과 빛을 피해야 합니다.

2. 휘발성이 강하므로 뚜껑을 닫아서 보관하세요.

3. 고농축이기 때문에 플라스틱 용기를 피하고 빛을 차단할 수 있는 차광 유리용기에 보관하세요.

4. 어린이의 손이 닿지 않는 곳에 보관하세요.

5. 에센셜오일은 보관 상태에 따라 1~3년 정도의 사용기한을 갖습니다(시트러스 계열은 6개월~1년).

천연화장품을 만드는 기본도구들

천연화장품을 만들 때 꼭 갖춰야 할 도구들을 소개합니다.

하나씩 갖춰두면 두고두고 사용하실 거예요.

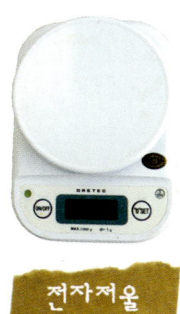

전자저울

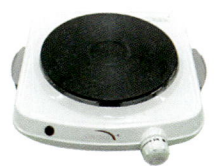

핫플레이트

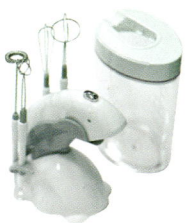

미니 블렌더

화장품이나 비누를 만들 때 갖추어야 할 필수도구입니다. 화장품용으로 0.1g ~1kg, 비누용으로 1g~5kg짜리가 좋지만 2개를 모두 구입하실 필요는 없습니다. 1g~2kg 정도로 하나만 구입하셔서 화장품과 비누에 같이 사용하세요. 최소 계량단위는 반드시 '1g' 이하를 권해드립니다. 전자저울이 아닌 바늘식 저울은 사용하시기에 많이 불편하니 되도록 디지털 방식의 전자저울을 사용하세요.

재료를 필요한 온도로 가열하는 도구입니다. 가열할 때 가스레인지로 중탕을 하거나 전자레인지를 이용해도 되지만 핫플레이트를 사용하는 것이 훨씬 편합니다. 시중에서 쉽게 구할 수 있는 핫플레이트는 1구와 2구짜리가 있는데, 저렴한 1구짜리를 사용해도 충분합니다. 가격의 부담이 없다면 핫플레이트 양쪽에 작은 운반손잡이가 달린 것이 사용하시기에 편하답니다.

화장품을 만들 때 재료들을 섞어주는 역할을 합니다. 비누용으로 사용하는 블렌더가 있더라도 화장품용은 따로 준비해야 합니다. 가성소다나 가성칼리가 묻은 비누용 블렌더로 화장품을 만들면 피부에 큰 자극을 줄 수도 있거든요. 미니블렌더는 손바닥 크기의 소형으로 저렴하게 구할 수 있습니다.

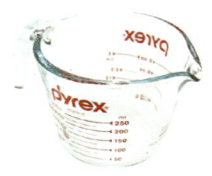

내열성 유리용기

흔히 '파이렉스'라 불리는 유리용기입니다. 직접 가열해도 파손되지 않는 내열성 용기죠. 화장품을 만들 때 재료를 섞거나 직접 가열할 때 사용하면 편리하답니다. 1개 또는 2개 정도만 구입하시면 되고 눈금이 없는 것도 상관없습니다. 반드시 손잡이가 달린 것을 구입하세요.

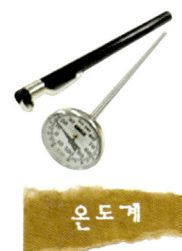

온도계

화장품을 만드는 과정 중에 온도를 확인해야 하는 경우가 있습니다. 가격이 저렴한 도구이니 2개 정도 구입해서 사용하세요. 온도를 확인하는 끝부분이 동그란 원형 온도계와 흔히 볼 수 있는 막대 온도계가 있는데, 어느 것을 사용해도 상관없습니다. 충격에 약한 도구이니 사용할 때 파손되지 않도록 조심하세요.

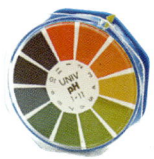

pH 테스트 페이퍼

만든 화장품의 pH를 측정하기 위한 도구입니다. 화장품을 사용하기 전에 pH를 측정함으로써 피부 자극 여부를 미리 예측할 수 있고, 화장품이 제대로 만들어졌는가를 판단할 수 있습니다. 화장품을 만든 후에는 반드시 테스트를 해서 적정 pH값이 되었는지를 확인하는 것이 중요합니다.

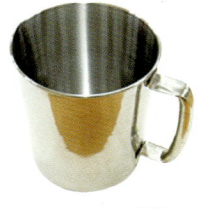

스테인리스컵

내열성 유리용기와 마찬가지로 화장품을 만들 때 재료들을 섞거나 직접 가열하기 위한 용기입니다. 1~2개쯤 구입하면 좋아요. 가열 시에 유리용기는 온도가 천천히 올라가고 스테인리스컵은 온도가 빨리 올라간답니다. 그러니 스테인리스컵을 이용해서 재료를 가열할 때는 다음 과정에 첨가할 재료를 미리 준비해두세요. 반드시 손잡이가 달린 것으로 구입하고, 바닥면이 플라스틱으로 된 캠핑용 스테인리스컵은 사용을 피해주세요.

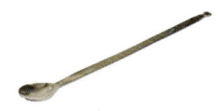

계량스푼

'계량스푼' 또는 '시약스푼'이라 불리는 도구입니다. 화장품을 만들 때 재료를 섞거나 소량의 재료를 첨가할 때 편리합니다. 가격이 저렴한 도구이니 2개쯤 구입하시길 권해드립니다. 양쪽에 크기가 다른 스푼이 달려 있습니다. 재료마다 차이가 있겠지만 큰 스푼으로 1스푼은 1g 내외, 1작은스푼은 0.1~0.13g 정도가 됩니다. 화장품을 만들 때 블렌더와 계량스푼을 번갈아 사용하면서 재료를 섞어주면 편리합니다.

천연화장품을 만들 때 꼭 지켜야 할 사항들

기본재료나 기본도구만큼이나 중요한 부분이에요. 이 주의사항들을 지키지 않으면 다 만들어놓은 화장품을
버려야 하는 일이 생길 수 있답니다. 화장품을 만들 때 반드시 참고해주세요.

01 로션이나 에센스, 크림을 만들 때 항상 60~70도로 가열하는 이유는 흔히 사용하
는 유화제(올리브유화왁스, 이멀시파잉왁스, 몬타왁스 등)가 60도 이상에서 녹으며, 이
들이 완전히 녹아야만 제 역할을 하기 때문입니다.

02 오일류와 유화제의 온도에 주의하세요. 오일류와 유화제의 온도 차이가 10도 이
상 나면 나중에 로션이 분리될 가능성이 커지거든요.

03 유화제를 녹일 때 전자레인지를 사용하려면 반드시 10초 단위로 확인하면서 녹
이세요. 전자레인지로 오랜 시간 가열하면 재료에 포함된 좋은 성분들이 파괴된답니다.

04 로션이나 크림을 만들 때 욕심을 내서 기능성 첨가물을 너무 많이 넣는 것은 피
하셔야 합니다. 많은 양의 첨가물은 화장품의 발림성을 떨어뜨릴 수 있으며 자칫 사용
중에 수상층과 유상층으로 분리될 수도 있습니다. 또한 여러 종류의 기능성 첨가물을 한
꺼번에 사용하면 오히려 서로의 기능을 방해해서 첨가물들의 역할을 감소시킬 수도 있
으니 주의하세요.

초보들을 위한 어드바이스 8

천연화장품을 처음 만드는 분들을 위한 잔소리예요. 초보자로서의 마음가짐,
꼭 거쳐야 할 일들, 고쳐야 할 고정관념에 대한 몇 가지 사항을 꼭 숙지하세요!

처음에는 모방하세요

천연화장품 초보 단계일 때는 재료에 대한 이해도 부족하고 스스로 레시피를 짜는 것도 만만치 않답니다. 자칫 실수를 하게 되면 피부에 자극을 주어 피부 트러블이 생길 수도 있어요. 내 피부를 아름답게 가꾸기 위해 천연화장품을 만드는 건데 오히려 피부가 상하면 안 되잖아요. 처음에는 전문가가 작성하고 많은 분들이 이용한 레시피로 만들어보세요.

반드시 패치 테스트를 하세요

자연에서 나는 천연재료이더라도 피부에 맞지 않는 경우가 있답니다. 민감성 피부가 아닌 건강한 피부도 특정 재료에 부작용을 보일 때가 가끔 있어요. 처음 사용하는 재료가 들어간 화장품은 사용하기 전에 팔 안쪽이나 턱 밑과 같이 연약한 피부에 살짝 발라서 상태를 지켜보세요. 빨갛게 발진이 일어나거나 붓는다면 사용하지 않는 것이 좋아요.

소독하는 습관을 가지세요

만드는 도구나 화장품을 담을 용기들은 반드시 소독한 후에 사용하는 습관을 갖는 것이 중요합니다. 꼼꼼히 열탕소독을 하는 것이 좋지만, 여의치 않다면 소독용 에탄올을 뿌려 깔끔하게 말린 뒤에 사용하세요. 소독하는 습관은 화장품으로 인한 부작용을 줄이고 화장품의 사용기간을 늘려줘요.

재료에 대한 이해를 넓히세요

재료에 대한 충분한 이해 없이 무작정 만들기를 시도하는 것은 올바른 태도가 아니에요. 인터넷이나 책을 통해 내가 사용할 재료들의 효능이나 주의점 등을 충분히 숙지한 후에 만들어도 늦지 않아요. 이 재료가 화장품에 사용해도 되는 재료인지, 여드름을 유발하는 재료는 아닌지, 임신 중에 사용해도 되는 재료인지 등 자신의 피부와 상황을 고려해서 꼼꼼히 살펴보세요.

보관에 신경 쓰세요

천연화장품은 천연방부제를 사용하더라도 화학방부제에 비해 방부 효과가 현저히 떨어지므로 대부분 냉장보관을 기본으로 합니다. 내가 만든 화장품을 어디에 보관해야 하고, 남은 재료는 또 어떻게 보관해야 하는지를 꼭 확인하세요. 그리고 천연재료들 중에서 에센셜오일처럼 피부에 직접 닿으면 위험한 재료들은 반드시 어린이의 손이 닿지 않는 곳에 보관하세요.

한꺼번에 많이 만들지 마세요

화장품을 만드는 것이 익숙해지면 욕심내서 한꺼번에 많이 만들어 두려는 분들이 계세요. 레시피에 나온 재료의 양을 단순히 배수로 계량하면 괜찮겠지 하며 만드시는데 이것은 피부에 자극을 줄 수 있는 재료가 과량 들어가서 피부 트러블을 유발할 수도 있어요. 또한 보관 중에 화장품의 발림성이 떨어지거나 다 사용하기도 전에 산패되는 경우도 있답니다. 화장품을 만들 때는 2~3개월 이내에 모두 사용할 수 있는 양만 만드세요.

한두 번 실패했다고 포기하지 마세요

요리를 잘하기 위해서는 오랜 경험이 필요하듯이 천연화장품도 마찬가지랍니다. 처음에는 누구나 한두 번씩은 실패를 경험하게 되고, 이를 통해 좀 더 많은 것을 공부하게 되고 좀 더 나은 화장품을 만들 수 있다는 것을 명심하세요. 만들던 것이 실패를 했다면 레시피와 만드는 과정을 되짚어보면서 실패의 원인을 찾고 다시 한 번 더 도전해보세요. 주변에 전문가가 있다면 도움을 요청하셔도 좋아요.

천연화장품은 의약품이 아니에요

천연화장품은 피부를 아름답고 건강하게 가꿔주는 데 도움을 주지만 절대 의약품이 아니에요. 아토피나 여드름 또는 피부염이 심할 때는 곧바로 피부과 전문의에게 진찰을 받는 것이 좋아요. 천연화장품만으로 치료를 하려는 것은 무리한 생각이며, 자칫 치료시기를 놓칠 수도 있답니다.

PART 1

아토피 피부를 위한
천연화장품

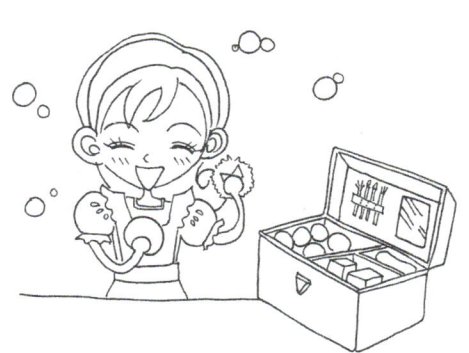

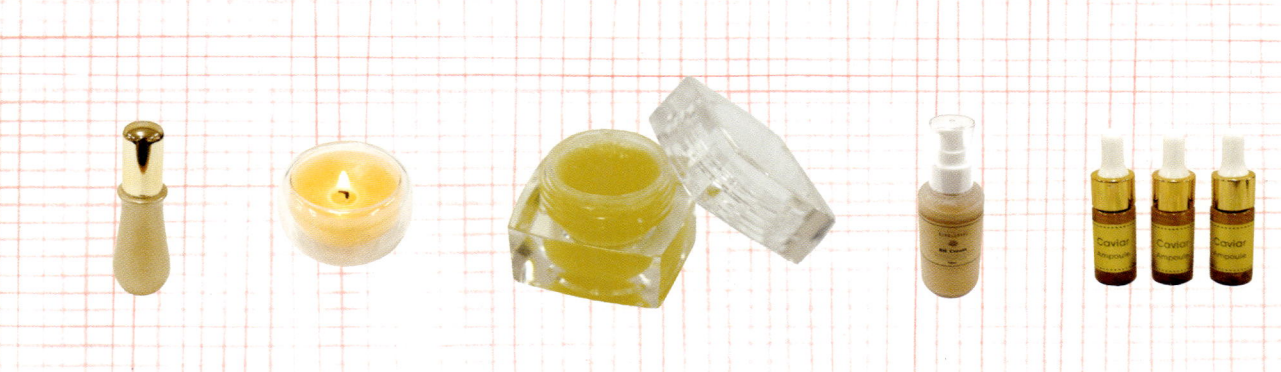

그 증상이 작든 크든 아토피로 고생하는 어린이들이 참 많습니다.

어린이뿐만이 아니에요. 요즘은 많은 어른들도 성인아토피로 치료를 받고 계십니다.

그 수는 점점 많아지고 있고요. 많은 사람들에게 고통을 주는 아토피,

제대로 알면 방법이 보인답니다.

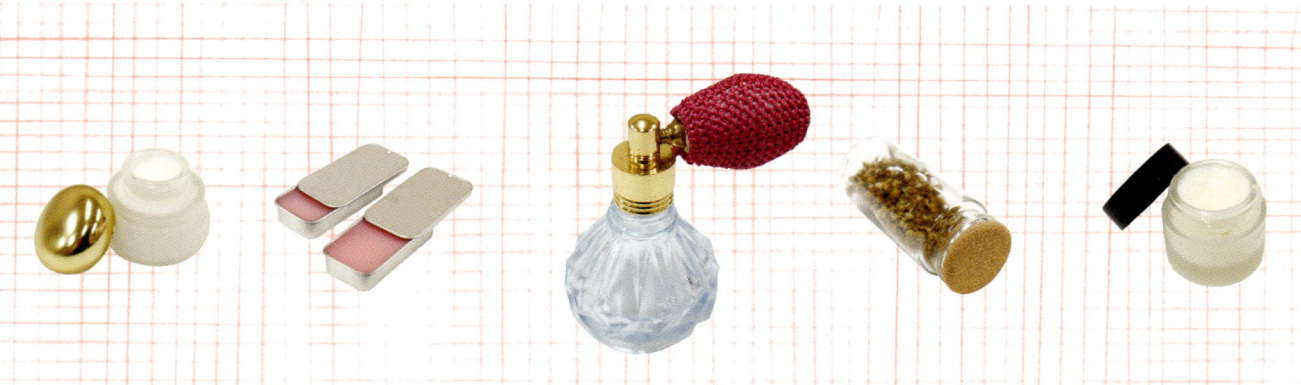

아토피에 대한 기본상식

아토피는 넓은 의미로 알레르기 범주에 포함됩니다. 사람의 체내에 이물, 항원(알레르겐)이 침입하면 그것을 퇴치하는 항체가 몸 안에 생겨서 항원과 반응해 무해물질로 바꾸려 하는데 이것을 면역반응이라 합니다. 그런데 사람에 따라서는 그 반응이 너무 강해서 몸에 유해한 형태로 나타나기도 하는데 이를 알레르기라고 합니다.

아토피의 원인은 무엇인가요?

아토피(atopy)는 라틴어 alos에서 유래된 말로 그 뜻은 '잘 모른다'예요. 그 뜻 그대로 아토피의 발생원인은 정확히 밝혀진 게 없지만 대략 유전적 성향과 환경적 요인이 중요한 인자로 알려져 있습니다. 부모 중 한 사람이 아토피일 경우 그 자녀에게서 아토피가 나타날 가능성은 25% 정도이며, 양쪽 부모가 모두 아토피일 경우에는 50% 이상 아토피 질환이 나타난다고 합니다. 이렇듯 아토피성 피부는 증상을 일으키는 발생원인을 정확히 알 수 없는 경우가 대부분이어서 의식주 전반에 걸친 문제로 취급되며, 생활환경에서 그 원인을 찾아야 한답니다.

아토피는 언제부터 시작되나요?

아토피는 어릴 때 시작되는데, 전체 아토피의 약 60%가 만 1세 이전에 아토피로 진단되었습니다. 즉 아토피는 아기 때 시작되는 병임을 알 수 있습니다. 다행히 대부분의 아토피는 사춘기와 성인이 되면서 자연적으로 치유되는데, 불행하게도 일부는 치유되지 않고 성인아토피로 유지됩니다. 특히 최근에는 성장하면서 자연적으로 치유되는 비율이 계속 줄어들고 있어 아기 때의 아토피가 성인이 돼서까지 지속되는 경우가 꾸준히 증가하고 있으며, 사춘기 청소년이나 성인에게서 새로이 아토피가 생겨나는 비율도 꾸준히 늘어나고 있습니다.

증상은 어떤가요?

아토피는 심한 가려움증과 염증을 동반하는 만성적이고 고질적인 피부병의 한 종류로서 시간이 지날수록 가려움이 심해져요. 결국 참을 수 없을 정도의 가려움이 생겨나면 긁게 되고, 긁게 되면 피부에 상처가 나고 염증이 발생하며, 이 염증이 가려움을 유발해서 다시 긁게 되는 악순환이 반복됩니다. 이 과정에서 피부는 치유하기 어려울 정도로 심하게 손상을 입게 되며, 진물이 나고 바이러스나 세균에 의해 2차 감염을 일으키게 됩니다. 가려움증은 아토피안(atopy顔)을 가장 힘들게 하는 주요 증상이에요. 활동시간에는 가려움이 덜하지만 활동시간이 끝난 저녁부터 수면 중에는 가려움이 심해집니다. 특히 대부분의 아토피안이 아기에서 어린이라는 것을 고려할 때 가려움을 의지로 막기에는 역부족입니다.

치료방법은 없나요?

최근의 연구에서 밝혀진 아토피 피부염의 원인 중 하나는 피부의 고유 기능인 '장벽기능(skin barrier function)의 이상'이에요. 그 측면에서 본다면 피부장벽기능의 회복에 주안점을 두고 피부 관리(skin care)의 개념을 고려해 치료하는 것이 좋습니다. 즉, 아토피 피부는 피부각질층의 장벽기능 이상에 의해 외부로부터 자극물질의 영향을 받기 쉽기 때문에 스킨케어를 통한 피부의 보습 및 보호가 치료만큼이나 중요하답니다.

아토피도 전염되나요?

아토피 치료를 위해 약국을 찾는 엄마들과 상담을 하다 보면 "작은 애가 아토피인데 형이랑 같이 재워도 되나요?"처럼 아토피가 전염이 되는지 물어보시는 경우가 간혹 있습니다. 아토피가 눈에 쉽게 드러나는 증상이라서 그런 걱정을 하는 듯한데 결론부터 말씀드리자면 아토피는 전염이 되지 않습니다. 아토피가 전염된다는 말은 아토피에 대한 인식 부족에서 오는 것으로, 아토피안과 직접적인 신체접촉이 없다면 전염되는 일은 없답니다. 간혹 아토피안의 증상이 심해 진물이 흐르는 경우 직접적인 접촉으로 전염될 수는 있는데, 이는 아토피가 전염된 것이 아니라 증상으로 나타나는 2차 감염 증상이 전염된 것입니다. 이러한 경우도 접촉된 사람이 괴혈병이나 면역결핍질환을 앓고 있을 때 주로 발생합니다. 하지만 진물이 흐르는 아토피안과 직접적으로 피부접촉을 하는 경우는 거의 없으니 걱정 마세요.

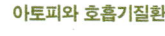

아토피와 호흡기질환

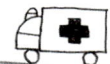

아토피 피부염은 호흡기 알레르기 질환으로 진행하는 알레르기 행진의 첫 신호예요. 그 진행과정이 군대가 대열을 이루어 차례로 행진하는 모습과 비슷하다 해서 '알레르기 행진'이라고 부른답니다. 연령이 증가함에 따라 아토피 피부염 환자의 80%가 천식이나 알레르기 비염과 같은 호흡기 알레르기 질환으로 진행하는 것으로 알려져 있어요. 아토피 피부염의 치료는 피부질환의 치료이기도 하지만 앞으로 발현하게 될 알레르기 질환의 예방으로써도 아주 중요해요. 아토피 피부염의 악화 및 유발인자가 무엇이든 간에 피부 보습에 신경 쓰지 않으면 증상을 악화시키고 지속시키는 가장 흔한 원인이 되지요. 아토피에서 보습으로 적절한 피부 관리를 해야만 하는 중요한 이유랍니다.

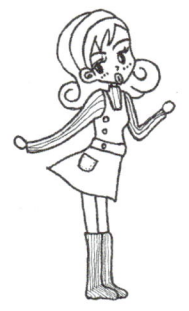

아토피 생활수칙

아토피의 발생원인은 알 수 없지만 유전적 원인과 환경적 원인이 중요한 인자라고 말씀 드렸죠? 유전적 원인은 어찌할 수 없으니 좋은 환경과 좋은 생활습관으로 아토피를 치료하도록 노력해야 합니다. 집에서 쉽게 실행할 수 있는 생활수칙을 몇 가지 알려드릴게요.

건조한 공기와 심한 온도 변화는 No!

탁하고 건조한 공기, 매연, 담배연기 등은 피부 가려움증을 더욱 심하게 하니 피하세요. 또한 온도 변화가 매우 심한 환경에 노출되지 않도록 하세요.

옷, 침구류는 면으로!

땀을 잘 흡수할 수 있도록 되도록이면 면으로 된 옷을 입으세요. 동물성 재질의 섬유는 피하는 것이 좋습니다. 또한 몸에 끼는 옷은 피부를 더욱 자극하므로 될 수 있으면 헐렁한 옷을 입어요.

마인드 컨트롤로 스트레스 줄이기!

최근의 연구를 통해 스트레스가 아토피의 가장 큰 적이라는 결과가 나오기도 했습니다. 항상 마음의 여유를 가지도록 노력하고, 나에게 스트레스를 주는 사람들이 있다면 그들도 따뜻한 관심과 배려로 감싸주세요.

순한 비누로 가볍게 샤워한 뒤에 보습제는 필수!

강한 성분의 비누를 사용하면 습진이 심해질 수 있어요. 그러니 가급적 순한 비누를 사용하세요. 주의할 점은 염증이 일어난 부위는 비누를 사용하지 않는 것이 좋다는 거예요. 목욕은 미지근한 물에서 빨리 하고, 목욕 후에는 물기가 완전히 마르기 전에 바디로션이나 오일 등을 발라서 피부 건조를 막아주세요.

손톱으로 인한 2차 감염에 주의!

손톱을 통한 2차 감염을 주의해야 하니 손톱은 짧게 깎고, 다 깎고 나면 날카로운 손톱면은 잘 갈아주세요. 심하게 가려울 경우에는 긁지 말고 연고를 얇게 발라주세요. 장갑을 끼고 자면 자면서 긁게 되는 일은 막을 수 있어요.

동물성이나 가공식품 피하기!

개인마다 아토피를 악화시키는 식품은 따로 있어요. 그것을 가려내서 미리미리 피하세요. 가장 빈번하게 아토피를 악화시키는 식품은 인스턴트식품이나 기름기 많은 음식, 닭고기, 맵거나 자극성 많은 식품이에요. 또한 과거에 증상을 악화시켰던 요소들이 있다면 그것들과도 접촉을 피하세요.

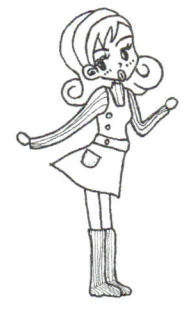

스테로이드 제제의 올바른 사용법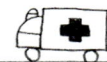

약국에서 어머니들에게 가장 많이 듣는 질문 중 하나는 아이들에게 스테로이드연고를 사용해도 되는지에 대해서입니다. 그 질문에 대한 답을 하기 전에 우선 스테로이드가 무엇인지부터 말씀을 드려야 할 것 같아요. 스테로이드란 우리 몸에서 만들어지는 부신피질호르몬의 일종입니다. 부신피질호르몬은 강력한 소염작용과 면역억제기능을 하는데 이 부신피질호르몬을 인공적으로 합성한 것이 우리가 사용하는 스테로이드 제제입니다. 스테로이드 제제는 외용제로 아토피의 가려움증에 효과적이며, 내복약으로는 류머티스성 관절염 또는 포도막염 등의 자가면역질환에도 큰 효과가 있는 약물입니다. 그러나 이런 탁월한 약효 때문에 잘 쓰면 명약이 될 수 있지만 남용하거나 오용하면 원치 않는 부작용을 초래할 수 있답니다. 스테로이드연고는 1단계에서 5단계로 나뉩니다. 1단계가 가장 강력하고, 5단계로 갈수록 강도가 약해집니다. 아기 피부나 얼굴에는 4~5단계, 몸과 팔다리에는 3~4단계, 손과 발바닥 또는 증상이 심한 부위에는 1~2단계를 사용하시면 됩니다. 아토피 피부의 경우 넓은 부위에 바르게 되는데 이때도 강도가 약한 4~5단계를 사용하시는 것이 좋습니다.

또한 스테로이드 제제는 2주 이상 사용하지 않는 것이 안전합니다. 장기적으로 무분별하게 사용하면 피부를 통해서 축적이 되고 모세혈관 확장이나 피부 위축, 발진 등의 부작용이 나타날 수 있습니다. 열흘 동안 연속적으로 사용했다면 5일 이상은 쉬어주어야 합니다. 그 전에 증상이 괜찮아졌다면 굳이 사용할 필요가 없겠죠? 참고로, 스테로이드 제제는 자주 덧바르기보다는 하루에 한 번만 씻고 난 후에 사용하세요. 아토피 피부염 환자의 경우 의사의 처방에 따라 적절하게 사용하기만 하면 신속하고도 확실한 치료제가 될 수 있어요.

스테로이드 제제는 적게 사용하면 좋지만 증상이 있는데 부작용이 두려워 사용을 기피하는 것 또한 옳지 못한 행동입니다. 바르게 알고 바르게 사용한다면 아토피를 극복하는 데 큰 도움이 될 것입니다.

아토피 자가진단하기

우리 아이의 피부가 조금만 거칠어져도 '혹시 아토피가 아닐까?' 하고 걱정되실 거예요. 근심을 떨치기 위해 아토피성 피부지수를 알아볼까요? 옆의 테스트를 통해 아토피의 대표적인 증상과 유전적인 요인들을 체크해볼 수 있답니다. 각 항목별로 ○ 또는 ×로 체크를 하신 뒤에 ○의 개수를 세어보세요. 각 개수별로 결과를 알아보시면 됩니다.

결과

1 - 7개 아토피 피부염이 약하게 의심됩니다. 일부러 시간을 낼 필요는 없지만 예방접종 등을 하러 소아과를 찾았을 때 전문의와 상담하는 것이 좋습니다.

8 - 14개 아토피 피부염이 강하게 의심됩니다. 무조건 스테로이드 연고를 바르는 것이 아니라 단계별로 그 치료의 강도를 조절해야 하는 시기입니다.

15개 이상 정도가 심한 아토피 피부염입니다. 아토피 혹은 알레르기 전문 병원을 찾아 정확한 원인을 찾아내고 치료와 환경 개선을 통해 아토피로 인한 고통을 덜어주세요.

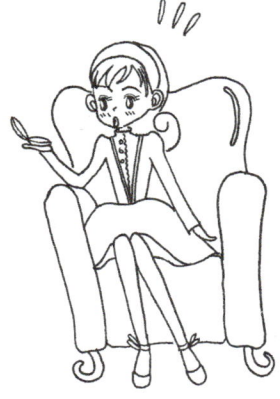

아토피 자가진단 테스트

부위	증상	○ 또는 ×
얼굴 1	이마나 뺨의 피부가 빨갛고 거칠거칠하다.	
얼굴 2	눈 주위가 빨갛고 좁쌀 같은 것들이 돋아서 울퉁불퉁하다.	
얼굴 3	얼굴이 전체적으로 붉고 거친 편이다.	
얼굴 4	얼굴 바깥쪽 경계선 부분이 발긋하고 자주 터서 갈라진다.	
얼굴 5	입 가장자리가 자주 트고 갈라지거나 빨개진다.	
온몸 6	등 쪽 피부가 무척 거칠다.	
온몸 7	어깨나 두 팔의 피부가 거친 편이다.	
온몸 8	무릎 안쪽이나 허벅지의 피부가 거칠거칠하다.	
온몸 9	발목이나 발등의 피부가 거칠다.	
온몸 10	목, 겨드랑이에 붉은 발진이 있으며 그 경계가 뚜렷하다.	
전반적인 피부 11	콧물에 코 밑이 헐고 침으로 턱 밑이 빨갛게 변한다.	
전반적인 피부 12	얼굴, 팔, 다리, 몸통 등에 붉고 작은 물집이 보인다.	
전반적인 피부 13	피부가 하얗게 일어나고 오톨도톨 딱지가 생긴다.	
전반적인 피부 14	귓불이 짓물러서 갈라진다.	
전반적인 피부 15	뉘어놓으면 이불에 얼굴을 대고 자꾸 문지른다.	
전반적인 피부 16	옷을 벗겨놓으면 가슴 부분을 자꾸 긁는다.	
전반적인 피부 17	피부가 매우 건조하고 푸석푸석하다.	
다른 알레르기 질환 18	특정 물질이 닿은 부위만 빨갛게 변한다.	
다른 알레르기 질환 19	특정 약을 먹고 나면 몸에 무언가 빨갛게 돋아난다.	
다른 알레르기 질환 20	눈이 부어서 부석부석하고 눈곱이 잘 껴서 자주 비빈다.	
다른 알레르기 질환 21	입을 벌리고 숨을 쉬며 코를 고는 소리를 낸다.	
다른 알레르기 질환 22	배가 자주 아프고 설사를 자주 한다.	
다른 알레르기 질환 23	천식을 앓고 있거나 앓은 적이 있다.	
가족력과 과거력 24	부모 혹은 4촌 이내에 아토피피부염 환자가 있다.	
가족력과 과거력 25	만 2세 이전에 아토피가 시작되었다.	

BABY ATOPY OIL

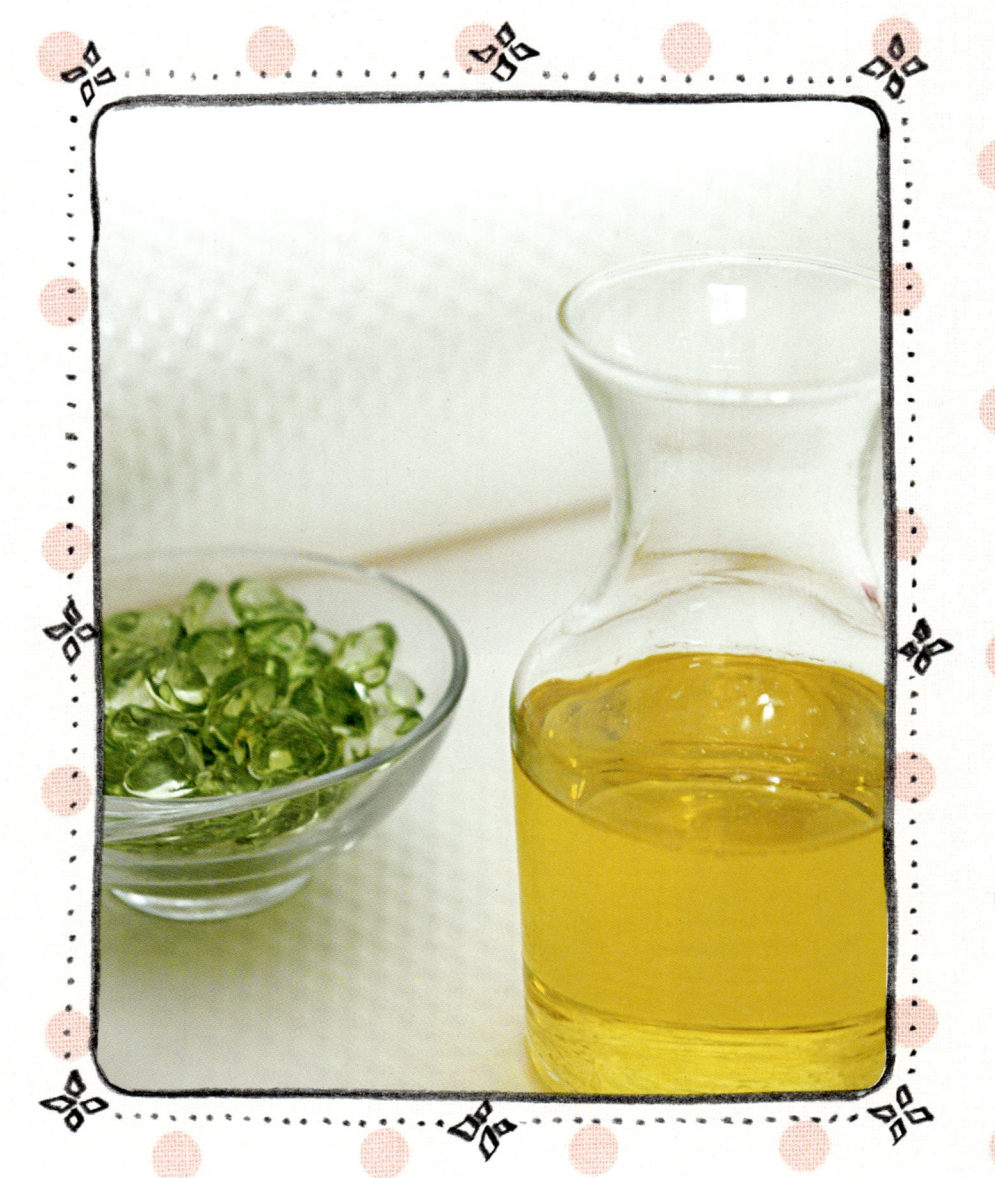

베이비 아토피 오일

피부에 좋은 식물성 오일과 아기에게도 안전하게 사용할 수 있는 에센셜오일을 넣어 만든
마사지 오일이에요. 별도의 유화제나 가열과정이 없어 만들기도 쉬워요.
자연에서 추출한 식물성 오일이 부드럽게 흡수되어 건조해져 거칠어지기 쉬운 연약한 피부를
촉촉하게 유지시켜준답니다. 아토피가 아닌 아이와 성인이 사용하셔도 좋아요.

🧴 난이도	....	★
⏱ 예상시간	....	3분
🍲 가열과정	....	X
🧊 냉장보관	....	X
⏰ 사용기간	....	6개월

🧴 재료 (100ml)

오일류 호호바오일(화이트) 50g,
달맞이꽃종자오일 25g, 스윗아몬드오일 20g,
첨가물 비타민 E 2g, 세라마이드(지용성) 2g
에센셜오일 라벤더 2방울, 캐모마일 저먼 1방울,
캐모마일 로만 1방울

💡 재료 포인트

유아들에게 가장 안전한 에센셜오일은
라벤더와 캐모마일이랍니다.
라벤더 에센셜오일과 캐모마일 에센셜오일은
상처의 살균 소독과 피부재생력이 뛰어나며
발진을 가라앉히고 아이의 면역력을 높여
감기 예방에도 도움을 준답니다.

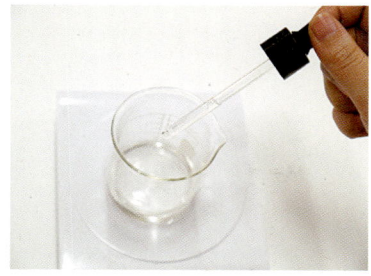

01 호호바오일을 부은 후 에센셜오
일을 떨어뜨려요.

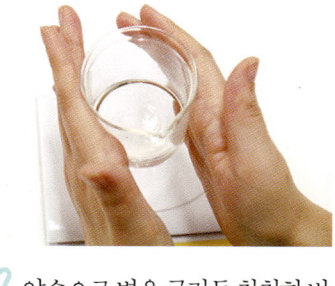

02 양손으로 병을 굴리듯 천천히 비
비면서 섞어요.

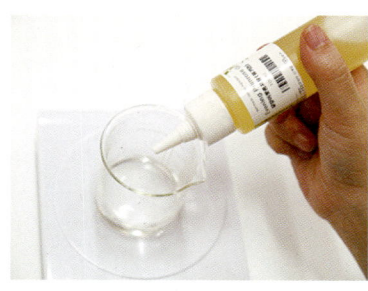

03 달맞이꽃종자오일, 스윗아몬드
오일을 넣어요.

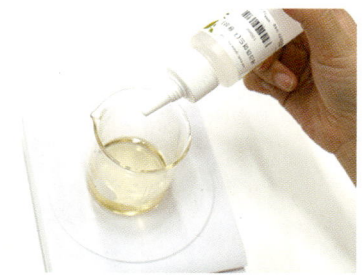

04 세라마이드, 비타민 E를 넣고 한
번 더 흔들어 섞어요.

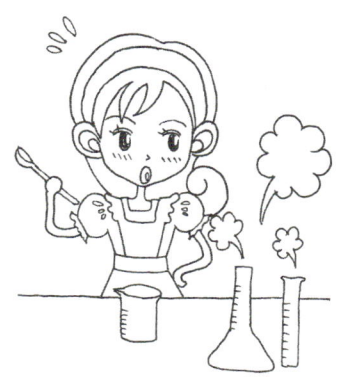

BUBBLE BANK'S BONUS TIP

💙 시판되는 대부분의 베이비오일은 주성분이 실리콘 계열의 오일이에요. 피부에 흡수
되지 않아서 활성은 없지만 피부를 막아 피부 호흡을 방해할 수 있고, 장기간 사용하면
오히려 피부 건조를 악화시킬 수도 있어요.

💙 아이들은 아주 적은 양의 에센셜오일만으로도 충분한 효과를 볼 수 있어요. 연령에
따라 사용할 수 있는 에센셜오일이 다르니 참고하세요. 또한 아직 신체발육이 미숙하니
1회 사용량은 어른의 1/4 정도로 하세요.

　　　0~6개월 라벤더, 캐모마일 로만 등

　　　7~12개월 캐모마일 저먼, 만다린, 로즈 등

　　　1~6세 티트리, 오렌지, 팔마로사, 로즈우드 등

　　　7~12세 대부분의 에센셜오일 사용 가능(바질은 제외)

ATOPY FREE LOTION

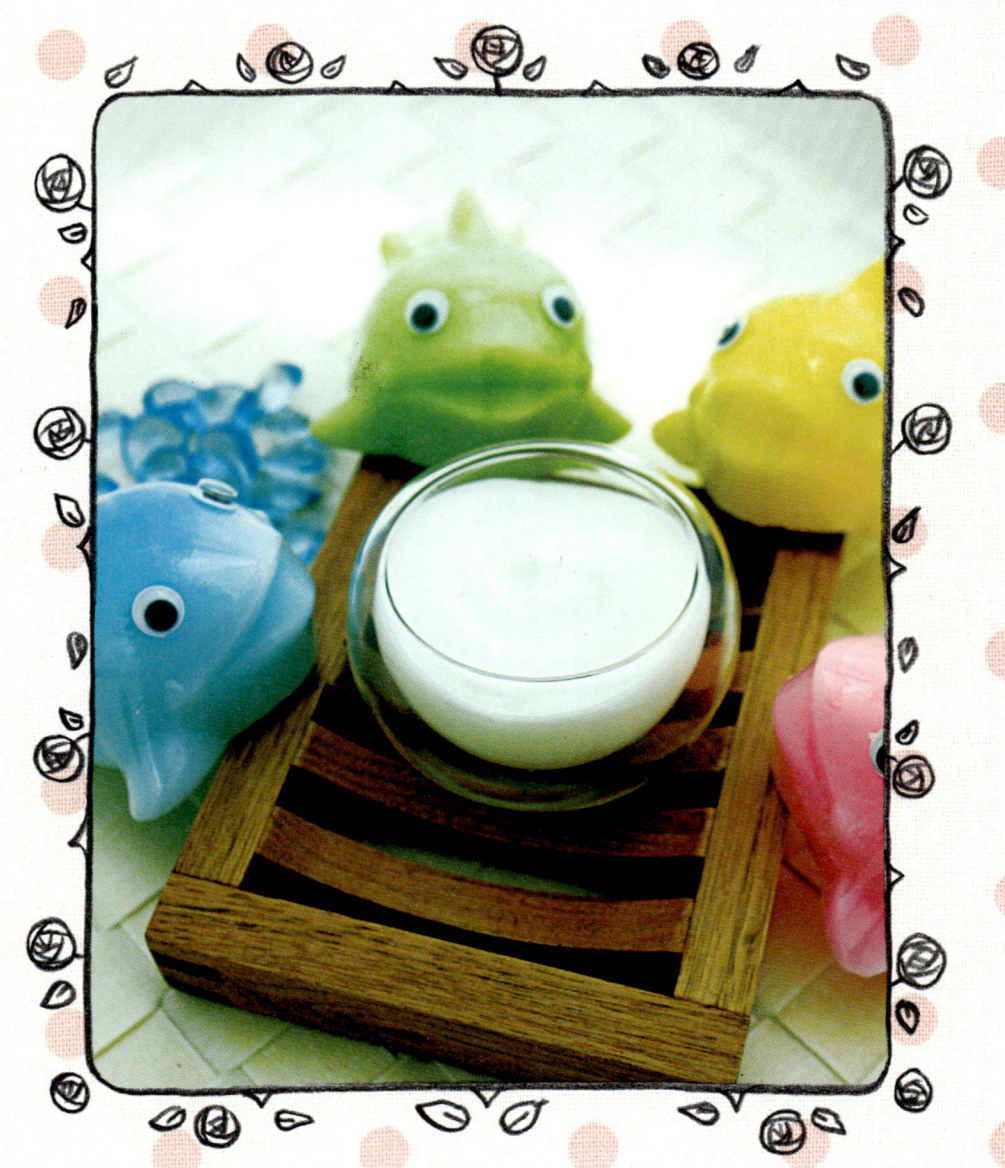

아 토 프 리 로 션

뾰족 모자를 쓴 마녀가 마법의 약을 제조하듯 아토피에 효과가 좋은 재료들을
이것저것 넣고 사랑까지 듬뿍 넣어 만들어보세요.
목욕 후 얼굴과 몸 전체에 골고루 발라주면 촉촉함에 반하게 될 거예요.

🔲 난이도	....	★★★
⏱ 예상시간	....	15분
🔥 가열과정	....	O
🧊 냉장보관	....	O
🕐 사용기간	....	3개월

🧴 재료 (100ml)

워터류 캐모마일 저먼 워터 80g

오일류 달맞이꽃종자오일 5g,
호호바오일(화이트) 4g, 카렌듈라오일 3g,
시어버터 3g

유화제 올리브 유화왁스 3g

첨가물 세라마이드(수용성) 2g, 히아루론산 2g,
판테놀 2g, 천연한방방부제 2g

에센셜오일 캐모마일 로만 2방울,
캐모마일 저먼 2방울, 라벤더 1방울

💡 재료 포인트

판테놀(비타민 B5의 프로비타민)은
기저귀 발진이나 아토피 연고 등의 의약품에
사용되며, 아기 키우는 엄마들이 한 번쯤
써봤을 '비판텐'이라는 연고의 주성분인
덱스판테놀과 유사한 성분입니다.
보습 효과와 자극 완화 효과가 있어요.

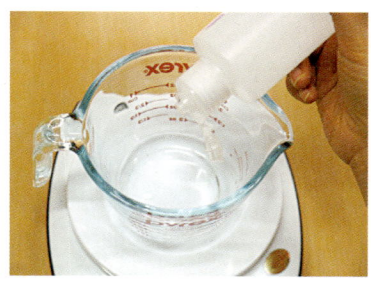

01 깨끗한 용기 2개를 준비해서 한 용기에는 워터류를 계량하고, 다른 용기에는 오일류와 유화제를 계량하세요.

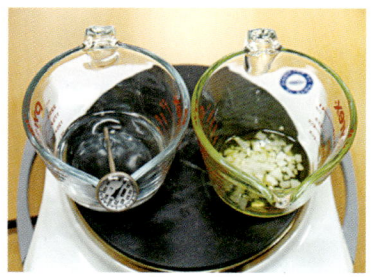

02 두 용기를 핫플레이트에 올려서 약불로 60~70도 정도로 가열하세요.

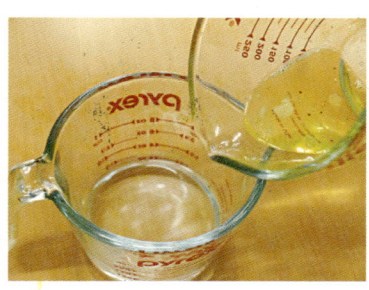

03 유화제가 모두 녹고, 두 계열의 온도가 60~70도 사이일 때 워터류에 오일류를 부어주세요.

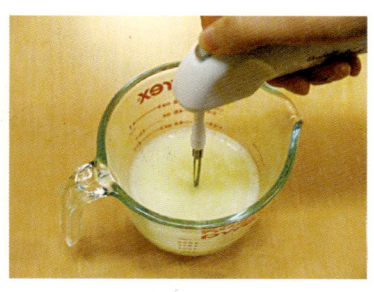

04 스푼과 미니블렌더를 이용해 골고루 섞어서 유화시켜주세요. 마지막은 반드시 스푼으로 저어주세요. 사용감이 더 좋아진답니다.

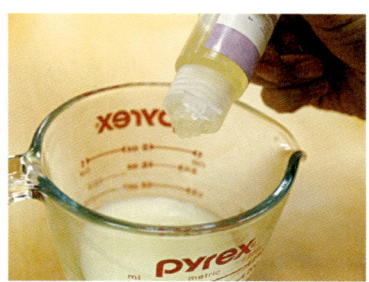

05 에센스 정도의 점도가 되면 첨가물을 넣어 가볍게 저어주고, 온도가 40도 정도로 떨어지면 에센셜오일을 넣고 한 번 더 가볍게 저어주세요.

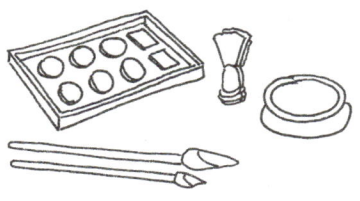

OLIVE BABY LOTION

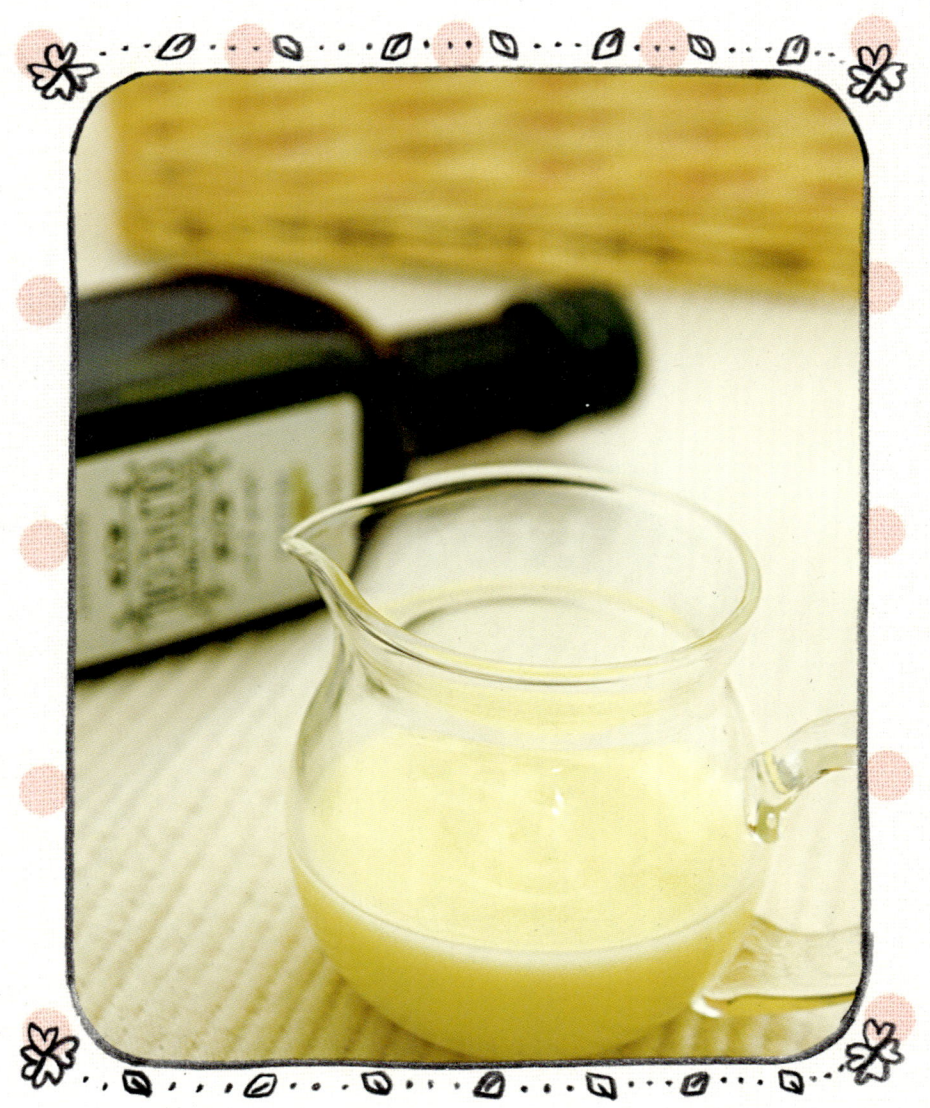

올리브 베이비 로션

우리 아이들에게 순한 로션을 발라주고 싶은 것이 엄마의 마음이겠죠.
올리브 베이비 로션은 민감하고 연약한 아기 피부의 유분·수분 밸런스를 최적상태로
유지시켜주고 피부 보습력을 높여서 촉촉하고 건강한 피부를 유지시켜준답니다.
아주 순해 신생아부터 안심하고 사용할 수 있는 로션이에요.

🔲 **난이도**	....	★★★★
⏱ **예상시간**	....	20분
🍲 **가열과정**	....	O
🗄 **냉장보관**	....	O
⏰ **사용기간**	....	3개월

🧴 **재료 (100ml)**

워터류 정제수 80g
오일류 올리브오일 (엑스트라 버진) 15g
유화제 올리브 유화왁스 3g
첨가물 히아루론산 3g, 천연한방방부제 2g
에센셜오일 라벤더 2방울

💡 **재료 포인트**

올리브오일은 지중해의 보배라고 불릴 정도로 영양이 풍부하고 보습력이 뛰어나 건성피부나 아토피 피부에 잘 어울리는 오일입니다. 또한 올리브오일에는 모유에 가장 많이 함유된 것으로 알려진 지방산인 올레인산과 우리 몸의 유해산소를 해가 없는 물질로 바꿔주는 항산화물질인 폴리페놀이 풍부하답니다.

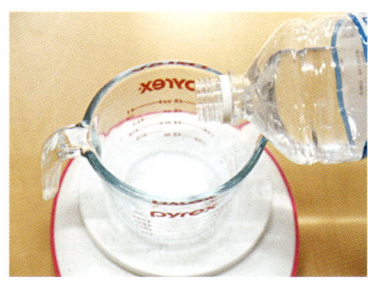

01 깨끗한 용기를 2개 준비해서 한 용기에 워터류를, 다른 용기에는 오일류와 유화제를 계량하세요.

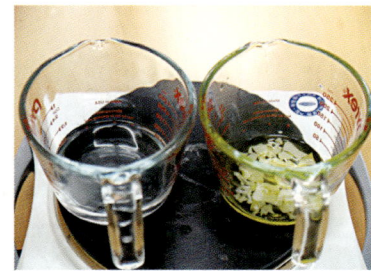

02 두 용기를 모두 핫플레이트에 올려서 60~70도 정도로 가열하세요.

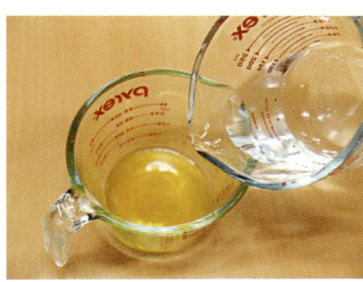

03 두 용기의 온도가 60~70도가 되면 오일류에 워터류의 절반만 부어주세요.

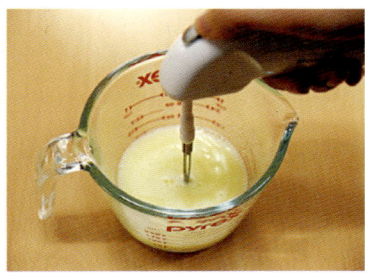

04 스푼과 블렌더를 이용해서 골고루 섞어 1차 유화를 진행하세요.

> 다상유화법을 사용해서 유화과정이 1차와 2차로 나뉘어요. 다상유화법에 대해서는 275쪽을 참고하세요.

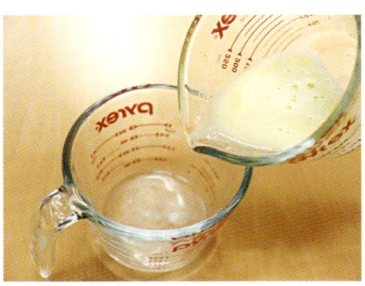

05 1차 유화를 끝낸 후 남은 워터류에 부어서 스푼과 블렌더로 다시 한 번 더 잘 섞어 2차 유화를 시켜주세요.

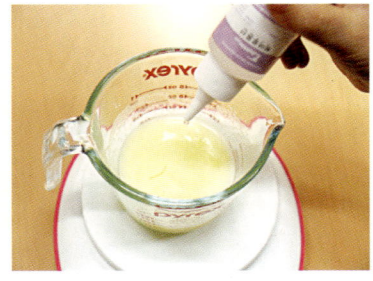

06 첨가물을 넣고 가볍게 섞어주고, 에센셜오일을 넣고 다시 섞어주면 완성!

BUBBLE BANK'S BONUS TIP

올리브오일은 정제와 압착 정도에 따라 엑스트라 버진(Extra Virgin), 퓨어(Pure), 퍼미스(Pomace)의 세 등급으로 나뉩니다. 신선한 올리브 열매를 가열하거나 정제하지 않은 상태로 압력을 가해 추출한 최상급의 오일이 엑스트라 버진 등급이에요. 화장품에 사용할 때는 엑스트라 버진, 비누를 만들 때는 퓨어 등급을 사용하세요. 비누를 만들 때 엑스트라 버진 등급을 사용하면 트레이스 내는 데 시간이 너무 오래 걸리거든요.

CALENDOULA CREAM

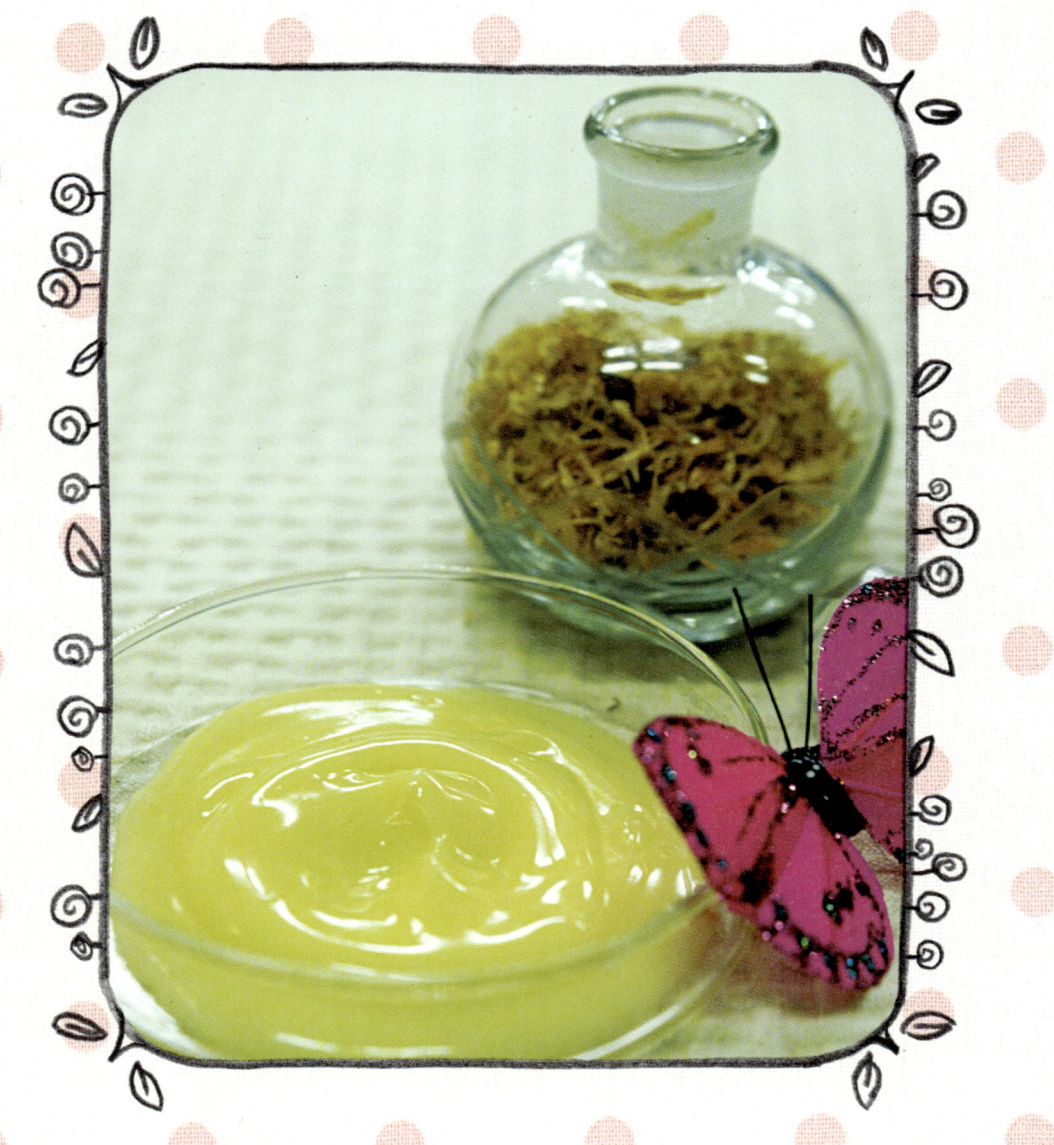

카렌듈라 크림

캐모마일과 카렌듈라는 모두 국화과 식물로 예부터 약초 요법으로 사용될 만큼
염증이나 가려움증에 좋고 상처를 치유하는 작용이 뛰어난 천연재료입니다.
아토피 피부의 발진과 가려움증을 완화시키고 피부에 충분한 보습성분을 전달해준답니다.

난이도 .... ★★★

예상시간 15분

가열과정 .... O

냉장보관 .... O°

사용기간 3개월

재료 (100ml)

워터류 캐모마일 저먼 워터 40g,
캐모마일 로만 워터 30g

오일류 카렌듈라오일 8g, 호호바오일(골드) 6g,
달맞이꽃종자오일 6g, 시어버터 5g

유화제 올리브 유화왁스 5g, 세틸알코올 1g

첨가물 히아루론산 3g, 모이스틴 2g,
판테놀 1g, 천연한방방부제 2g

에센셜오일 티트리 3방울, 라벤더 2방울

재료 포인트

카렌듈라오일은 비타민 A, 비타민 B, 비타민 D,
비타민 E 및 미네랄을 풍부하게 함유하고 있어요.
피부와 점막을 보호하고 거친 피부나
건성피부에도 좋은 오일이에요. 또한 수유 중에
유두가 트거나 갈라질 때 간단하게 오일 마사지를
하는 것만으로도 좋은 효과를 볼 수 있어요.
시판되는 것도 있지만, 카렌듈라 드라이허브를
호호바오일이나 올리브오일 등의 식물성 오일에
2~4주 정도 담가두면 가정에서도 간단하게
만들 수 있답니다.

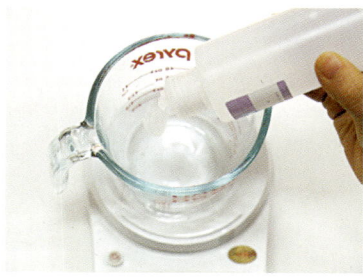

01 깨끗한 용기를 2개 준비해서 한 용기에 워터류를, 다른 용기에는 오일류와 유화제를 계량하세요.

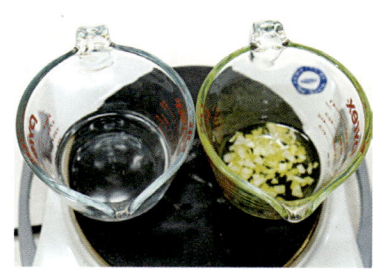

02 두 용기를 모두 핫플레이트에 올려서 60~70도 정도로 가열하세요.

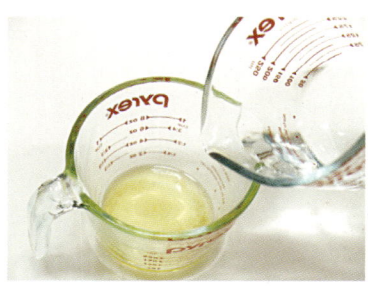

03 유화제가 모두 녹고 두 용기의 온도가 60~70도 사이일 때 오일류에 워터류를 부어주세요.

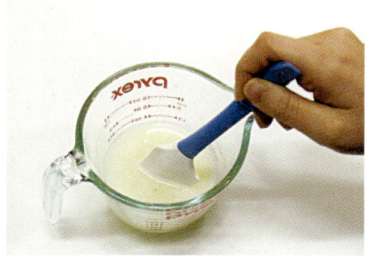

04 스푼과 블렌더를 이용해서 골고루 섞어주세요. 유화가 진행되면서 점도가 조금씩 높아질 거예요.

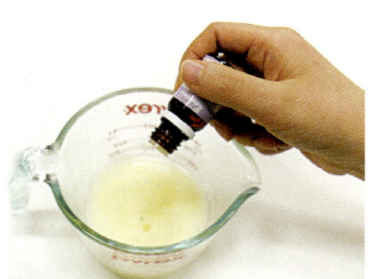

05 에센스 정도의 점도가 되면 유화를 멈추고 첨가물과 에센셜오일을 차례대로 넣은 뒤에 가볍게 섞어주세요.

BUBBLE BANK'S BONUS TIP

천연한방방부제는 천연화장품의 보존기간을 늘리기 위해 첨가한 것으로 자몽씨 추출물(GSE) 0.5~1g으로 대체할 수 있어요.

CAMELLIA SKIN

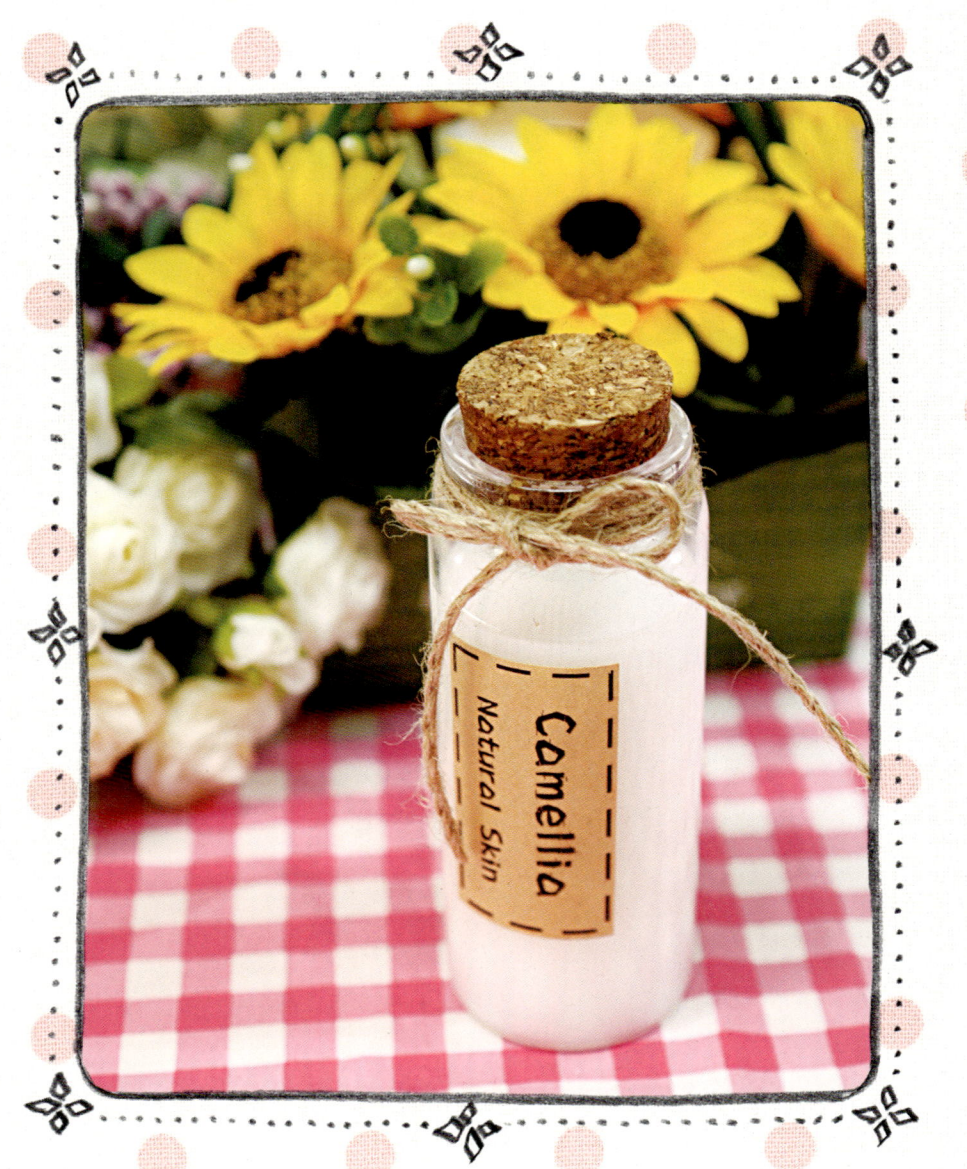

카멜리아 스킨

아토피 피부염이 심할 때 카멜리아 스킨을 차게 해서 가려운 부위에
뿌려주면 가려움증이 완화된답니다. 피부의 촉촉함이 오랫동안 유지되며,
특히 무더운 여름철에 산뜻하게 사용할 수 있어요.

🗃 난이도	....	★ ★
⏱ 예상시간	....	10분
🍲 가열과정	....	X
🧊 냉장보관	....	O
🕐 사용기간	....	3개월

🧴 재료 (100ml)

워터류 캐모마일 로만 워터 80g,
올리브 리퀴드 6g
오일류 동백오일(카멜리아오일) 3g
첨가물 히아루론산 5g, 천연한방방부제 2g
에센셜오일 라벤더 2방울, 티트리 1방울

💡 재료 포인트

동백오일(카멜리아오일)에는 사람의
피지성분 중에 가장 많은 양을 차지하고 있는
'올레인산 트리글리세라이드'라는 물질이 많이
들어 있어 피부 친화력이 좋아요. 동백오일을
피부에 바르면 표피에 얇은 막이 형성되는데
이 막이 외부로부터의 이물질 침입을 막고
표피의 수분 증발을 억제해 피부를 항상
촉촉하게 유지시켜준답니다.
올리브 리퀴드는 가용화제로 워터에 포함된
소량의 오일을 섞을 때 사용하는데, 오일 양의
2~5배 정도를 사용하는 것이 적당해요.

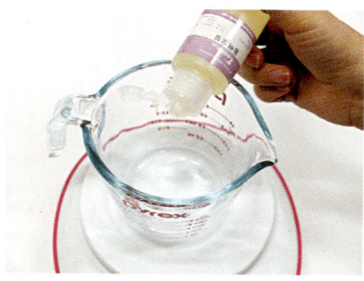

01 깨끗한 용기에 동백오일과 에센셜오일을 계량하세요.

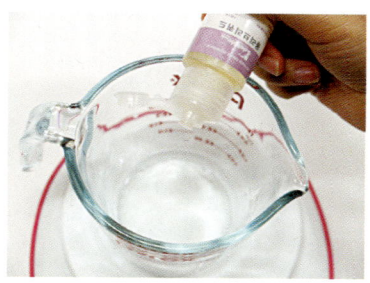

02 올리브 리퀴드를 넣어주세요.

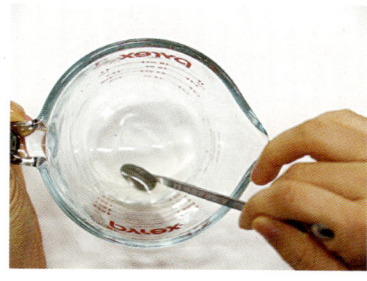

03 스푼으로 오일류와 올리브 리퀴드를 골고루 섞어주세요.

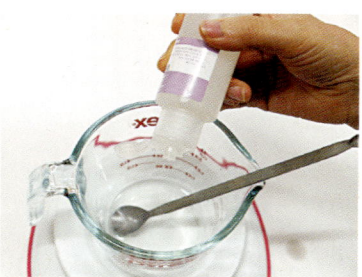

04 캐모마일 로만 워터, 히아루론산, 천연한방방부제를 넣고 가볍게 저어서 완성시키세요.

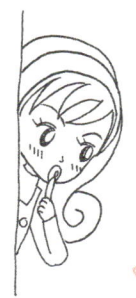

BUBBLE BANK'S BONUS TIP

스킨을 만들 때 워터류를 60도 정도로 가열한 후에 사용하면
저온살균으로 스킨의 사용기한을 늘릴 수 있어요.

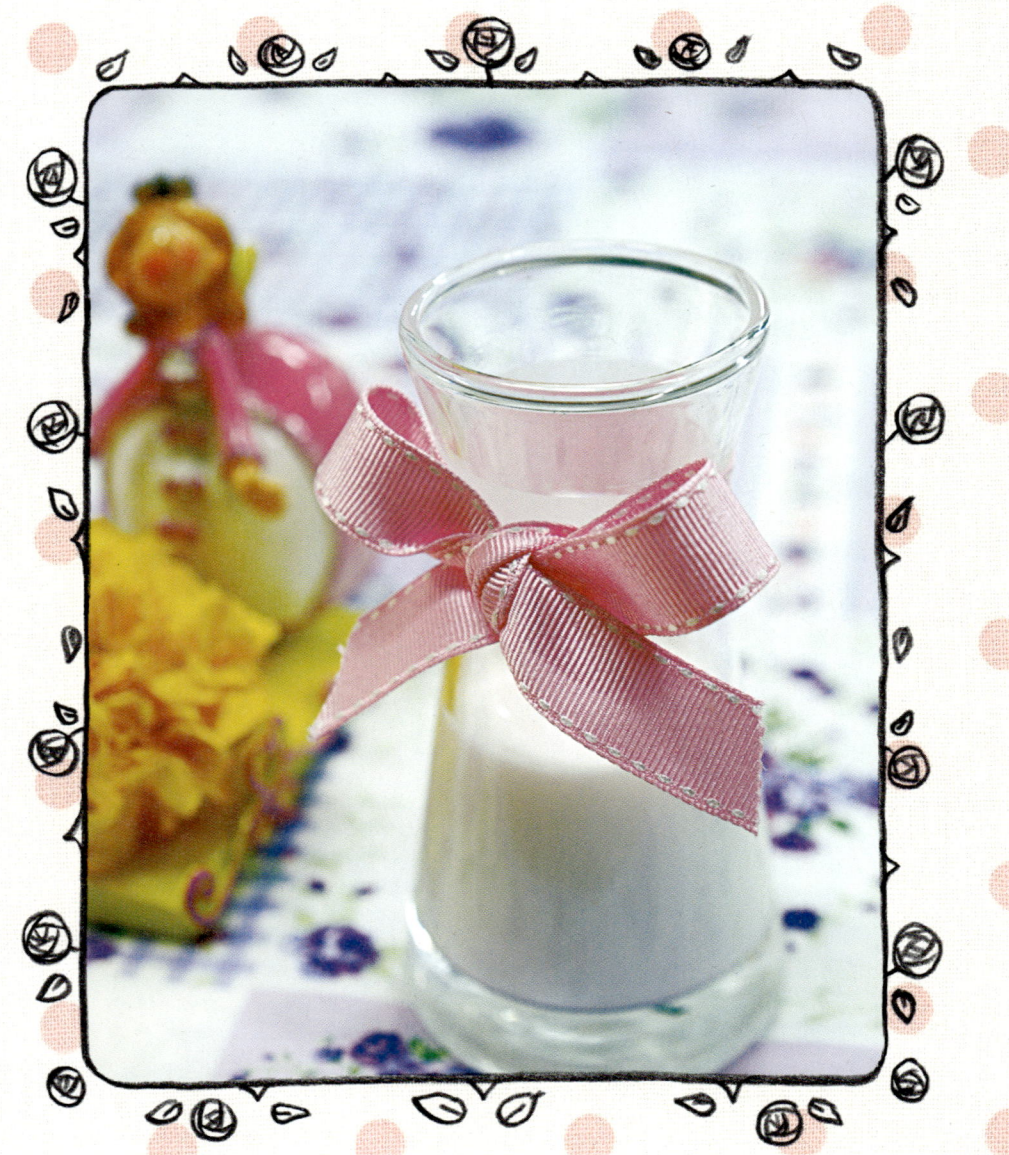

아토피 선블록

아이의 피부는 성인보다 각질층이 얇고 자외선으로부터
피부를 보호해주는 피지의 양도 적어 일광화상 등에 쉽게 노출이 된답니다.
여름철뿐만 아니라 야외활동이 잦은 봄가을에도 선블록을 발라주세요.

■ 난이도 .... ★★★

⏱ 예상시간 15분

🍲 가열과정 .... O

🧊 냉장보관 .... O

🕐 사용기간 3개월

🧴 **재료 (100ml)**

워터류 알로에베라워터 70g

오일류 호호바오일(화이트) 4g,
아보카도오일 3g, 시어버터 3g

유화제 올리브 유화왁스 3g, 세틸알코올 1g

첨가물 티타늄 디옥사이드(액상) 3g,
히아루론산 2g, 판테놀 1g, 천연한방방부제 2g

💡 **재료 포인트**

티타늄 디옥사이드는 UVA, UVB 산란 효과가
있는 미네랄(광물)의 일종으로 자외선 차단에
핵심적인 역할을 하는 성분이며,
식품에는 화이트 초콜릿에도 첨가되는 안전한
물질입니다. 산화아연과 함께 사용하면
자외선 차단지수(SPF)가 더 높아지지만,
티타늄 디옥사이드만으로도 생활자외선 정도는
충분히 차단할 수 있어요.

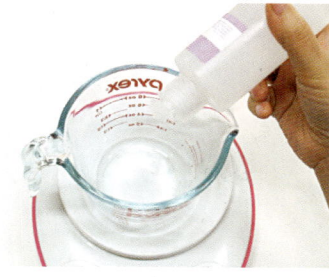

01 2개의 용기를 준비해서 한 용기
에는 워터류를, 다른 용기에는 오일류
와 유화제를 계량하세요.

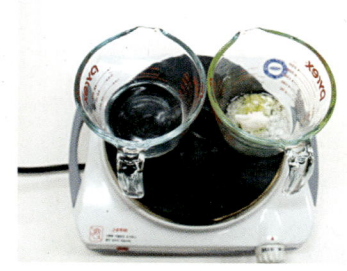

02 두 용기를 모두 핫플레이트에 올
려서 60~70도 정도로 가열하세요.

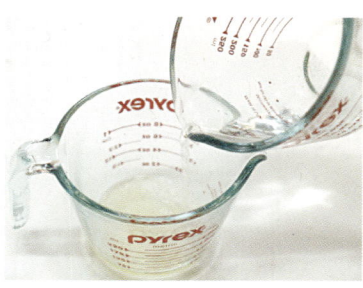

03 오일류에 워터류를 부은 후에 스
푼과 미니 블렌더를 이용해서 골고루
섞어주세요.

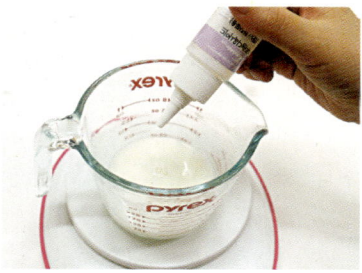

04 첨가물을 모두 넣고 가볍게 섞
어주세요.

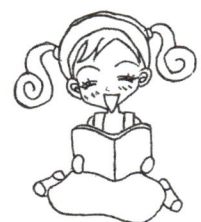

BUBBLE BANK'S BONUS TIP

자외선 차단을 위한 화장품을 만들 때는 오일류에 워터류를 부어서 섞어주세요.
그러면 자외선 차단 효과가 더 높아지고 땀이나 물에 잘 지워지지 않아요.

EVENING PRIMROSE BODY LOTION

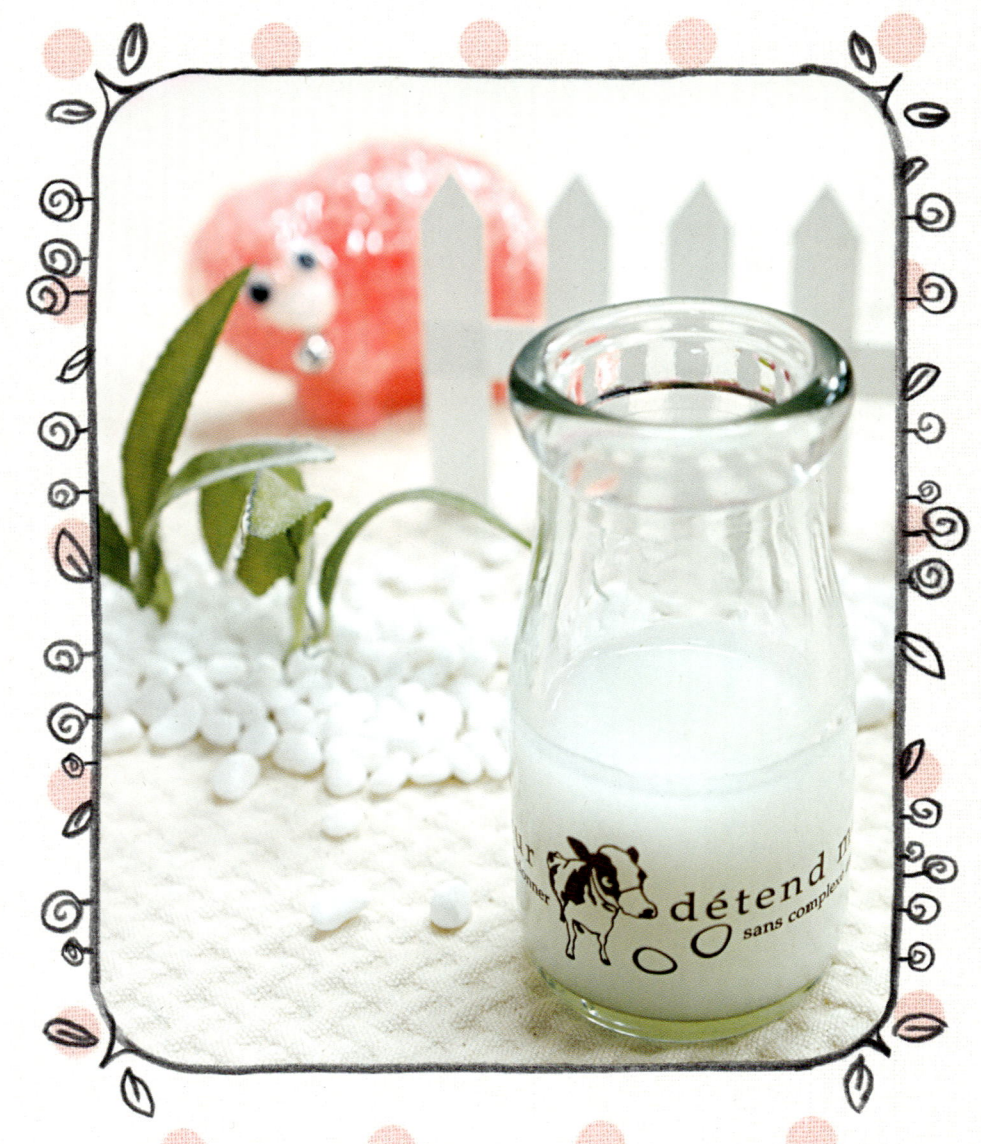

달맞이꽃 바디로션

울긋불긋해진 아이의 피부를 보면 엄마의 마음은 안타깝기만 하죠.
우리 아이를 위해 보습력이 좋고 피부를 부드럽게 만들어주는 로션을 찾으신다면
달맞이꽃 바디로션을 추천해 드려요. 보습력이 좋은 재료들로 만들어서
아토피뿐만 아니라 건성피부에 사용하셔도 효과적이에요.

난이도 .... ★★★

예상시간 15분

가열과정 .... O

냉장보관 .... O

사용기간 3개월

재료 (100ml)

워터류 캐모마일 저먼 워터 30g, 정제수 45g

오일류 달맞이꽃종자오일 8g,
호호바오일(화이트) 4g, 카렌듈라오일 3g,
시어버터 3g

유화제 올리브 유화왁스 3g, 세틸알코올 1g

첨가물 히아루론산 3g, 세라마이드(지용성) 2g,
비타민 E 1g, 자몽씨 추출물(GSE) 1g

에센셜오일 캐모마일 저먼 3방울,
캐모마일 로만 2방울

재료 포인트

달맞이꽃종자오일은 중세 유럽에서
'만능 약'으로 불릴 정도로 다방면에서
좋은 효능을 보이는 오일로, 영국에서는
오래 전부터 국민보건 의약품으로 인정하고
있어요. 우리나라에서도 근래 들어 그 효과가
알려지면서 각광을 받고 있어요.
약국에서도 '아토피성 습진 치료제'로
달맞이꽃종자오일을 주성분으로 만든 약을
사용하고 있답니다.

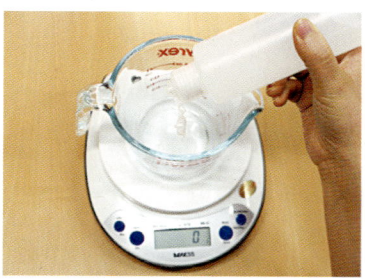

01 2개의 용기를 준비해서 한 용기에는 워터류를, 다른 용기에는 오일류와 유화제를 계량하세요.

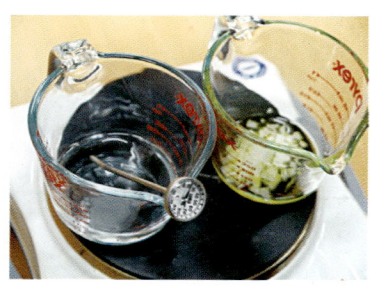

02 두 용기를 모두 핫플레이트에 올려서 60~70도 정도로 가열하세요.

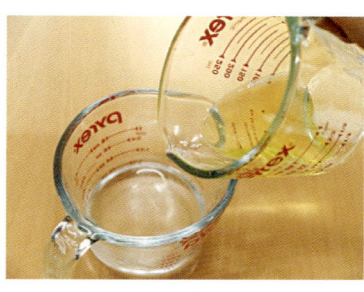

03 두 계열의 온도가 60~70도 사이일 때 워터류에 오일류를 부어주세요.

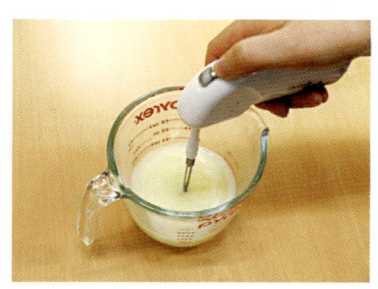

04 스푼으로 저어서 골고루 섞어주세요. 미니블렌더를 잠깐 사용하셔도 좋아요.

미니 블렌더를 너무 오래
사용하면 로션 속에
공기 수포현상이 생겨서 발림성이
떨어진답니다.

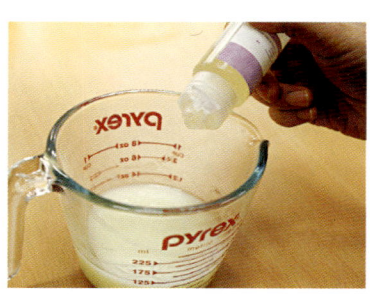

05 첨가물을 넣고 가볍게 저어주고, 에센셜오일을 넣고 다시 한 번 더 저어주세요.

BUBBLE BANK'S BONUS TIP

감마리놀렌산(Gamma Linolenic Acid)은 노화 예방과 피부건강 유지에 특히 좋으며 달맞이꽃종자오일과 보리지오일, 모유 등에 많이 포함되어 있습니다. 이들 중 달맞이꽃종자오일에서 가장 쉽게 얻을 수 있어요. 모유를 먹지 않은 아이들에게 아토피성 피부염의 발생 확률이 높은 것은 감마리놀렌산의 부족 때문이라는 연구결과가 있답니다.

ATOPY MINI BATH FIZZ

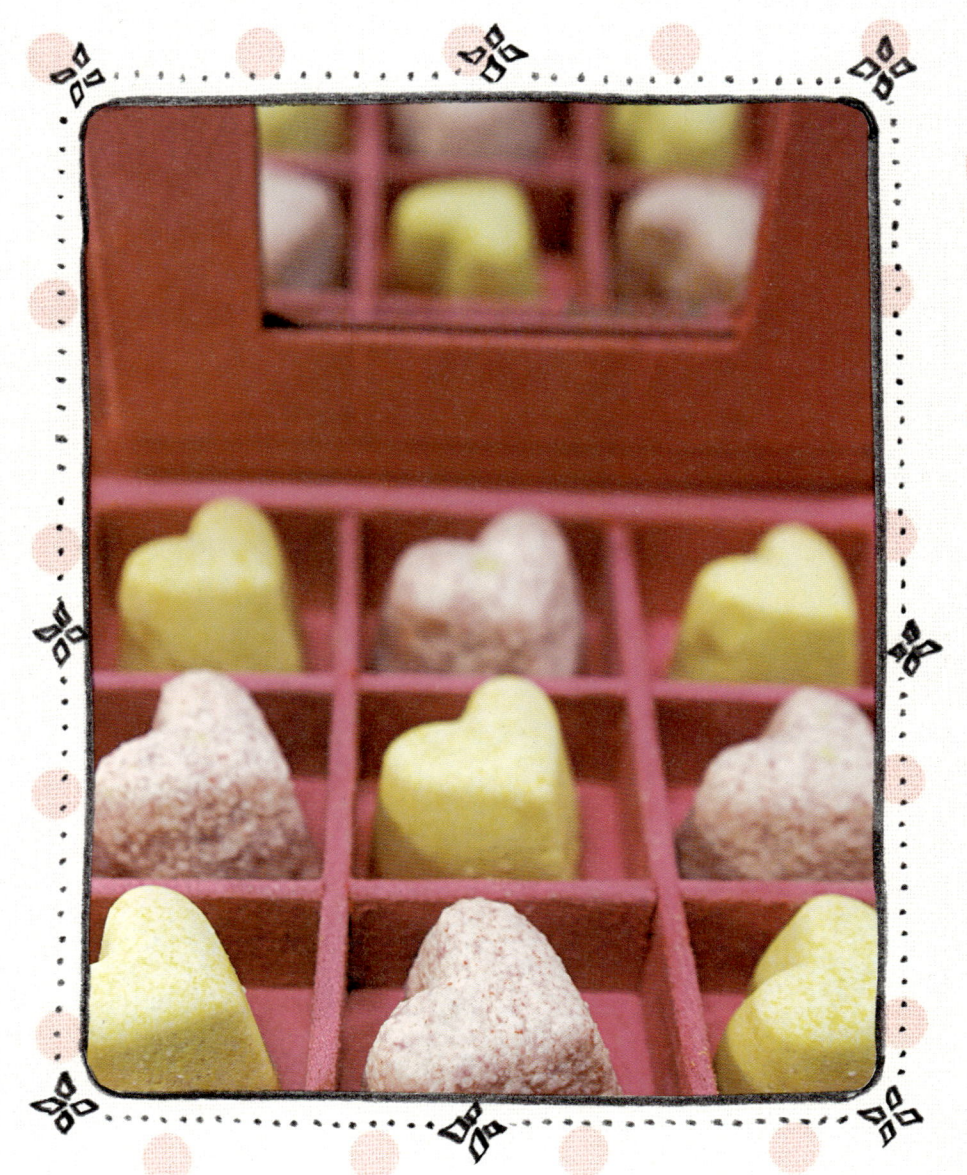

아토피 미니 바스피즈

아토피에 효과적인 천연가루로 미니 바스피즈를 만들어보세요.
귀여운 미니 바스피즈를 세수할 때 한 개씩 떨어뜨리면 뽀글뽀글
올라오는 물방울에 아이들이 너무 좋아한답니다.

🔋 난이도	★★★
⏱ 예상시간	25분
🔥 가열과정	X
📟 냉장보관	X
🕐 사용기간	3개월

🧴 재료 (400g)

원재료 탄산수소나트륨(중조) 200g,
구연산 100g, 콘스타치(옥수수전분) 70g
워터류 정제수 적당량
오일류 달맞이꽃종자오일 10g
첨가물 딸기가루(또는 브로콜리가루) 15g,
글리세린 20g
에센셜오일 캐모마일 로만 10방울,
라벤더 10방울

💡 재료 포인트

딸기에는 비타민 C와 붉은색을 내는
라이코펜, 안토시아닌 등의 물질이 다량
함유되어 있어 항산화작용과 노화 방지에 좋아요.
또한 피부 톤을 밝게 해주며 여드름과
아토피 및 지성피부에 특히 효과적이에요.
브로콜리에 많은 비타민 A는 피부 점막의
저항력을 강화시켜 세균감염을 막는 역할을
한답니다. 또한 비타민 C는 기미나 주근깨 등의
색소 침착을 막아 피부를 뽀얗고 투명하게
가꿔주는 데 탁월한 효과가 있어요.

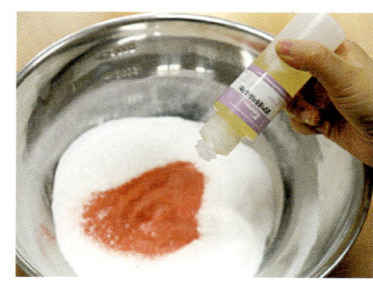

01 넓은 용기에 정제수를 제외한 재료들을 모두 넣어주세요.

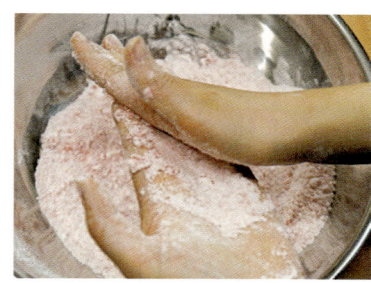

02 재료들을 손으로 조물조물 잘 섞어주세요. 뭉쳐진 것은 손으로 비벼주세요.

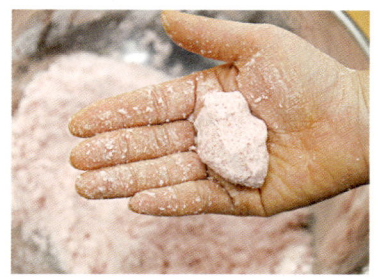

03 정제수를 조금씩 뿌리면서 점도를 확인하세요. 손으로 가볍게 쥐었을 때 사진처럼 뭉쳐지면 적당한 점도랍니다.

> 정제수를 많이 뿌리면
> 호빵처럼 부풀 수 있어요.

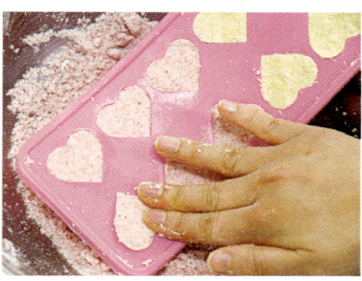

04 적당한 몰드에 손으로 꾹꾹 눌러 담아주세요. 몰드가 없으면 손으로만 단단히 뭉쳐도 됩니다.

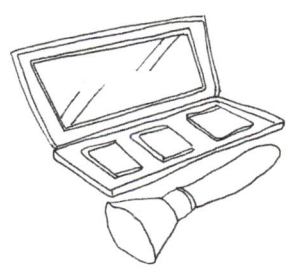

BUBBLE BANK'S BONUS TIP

바스피즈는 습기에 엄청 약하답니다.
완성된 바스피즈는 하루 정도 건조시킨 뒤에
비닐 랩으로 싸서 건조한 곳에 보관해주세요. 뭉치지 않고
바스피즈 가루를 밀폐용기에 담아서 사용하셔도 좋아요.

BABY POWDER

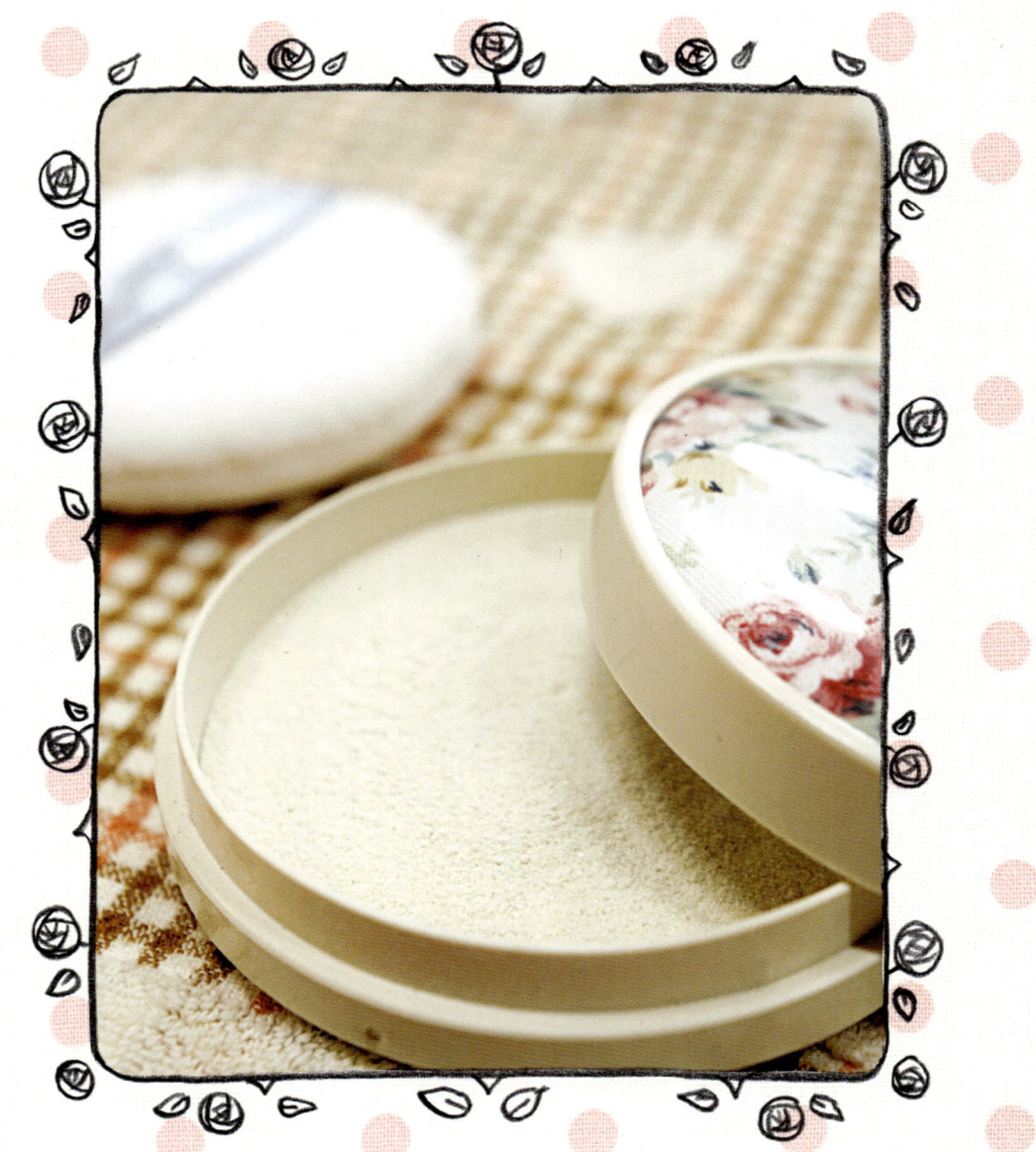

베이비 파우더

소중한 우리 아기가 사용할 파우더라면 엄마가 직접 만든 천연파우더가 좋겠죠.
옥수수전분과 클레이, 천연허브가루가 들어가 연약한 아기 피부를 뽀송뽀송하게
유지해주는 탈크 프리(talc free) 파우더예요. 어린 아기를 키우신다면 꼭 만들어보세요.

🧴 난이도	....	★★
⏱️ 예상시간	....	25분
🔥 가열과정	....	X
🧊 냉장보관	....	X
🕐 사용기간	....	3개월

🧴 재료 (100g)

원재료 콘스타치(옥수수전분) 75g
가루류 화이트클레이 15g, 캐모마일가루 10g
에센셜오일 라벤더 3방울

💡 재료 포인트

시중에 판매되는 베이비 파우더는 대부분 탈크(talc)를 사용하고 있어요. 탈크는 활석이나 운모의 가루, 즉 미세한 돌가루로서 우리 몸에 들어오면 쉽사리 분해되지 않는 물질이에요. 파우더를 바르는 과정에서 가루가 날려 아기가 마시게 되면 폐에 축적이 될 수도 있답니다. 탈크 대신 옥수수전분을 사용하면 몸에 해롭지 않게 아기 피부에 불필요한 수분을 흡수해서 피부를 뽀송뽀송하게 유지시켜준답니다.

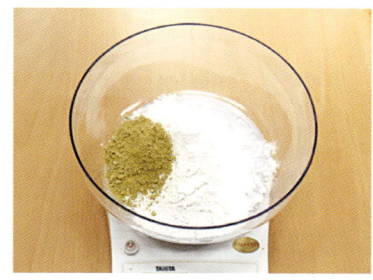

01 넓은 용기에 콘스타치, 화이트클레이, 캐모마일가루를 계량해주세요.

> 화이트클레이를 빼고 콘스타치의 양을 늘려도 됩니다.

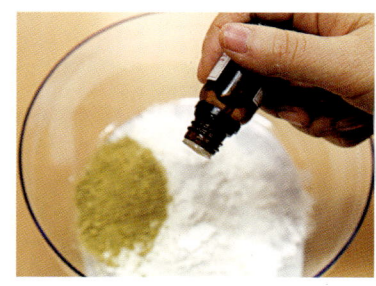

02 에센셜오일을 떨어뜨려주세요.

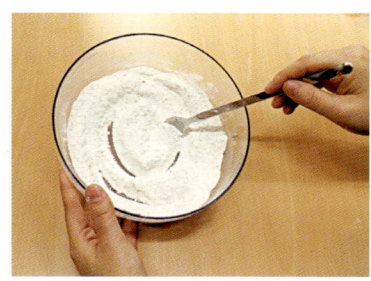

03 스푼으로 문지르면서 골고루 섞어주세요.

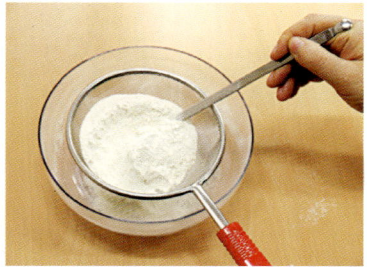

04 고운체에 여러 번 밭쳐 고운 가루를 내세요.

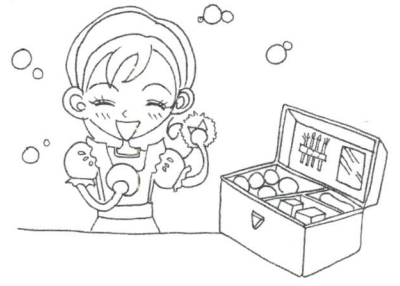

BUBBLE BANK'S BONUS TIP

유아는 땀구멍이 발달되어 있지 않고 피부 면역기능도 약해서 땀을 많이 흘리게 되면 땀구멍 안쪽과 피부 표면 각질의 수분 함량이 증가되면서 각질이 부풀어 땀구멍이 좁아진답니다. 그로 인해 땀이 잘 배출되지 못해 땀띠가 생기는 거예요. 파우더는 여름철에 특히 아기 피부가 겹치는 부분에 발라주면 습기와 마찰로 피부가 물러지지 않게 하고 땀띠를 예방할 수 있어요.

MINERAL BODY SPRAY

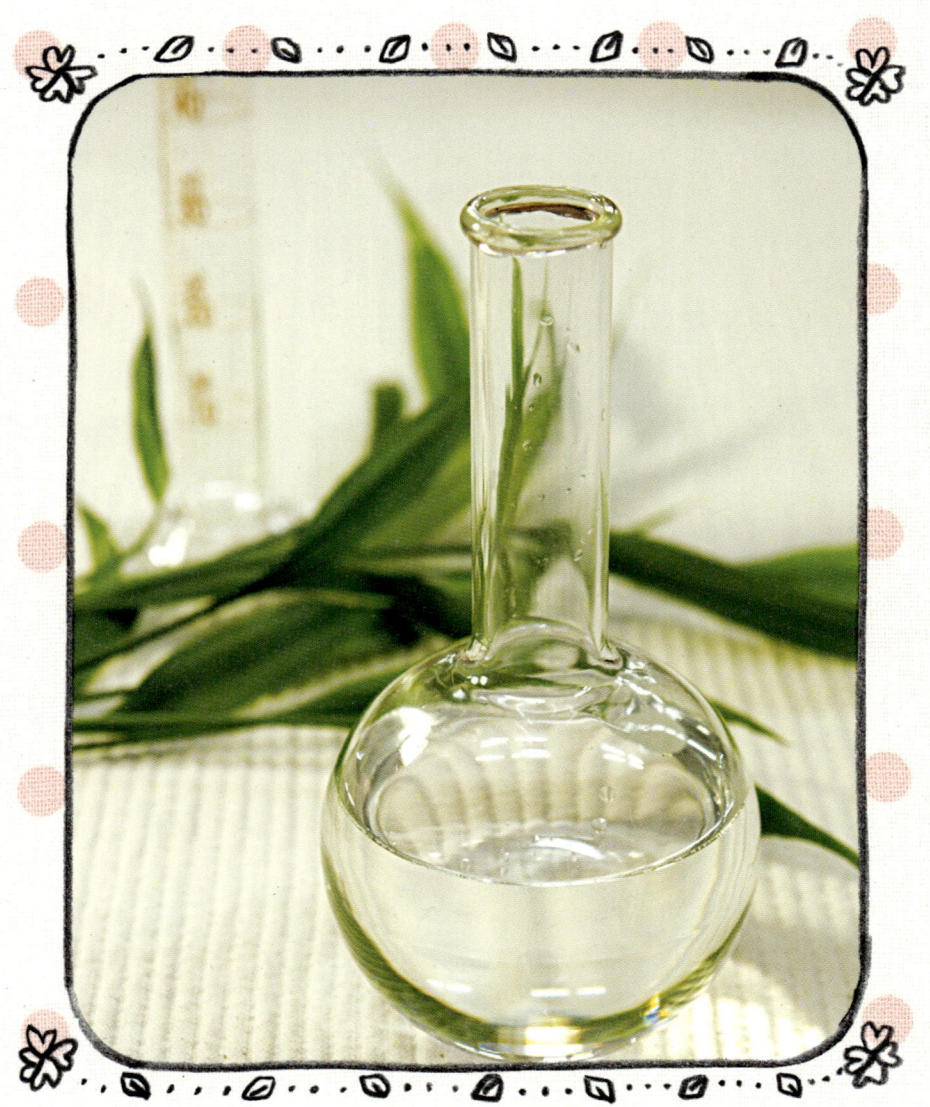

미네랄 바디스프레이

등이나 배 같은 넓은 부위에 수시로 로션을 덧바르자니 불편하고
봄여름에는 찐득거려서 싫으시죠? 미네랄이 듬뿍 함유된 바디스프레이를
아토피가 심한 등이나 배에 칙칙 뿌려주면 시원하면서 피부가 촉촉해져요.
물론 아이도 좋아하고 엄마도 편하답니다.

🍶 난이도 .... ★

⏱ 예상시간 5분

🍳 가열과정 X

🧊 냉장보관 .... O

🕐 사용기간 3개월

🧴 **재료 (100ml)**

워터류 해양심층수 50g, 정제수 40g

첨가물 히아루론산 5g, 프로폴리스 1g,
판테놀 1g, 천연한방방부제 2g

💡 **재료 포인트**

해양심층수는 바다 밑 수심 200미터 이하의
햇빛이 닿지 못하는 상태의 물을 말합니다.
나트륨, 칼륨, 칼슘, 마그네슘 등 필수
미량원소는 물론 비타민과 함께 우리 몸의
활력을 유지하기 위해 중요한 역할을 하는 아연,
셀레늄 등의 미량원소까지 이상적인 균형으로
함유되어 있어요. 최근의 연구 결과 심층수의
미네랄 균형과 인간체액의 미네랄 균형이 거의
같다고 하네요.

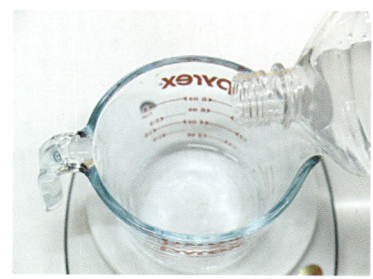

01 깨끗한 용기에 해양심층수와 정
제수를 계량하세요.

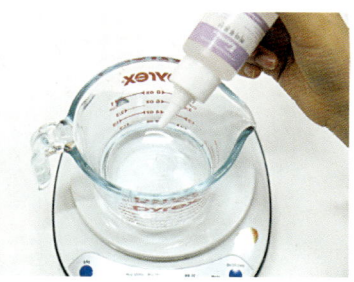

02 히아루론산, 프로폴리스, 판테놀
을 넣으세요.

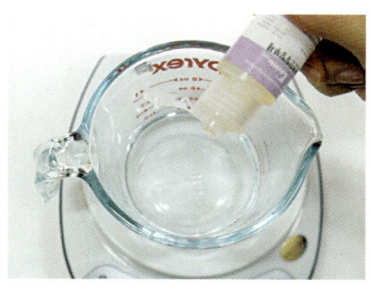

03 천연한방방부제를 넣으세요.

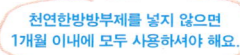
천연한방방부제를 넣지 않으면
1개월 이내에 모두 사용하셔야 해요.

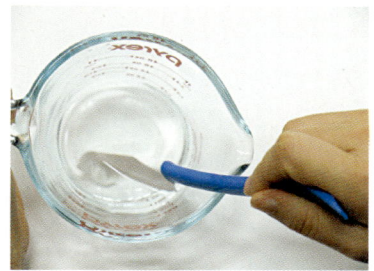

04 모든 재료가 골고루 섞이도록 스
푼으로 저어주세요.

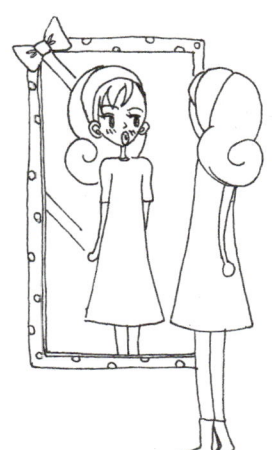

BUBBLE BANK'S BONUS TIP
해양심층수 대신 시중에 판매되는 미네랄워터를 사용해도 됩니다.

ATO BALM

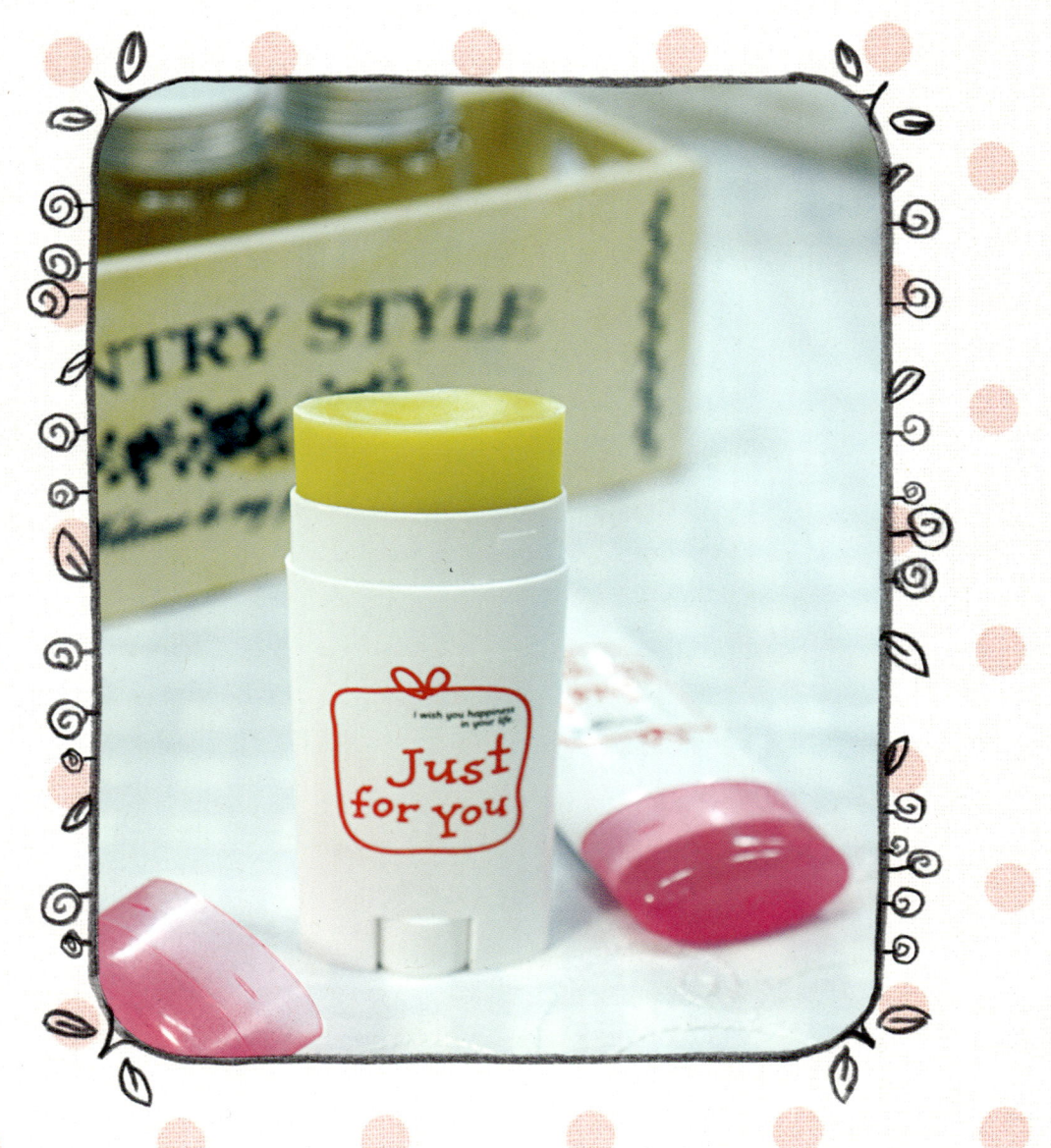

아토 밤

아토 밤은 아토피 피부에 좋은 재료들을 딱딱한 연고 타입으로 만든 것으로
휴대하기가 간편하다는 것이 장점이에요.
빨갛게 발진이 나고 가려운 부분에 발라주면 가려움이 덜해지면서 발진이 가라앉는답니다.
지속적으로 사용해도 아기 피부에 자극이 없으니 안심하고 사용하세요.

🔴 난이도	....	★★
⏱️ 예상시간	....	10분
🍲 가열과정	....	O
📋 냉장보관	....	X
🕐 사용기간	....	8개월

🧴 재료 (30ml)

오일류 달맞이꽃종자오일 7g, 카렌듈라오일 6g,
식물성 스쿠알렌 5g, 시어버터 5g
유화제 밀랍(혹은 칸데릴라 왁스) 7g
에센셜오일 캐모마일 저먼 3방울,
캐모마일 로만 2방울, 라벤더 1방울

💡 재료 포인트

캐모마일 저먼 에센셜오일과 캐모마일 로만
에센셜오일은 아토피를 위한 화장품을 만들 때
가장 효과적인 에센셜오일의 구성입니다.
캐모마일 저먼은 '카마줄렌' 성분을 함유하고
있어 발진을 가라앉히는 효과가 좋으며,
캐모마일 로만은 정서적인 안정감을 줍니다.

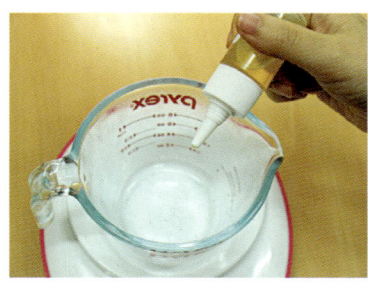

01 내열용기에 오일류와 유화제를
계량하세요.

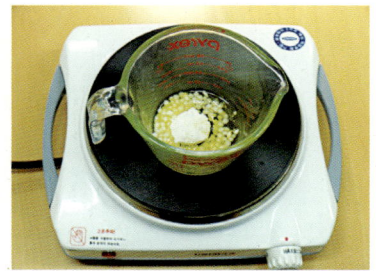

02 핫플레이트로 가열해서 유화제
를 모두 녹여주세요.

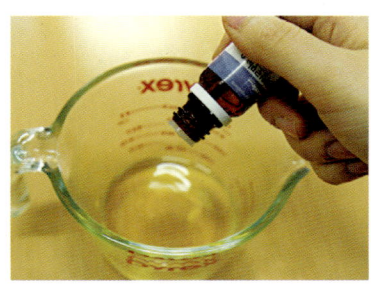

03 유화제가 녹으면 가열을 멈추고
상온에서 잠시 식힌 후에 에센셜오일
을 넣어주세요.

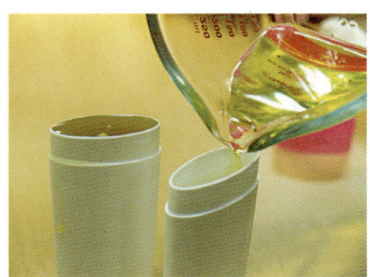

04 로션바 용기에 조심스럽게 부어
주세요. 상온에서 2시간 정도 굳히면
색깔이 연두색으로 변하면서 단단한
아토 밤이 완성됩니다.

> 로션바 용기는 아래 부분을
> 돌리면 내용물이 위로
> 올라오도록 만들어진 용기입니다.

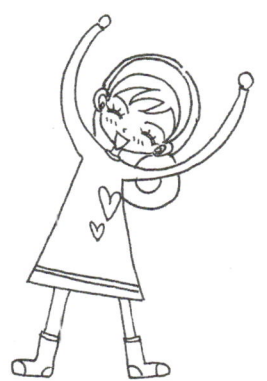

BUBBLE BANK'S BONUS TIP

아토 밤은 아토피 피부뿐만 아니라 건성피부나 알레르기에 사용하셔도 좋은 효과를 보
입니다. 특히 아토피가 심한 팔 안쪽이나 배 등의 부위에는 아토 밤을 휴대하면서 수
시로 발라주세요. 천연재료들로 만든 아토 밤은 어린이에게도 안심하고 사용할 수 있
답니다.

BORAGE SOFT CREAM

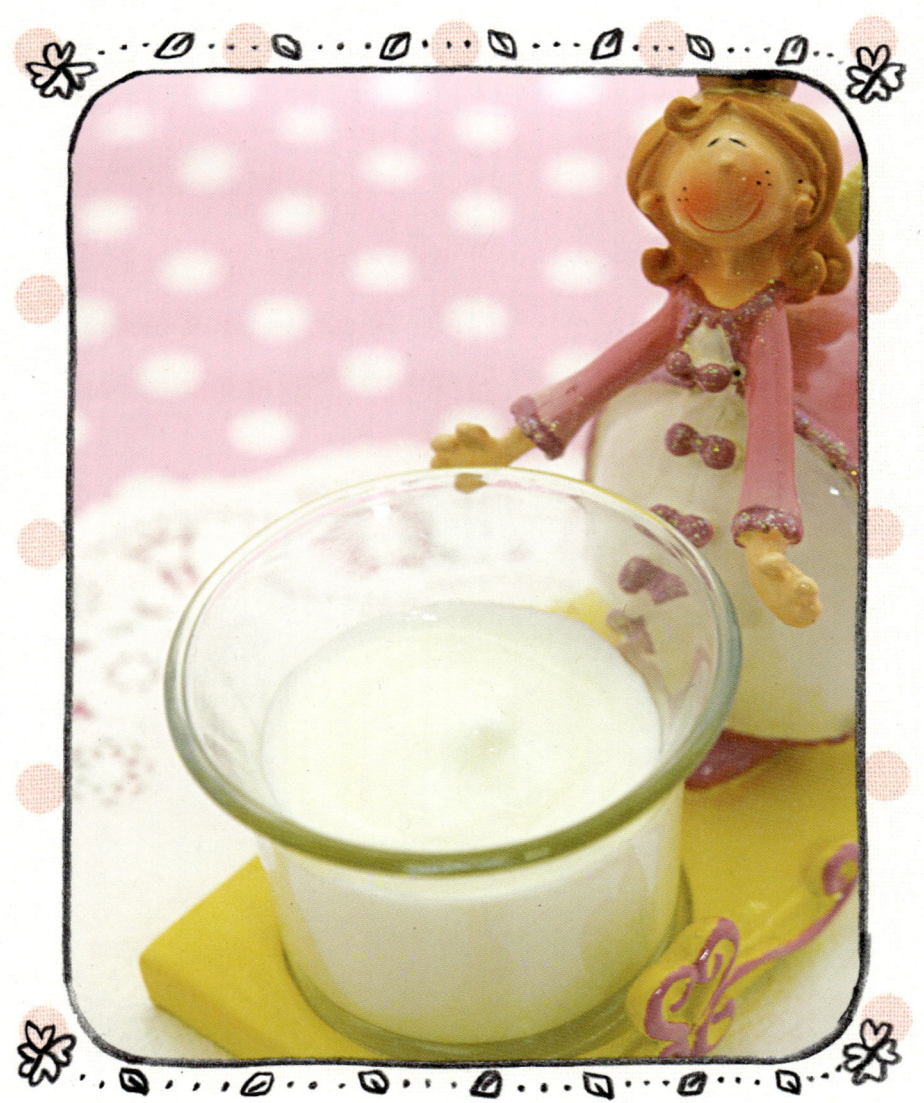

보리지 소프트 크림

아토피 피부나 건성피부는 대부분 가려움증을 동반하게 됩니다.

이때는 피부에 충분한 수분을 공급해주고, 손상된 피부를 회복시켜줘야 합니다.

피부 재생효과가 뛰어난 보리지오일을 주재료로 부드러운 크림을 만들어보세요.

🧴 **재료 (100ml)**

워터류 캐모마일 로만 워터 70g
오일류 보리지오일 9g, 아보카도오일 5g,
호호바오일(화이트) 5g, 아르간오일 5g
유화제 올리브 유화왁스 5g
첨가물 히아루론산 3g, 세라마이드(수용성) 2g,
판테놀 1g, 천연한방방부제 2g
에센셜오일 라벤더 2방울, 스윗오렌지 2방울

💡 **재료 포인트**

보리지(Borage)라는 이름은 라틴어 'Borrage'
에서 유래되었는데 '용기를 주다'라는 의미이며
'star flower'라고도 한답니다.
보리지오일은 피부 재생효과가 뛰어난
감마리놀렌산이 많이 함유하고 있어
젊음을 유지시켜줍니다. 우리 몸에 꼭 필요한
필수지방산인 감마리놀렌산 함량이
달맞이꽃종자오일보다 2배 이상 많거든요.
또한 여성의 늘어지거나 처진 피부에
아주 효과적이에요.

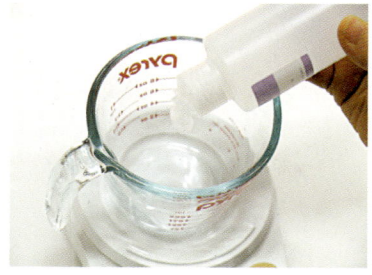

01 깨끗한 용기에 캐모마일 로만 워
터를 계량하고 다른 용기에는 오일류
와 유화제를 계량하세요.

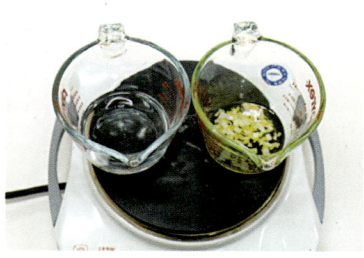

02 두 용기를 모두 핫플레이트에 올
려서 60~70도 정도로 가열하세요.

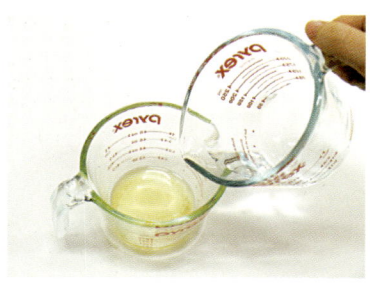

03 두 용기의 온도가 60~70도 사
이일 때 오일류에 워터류의 절반만 부
어주세요.

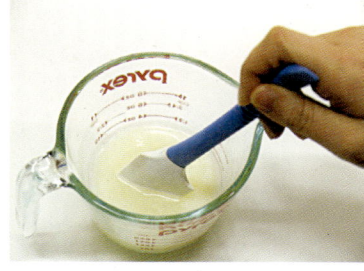

04 스푼과 블렌더를 이용해서 골고
루 섞어서 1차 유화를 진행하세요.

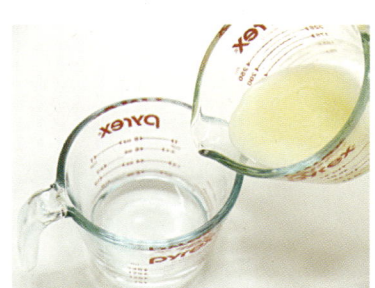

05 1차 유화를 끝낸 후 남은 워터
류에 부어서 스푼과 블렌더로 다시
한 번 더 잘 섞어서 2차 유화를 시켜
주세요.

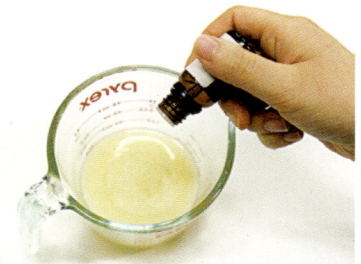

06 첨가물을 넣고 가볍게 섞어주고,
에센셜오일을 넣고 다시 섞어주면 완
성이에요.

TAMANU CREAM

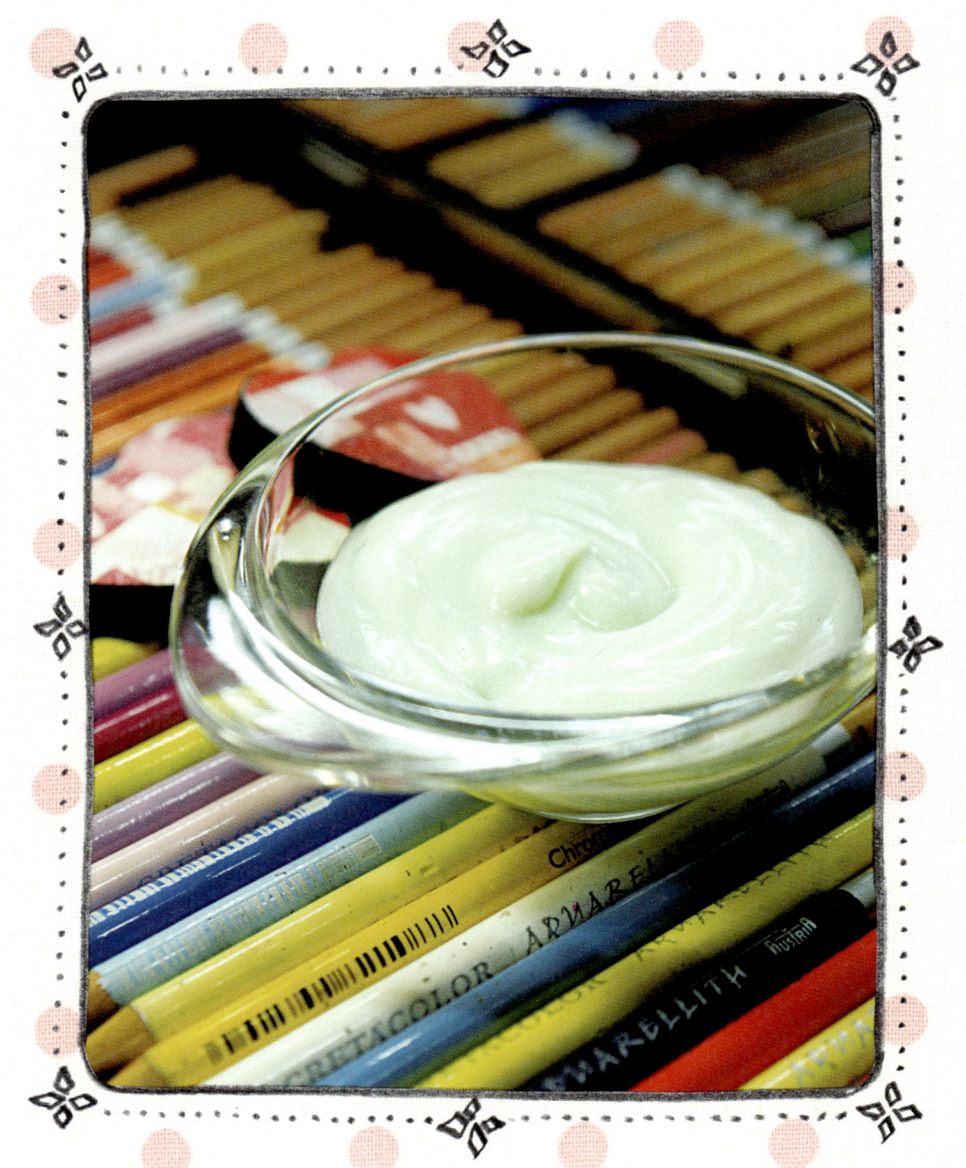

타마누 크림

타마누오일은 국내에는 아직 널리 알려지지는 않았지만
아토피 피부에 참 좋은 오일이에요. 타마누오일을 넣어 만든 타마누 크림은
손상된 피부를 촉촉하고 튼튼하게 만들어준답니다.

🔴 난이도	★ ★ ★
⏱️ 예상시간	15분
🍲 가열과정	O
🔲 냉장보관	O
🕐 사용기간	3개월

🧴 재료 (100ml)

워터류 정제수 70g
오일류 타마누오일 10g, 아르간오일 7g,
달맞이꽃종자오일 5g, 호호바오일(화이트) 3g
유화제 올리브 유화왁스 3g, 이멀시파잉 왁스 3g
첨가물 히아루론산 3g, 아카시아콜라겐 2g,
천연한방방부제 2g
에센셜오일 라벤더 2방울, 티트리 2방울

💡 재료 포인트

타마누오일은 인도가 원산지이고
서남아시아와 하와이 지역에서도 많이 납니다.
kamani 또는 fohara라고도 불려요.
진통효과가 있으며 항염작용과 상처를
아물게 하는 효과가 탁월한 오일이에요.
특히 아토피 피부에 뛰어난 효과를 보이는 것으로
알려져 있어요. 또한 프랑스에서는 피부과 처방
오일로 이용되며, 타마누오일로 만든 비누는
유럽 병원의 의사용 비누로 사용됩니다.

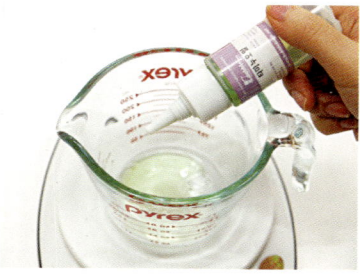

01 깨끗한 용기 2개를 준비해 한 용기에는 워터류를 넣고, 다른 용기에는 오일류와 유화제를 계량하세요.

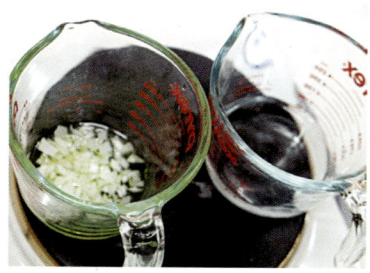

02 두 용기를 모두 핫플레이트에 올려서 60~70도 정도로 가열하세요.

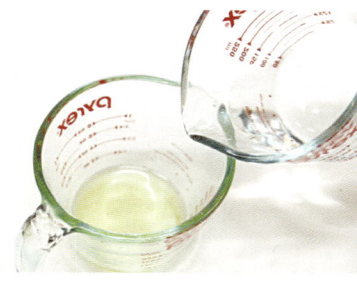

03 두 계열의 온도가 60~70도 사이일 때 오일류에 워터류를 부어주세요.

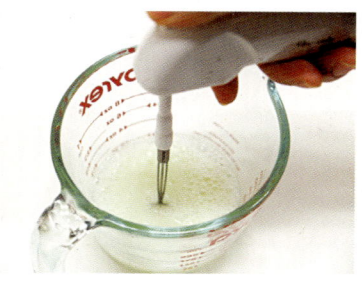

04 스푼과 미니블렌더를 사용해서 골고루 섞어주세요.

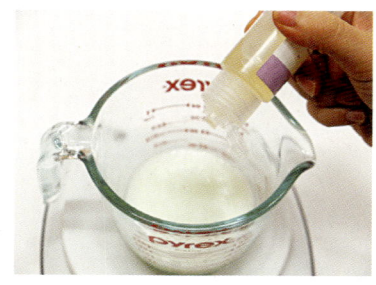

05 첨가물을 넣고 가볍게 저어주고, 에센셜오일을 넣고 다시 섞어주세요.

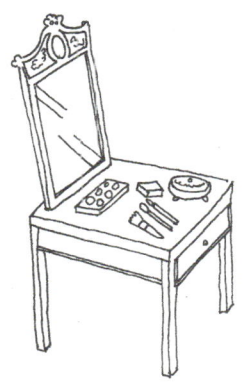

🌸 BUBBLE BANK'S BONUS TIP

피부가 건조해지고 아토피가 진행되면 피부에 작은 균열들이 생기고, 이 균열들 사이로 노폐물이 피부 속으로 침투해 피부 지질을 손상시킵니다. 이로 인해 수분 유지 기능이 떨어지고 각종 피부 트러블을 유발하게 됩니다. 따라서 아토피 피부를 위한 화장품은 보습력이 높고 손상된 피부를 회복시켜줄 수 있어야 합니다.

NATURAL OINTMENT

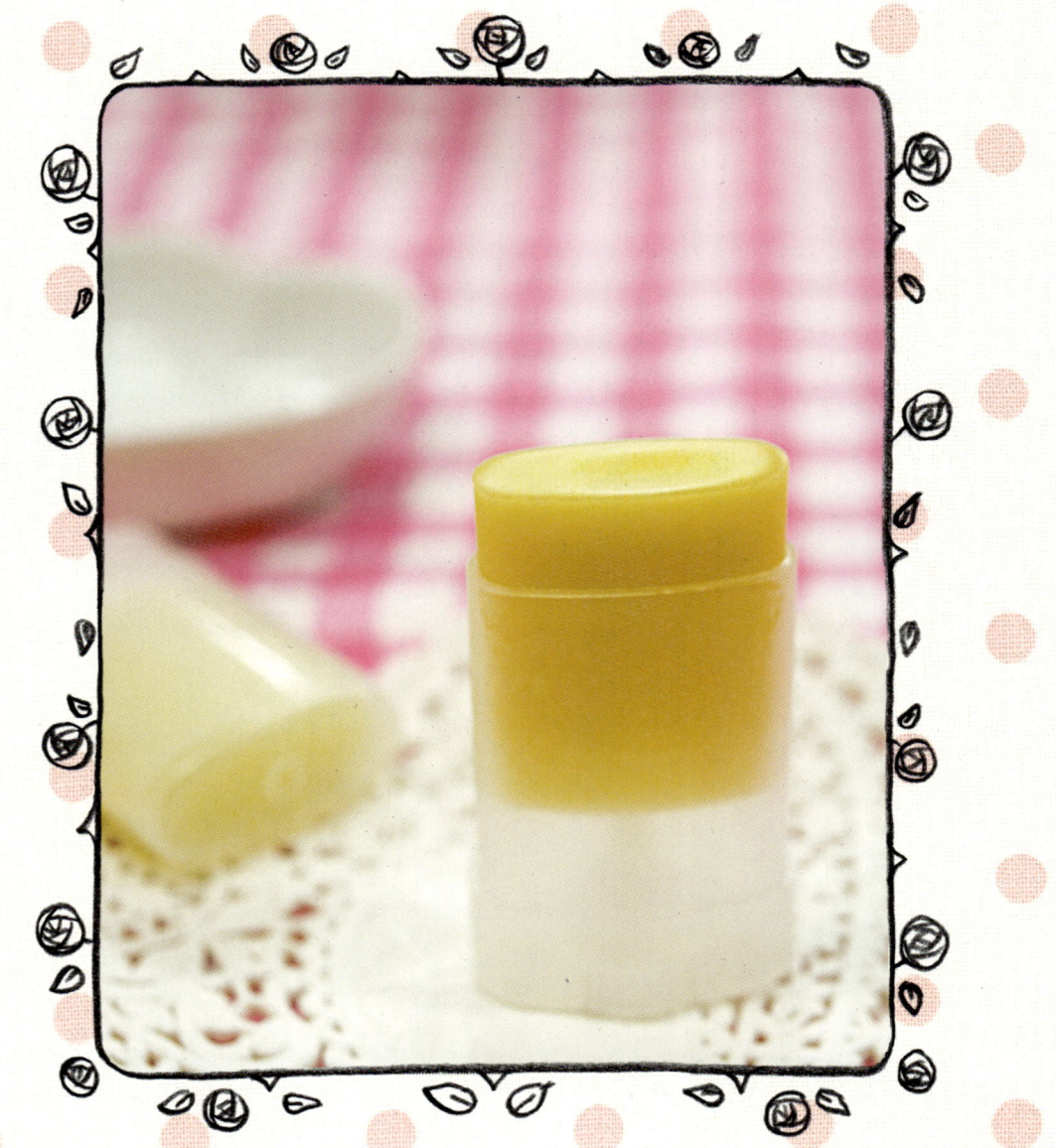

천연상처연고

아토피 피부와 건성피부는 대부분 심한 가려움증을 동반해 무의식중에 긁게 돼요.
그러다 보면 항상 피부에 상처가 남죠. 천연상처연고는
스테로이드 성분과 항생제 성분이 들어 있지 않아 언제든지 안심하고 사용할 수 있어요.

재료 (50ml)

오일류 병풀오일(호호바 인퓨즈드) 20g,
카렌듈라오일 20g
유화제 밀랍(혹은 칸데릴라 왁스) 10g
에센셜오일 라벤더 10방울, 티트리 5방울

재료 포인트

병풀오일은 말린 병풀 허브를 호호바오일에
담가서 4주 이상 추출한 오일입니다.
병풀은 예부터 상처, 종기, 흉터 치유에
사용된 약용식물로 약국에서 판매되는
'마데카솔 연고'의 주성분인 '마데카식산'이
풍부하게 함유되어 있어요.

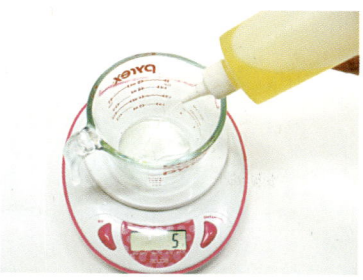

01 깨끗한 용기에 병풀오일, 카렌듈라오일, 밀랍을 계량하세요.

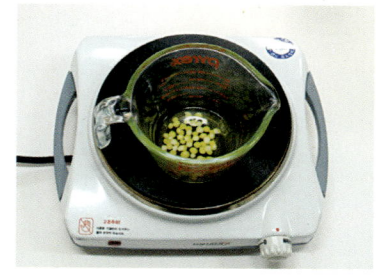

02 핫플레이트로 가열해서 밀랍을 모두 녹여주세요.

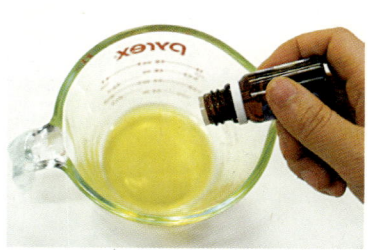

03 밀랍이 녹으면 가열을 멈추고 상온에서 잠시 식힌 후에 준비한 에센셜오일을 넣어주세요.

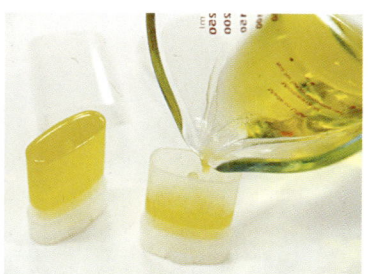

04 사용하기 편한 용기에 조심스럽게 부어주세요. 상온에서 2시간 정도 굳혀서 바로 사용하세요.

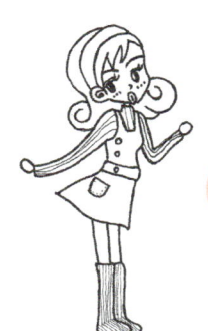

BUBBLE BANK'S BONUS TIP

밀랍(또는 칸데릴라 왁스)을 넣어 만든 연고는 기온과 계절에 따라
굳기가 다르답니다. 여름에 사용할 연고에는 밀랍의 양을 조금 늘리고,
겨울에 사용할 것은 레시피보다 밀랍을 조금만 적게 넣으세요.

BABY BODY CLEANSER

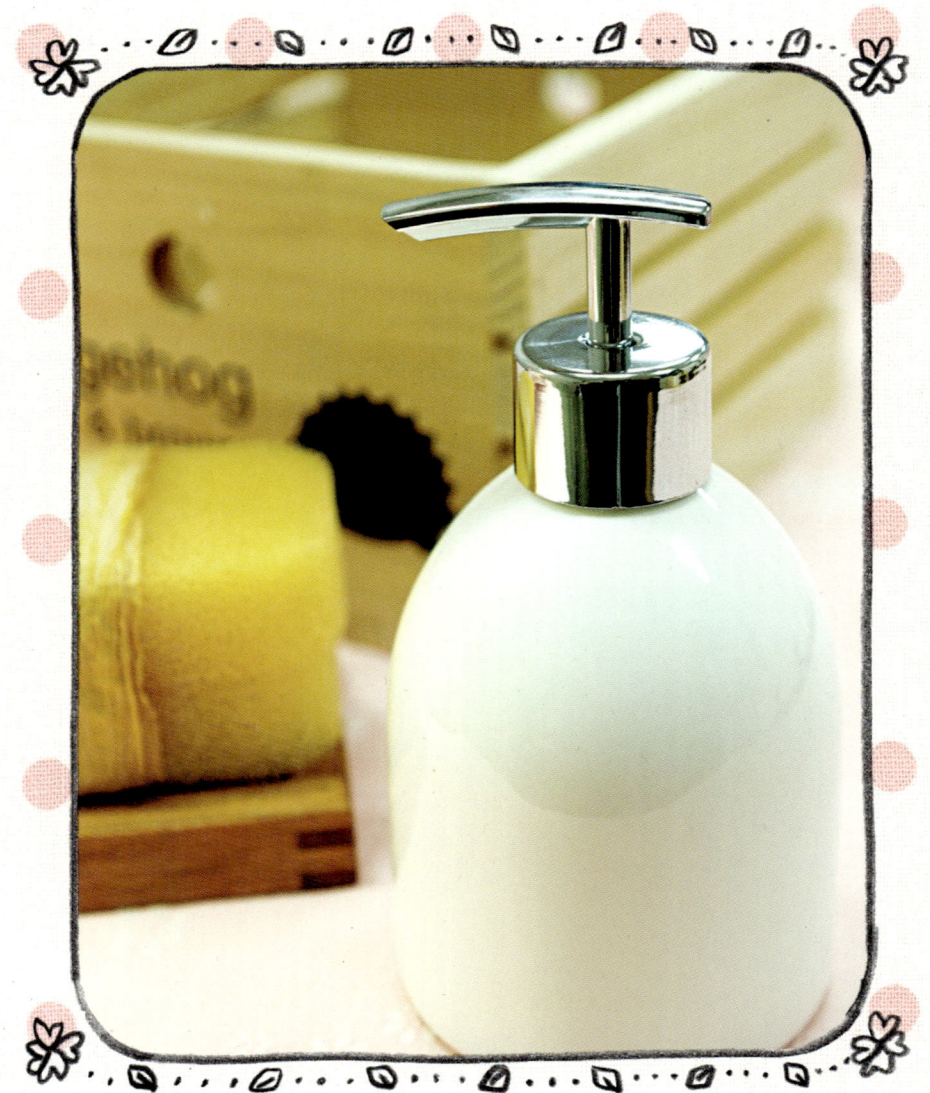

베이비 바디클렌저

우리 아이가 사용할 거라면 바디클렌저도 까다롭게 골라야겠죠.
적당한 세정력에 보습력이 뛰어나고 특히 아이가 안심하고 사용할 수 있는
순한 성분의 바디클렌저를 소개해드려요.

난이도 .... ★★★

예상시간 15분

가열과정 .... O

냉장보관 X

사용기간 3개월

재료 (200ml)

워터류 정제수 110g

원재료 캐모마일 드라이허브 5g,
올리브 계면활성제 80g

오일류 호호바오일(화이트) 3g

첨가물 쟁탄검 3g, 파프리카 추출물 5g,
글리세린 5g, 자몽씨 추출물(GSE) 1g

에센셜오일 만다린 10방울

💡 재료 포인트

헝가리에서 많이 재배된다고 흔히
'헝가리고추'라는 별명이 있는 파프리카는
아토피와 미백에 효과가 우수하고 비타민 C,
비타민 E와 보습에 좋은 알란토인이
풍부합니다. 또한 민감성피부를 진정시키는
효과가 뛰어납니다.

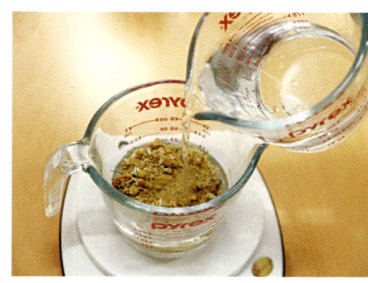

01 캐모마일 드라이허브에 가열한 정제수를 부어 5분 정도 우려낸 후 고운체에 밭쳐 깨끗하게 걸러내세요.

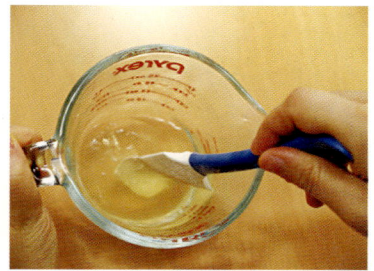

02 캐모마일 드라이허브를 우린 정제수 100g에 쟁탄검을 넣고 저으면서 점도를 높이세요.

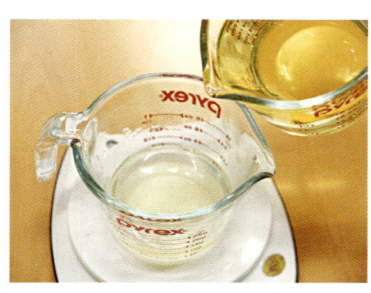

03 올리브 계면활성제를 넣고 가볍게 섞어주세요.

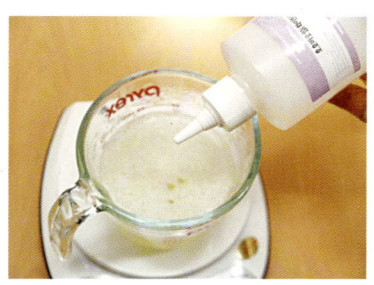

04 호호바오일, 파프리카 추출물, 글리세린, 자몽씨 추출물, 에센셜오일을 차례로 넣고 골고루 섞어주세요.

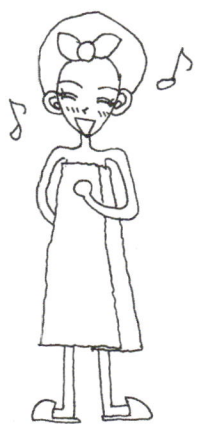

BUBBLE BANK'S BONUS TIP

💙 허브를 우려낼 때는 깨끗하게 걸러내셔야 해요. 한 번에 걸러내기 어려우면 몇 번에 걸쳐서 고운체에 밭쳐 걸러내시는 것이 좋아요. 허브 찌꺼기가 포함되면 화장품이나 샴푸, 바디클렌저 등의 사용기한이 짧아진답니다.

💙 캐모마일 드라이허브를 우린 물 대신 캐모마일 저먼 워터나 캐모마일 로만 워터를 사용하셔도 좋아요.

BABY SHAMPOO

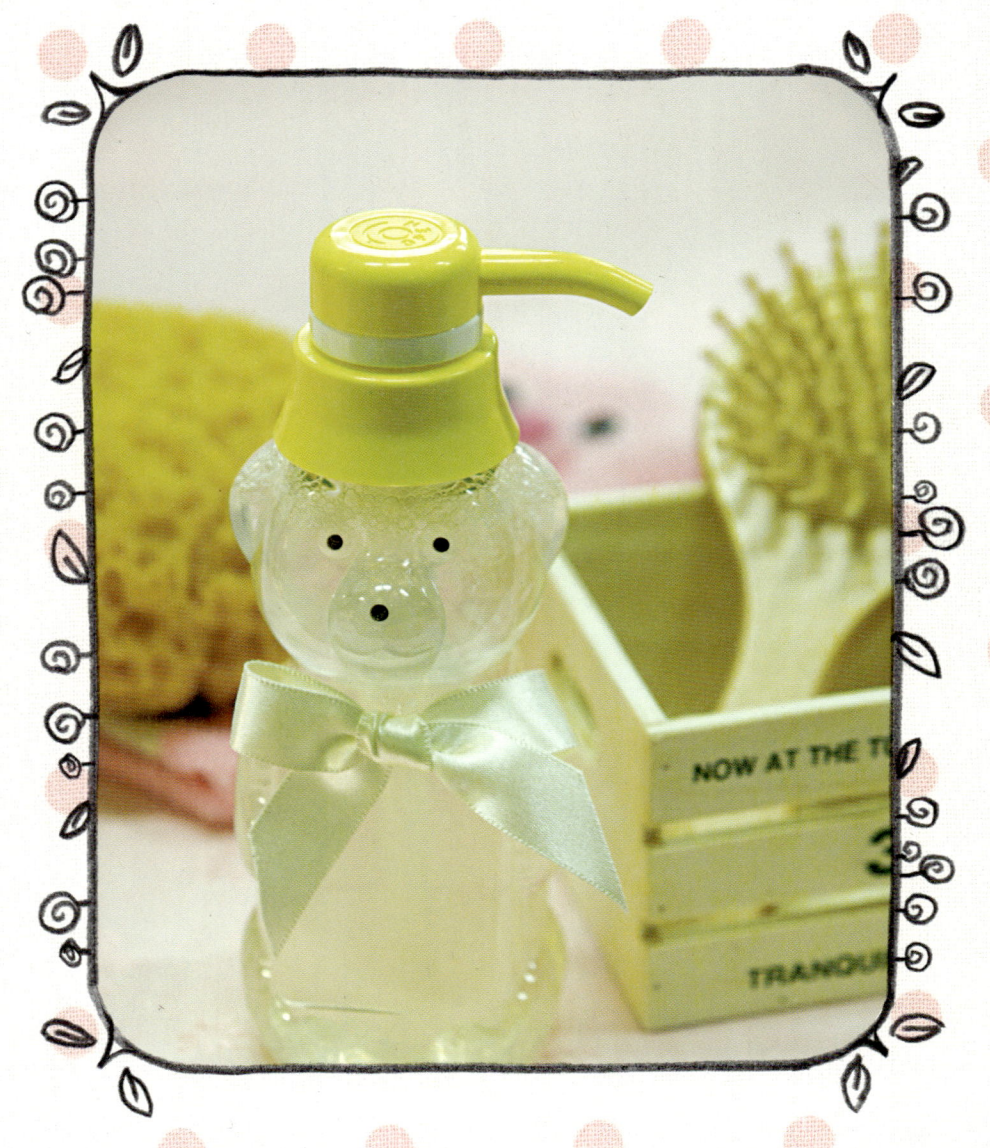

베이비 샴푸

아이의 모발과 두피는 피부와 마찬가지로 아주 민감하고 연약해서
성인용 샴푸를 사용하면 자극이 될 수도 있어요. 이 베이비 샴푸는
아이에게 안전한 올리브 계면활성제를 사용해 모발과 두피의 오염을
부드럽게 씻어주고 모발과 두피를 최적 상태로 유지시켜준답니다.

난이도 .... ★★★

예상시간 15분

가열과정 .... O

냉장보관 X

사용기간.................. 5개월

재료 (200ml)

워터류 정제수 90g

원재료 올리브 계면활성제 60g, 코코베타인 40g

첨가물 쟁탄검 2g, 글리세린 5g, 판테놀 2g,
천연한방방부제 4g

에센셜오일 스윗오렌지 5방울

재료 포인트

올리브 계면활성제는 올리브오일에서 추출한
식물성 계면활성제로 아이들에게도 안심하고
사용할 수 있는 순한 성질의 재료입니다.
거품이 많이 나지는 않지만 충분한 세정력을
가지고 있으며 사용감이 부드러워요.

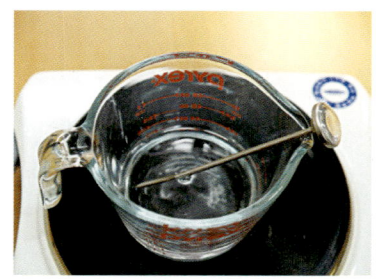

01 정제수를 계량해서 40도 정도로
가열해주세요.

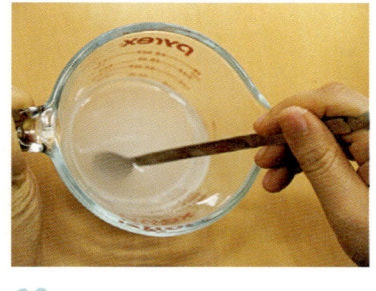

02 쟁탄검을 넣어 섞어주세요. 점도
가 조금씩 높아질 거예요.

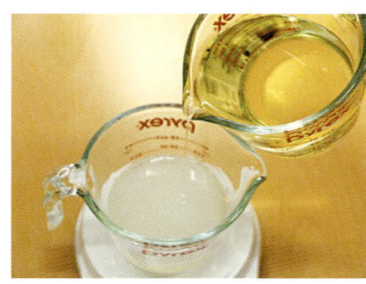

03 올리브 계면활성제와 코코베타
인을 첨가해주세요.

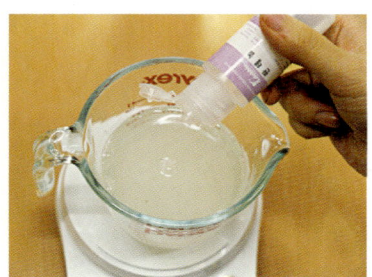

04 글리세린, 판테놀, 천연한방방
부제, 에센셜오일을 넣고 골고루 섞
어주세요.

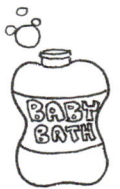

BUBBLE BANK'S BONUS TIP

샴푸의 점증 역할을 하는 것으로는 쟁탄검 이외에
염화나트륨(sodium chloride)이나 CDA(또는 CDE)가 있어요.
세정용 점증제로 많이 사용되는 폴리쿼터는 올리브 계면활성제와 함께 사용하면
점증고리가 풀어져버리기 때문에 사용하지 않는 것이 좋습니다.

PART 2

트러블 피부를 위한 천연화장품

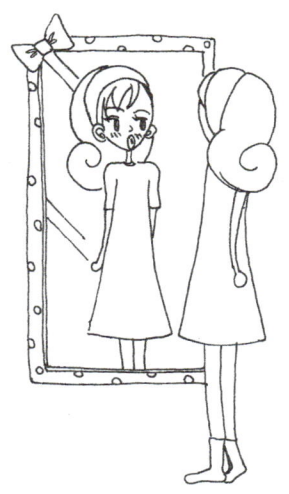

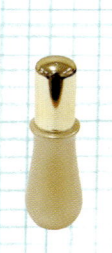
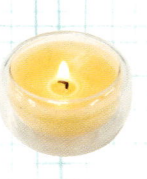
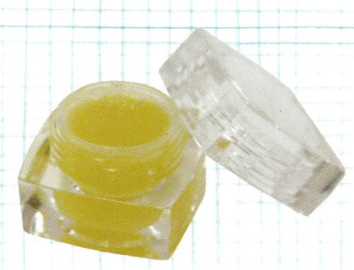
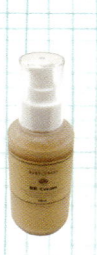
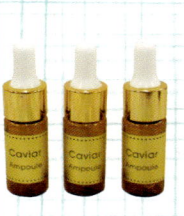

천연화장품의 가장 큰 장점은 내 피부에 맞게 직접 만들어 쓸 수 있다는 거예요.

내 피부가 트러블성이라면 더욱 세심한 주의가 필요하겠죠.

이 장에서는 여드름·뾰루지·지성피부, 기미·주근깨·잡티피부, 건성·노화피부 등으로

트러블성 피부를 세분화해서 그에 맞는 천연화장품을 만들어볼게요.

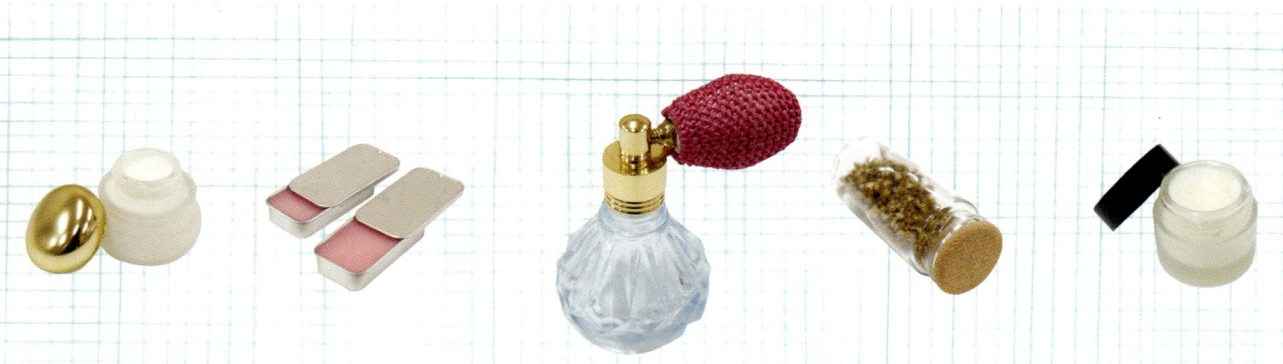

트러블성 피부의 관리법

여드름·뾰루지·지성피부의 관리법

지성피부는 피지의 과다분비로 인해 모공이 넓어지거나 모공이 막힐 수 있고, 피부 번들거림, 블랙헤드, 여드름, 뾰루지 등과 같은 많은 문제점을 유발하게 됩니다. 지성피부를 개선하기 위해서는 피부의 유분과 수분의 균형을 맞춰주는 데 중점을 둬야 하고, 화장품은 오일프리(oil-free) 제품이나 오일이 소량만 들어간 것을 사용하시는 것이 좋습니다.

너무 잦은 세안은 No!

피지를 제거하기 위해 세안을 너무 자주 하거나 클렌징 제품을 남용하는 것은 피부에 부담을 주어 오히려 피부를 건조하게 만듭니다. 또한 무리한 피지 제거는 피부의 균형을 깨뜨려서 대량의 피지 분비를 유발할 수도 있으니 주의하셔야 합니다. 세안은 여름에는 하루 3~4회, 겨울에는 2회 정도가 적당합니다. 그리고 모공 청결을 위해 주 1회는 딥 클렌징을 해주는 것이 좋습니다.

스트레스 관리에 신경써요!

피지 분비를 억제하는 성분인 비타민 B2와 비타민 B6가 함유된 우유, 치즈, 소맥 등의 음식물과 비타민 C가 풍부한 신선한 채소, 과일을 많이 섭취하면 어느 정도 피부 개선효과를 볼 수 있습니다. 이와 더불어 자신의 여드름을 악화시키는 음식물을 파악해 이를 되도록 피한다면 여드름 관리에 도움이 됩니다. 또한 여드름·뾰루지·지성피부를 개선하기 위해서는 스트레스를 관리하는 부분이 아주 중요합니다. 충분한 수면을 취하고 다양한 취미활동을 통해 효율적으로 스트레스를 관리해주세요.

음주와 흡연은 No!

잦은 음주와 흡연은 모든 타입의 피부에 나쁜 영향을 줍니다. 특히 여드름, 뾰루지, 아토피 등의 피부질환에는 더욱 좋지 못한 작용을 하게 됩니다. 여드름·뾰루지·지성피부를 관리하기 위해서는 가급적 삼가는 것이 좋습니다.

숨기지 말아요! 여드름이나 뾰루지 등의 피부트러블이 발생하면 의류나 모발 등으로 가리는 분들이 많으신데 이것은 좋지 못한 방법입니다. 피부에 닿는 의류나 모발은 피부에 직접적인 자극을 줘서 피부트러블을 악화시킵니다. 손과 머리, 옷과 침구 등 피부와 접촉할 수 있는 주위 모든 환경을 깨끗이 유지하세요.

가벼운 화장으로 모공을 열어요! 여드름이나 뾰루지가 심한 지성피부는 되도록 화장을 하지 않는 것이 좋습니다. 하더라도 모공 막힘을 방지하기 위해 가벼운 화장을 권해드립니다. 가능한 유분이 적은 제품, 피부 자극이 적은 제품, 알코올 성분이 적은 제품을 기준으로 선택하는 것이 좋으며, 화장을 하고 있는 시간이 짧을수록 좋습니다. 지성피부라도 수분은 꼭 필요합니다. 유분기 있는 제품을 지나치게 피하느라 매트한 제품만 사용하다 보면 피부가 건조해져 수분이 부족한 지성피부가 될 수도 있습니다. 크림 중에서 유분기가 적은 수분크림이 좋으며, 크림을 바르는 것이 부담스럽다면 보습 전용 에센스를 사용해주세요. 그리고 파운데이션이나 트윈케익보다는 파우더를 사용하면 화장도 얇아지고 파우더가 피지 분비를 조절하기 때문에 좋습니다.

등, 가슴의 피부트러블의 원인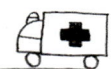

여름에는 높은 온도로 인해 신진대사가 활발해져 땀과 피지의 분비량이 늘어납니다. 그로 인해 피부의 저항력은 현저하게 떨어지고 약해진 피부는 노폐물로 범벅이 된 땀으로 인해 알칼리성으로 바뀌게 되죠. 이때 번식하던 세균이 바로 피부트러블로 나타나는 거랍니다.

기미·주근깨·잡티피부의 관리법

기미, 주근깨, 잡티는 한 번 생기면 좀처럼 없애기 힘든 피부트러블입니다. 주로 30대 여성에게 발생하지만 불안정한 생활환경이나 자외선 노출 등으로 인해 20대에도 자주 발생하며 스트레스가 심한 남성에게도 발생한다고 합니다. 이들 트러블의 원인은 매우 복잡하고 다양해서 치료가 어려우므로 사전에 예방하는 것이 가장 중요하며, 일단 생겼다면 인내심을 가지고 꾸준한 관리를 필요로 합니다.

태양을 피해요! 자외선은 피부 화상과 기미, 검버섯, 주근깨, 피부 주름 등 색소침착과 피부 노화를 촉진시킵니다. 특히 야외활동이 많은 여름철에는 강한 자외선을 가장 조심해야 합니다. 외출할 때는 반드시 자외선차단제를 바릅니다. 흐리거나 비가 내리는 날에도 자외선은 예외가 없으므로 자외선차단제를 꼼꼼히 발라주세요. 로션과 크림 등의 기초화장품 또한 자외선차단제가 함유되어 있는 것을 고르는 것이 좋습니다. 로션과 크림은 SPF(자외선 차단지수) 10 정도, 메이크업베이스나 파운데이션 등은 SPF 15~20 정도의 제품을 사용하세요.

수분을 충분히!   피부에 수분이 부족하면 피부가 약해져서 조그만 자극에도 쉽게 피해를 입어 피부트러블로 이어질 수 있습니다. 수분이 충분히 전달된 피부는 피부 자극에도 적절히 대처할 뿐만 아니라 이미 손상 받은 피부의 재생도 촉진시켜주는 역할을 합니다. 또한 규칙적인 마사지를 통해 혈액순환을 원활하게 하고, 마음의 여유를 갖고 스트레스를 피하는 것도 피부 톤을 밝게 하는 데 도움이 됩니다.

비타민 C를 섭취해요!   피부를 하얗게 만드는 미백의 기본은 비타민 C의 섭취입니다. 비타민 C는 아무리 많이 먹어도 신체 필요량이 넘으면 몸 밖으로 배출되어 버리기 때문에 피부에 비타민 C를 안정적으로 공급해주는 것이 중요합니다. 비타민 C가 풍부하게 함유된 식품으로는 감, 귤, 딸기, 고추, 녹차, 김, 대추, 시금치 등이 있으며, 이들을 꾸준히 섭취하는 것만으로도 피부를 투명하게 가꿀 수 있답니다.
비타민 C가 함유된 식품과 더불어 비타민 D가 풍부한 효모, 버섯, 달걀, 우유, 오렌지주스 등을 충분히 섭취하는 것도 잊지 말아야 합니다.

규칙적으로 각질 제거를! 멜라닌이 포함되어 있는 오래된 각질을 제거해주면 미백효과를 가장 크게 느낄 수 있습니다. 각질을 제거하면 피부가 환해질 뿐만 아니라 각종 영양성분을 받아들이기도 더 적합한 상태가 되어 피부의 전반적인 상태가 호전됩니다. 피부상태에 따라서 횟수를 결정해야 하며, 일반적으로 1주에 1회 정도는 각질을 제거할 것을 권해드립니다. 물론 피부에 자극이 없는 제품을 잘 선택하셔야 합니다.

건성 · 노화피부 관리법

건성피부는 정상 피부보다 표피 아래 지질층이 얇기 때문에 피부가 전반적으로 건조하고 각질이 잘 일어나게 되며 피부가 당기거나 가려움증이 발생하기도 합니다. 심할 때는 피부염으로 악화되는 경우도 있습니다. 노화피부도 건성피부와 마찬가지로, 나이가 듦에 따라 피지선의 작용이 약해져서 수분 유지 기능이 감소되어 피부가 건조해지고 가려움증이 발생될 수 있습니다. 따라서 건성피부와 노화피부는 피부의 건조함을 막아줄 수 있는 피부 관리가 필요하며, 수분을 유지할 수 있는 유분성분이 함유된 보습 화장품을 사용할 것을 권해드립니다.

지나친 세안은 No! 건성피부는 다른 피부에 비해 피부 표면에 각질이 많이 쌓여 있어 피부가 칙칙하고 얼룩져 보이는데, 이 때문에 세안을 너무 자주 하는 것은 좋지 않습니다. 지나친 세안은 피부에 남겨둬야 할 최소한의 유분마저 제거하게 되고, 이로 인해 피부가 더 건조해지기 쉽거든요. 가벼운 세안과 세안 후의 보습에 신경 써주세요.

식생활 습관을 체크해요! 건성피부와 노화피부에는 불포화지방산과 비타민 A가 함유된 식품이 좋습니다. 세포 간의 지질 형성을 촉진시키기 위해 지방이 함유된 식품(생선, 버터, 치즈, 육류, 호두, 잣 등)과 피부를 촉촉하게 해주고 신진대사를 활발하게 하고 피부를 부드럽게 하는 비타민 A가 함유된 식품(녹황색 야채, 간, 버터, 김, 달걀 노른자 등)을 충분히 섭취하는 것이 좋습니다.

유분과 수분을 모두 공급해요! 건성피부와 노화피부는 피부의 유분과 수분이 모두 부족한 상태이기 때문에 이 모든 것을 보충해야 하며, 마사지를 통해 피부의 혈행을 촉진시키는 것이 좋습니다. 화장품 역시 유분과 수분을 공급할 수 있는 건성 전용 화장품을 사용하는 것이 좋으며, 화장품을 바를 때는 급하게 바르지 말고 하나를 바르고 충분히 스며들 때까지 기다리는 것이 중요합니다. 또한 주 1~2회 정도는 팩을 하는 것이 좋습니다. 팩은 피부의 노폐물 제거뿐만 아니라 수분이나 영양을 공급하는 효과도 있어서 건성피부에는 효과적입니다.

영양크림, 앰플 등을 사용해요! 일반적인 건성피부는 유수분의 균형을 맞춰주는 관리를 하는 것이 가장 좋지만, 노화피부는 피부 스스로 균형을 맞추는 데 오랜 시간이 걸리게 됩니다. 이때는 고급 영양성분이 함유된 영양크림이나 앰플 등이 좋은 대안이 될 수 있습니다. 특히 건조한 겨울철에는 피부에 충분한 영양이 공급될 수 있도록 관리해야 합니다.

SAURURUS CHINENSIS LOTION

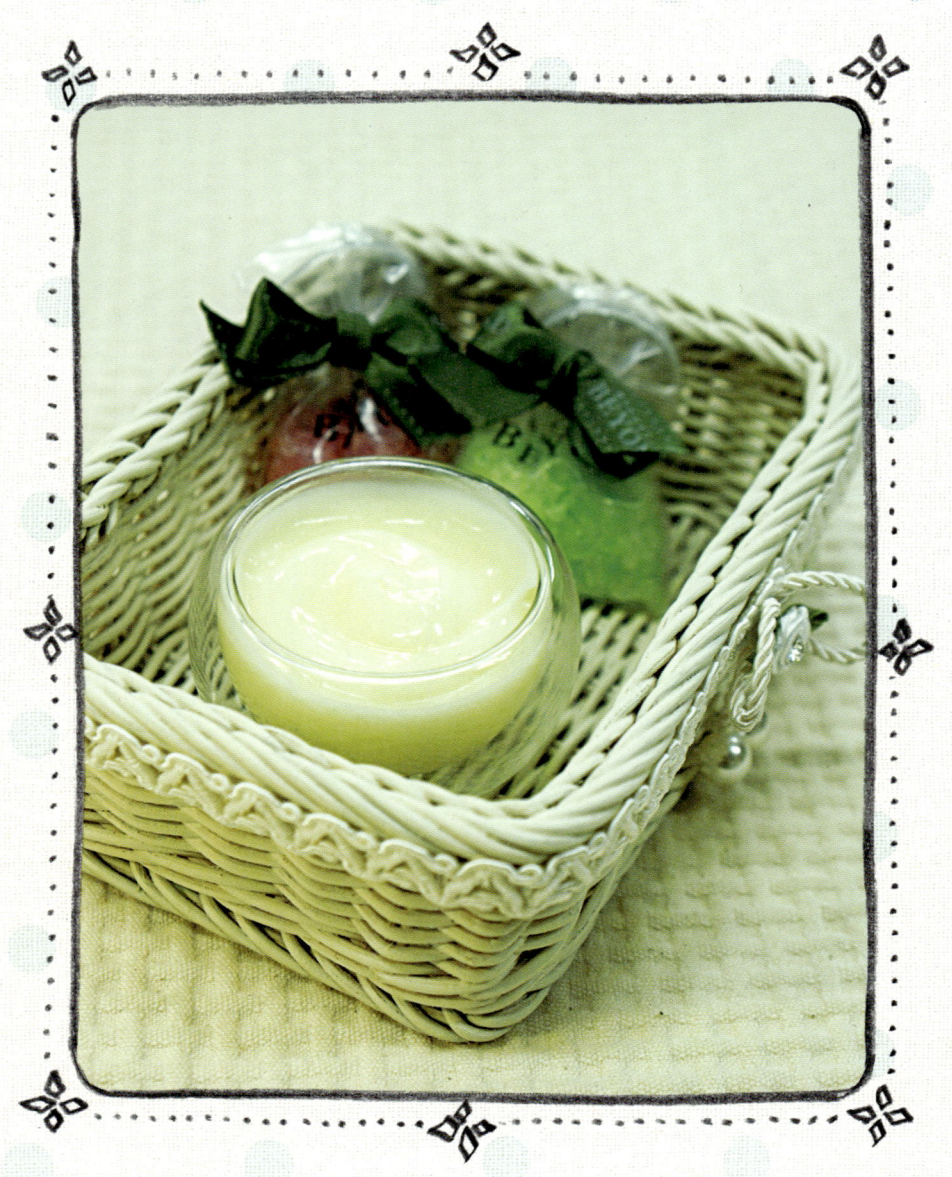

삼백초 로션

삼백초 우린 물에 어성초 추출물과 감초 추출물을 첨가해 만든
삼백초 로션은 여드름을 진정시켜 피부를 깨끗하게 만들어주고,
지성피부의 유분·수분 균형을 맞춰줍니다.

난이도 .... ★★★

예상시간 15분

가열과정 .... O

냉장보관 .... O

사용기간 3개월

재료 (100ml)

워터류 삼백초 우린 물 80g
(삼백초 5g, 뜨거운 정제수 85g)

오일류 호호바오일(화이트) 7g,
헤이즐넛오일 5g, 마카다미아넛오일 3g

유화제 몬타 왁스 5g

첨가물 히아루론산 2g, 어성초 추출물 2g,
감초 추출물 1g, 천연한방방부제 2g

에센셜오일 티트리 5방울

💡 재료 포인트

삼백초는 여드름, 습진, 땀띠 등을 가라앉히는 데
효과가 뛰어나며 진정 및 살균작용과 피부 재생
효과가 높아 여드름 피부를 개선시켜줍니다.
삼백초를 우릴 때는 삼백초 5g에 뜨거운 정제수를
부어 5분 정도 우려낸 후에 거즈나 거름종이를
이용해서 깨끗하게 걸러내세요.

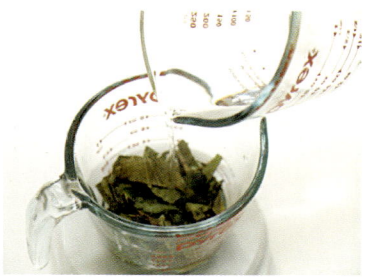

01 깨끗한 용기를 2개 준비해서 한 용기에는 삼백초 우린 물을, 다른 용기에는 오일류와 유화제를 계량하세요.

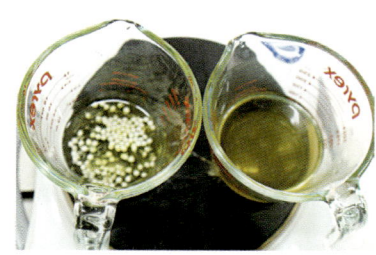

02 두 용기를 모두 핫플레이트에 올려서 60~70도 정도로 가열하세요.

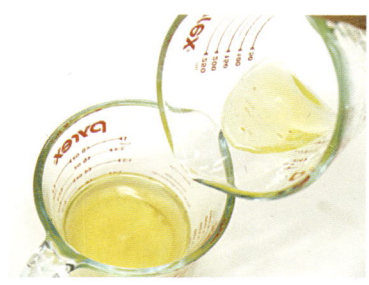

03 두 용기의 온도가 60~70도 사이일 때 워터류에 오일류의 절반만 부어주세요.

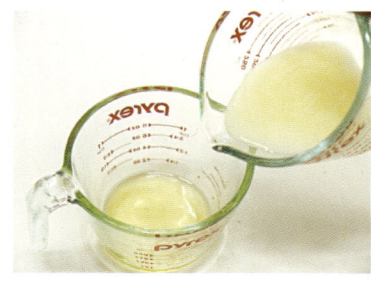

04 스푼과 블렌더를 이용하여 골고루 섞어서 1차 유화를 진행한 뒤 남은 오일류에 부어줍니다.

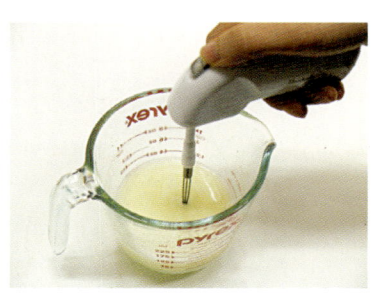

05 스푼과 블렌더로 다시 한 번 더 고루 섞어서 2차 유화를 시켜주세요.

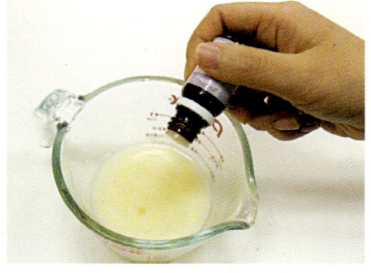

06 첨가물을 넣어 가볍게 섞어주고, 에센셜오일을 넣고 다시 섞어주면 완성.

PLUS RECIPE
삼백초팩 만들기

삼백초 우린 물에 율무가루를 되직하게 섞어주면 팩 완성! 세안한 얼굴에 골고루 팩을 바른 후 10~20분 정도 두었다가 미지근한 물로 헹구면 화농성 여드름을 진정시키는 데 효과가 좋아요.

TROUBLE CONTROL SKIN

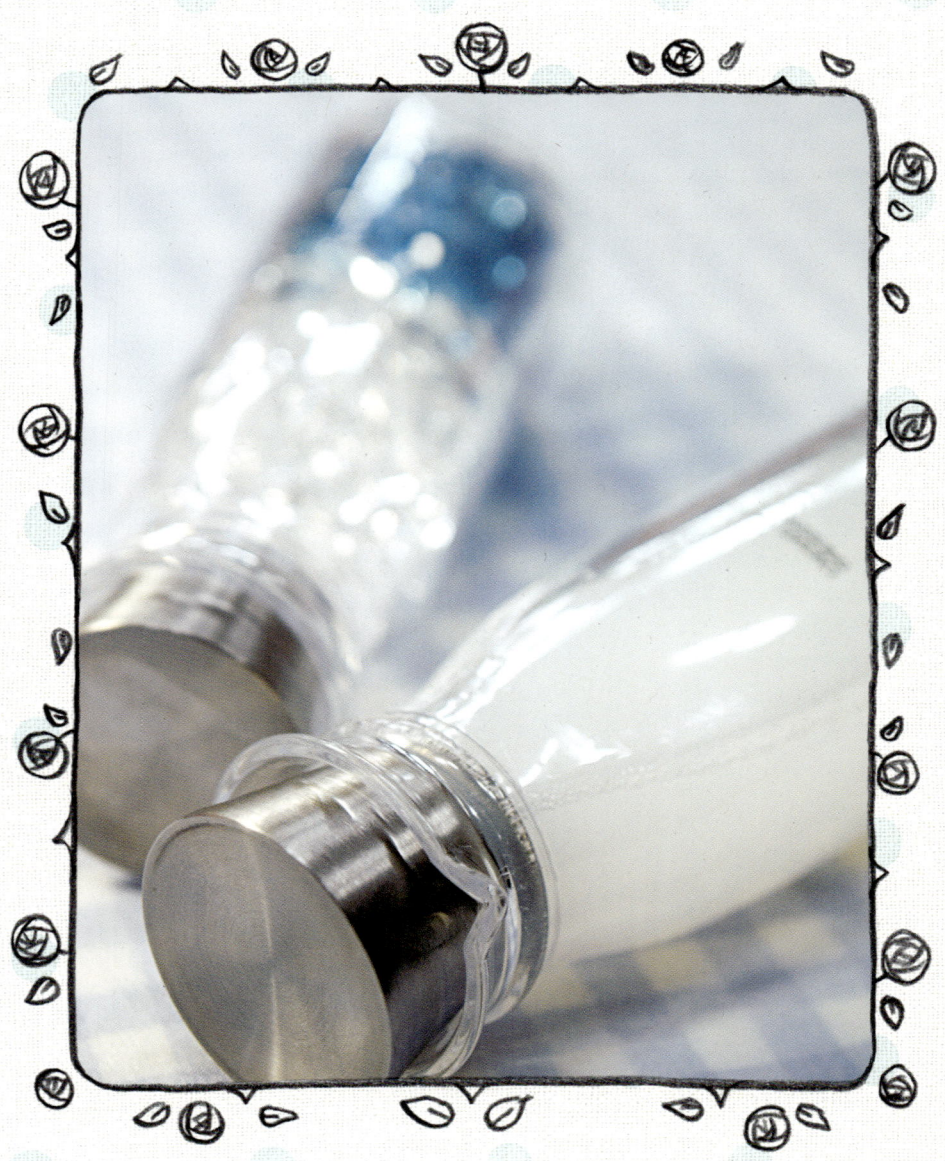

피부 진정 스킨

여드름을 치료하기 위해선 우선 피부를 진정시켜주는 것이 중요해요.
피부진정 스킨은 뾰루지나 여드름을 진정시켜 피부를 개선시키며
트러블성 피부를 정돈하는 데 도움을 줍니다.

난이도 .... ★★

예상시간 5분

가열과정 X

냉장보관 .... O

사용기간 3개월

재료 (100ml)

워터류 정제수 90g
첨가물 히아루론산 3g, 올리브 리퀴드 2g,
프로폴리스 2g, 천연한방방부제 2g
에센셜오일 티트리 5방울, 라벤더 2방울

재료 포인트

프로폴리스는 꿀벌이 생존과 번식을 위해
여러 식물에서 뽑아낸 수지(樹脂)와 같은 물질에
자신의 침과 효소 등을 섞어서 만든 물질로
'러시안 페니실린' 또는 '천연페니실린'으로
불립니다. 항염, 항산화, 면역 증강 등의
효능이 있어서 면역 강화를 위한 약이나
항생제를 먹을 수 없는 임산부의 염증이나
간단한 인후두염의 약으로 판매되고 있어요.
프로폴리스는 피부의 면역력을 높여주고 2차
감염으로 인한 상처를 치유하는 역할을 한답니다.

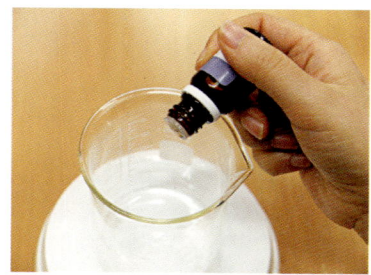

01 용기에 에센셜오일을 계량해주
세요.

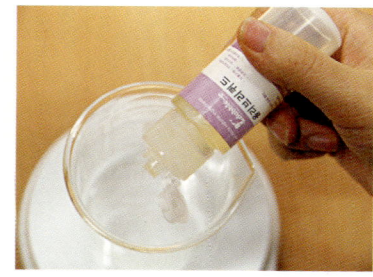

02 올리브 리퀴드를 넣으세요.

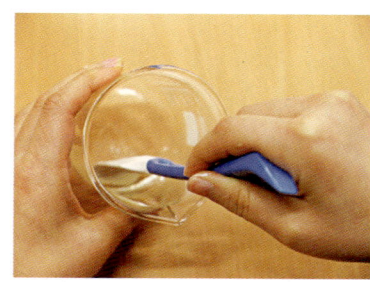

03 에센셜오일과 올리브 리퀴드가
잘 섞이도록 스푼으로 저어주세요.

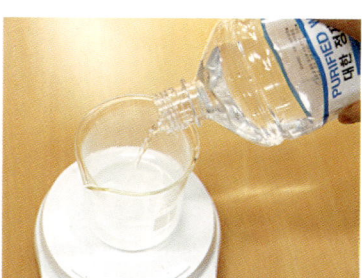

04 정제수와 히아루론산, 프로폴리
스, 천연한방방부제를 넣고 고루 섞어
주세요.

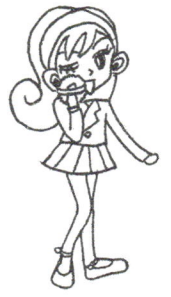

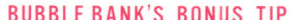

BUBBLE BANK'S BONUS TIP

에센셜오일 병에는 스포이트가 내장되어 있어요. 에센셜오일을 넣을 때는
용기를 기울여 기다리면서 1방울씩 떨어지도록 해야 합니다.
급한 마음에 털어서 넣으면 적정량보다 많이 들어가 피부에 자극을 줄 수도 있어요.

여드름&뽀루지&지성피부용
천연화장품

CLEAR BODY SPRAY

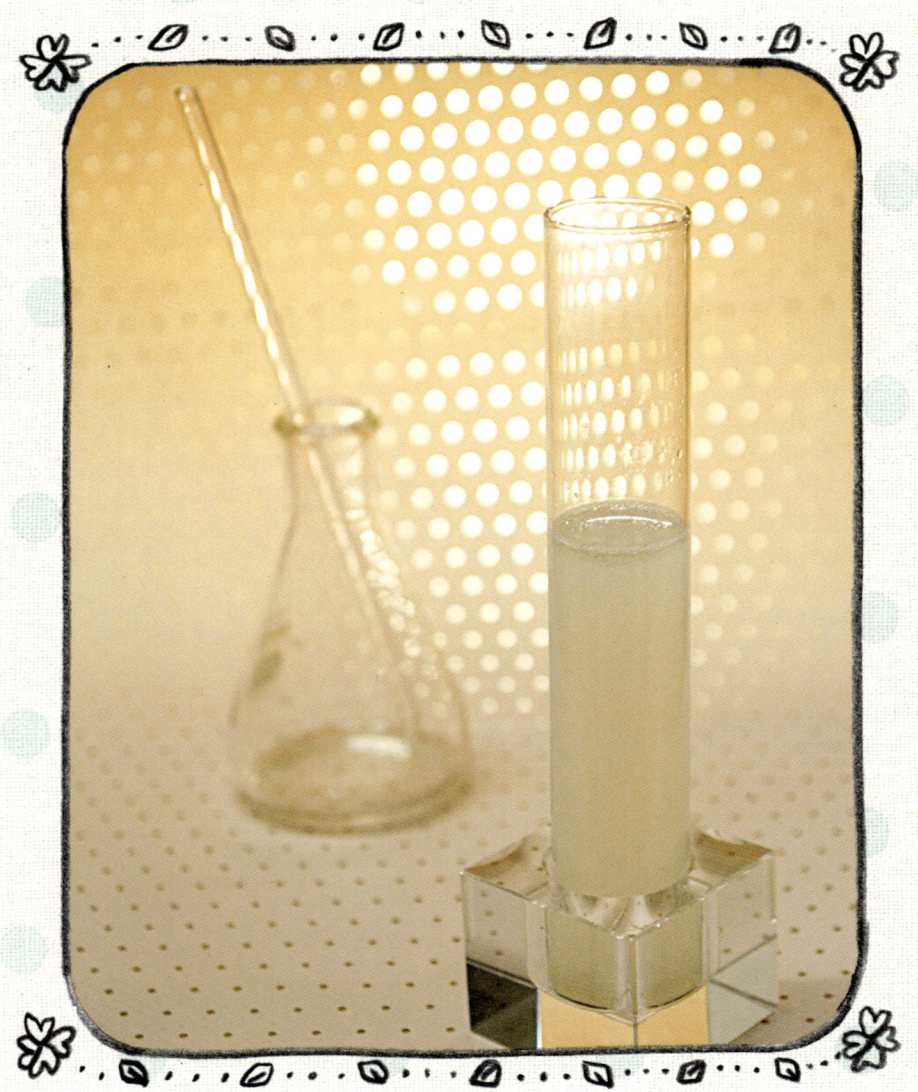

클리어 바디스프레이

몸매를 가꾸는 것도 중요하지만 등, 가슴에 난 울긋불긋한 여드름도 꼭 관리해주셔야 해요.
바디스프레이는 알칼리성 피부를 약산성으로 만들어주어 피부트러블 제거와
예방에 효과적이랍니다. 샤워 후 피부트러블이나 여드름이 심한 부위에 꾸준히 뿌려주시면
여름휴가 때 비키니를 자신 있게 입을 수 있을 거예요.

🔴 난이도	....	★★
⏱️ 예상시간	....	10분
🔲 가열과정	....	O
🔳 냉장보관	....	O
🕐 사용기간	....	3개월

🧴 **재료 (100ml)**

워터류 정제수 60g
첨가물 올리브 리퀴드 3g, 크리스털 멘톨 1g,
어성초 추출물 3g, 감초 추출물 3g,
녹차 추출물 2g, 무수에탄올 25g,
글리세린 2g, 로즈마리 추출물(ROE) 10방울
에센셜오일 티트리 15방울, 라벤더 5방울,
제라늄 5방울

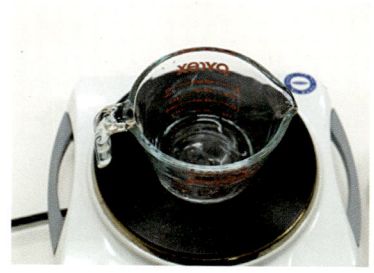

01 용기에 정제수를 계량해서 45~
50도 정도로 가열해주세요.

> 온도가 너무 낮으면
> 멘톨이 잘 녹지 않고, 너무 높으면
> 멘톨이 다 날아가버려요.

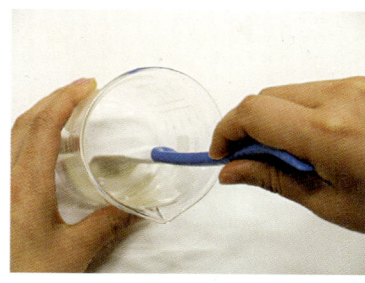

02 정제수가 가열되는 동안 다른 용
기에 에센셜오일과 올리브 리퀴드를
넣고 섞어주세요.

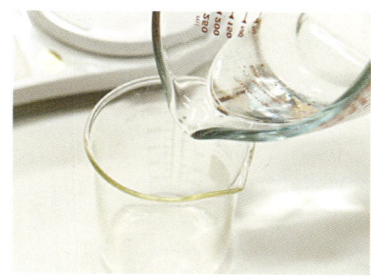

03 가열한 정제수에 크리스털 멘톨
을 넣고 녹인 후에 에센셜오일과 올리
브 리퀴드가 섞여 있는 용기에 부어서
가볍게 섞어주세요.

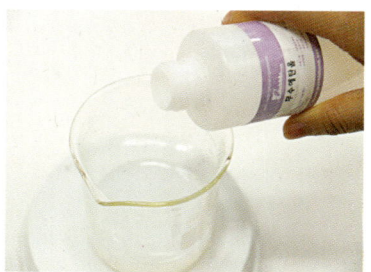

04 어성초 추출물, 감초 추출물, 녹
차 추출물, 무수에탄올, 글리세린, 로
즈마리 추출물을 차례로 넣고 가볍게
섞어주세요.

BUBBLE BANK'S BONUS TIP

💚 저는 올리브 리퀴드를 3g 사용했는데, 직접 만들어보고
기름이 뜬다면 올리브 리퀴드를 조금 더 넣어주세요.
💚 크리스털 멘톨이 들어가서 시원하면서도 화한 느낌이 든답니다.
멘톨의 양을 2g까지 늘리셔도 좋고,
멘톨의 향(파스 냄새)이 싫으면 넣지 않으셔도 괜찮아요.

SEBUM CONTROL SKIN

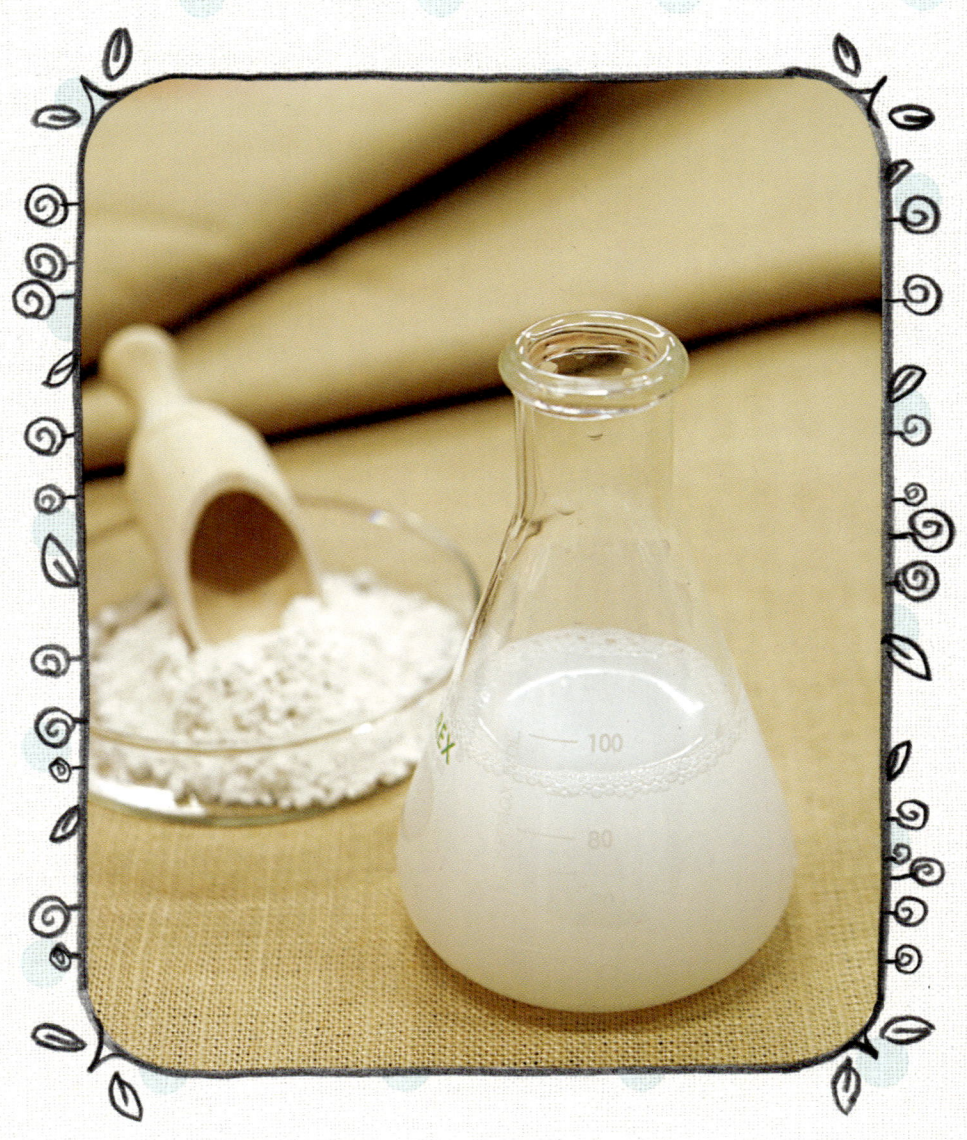

피지 조절 스킨

피지 흡착 파우더가 함유된 스킨이에요. 흔들어 사용하는 스킨인데 미네랄이 함유되어 있고
피지 흡착능력이 뛰어난 카올린클레이를 첨가해서 피부에 좋고 만드는 과정도 엄청 간단하답니다.
아침에 사용하면 낮 시간 동안 피지의 양이 확실히 줄어드는 효과를 느낄 수 있어요.

난이도 .... ★★
예상시간 5분
가열과정 X
냉장보관 .... O
사용기간 3개월

재료 (120ml)

워터류 로즈마리워터 75g, 위치헤이즐워터 40g
첨가물 카올린클레이 0.4g, 올리브 리퀴드 2g,
히아루론산 2g, 천연한방방부제 1g
에센셜오일 제라늄로즈 2방울, 일랑일랑 2방울

💡 재료 포인트

카올린클레이는 중국 카올린(고령) 지방에서 나는
흰색의 천연클레이로 흔히 '고령토'라 불립니다.
해독작용과 피지 흡착작용 및 수렴작용이
뛰어나며, 특히 여드름이나 지성피부에 좋아요.
카올린클레이를 너무 많이 넣으면 모공을 막을 수
있으니 전체용량의 1% 이내로 첨가해주세요.

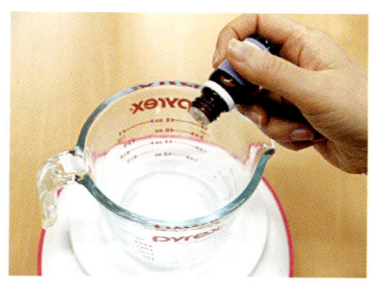

01 깨끗한 용기에 에센셜오일을 계
량하세요.

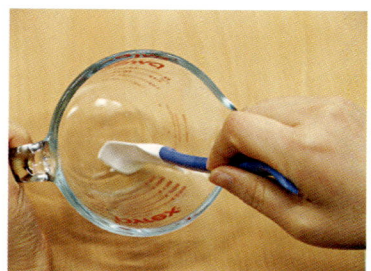

02 올리브 리퀴드를 넣고 에센셜오
일과 잘 섞어주세요.

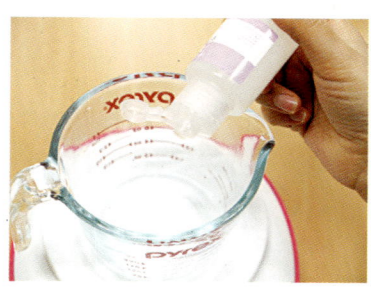

03 로즈마리워터와 위치헤이즐워
터를 계량해 넣고, 히아루론산과 천
연한방방부제도 넣어주세요.

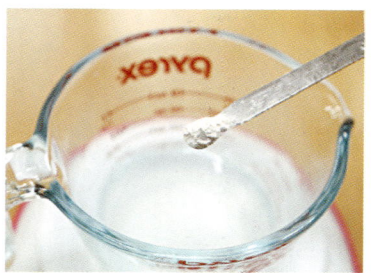

04 카올린클레이를 시약용 스푼 작
은 쪽으로 가득 떠서 2스푼을 넣어주
세요. 스푼으로 골고루 잘 섞고 미니
블렌더를 잠깐 사용해도 좋아요.

> 카올린클레이는 미리 히아루론산과
> 섞은 후에 첨가해주셔도 됩니다.

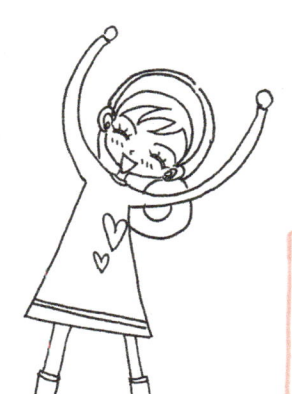

BUBBLE BANK'S BONUS TIP

💙 피지 조절 스킨은 냉장보관하면 되는데, 카올린클레이가 아래로 가라앉을 거예요. 사
용할 때는 흔들어서 화장솜에 묻혀 닦아내듯이 발라주면 효과적이에요.
💙 카올린클레이 대신 진주가루를 사용하면 피지 조절 기능은 조금 줄어들지만 미백작
용이 추가된답니다.

TEA TREE STICK

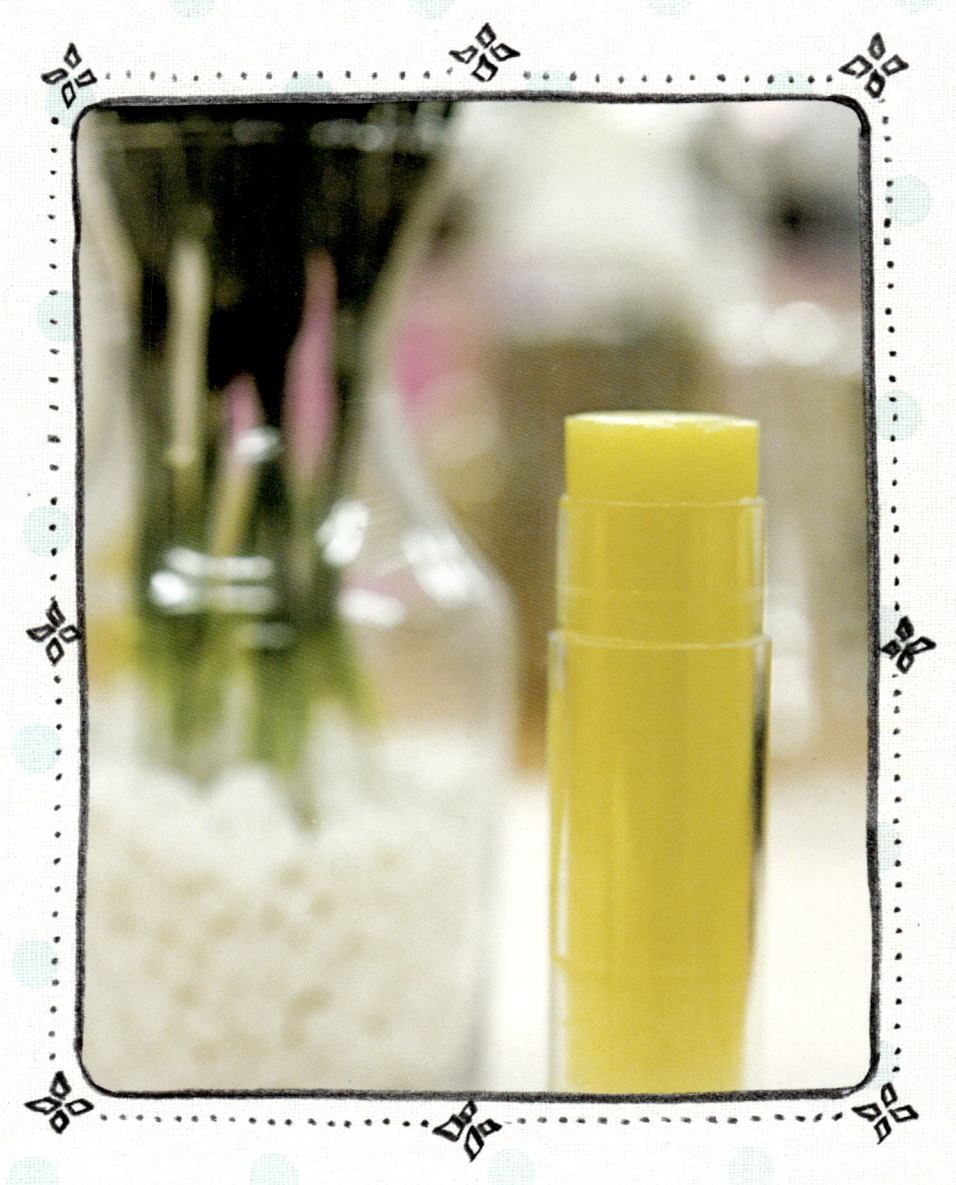

티트리 스틱

저는 컨디션이 좋지 않으면 뽀루지가 엄청 올라오는 편인데, 그때마다
티트리 스틱을 사용하고 있어요. 저녁에 세안한 후 바르고 자면
아침엔 빨갛던 것들이 싹 가라앉아 있죠. 뽀루지로 고민 많은 분들은 꼭 써보세요.

난이도 .... ★★

예상시간 10분

가열과정 .... O

냉장보관 X

사용기간 8개월

재료 (30ml)

오일류 호호바오일(골드) 23g
유화제 칸데릴라 왁스(혹은 밀랍) 5g
첨가물 AHA 추출물 2g
에센셜오일 티트리 12방울, 라벤더 3방울,
유칼립투스 2방울

재료 포인트

티트리 스틱에 항균작용을 하는
에센셜오일들과 피지 분비를 조절하는
AHA를 첨가해서 기능성을 높였어요.
AHA는 모공을 막고 있는 각질을 녹임으로써
피지 분비를 원활하게 하고 여드름이
곪지 않도록 해주는 역할을 해요.
건강한 피부는 남겨두고 죽은 피부세포의
외부층에만 작용해 피부 자극은 없답니다.
참고로, 약국에서 판매되는 여드름 치료용
연고는 항균작용을 하는 것과 피지 분비를
조절하는 것으로 나뉜답니다.

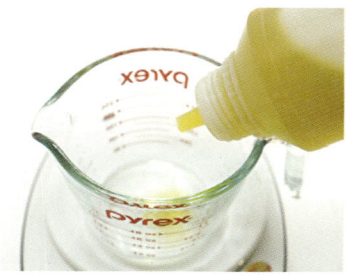

01 용기에 호호바오일과 AHA 추출물, 칸데릴라 왁스를 계량하세요.

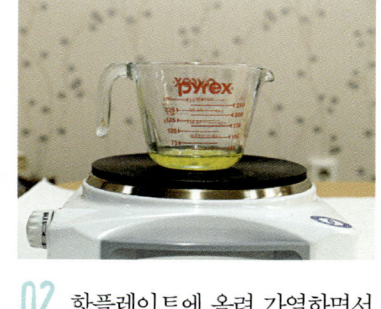

02 핫플레이트에 올려 가열하면서 칸데릴라 왁스를 녹여주세요.

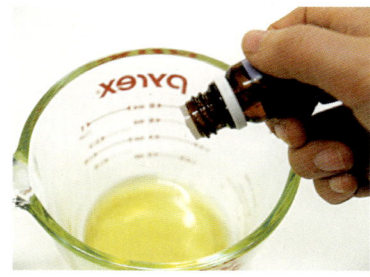

03 칸데릴라 왁스가 모두 녹으면 가열을 멈추고 에센셜오일을 넣고 가볍게 섞어주세요.

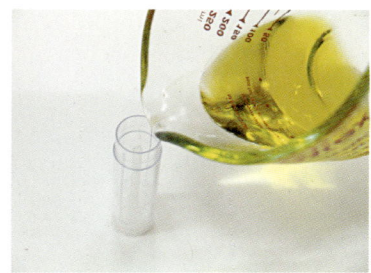

04 적당한 용기에 부어 상온에서 천천히 굳히세요. 굳은 후 바로 사용하셔도 좋아요.

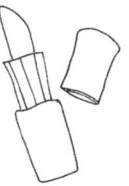

BUBBLE BANK'S BONUS TIP

대부분의 에센셜오일은 식물의 정유를 농축했기 때문에 직접 피부에 닿으면 자극적입니다. 그러나 티트리 에센셜오일과 라벤더 에센셜오일은 국소 부위에 직접 사용할 수 있어요. 가장 간단하게는, 티트리 에센셜오일의 경우 면봉에 찍어 트러블이 일어난 부위에 직접 발라주면 트러블 진정과 완화효과를 기대할 수 있어요.

ANTI TROUBLE GEL

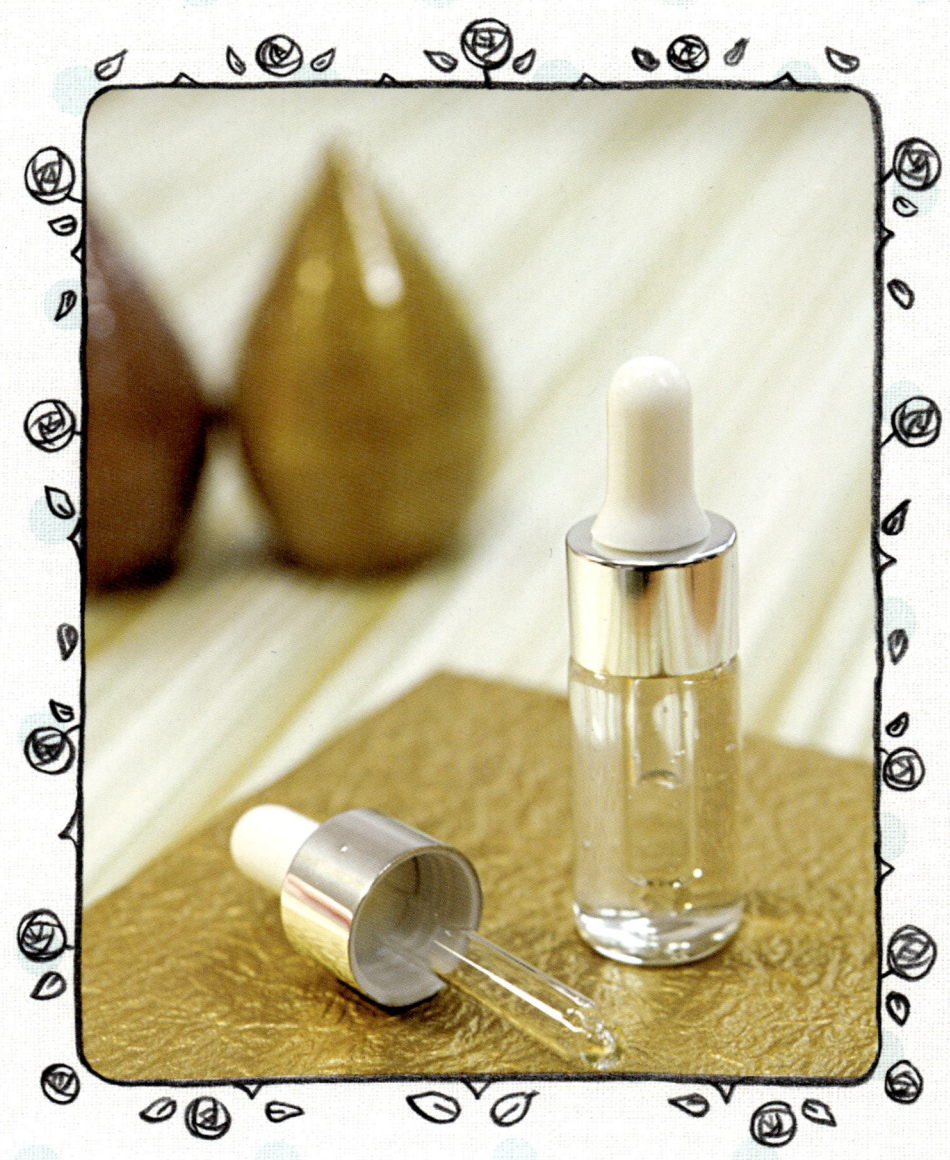

안티 트러블 젤

트러블이 생긴 부위에 국소적으로 사용하는 투명한 젤 타입으로
피부에 바르면 순간적으로 흡수되어 끈적이는 느낌이 없어요.
알란토인이 함유되어 여드름 흉터를 완화해주는 역할도 한답니다.

🔴 난이도 .... ★★

⏱️ 예상시간 10분

🍲 가열과정 X

🧊 냉장보관 .... O

🕐 사용기간 6개월

🧴 **재료 (30ml)**

워터류 정제수 8g
원재료 무수에탄올 18g, 카보폴프리젤 3g
첨가물 알란토인 1g
에센셜오일 버가못 6방울, 제라늄 3방울,
주니퍼베리 3방울

💡 **재료 포인트**

제라늄은 호르몬 균형을 유지해 피지를
조절하는 기능이 뛰어나고, 주니퍼베리는
해독작용과 수렴작용이 좋아요.
버가못은 피지를 가장 빠르게 감소시키는
에센셜오일로 여드름이나 뾰루지, 지성피부에
아주 효과적이에요. 하지만 감광성 작용이
강하니 밤에만 사용하세요.

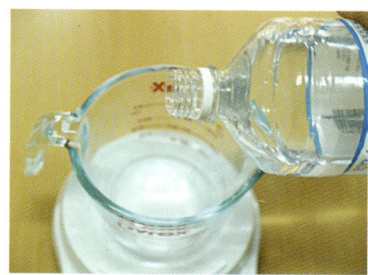

01 용기에 정제수를 계량하세요.

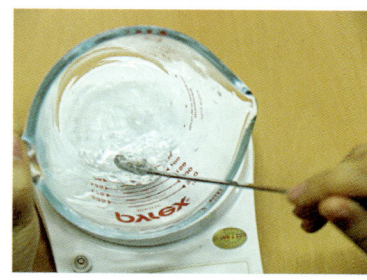

02 카보폴프리젤을 넣고 스푼으로
저어 정제수와 골고루 섞어주세요.

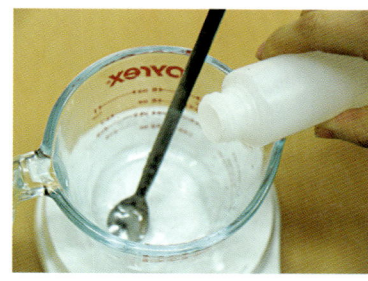

03 무수에탄올, 에센셜오일, 알란토
인을 첨가하세요.

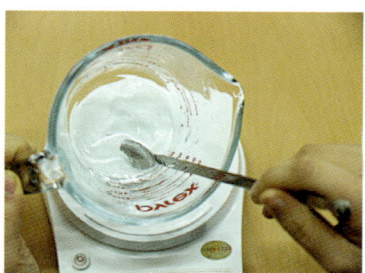

04 모든 재료가 잘 섞이도록 스푼으
로 저어주세요.

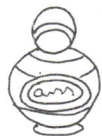

BUBBLE BANK'S BONUS TIP

시트러스 계열의 에센셜오일은 감광성 작용이 있어서 사용한 후 자외선에 노출되면 쉽
게 피부가 탈 수 있으니 주의하셔야 합니다. 시트러스 계열 에센셜오일로는 버가못, 라
임, 오렌지(스윗오렌지), 레몬, 자몽(그레이프 프룻) 등이 있어요. 단, 레몬그라스는 레
몬 향이 나지만 시트러스 계열이 아닌 벼과로 감광성이 전혀 없어요.

CENTELLA ASIATICA ESSENCE

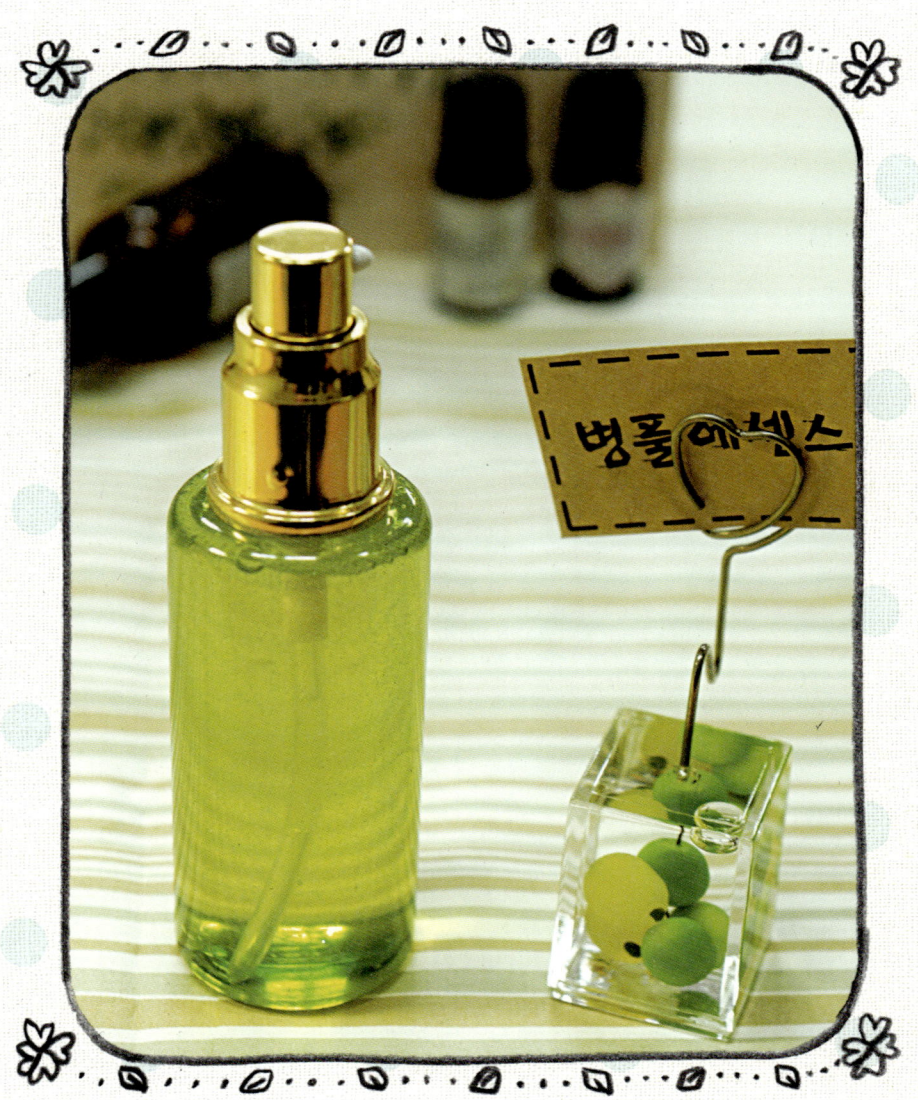

병풀 에센스

병풀 에센스는 여드름으로 울긋불긋한 피부를 진정시켜주고,
넓어진 모공을 수렴하고 탄력 있게 만들어줍니다.
오일 프리 타입이라 끈적임 없이 산뜻하게 사용할 수 있어요.

🧴	난이도	★ ★ ★
⏱	예상시간	15분
🔥	가열과정	O
🧊	냉장보관	O
🕐	사용기간	3개월

🧴 재료 (100ml)

워터류 알로에베라워터 90g
첨가물 병풀 추출물 3g, 알란토인 1g,
하이셀 1g, 히아루론산 3g, 천연한방방부제 2g
에센셜오일 티트리 3방울, 제라늄 2방울

💡 재료 포인트

'고투콜라'라 불리는 병풀은 수천 년간
동양에서 약용식물로 널리 이용되어 왔어요.
병풀은 상처 회복을 촉진시키는 사포닌을
함유하고 있어 상처 부위의 항산화물 농도와
혈액 공급을 증가시켜 염증이 있는 조직을
빠르게 회복시켜줍니다. 특히 여드름이나
뾰루지 치료에 탁월한 효과를 보이며,
모공의 흔적을 치유하고 모공의 탄력을 증가
시키는 것으로 알려져 있습니다.

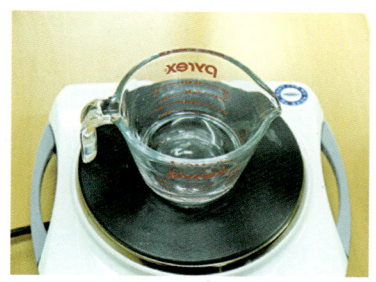

01 용기에 알로에베라워터를 계량
해서 50~60도 정도로 가열하세요.

> 하이셀은 50~60도
> 사이일 때 가장 잘 녹아요.

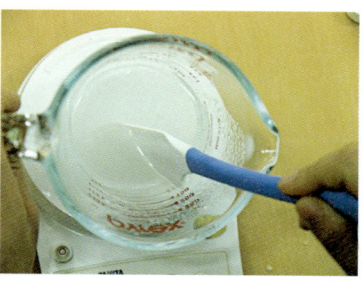

02 하이셀을 첨가하고 스푼으로 저
어서 완전히 녹여주세요. 점도가 조금
씩 높아질 거예요.

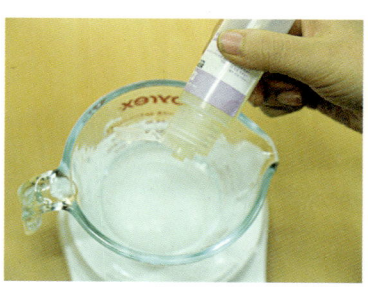

03 병풀 추출물, 알란토인, 히아루
론산, 천연한방방부제를 첨가하세요.

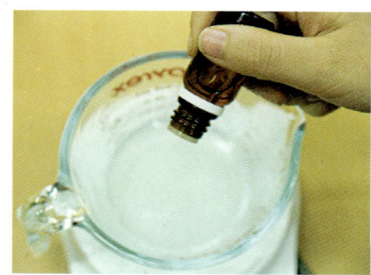

04 에센셜오일을 넣고 가볍게 섞어
주세요.

BUBBLE BANK'S BONUS TIP

여드름피부에 사용하면 좋은 에센셜오일이에요.
효과별로 소개했으니 필요한 부위에 바르세요.
감염 및 염증 완화 라벤더, 제라늄, 로즈, 티트리, 레몬, 시더우드, 로즈우드 등
수렴 버가못, 스윗오렌지, 레몬, 시더우드, 사이프러스, 제라늄, 주니퍼베리 등
피지 감소 및 조절 팔마로사, 클라리세이지, 일랑일랑, 제라늄 등
피부 재생 네롤리, 레몬, 라벤더, 로즈, 팔마로사, 프랑킨센스, 로즈우드 등

PEARL CREAM

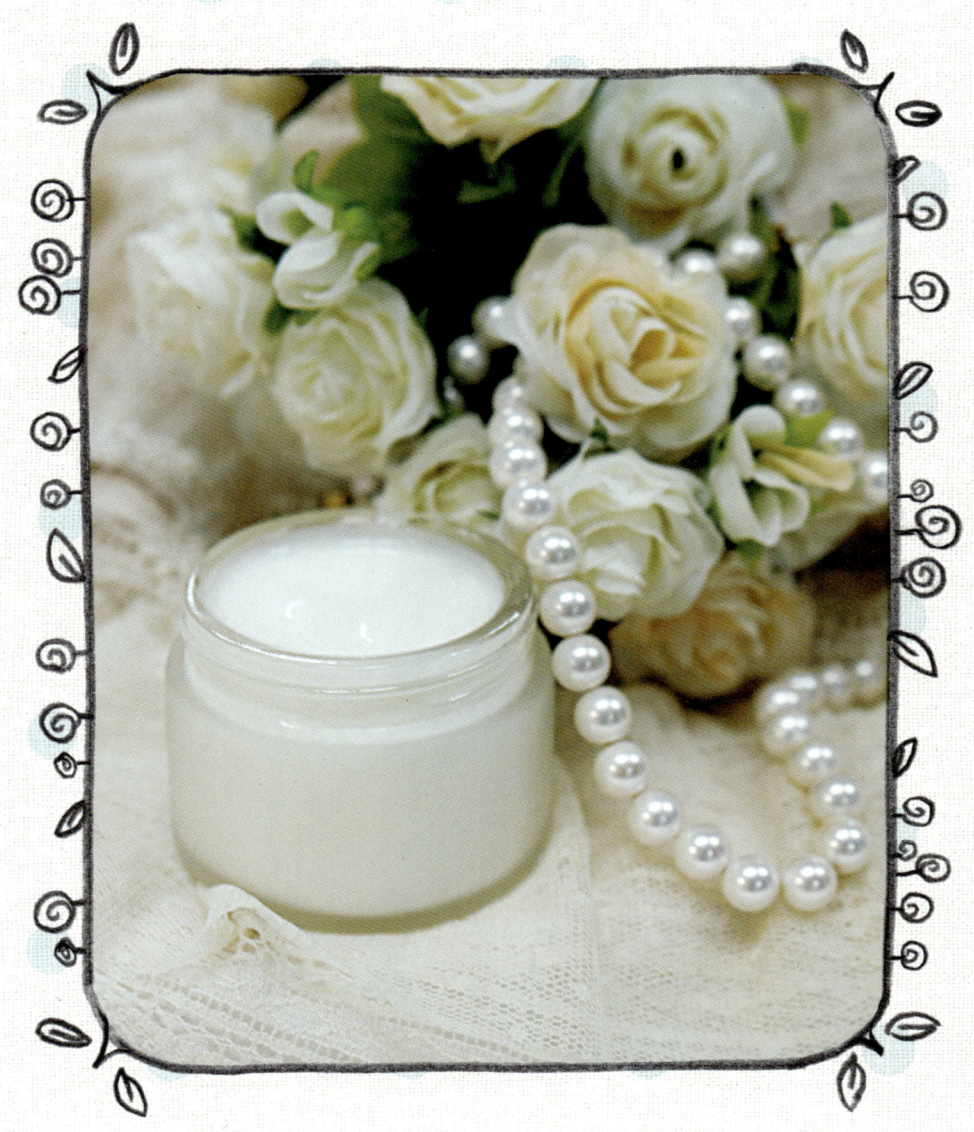

진주 크림

진주 크림은 보습, 미백, 피부 탄력의 효과가 뛰어난 촉감 좋은 크림입니다.

겨울철만 되면 거친 피부로 고민하는 건성피부에도 참 좋아요.

🧴 **재료 (100ml)**

워터류 로즈워터 65g
오일류 로즈힙오일 10g,
호호바오일(화이트) 8g, 윗점오일 5g
유화제 이멀시파잉 왁스 4g, 몬타 왁스 2g
첨가물 진주가루 1g, 히아루론산 3g,
아카시아콜라겐 2g, 천연한방방부제 2g
에센셜오일 프랑킨센스 3방울,
제라늄로즈 2방울

💡 **재료 포인트**

인류에 알려진 가장 오래된 보석 중의 하나인
진주는 클레오파트라와 양귀비를 비롯해
여러 귀부인들의 고급 화장재료 및 약재로 귀하게
여겨졌어요. 피부의 면역력을 높여주며 피부
노화를 막고 보습, 혈액순환, 세포 재생을
촉진하며 미백 및 세정작용으로 피부를 맑고
깨끗하게 하는 뛰어난 효능이 있어요.
허준의《동의보감》에서는 진주(珍珠)의 효능에
대해 '진주가루를 유즙(乳汁)에 섞어 바르면
검은 반점을 제거하며 얼굴을 윤기 나게 하여
안색을 좋게 한다'고 되어 있어요.

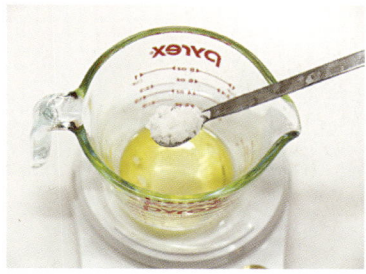

01 용기를 2개 준비해서 한 용기에
워터류를, 다른 용기에는 오일류와
유화제를 계량하세요.

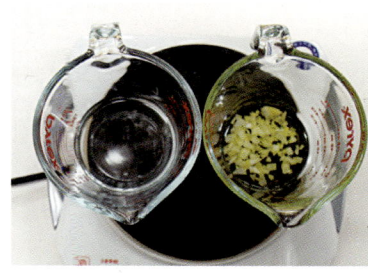

02 두 용기를 모두 핫플레이트에 올
려서 60~70도 정도로 가열하세요.

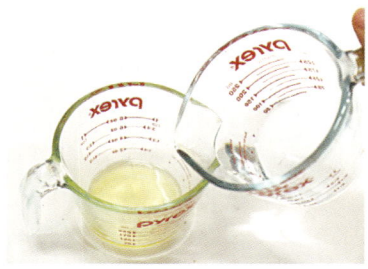

03 두 용기의 온도가 60~70도 사
이일 때 오일류에 워터류를 부어주
세요.

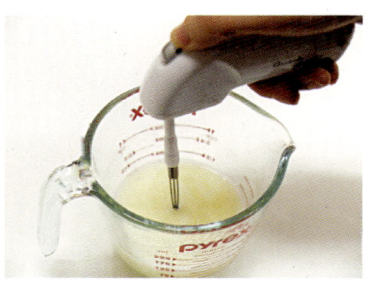

04 스푼과 블렌더를 이용해서 골고
루 섞어주세요. 유화가 진행되면서 점
도가 조금씩 높아질 거예요.

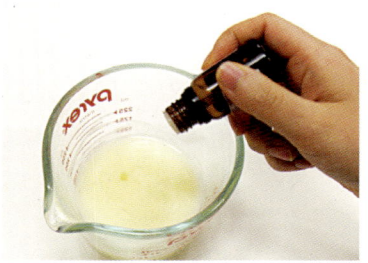

05 에센스 정도의 점도가 되면 유화
를 멈추고 첨가물과 에센셜오일을 차
례로 넣고 가볍게 섞어주세요.

BUBBLE BANK'S BONUS TIP

진주가루는 일반적으로 화장품용과 비누용으로 나뉘어요. 화장품에 비누용 진주가루
를 사용하면 잘 녹지 않고 남은 입자들이 모공을 막거나 거친 입자들이 피부에 작은 상
처를 낼 수도 있어요. 진주가루를 사용하실 때는 반드시 용도에 맞게 구입하세요.

TOMATO LOTION

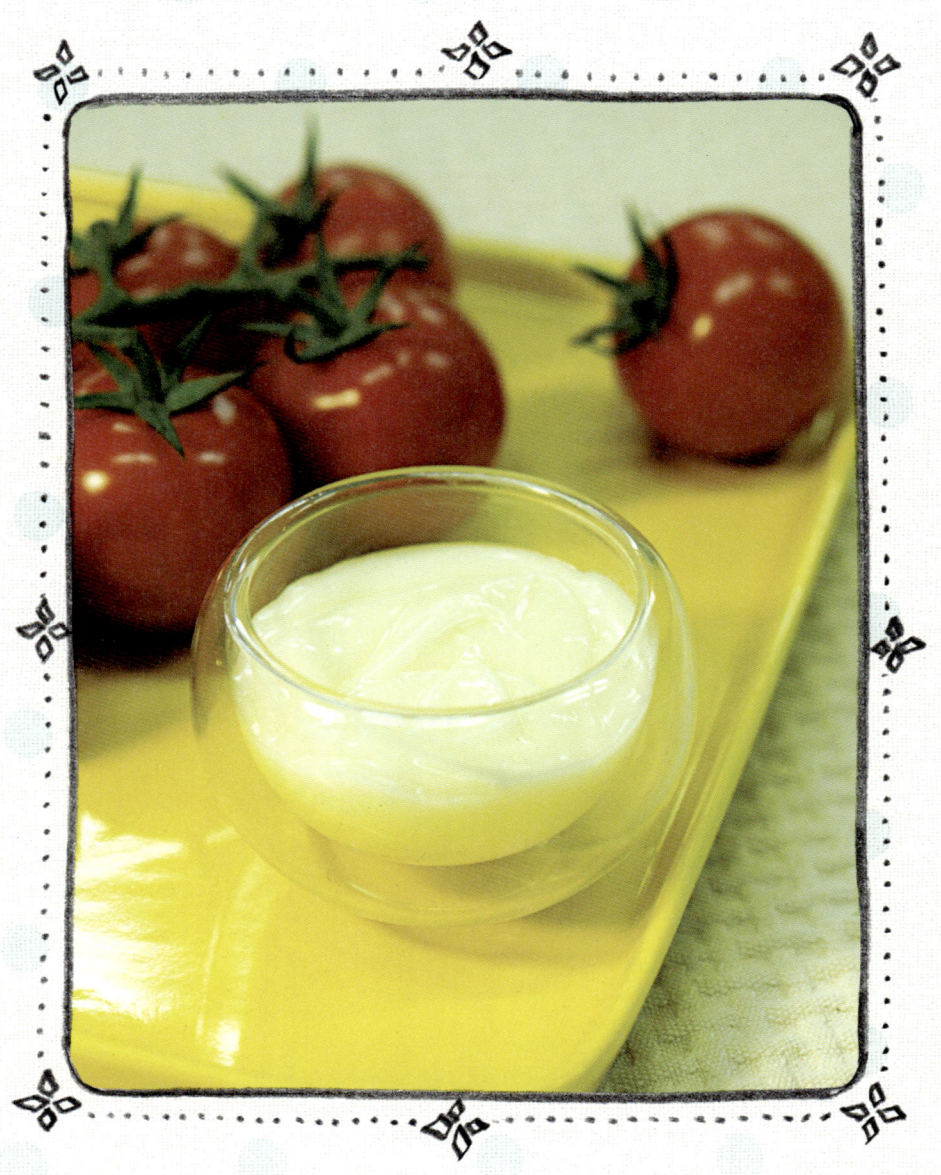

토 마 토 로 션

보습도 잘되고 싱싱한 토마토처럼 피부도 탱탱해지고 뽀얗게 되길 바라면서 만든 로션입니다.

피부에 자극이 거의 없고 촉촉한 느낌과 함께 미백효과가 좋은 로션이랍니다.

특히, 남성화장품의 강한 향을 싫어하시는 남성분들도 부담 없이 사용하시기에 좋아요.

🔴	난이도 ··················	★★★
⏱	예상시간 ················	15분
🍲	가열과정 ················	O
📷	냉장보관 ················	O
⏰	사용기간 ················	3개월

🧴 재료 (30ml)

워터류 로즈워터 30g, 네롤리워터 45g
오일류 호호바오일(골드) 6g,
로즈힙오일 6g, 에뮤오일 3g
유화제 올리브 유화왁스 3g, 몬타 왁스 2g
첨가물 토마토 추출물 5g, 히아루론산 2g,
비타민 E 1g, 케라스젠 2g,
자몽씨 추출물(GSE) 0.5g
에센셜오일 제라늄로즈 2방울, 라벤더 2방울

💡 재료 포인트

토마토 추출물은 보습력과 항산화작용, 그리고
미백작용이 뛰어나답니다. 특히 토마토에
풍부하게 포함된 리코펜 성분이 자외선과
유해산소에 의한 피부노화를 예방해줍니다.
케라스젠은 작두콩으로부터 단백질을
추출한 후 피부와 모발에 흡착과 흡수가
용이하도록 분자량을 조절한 것으로 피부에
자극이 없는 재료입니다.

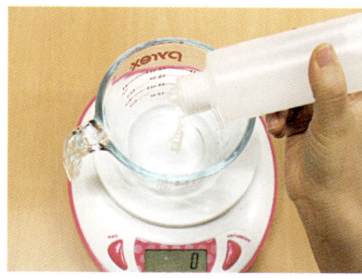

01 용기를 2개 준비해 한 용기에는
워터류를 계량하고 다른 용기에는 오
일류와 유화제를 계량하세요.

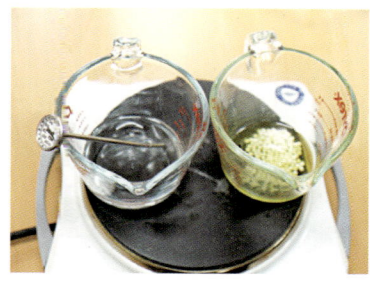

02 두 용기를 모두 핫플레이트에 올
려서 60~70도 정도로 가열하세요.

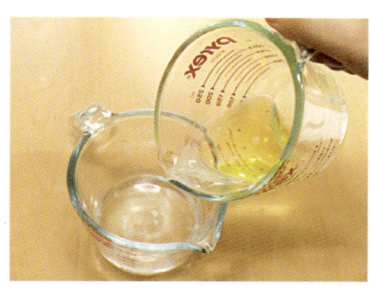

03 두 용기의 온도가 60~70도 사
이일 때 워터류에 오일류를 부어주
세요.

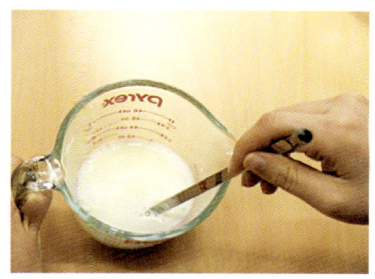

04 스푼으로 골고루 섞어서 유화를
진행하세요. 미니블렌더를 잠깐 사용
해도 됩니다.

💬 좋은 사용감을 위해
마무리는 항상 스푼으로!
아시죠?

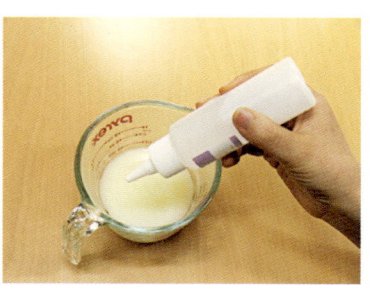

05 준비한 첨가물과 에센셜오일을
차례대로 넣고 가볍게 섞어주세요.

BUBBLE BANK'S BONUS TIP

만든 로션이 너무 뻑뻑하거나 좀 더 묽은 질감을 원할 때는 알로에비라겔이나 미리 만
들어둔 에센스와 섞어보세요. 로션을 만들어서 용기에 붓고 남은 것을 사용하던 캐비어
에센스와 섞어서 사용해보니 부드러운 느낌의 색다른 즐거움이 있어요.

WHITENING ESSENCE

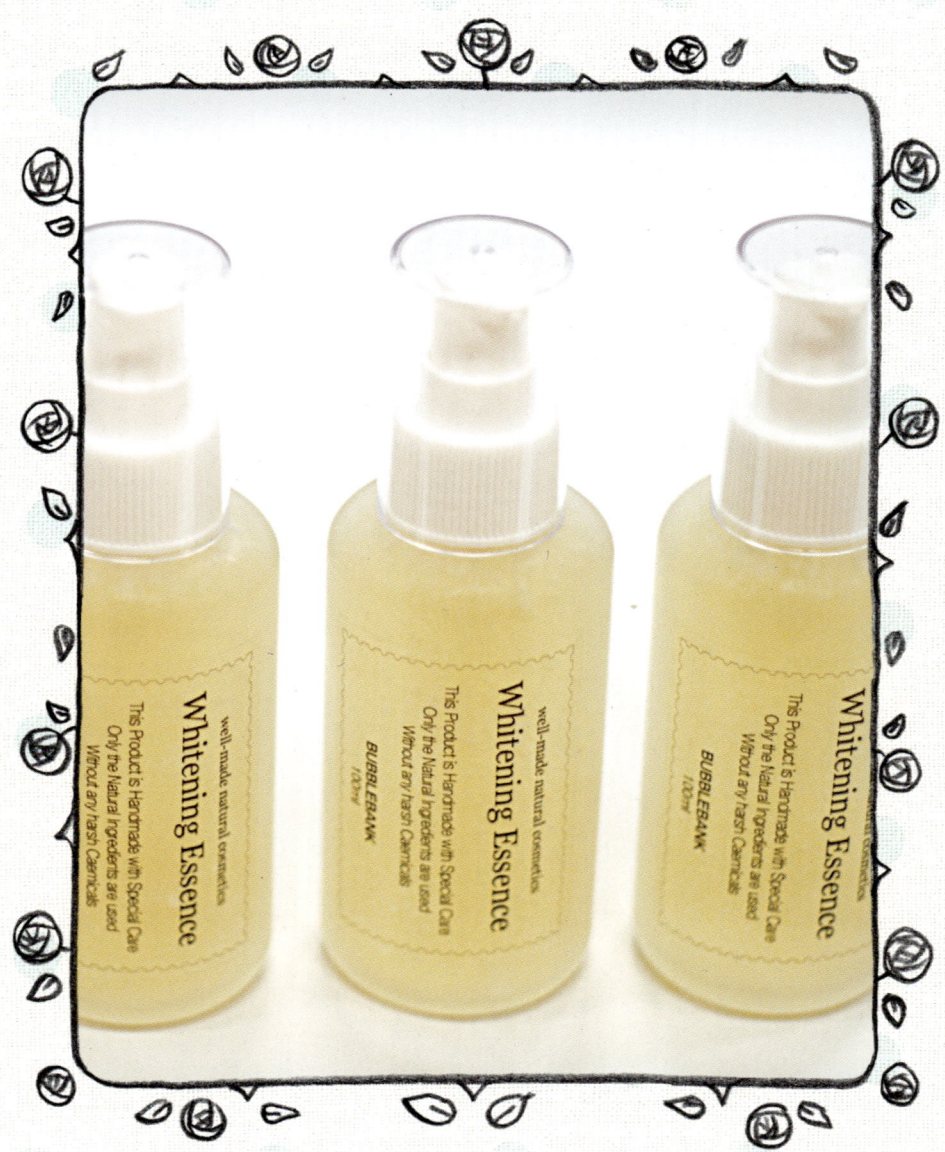

화이트닝 에센스

나이트 전용 에센스로 피부에 충분한 수분을 공급하고
지치고 칙칙한 피부 톤을 밝게 만들어줍니다.
낮에 사용할 때에는 자외선 차단 제품을 꼭 덧발라주세요.

난이도	★ ★ ★
예상시간	15분
가열과정	O
냉장보관	O
사용기간	3개월

재료 (100ml)

워터류 로즈워터 90g
첨가물 하이셀 1g, 히아루론산 3g,
화이텐스 3g, 알부틴 1g, 비타민 C(가루) 1g,
로즈마리 추출물(ROE) 5방울
에센셜오일 제라늄로즈 2방울, 라벤더 1방울

재료 포인트

미백 화장품에서 사용되는 미백성분은 크게
두 가지 종류로 나눌 수 있어요. 하나는
이미 생성된 멜라닌색소를 환원해 탈색시키는
것으로 비타민 C가 있고, 또 하나는
티로시나아제(멜라닌을 생성하는 효소)에
직접 작용해 멜라닌색소의 생성을 억제하는
것으로 알부틴이나 엘라그산 등이 있어요.
비타민 C와 알부틴을 함께 사용하면
미백효과가 더 높아진답니다.

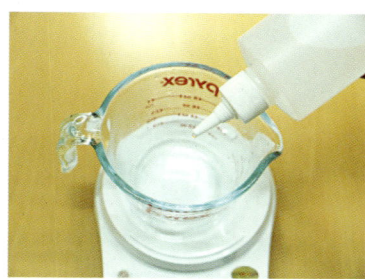

01 깨끗한 용기에 로즈워터를 계량
해서 50~60도 정도로 가열하세요.

> 하이셀은 50~60도
> 사이일 때 가장 잘 녹아요.

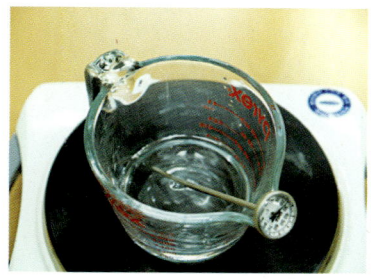

02 하이셀을 첨가하고 스푼으로 저
어서 완전히 녹여주세요. 점도가 조금
씩 높아질 거예요.

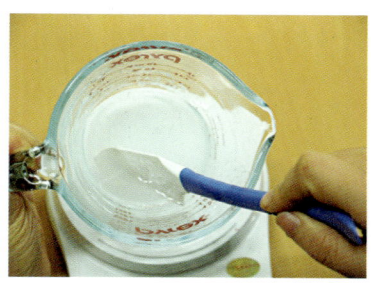

03 히아루론산, 화이텐스, 로즈마리
추출물을 넣고 섞어주세요.

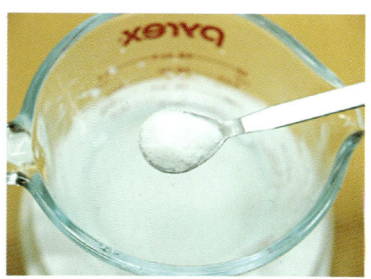

04 에센셜오일과 알부틴, 비타민 C
를 넣고 가볍게 섞어주세요.

> 알부틴과 비타민 C는
> 열에 약하기 때문에 40도 이하에서
> 첨가하는 것이 좋아요.

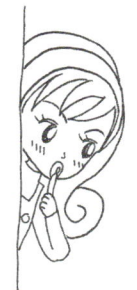

BUBBLE BANK'S BONUS TIP

하이셀을 섞을 때 블렌더로 돌리면 편리하긴 하지만 나중에 젤을 형성하는
결합고리가 끊어져 다시 물처럼 되는 경우가 있어요.
되도록이면 블렌더를 사용하지 말고 스푼으로 섞으세요.

WHITENING SPOT CARE

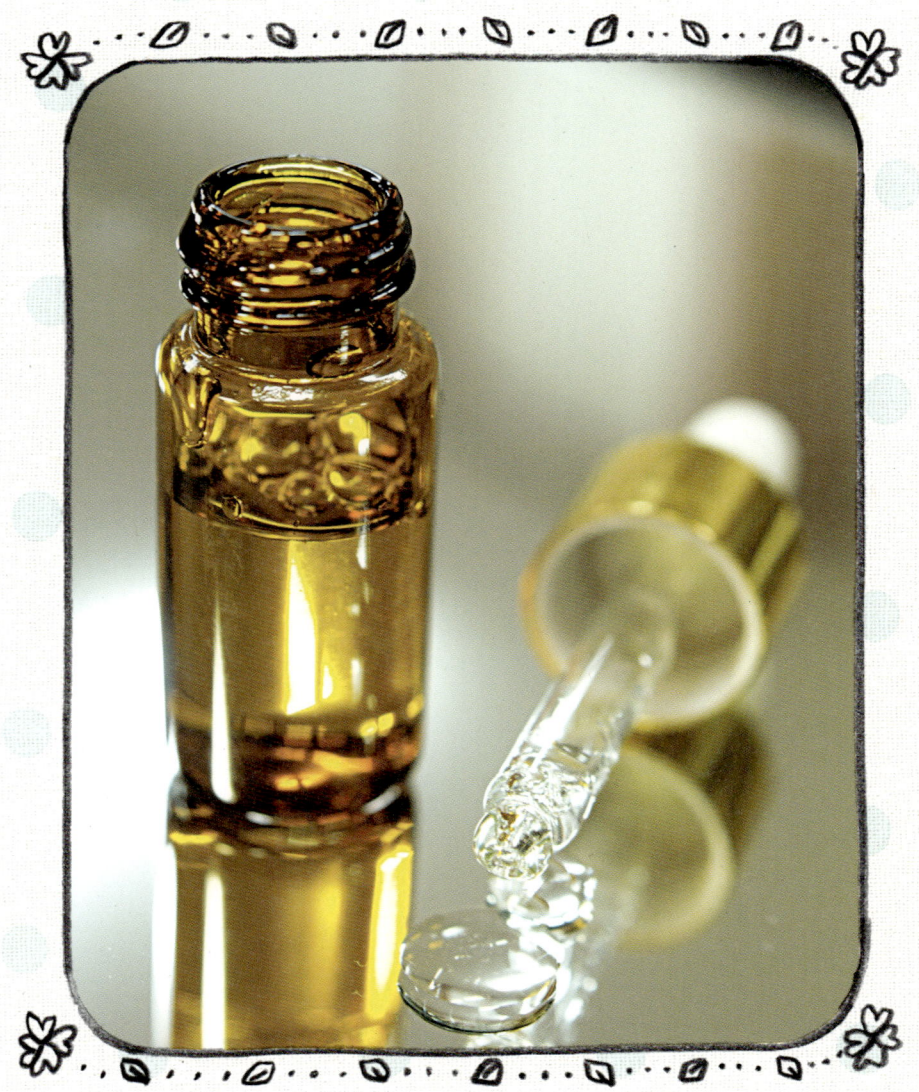

화이트닝 스폿케어

기미, 주근깨, 잡티, 눈 주변의 다크서클 등의 관리에 효과적인 제품이에요.
에센스처럼 사용하면 되는데, 얼굴 전체에 펴바르는 게 아니라
잡티 부위에 소량만 톡톡 두드리면서 바르면 된답니다. 화이트닝에 의한
멜라닌색소의 감소로 피부가 자외선에 쉽게 손상될 수 있으니 밤에만 사용하세요.

난이도 .... ★ ★ ★

예상시간 15분

가열과정 .... O

냉장보관 .... O

사용기간 3개월

재료 (30ml)

원재료 화이텐스 8g, 하이셀 0.3g
첨가물 녹차 추출물 7g, 감초 추출물 5g,
식물성 플라센타 3g, 알란토인 3g, 판테놀 2g,
로즈마리 추출물(ROE) 5방울
가루류 비타민 C 1g, 알부틴 1g

재료 포인트

화이텐스는 한방 소재를 이용한
화이트닝 기능이 있는 재료의 복합물로
상황버섯, 프로폴리스, 노란만병초가 함유되어
기미, 검버섯, 호르몬 제제 사용으로 나타나는
색소침착 등에 효과가 있어요. 감초 추출물은
우수한 천연미백효과를 가지고 있으며
피부에 부작용이 거의 없는 재료로 식약청 고시
기능성 미백 원료로 인정되었어요.

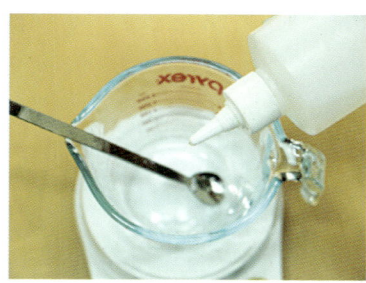

01 화이텐스, 녹차 추출물, 감초 추출물, 식물성 플라센타, 알란토인, 판테놀을 한 용기에 계량하세요.

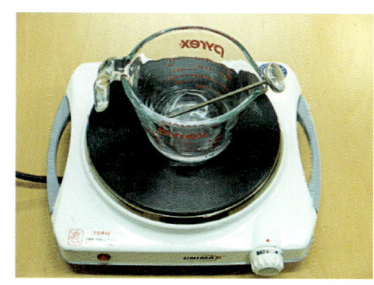

02 핫플레이트에 올려서 50~60도 정도로 가열하세요.

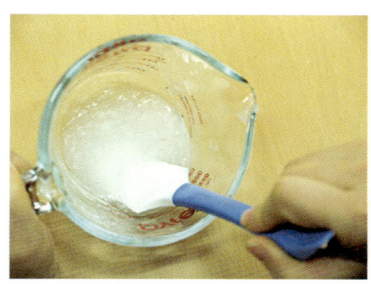

03 가열을 멈추고 하이셀을 첨가해 스푼으로 저어서 완전히 녹여주세요.

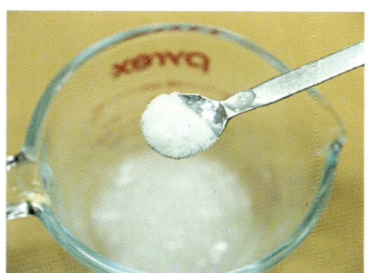

04 로즈마리 추출물과 알부틴, 비타민 C를 넣고 가볍게 섞어주세요.

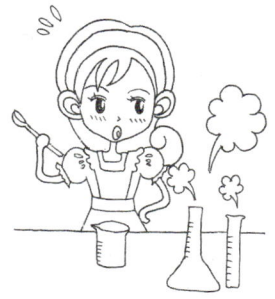

BUBBLE BANK'S BONUS TIP

비타민 C를 포함한 화이트닝 재료들은 대부분 산성을 띤답니다. 화이트닝 스폿케어는 이들 재료의 함유량이 높기 때문에 얼굴 전체에 사용하지 말고 기미나 색소 침착 부위에만 사용하세요.

LEMON SKIN

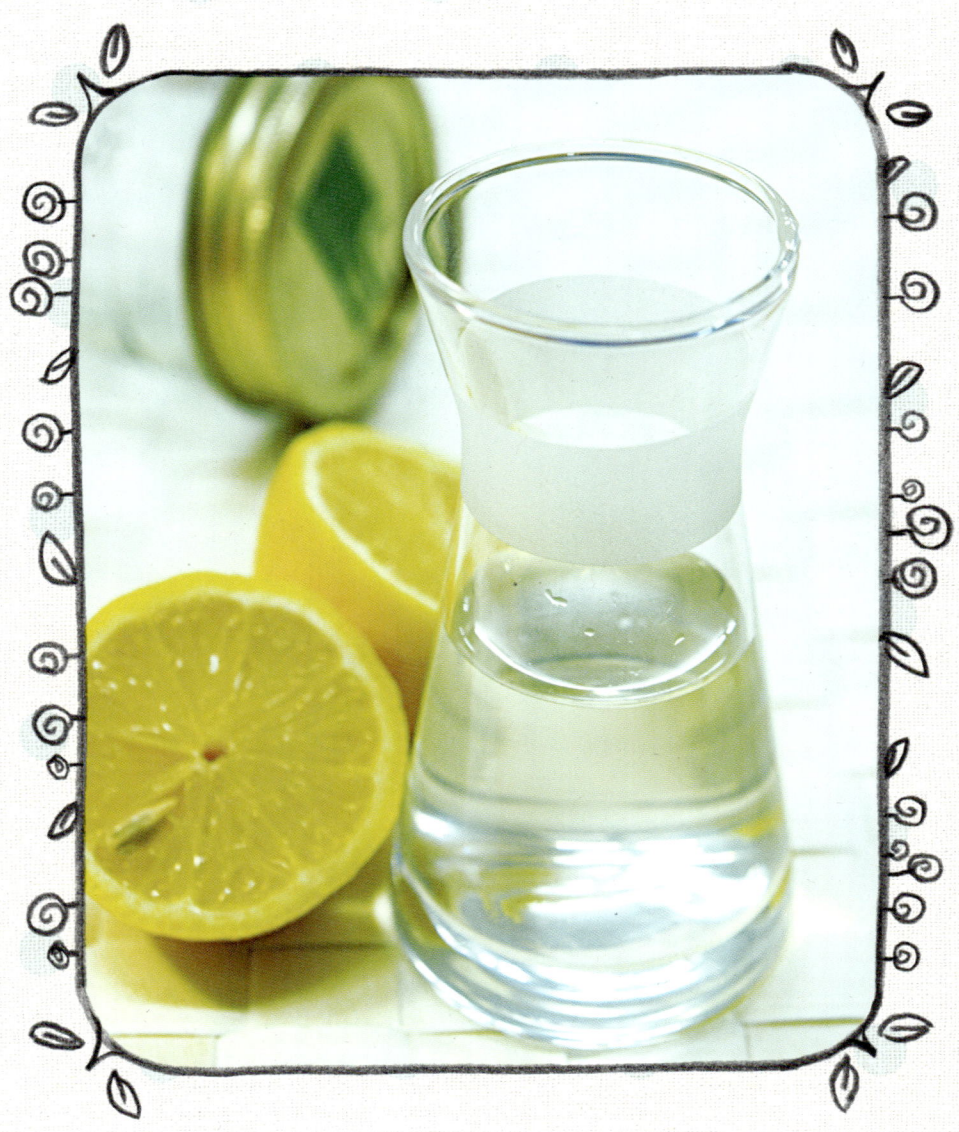

레몬 스킨

레몬은 우리 주변에서 흔하게 구할 수 있는 재료이면서 미백과 수분 공급에
아주 효과적이에요. 레몬팅크처가 준비되었다면 지금 바로 레몬 스킨을 만들어보세요.
5분이면 멋진 스킨이 완성된답니다.

🧴 난이도	....	★
⏱️ 예상시간	....	5분
🍲 가열과정	....	X
🧊 냉장보관	....	O
🕐 사용기간	....	5개월

🧴 재료 (100ml)

레몬팅크처로 만들기
워터류 레몬팅크처 95g
첨가물 히아루론산 3g, 천연한방방부제 2g

레몬팅크처 없이 만들기
워터류 정제수 95g
첨가물 올리브 리퀴드 2g, 글리세린 3g,
천연한방방부제 2g
에센셜오일 레몬 5방울

💡 재료 포인트

마트에서 판매하는 레몬은 농약 성분이 많으므로
팅크처를 하기 전에 깨끗이 씻어주는 것이
중요해요. 식초와 소금을 탄 물에 하루 정도
담가두거나 끓는 물에 살짝 데쳤다가 흐르는
물에 깨끗하게 헹궈주세요.

레몬팅크처로 만들기

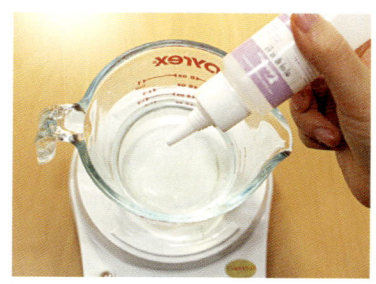 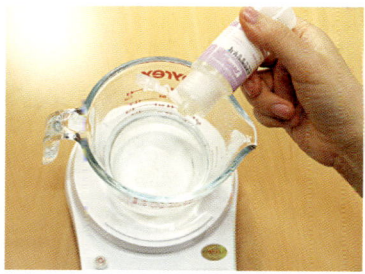

01 레몬팅크처에 히아루론산을 넣고 가볍게 저어주세요.

02 천연한방방부제를 넣고 다시 한 번 더 섞어주면 완성!

레몬팅크처 없이 만들기

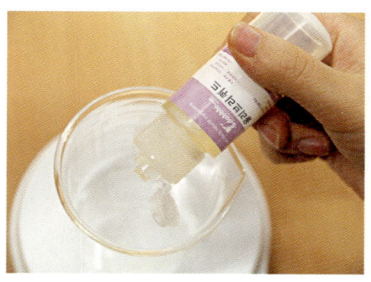 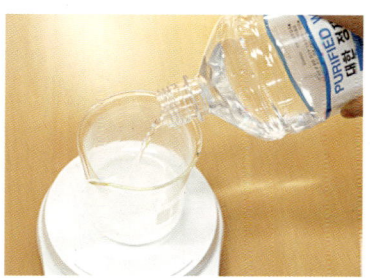

01 에센셜오일과 올리브 리퀴드를 잘 섞어주세요.

02 정제수를 부어주세요.

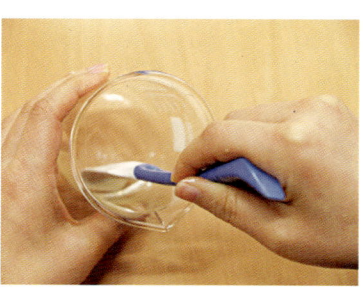

03 글리세린과 천연한방방부제를 넣고 섞어주세요.

PLUS RECIPE
레몬팅크처 만들기

1. 레몬을 깨끗하게 씻은 후 최대한
얇게 썰어주세요.
2. 썰어둔 레몬을 적당한 크기의 유
리병에 1/3 정도 채우세요.
3. 정종을 유리병 가득 부으세요.
4. 유리병을 검은 비닐이나 쿠킹호일
로 감싸서 4주간 냉장고에서 숙성시
키세요.
5. 숙성이 끝난 레몬팅크처는 고운체
에 밭친 후 쓸 양만 덜어내고 나머지
는 냉동보관하세요.

💗 BUBBLE BANK'S BONUS TIP

레몬 스킨은 감광성이 있어 햇볕에 노출되면
색소침착이 될 수 있어요. 밤에만 사용하세요.

GEL SKIN

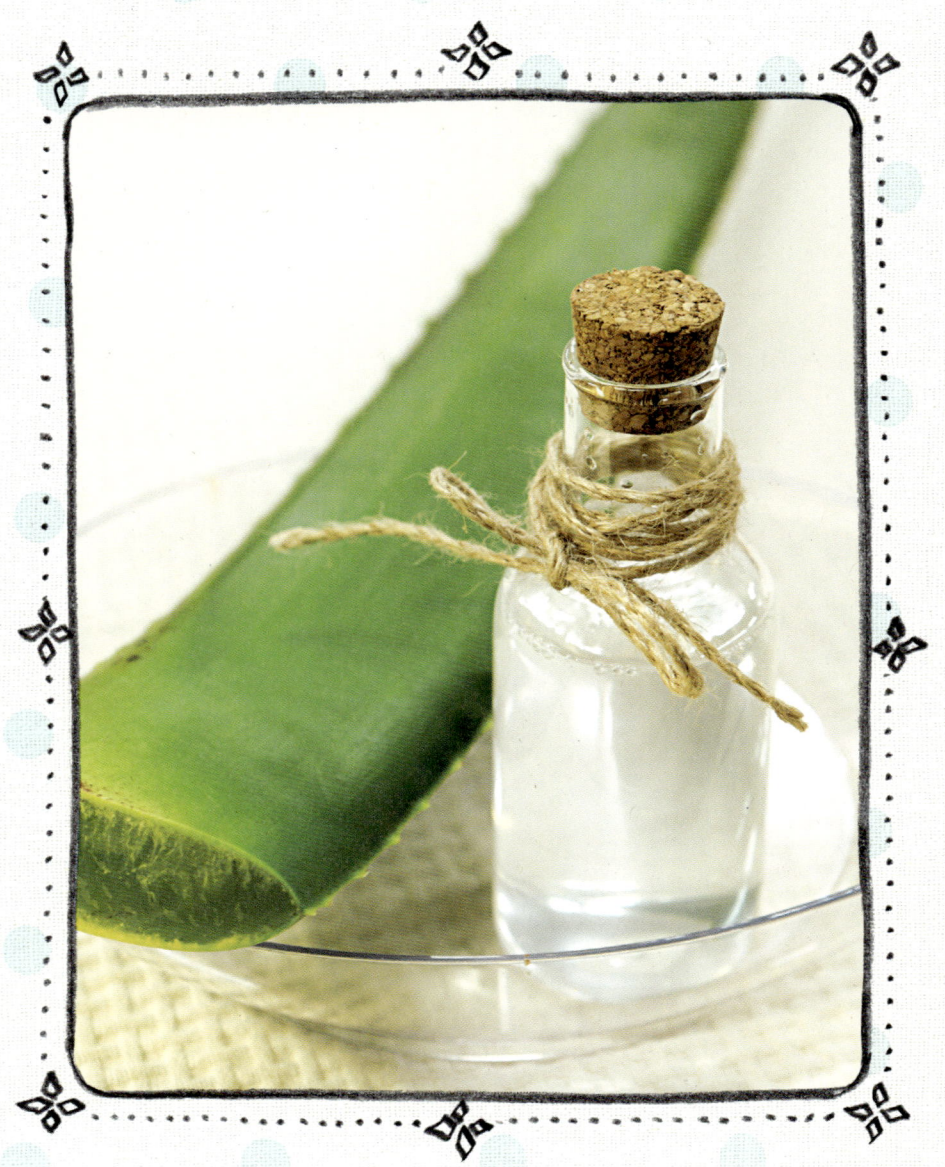

젤 스킨

워터 타입이 아닌 촉촉한 젤 타입의 스킨입니다.
알로에 성분이 들어가 진정효과와 함께 수분 공급까지!
환절기나 건조한 피부에 사용하세요.

난이도 .... ★★

예상시간 10분

가열과정 X

냉장보관 .... O

사용기간................. 3개월

재료 (100ml)

워터류 정제수 50g, 알로에베라겔 45g
첨가물 글리세린 3g, 아카시아콜라겐 2g,
천연한방방부제 2g

💡 재료 포인트

알로에는 외상 및 화상의 치료에 탁월한 효과를
가진 원료로 보습효과가 뛰어나고 건성피부나
지성피부를 중화시켜주는 작용을 한답니다.
알로에는 알레르기가 있을 수 있으니 반드시
패치 테스트를 해본 뒤에 사용하세요.

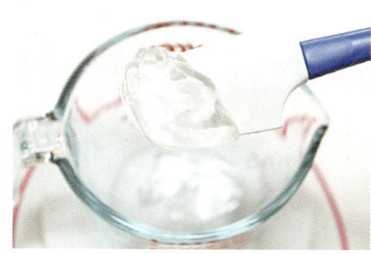

01 깨끗한 용기에 알로에베라겔을
계량하세요.

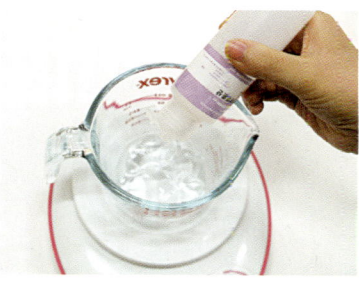

02 글리세린과 아카시아콜라겐, 천
연한방방부제를 첨가해주세요.

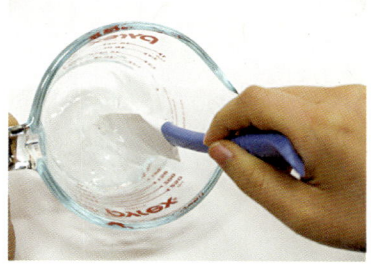

03 첨가한 재료들이 잘 섞이도록 스
푼으로 저어주세요.

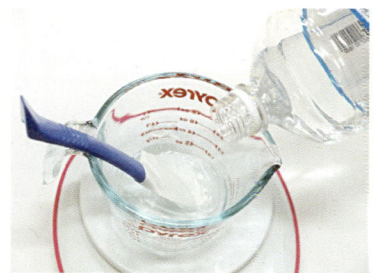

04 정제수를 부어서 적당한 점도를
맞춰주세요.

> 알로에베라겔 덩어리는
> 블렌더로 살짝 돌려주면
> 깨끗하게 풀어집니다.

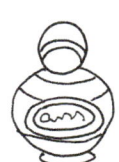

BUBBLE BANK'S BONUS TIP

젤 스킨의 점도는 알로에베라겔과 정제수로 조절하면 됩니다.
묽은 타입을 원할 때는 정제수를 더 넣어주고,
점도를 높이고 싶으면 알로에베라겔을 조금 더 넣어주세요.

COENZYME Q10 SKIN

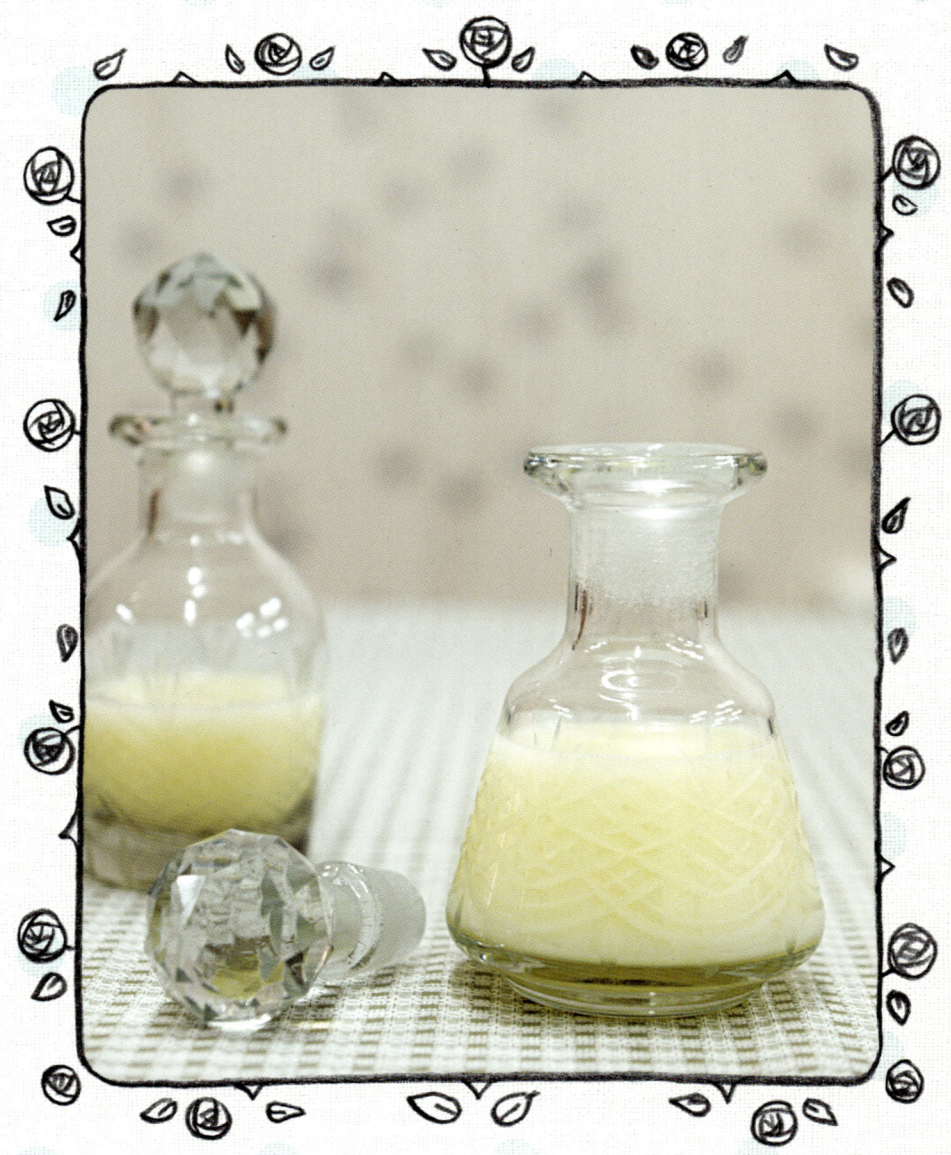

코엔자임Q10 스킨

환절기나 가을, 겨울철은 건성피부인 분들에게는 아주 힘겨운 계절이에요.
아무리 크림을 듬뿍 발라도 건조함을 넘어 따가움까지 느껴지죠.
코엔자임Q10은 노화 예방에 촉촉한 오일을 함유하여 피부의 기초부터 촉촉함을 느낄 수 있어요.

🧴 재료 (100ml)

워터류 로즈워터 80g

오일류 아르간오일 2g, 로즈힙오일 1g,
올리브 리퀴드 8g

첨가물 코엔자임Q10(수용성) 5g, 글리세린 3g,
천연한방방부제 2g

에센셜오일 제라늄 2방울, 팔마로사 2방울

💡 재료 포인트

코엔자임Q10은 노화와 질병의 원인인
활성산소를 제거해서 인체의 산화를 방지하는
강력한 항산화제 역할을 한답니다. 또한
우리 몸의 살아 있는 모든 세포들이 각각의
고유한 기능들을 제대로 수행하기 위해 필요한
에너지원인 ATP의 생성을 도와 신체의 활력을
가져다줍니다. 노화 방지와 피로 회복에
효과적이라서 약국에서도 영양제나 드링크제로
많이 판매하고 있는 성분이에요.
코엔자임Q10은 지용성과 수용성이 있어요.
지용성은 노란색 비드 타입으로 로션이나
크림을 만들 때는 오일류에 넣어서 가열하셔야
해요. 수용성은 노란색 액상 타입으로 워터류
재료에 첨가해주시면 됩니다.

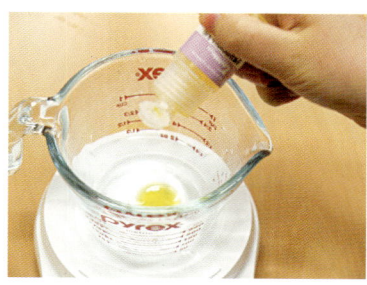

01 로즈워터와 코엔자임Q10을 계량하세요.

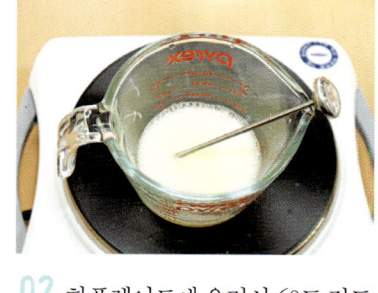

02 핫플레이트에 올려서 60도 정도로 가열해주세요.

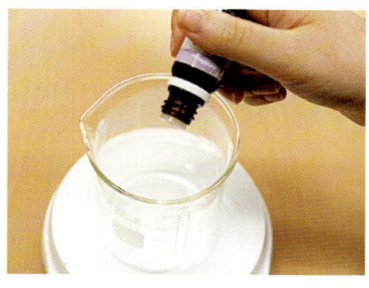

03 가열이 되는 동안 다른 용기에 오일류와 에센셜오일을 계량하여 섞어주세요.

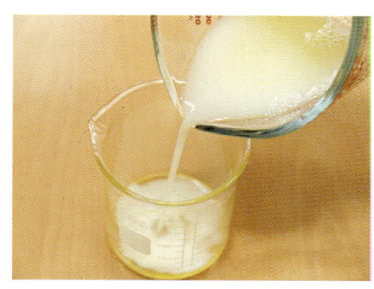

04 오일류와 에센셜오일을 계량한 용기에 가열한 워터류를 넣고 잘 섞어주세요.

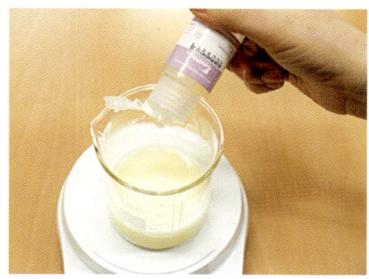

05 글리세린과 천연한방방부제를 넣고 섞어주세요.

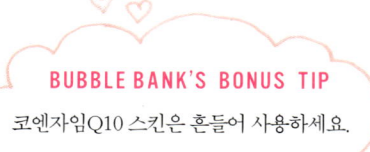

BUBBLE BANK'S BONUS TIP
코엔자임Q10 스킨은 흔들어 사용하세요.

MARIN COLLAGEN LOTION

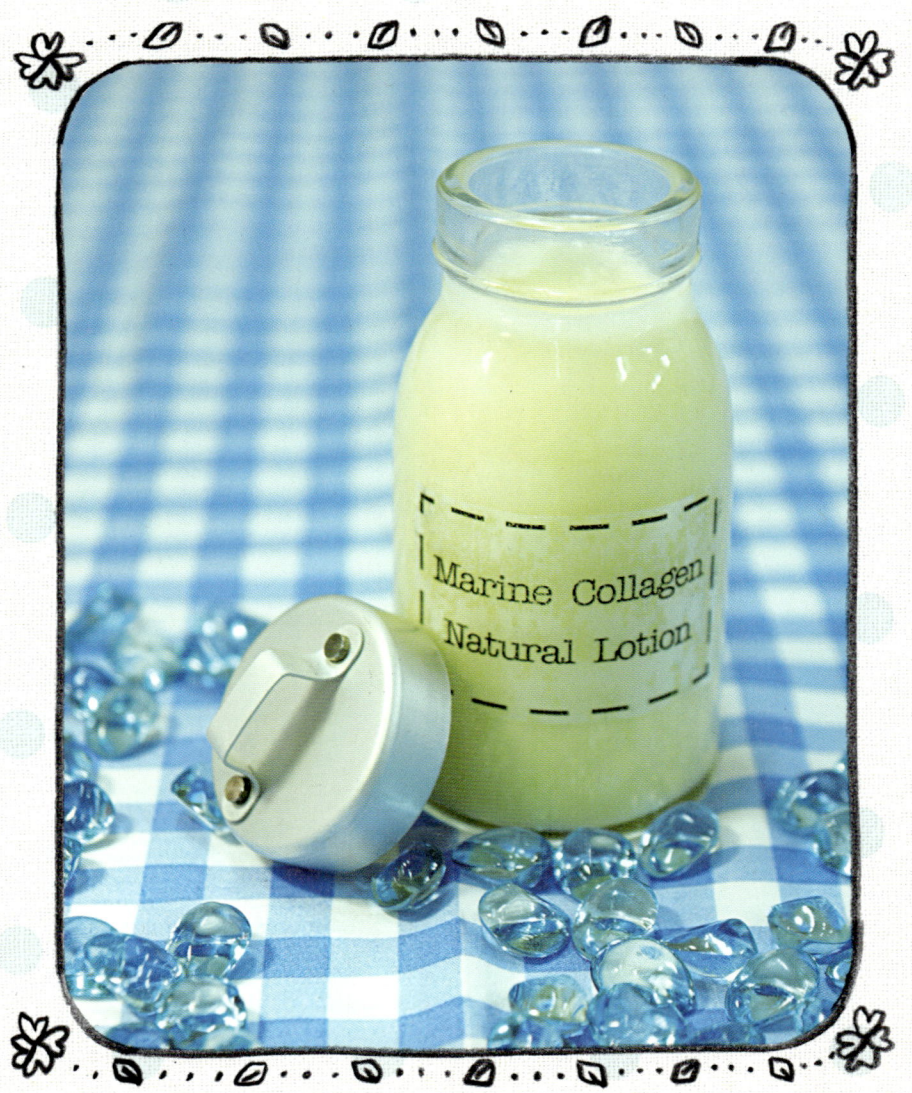

마린콜라겐 로션

콜라겐은 섬유성 단백질군으로서 신체의 건강을 지탱하고 유지시키는
매우 중요한 구성요소입니다. 25세를 전후해 우리 몸에서 서서히 빠져나가
40세 정도가 되면 20세의 절반 수준으로 콜라겐이 감소되며 노화가 시작됩니다.
피부에서 빠져나간 콜라겐을 보충시켜 피부노화를 막아주세요.

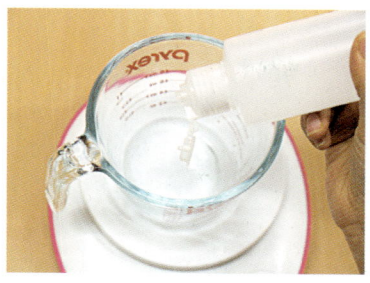

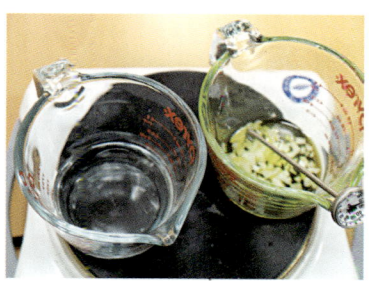

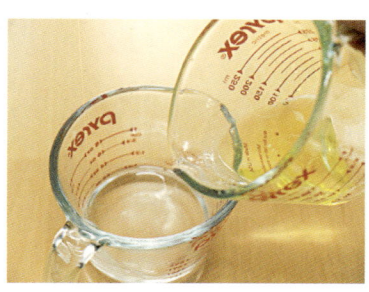

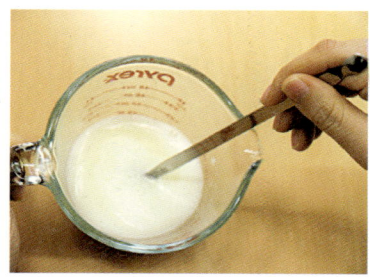

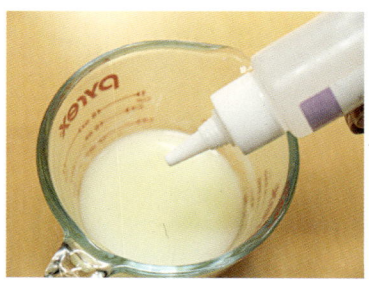

난이도 .... ★★★

예상시간 15분

가열과정 .... O

냉장보관 .... O

사용기간 3개월

재료 (100ml)

워터류 정제수 75g

오일류 호호바오일(골드) 10g, 보리지오일 10g

유화제 올리브 유화왁스 4g

첨가물 마린콜라겐 5g, 히아루론산 2g,
엘라스틴 1g, 천연한방방부제 2g

에센셜오일 라벤더 2방울, 제라늄 2방울

재료 포인트

마린콜라겐은 지중해의 천연해면단백질로부터
만들어지며 피부의 항산화작용으로 주름 개선
효과가 좋아요. 또한 피부 수복작용과 보습이
뛰어나서 피부를 윤기 있고 촉촉하게 만들어
준답니다. 엘라스틴은 피부조직에서 탄성섬유로
구성된 고무와 같은 탄성을 띠는 경단백질로
피부의 탱탱함을 유지하는 역할을 하는 것으로
알려져 있어요.

01 2개의 용기를 준비해서 하나에
는 정제수, 다른 용기에는 오일류와
유화제를 계량하세요.

02 두 용기를 모두 핫플레이트에 올
려서 60~70도 정도로 가열해주세요.

03 가열된 두 계열의 온도가 60~70
도일 때 가열을 멈추고 정제수에 오일
류를 부어주세요.

04 스푼으로 한 방향으로 저으면서
유화를 시켜주세요. 중간에 미니블렌
더를 잠깐 사용해도 됩니다.

05 첨가물과 에센셜오일을 넣고 가
볍게 섞어서 완성하세요.

BUBBLE BANK'S BONUS TIP

콜라겐과 엘라스틴은 5:1로 첨가했을 때 피부 탄력과 보습에 가장 효과가 좋아요.

ARGAN MOISTURE LOTION

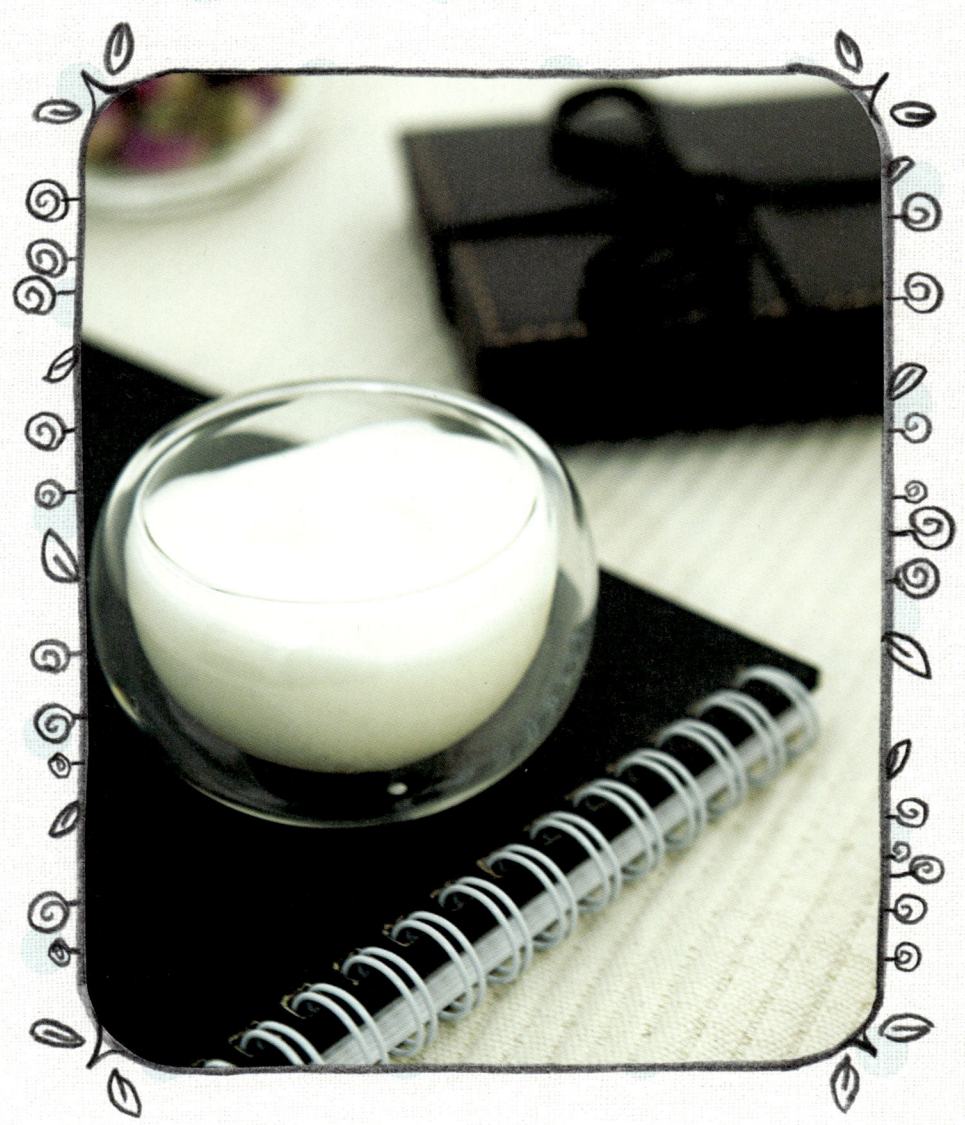

아르간 보습로션

하루 동안 지쳤던 피부를 편안하게 안정시키면서 피부 재생에 도움이 되는
아르간 보습로션입니다. 필수지방산이 풍부한 아르간오일과
비타민 C가 다량 함유된 로즈힙오일이 피부에 충분한 영양을 공급해서
피부를 건강하고 촉촉하게 가꿔준답니다.

재료 (100ml)

워터류 네롤리워터 80g

오일류 아르간오일 8g, 로즈힙오일 4g,
호호바오일(골드) 4g

유화제 올리브 유화왁스 3g, 세틸알코올 1g

첨가물 히아루론산 3g, 모이스틴 2g,
천연한방방부제 2g

에센셜오일 제라늄 3방울, 팔마로사 2방울

재료 포인트

아르간오일은 모로코에서만 생산되는
귀한 오일로 아토피와 트러블성 피부에 탁월한
효과를 보이며 피부노화 방지에도 좋아요.
아르간오일 1리터를 추출하기 위해서는
아르간 열매 120킬로그램 정도가 필요하다고
합니다. 화장품용의 고급 아르간오일은
노란빛을 띠며 소량을 손으로 비볐을 때
너트 향이 약하게 난답니다.

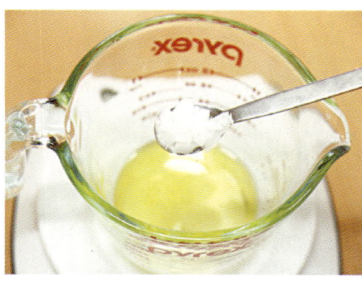

01 2개의 용기를 준비해서 하나에는
네롤리워터, 다른 용기에는 오일류와
유화제를 계량하세요.

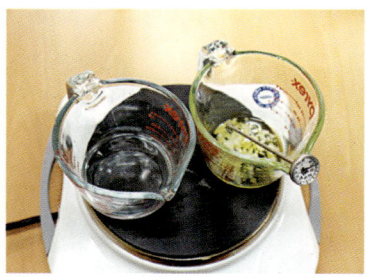

02 두 용기를 모두 핫플레이트에 올
려서 60~70도 정도로 가열해주세요.

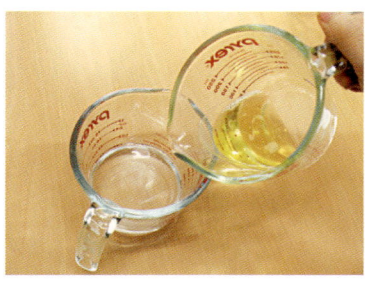

03 가열된 두 계열의 온도차가 10
도 미만일 때 가열을 멈추고 워터류에
오일류를 부어주세요.

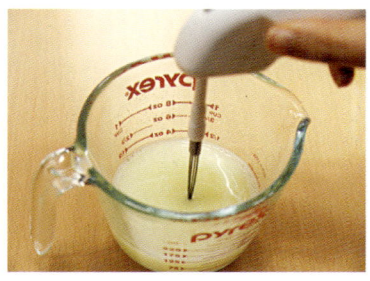

04 스푼으로 한 방향으로 저어주면
천천히 유화가 진행되면서 점도가 조
금씩 올라간답니다.

미니블렌더를 10초 정도
사용하셔도 좋아요.

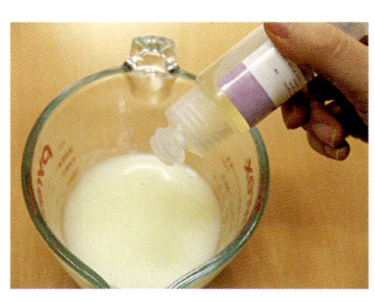

05 첨가물과 에센셜오일을 넣고 가
볍게 섞어서 완성하세요.

BUBBLE BANK'S BONUS TIP

오일류로 아르간오일, 로즈힙오일, 호호바오일을 사용했는데 이 3가지 오일은 참 잘
어울리는 조합이랍니다. 호호바오일을 빼고 아르간오일 10g, 로즈힙 6g으로 구성하
셔도 좋아요.

TRADITIONAL HERB CREAM

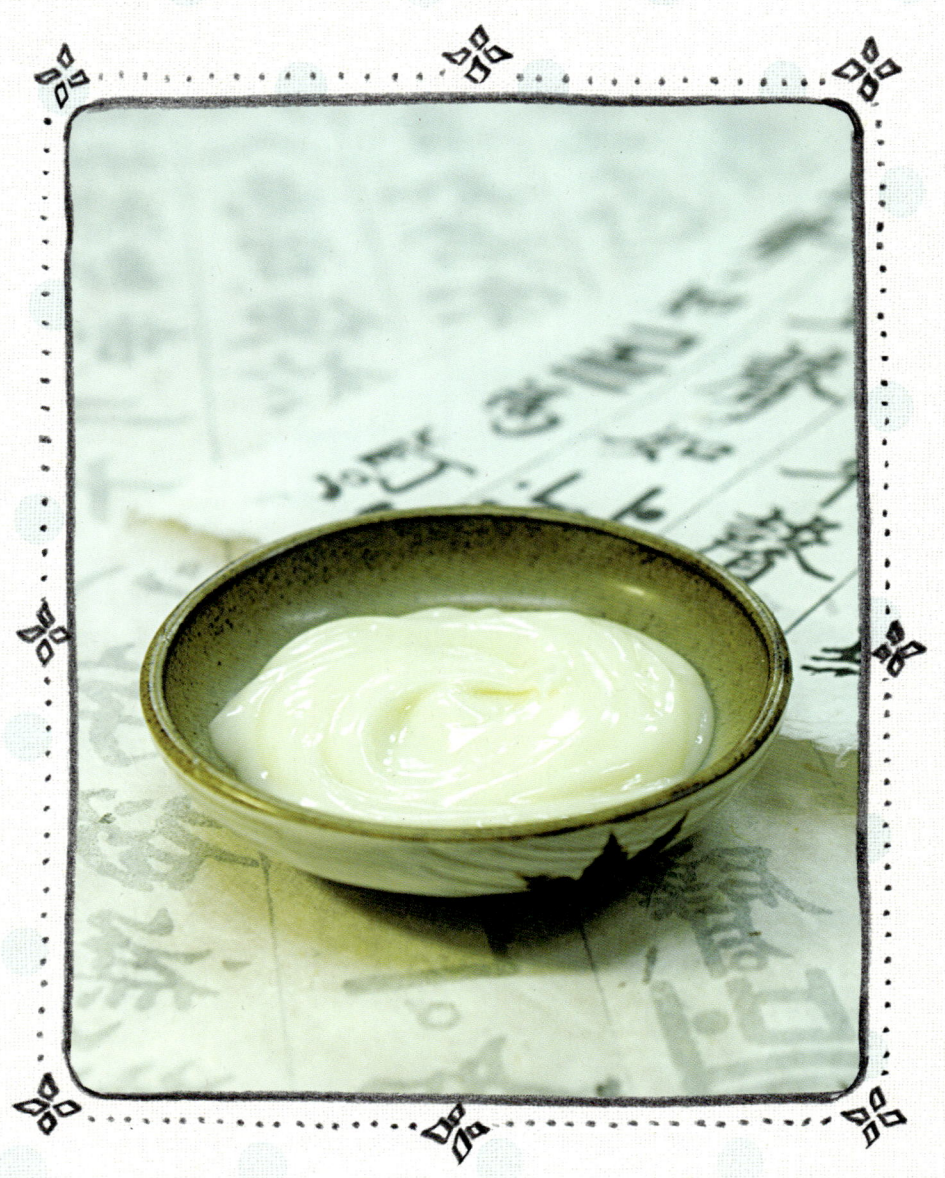

옥용산 크림

젊은 사람에게 한방화장품은 어울리지 않는다는 인식이 있는데
그렇지 않아요. 중국의 절세미인 서시(西施)처럼 얼굴을 옥같이 만들어준다는 서시옥용산을
사용한 이 크림은 주름 개선, 미백, 탄력까지 고려해서 만들어 연령에 상관없이 누구에게나 잘 맞아요.
요즘 한참 주가가 오르고 있는 고가의 한방화장품이 하나도 부럽지 않아요.

난이도 .... ★ ★ ★

예상시간 15분

가열과정 .... O

냉장보관 .... O

사용기간 3개월

재료 (100ml)

워터류 재스민워터 70g
오일류 호호바오일(골드) 8g, 보리지오일 6g,
녹차씨오일 6g, 로즈힙오일 5g
유화제 올리브 유화왁스 3g, 이멀시파잉 왁스 3g
첨가물 서시옥용산 추출물 3g, 히아루론산 2g,
판테놀 1g, 비타민 E 1g,
자몽씨 추출물(GSE) 1g
에센셜오일 제라늄 3방울, 프랑킨센스 2방울

재료 포인트

서시옥용산은《동의보감》에 나오는 피부를 좋게
하는 비방으로 한약재 14가지(녹두, 백지, 백급,
백렴, 백장감, 백부자, 천화분, 감송향, 삼내자,
곽향, 영릉향, 방풍, 고본, 조각자)로
만들어지며, 여드름 같은 트러블에 도움이 되고
기미나 잡티에도 좋고 노화로 인한 피부 변화에도
좋다고 합니다.

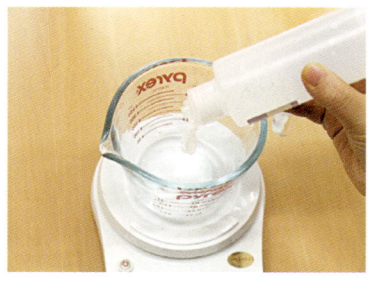

01 깨끗한 용기에 재스민워터를 계
량하고 다른 용기에는 오일류와 유화
제를 계량하세요.

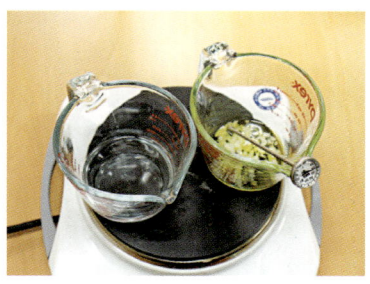

02 두 용기를 모두 핫플레이트에 올
려서 60~70도 정도로 가열해주세요.

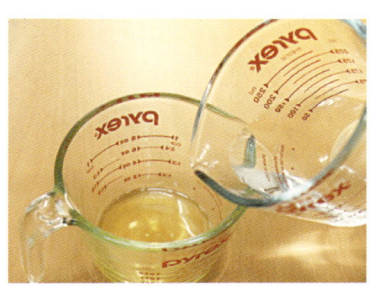

03 가열된 두 계열의 온도차가 10
도 미만일 때 가열을 멈추고 오일류에
워터류를 부어주세요.

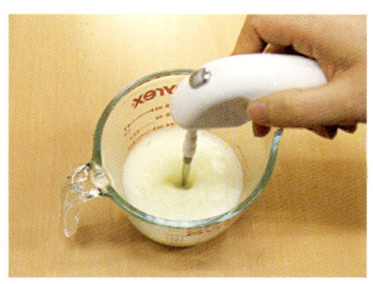

04 스푼으로 골고루 저어서 유화를
시켜주세요. 유화가 진행되면서 점도
가 조금씩 올라간답니다

> 미니블렌더를 10초 정도
> 사용하셔도 좋아요

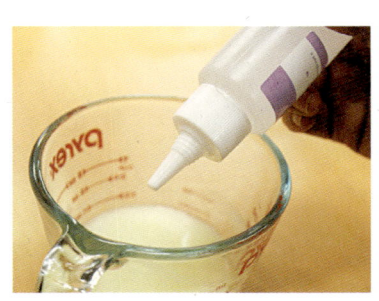

05 서시옥용산 추출물 등의 첨가물
과 에센셜오일을 넣고 가볍게 섞어서
완성하세요.

BUBBLE BANK'S BONUS TIP

건성&노화피부에 어울리는 에센셜오일로는 네롤리, 라벤더, 재스민, 로즈, 프랑킨센스,
제라늄, 팔마로사, 캐모마일 등이 있어요.

ROSE MASSAGE OIL

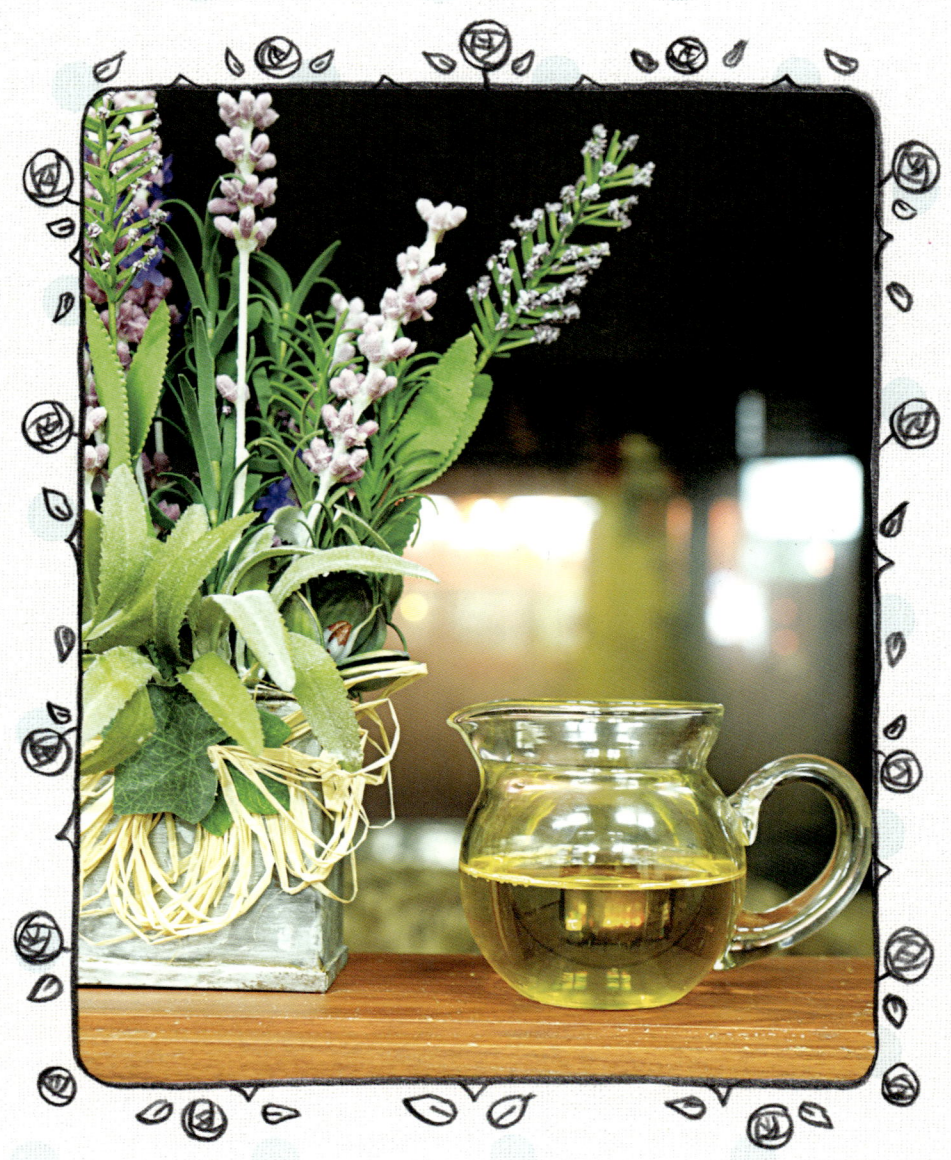

로즈 마사지 오일

간단히 오일을 섞는 것만으로도 노화되어 탄력을 잃은 피부를 개선시키고
윤기 있는 피부로 만들 수 있어요. 자기 전에 적당량을 덜어서 눈가 또는 얼굴 전체에
부드럽게 마사지해주세요. 다음날 아침에 거울 보는 일이 즐거워질 거예요.

🔴 난이도	....	★
⏱ 예상시간	....	5분
🍲 가열과정	....	X
🧊 냉장보관	....	X
🕐 사용기간	....	6개월

🧴 재료 (100ml)

오일류 아르간오일 45g, 로즈힙오일 45g
첨가물 비타민 E 2g
에센셜오일 로즈 2방울, 네롤리 3방울,
프랑킨센스 3방울

💡 재료 포인트

꽃들의 여왕이라 불리는 로즈는 부드럽고
세련된 향과 뛰어난 치유효과로 고대부터
의학과 향료업에서 독보적인 위치를 차지하고
있었답니다. 로즈 에센셜오일은 천연화장품을
만들 때 사용되는 좋은 재료 중 하나인데
특히 노화피부, 건성피부, 트러블성 피부에
아주 좋아요. 또한 로즈의 향은 정서적인
안정감을 주어 불안감, 불면, 두근거림 등에
효능이 있어요.

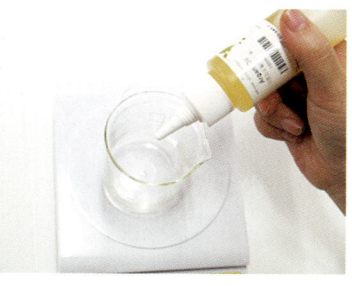

01 깨끗한 용기에 아르간오일을 계량하세요.

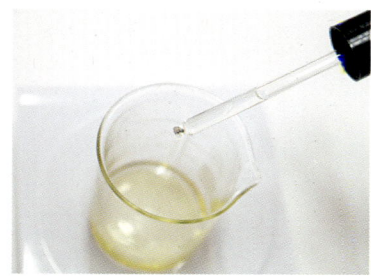

02 에센셜오일을 넣고 섞어주세요.

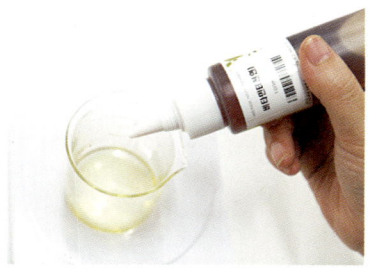

03 로즈힙오일과 비타민 E를 넣고 다시 한 번 더 흔들어 섞으세요.

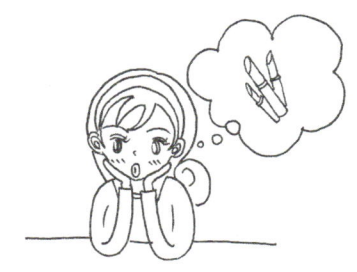

BUBBLE BANK'S BONUS TIP

로즈 에센셜오일은 한 방울로도 강한 향과 충분한 효능을 보이는 오일입니다. 많은 양을 사용하면 오히려 피부에 좋지 않은 영향을 줄 수 있으니 소량을 사용하시길 바랍니다. 베이스오일 50g에 로즈 에센셜오일 1방울이 적당한 용량이에요.

로즈 에센셜오일은 추출법에 따라 로즈오또(otto)와 로즈앱솔루트(absolute)로 나눌 수 있습니다. 싱그러운 꽃향기와 투명한 색깔의 로즈오또 오일은 수증기 증류법으로 추출하고, 강한 꽃향기를 내는 로즈앱솔루트는 솔벤트 방법에 의하여 추출됩니다. 솔벤트 방법으로 추출하는 앱솔루트는 오또에 비교해서 많은 양을 추출할 수 있지만 에센셜오일 내에 미량의 용매가 함유되어 있어 민감한 피부에 자극이 될 수 있어요. 그러니 스킨케어에는 오또를, 흡입용이나 향수에는 앱솔루트를 사용하시면 좋습니다. 로즈허브 2천~3천 송이에서 로즈오또는 약 1g, 로즈앱솔루트는 약 3g을 추출할 수 있다고 합니다.

ROSEHIP NIGHT ESSENCE

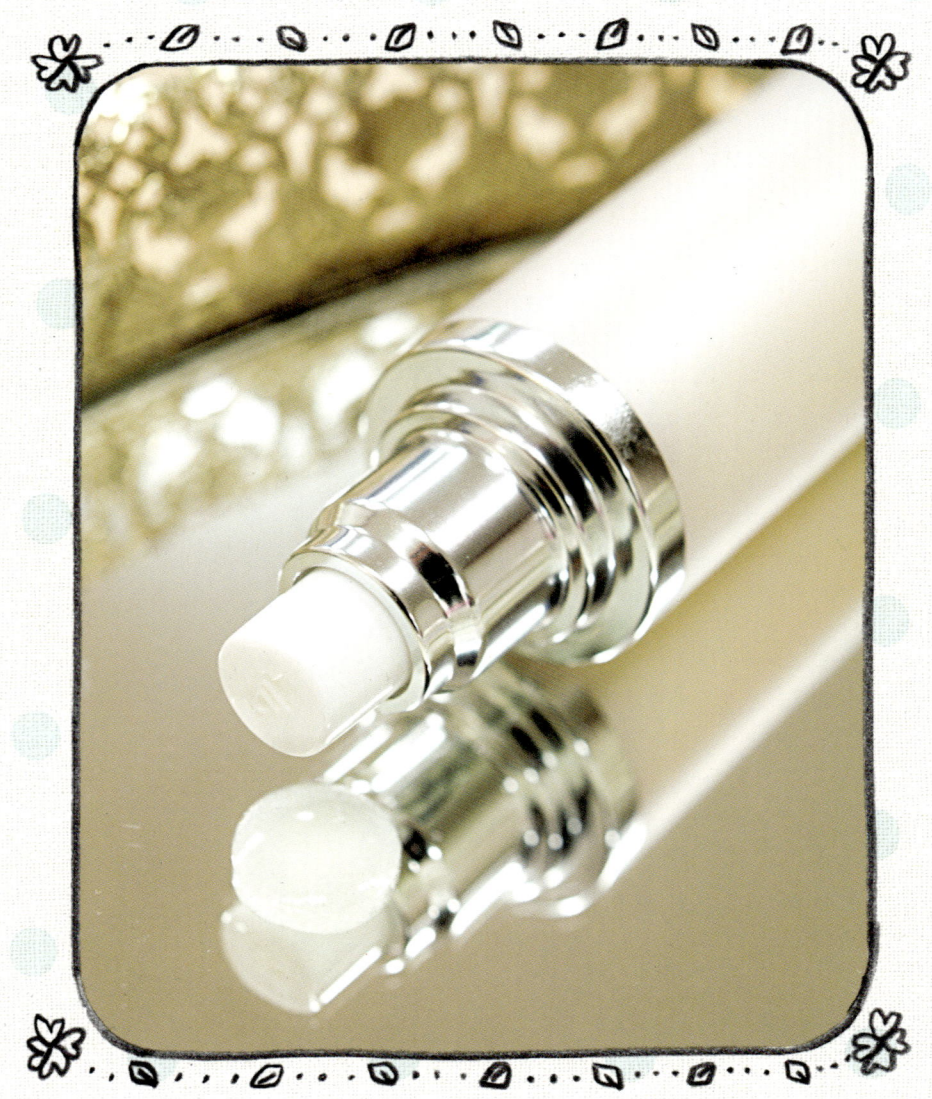

로즈힙 나이트 에센스

로즈힙, 밍크, 아르간오일의 조합으로 만든 로즈힙 나이트 에센스는
재생에센스로 불려도 좋을 만큼 피부 재생에 뛰어난 효능을 보입니다.
자는 동안 피부세포에 활력을 불어넣는 에센스로 부드럽고 매끈한 피부를 유지하세요.

🧴 재료 (100ml)

워터류 로즈워터 80g
오일류 로즈힙오일 5g, 밍크오일 3g,
아르간오일 2g
유화제 이멀시파잉 왁스 3g
첨가물 식물성 스쿠알렌 3g, 홍삼 추출물 2g,
천연한방방부제 2g, 쟁탄검 소량
에센셜오일 네롤리 3방울

💡 재료 포인트

로즈힙오일은 피부의 노화를 방지하고,
상처 치료에 효과가 있다고 알려져 남미에서는
화장품뿐만 아니라 찰과상이나 여드름 흉터,
얼굴 주름, 수술 후 상처 치료, 기미 등에
효과적으로 쓰이고 있다고 합니다.
또한 칠레 현지에서는 젊어지는 식품으로 원
주민들에게 인식되어왔습니다. 로즈힙오일은
오렌지의 수십 배에 달하는 비타민 C를
함유하고 있어 1930~1940년대에는 비타민 C의
보충을 위해 어린아이들에게 로즈힙 시럽을
먹였다고 합니다. 미국과 유럽 등지에서는
로즈힙을 원료로 한 화장품과 천연비타민제가
인기리에 시판되고 있을 만큼 그 품질은 우수하게
평가되고 있습니다.

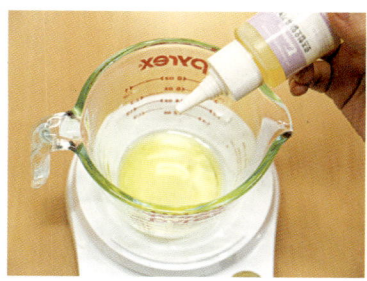

01 2개의 용기를 준비해서 하나에
는 로즈워터, 다른 용기에는 오일류와
유화제를 계량하세요.

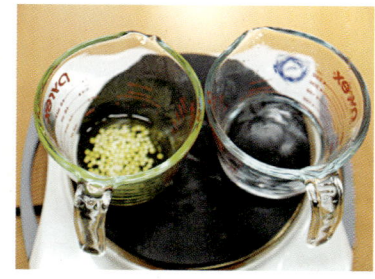

02 두 용기를 모두 핫플레이트에 올
려서 가열해주세요. 60~70도가 되면
가열을 멈추세요.

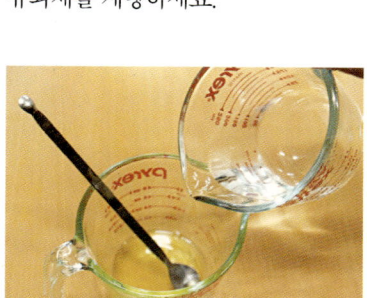

03 가열된 두 계열의 온도차가 10
도 미만일 때 오일류에 워터류를 부
어주세요.

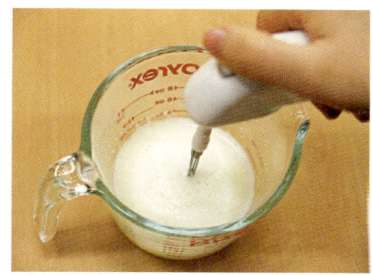

04 스푼으로 한 방향으로 저어주세
요. 천천히 유화가 진행되면서 점도가
조금씩 올라간답니다.

> 유화과정 중에
> 미니블렌더를 잠깐
> 사용하셔도 좋아요.

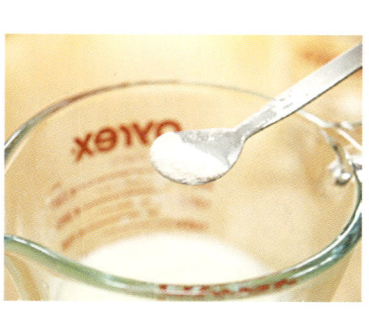

05 쟁탄검을 비롯한 첨가물과 에센
셜오일을 넣고 녹이면서 점도를 조절
하세요.

BOUBLE BANK'S BONUS TIP

쟁탄검은 조금씩 넣으면 화장품의 점도를 조절하는 데 유용답니다.
그렇지만 너무 많은 양을 넣으면 화장품의 발림성이 떨어지고
갈라지고 건조한 듯한 느낌이 들 수도 있어요.

PART 3

데일리 케어를 위한
천연화장품

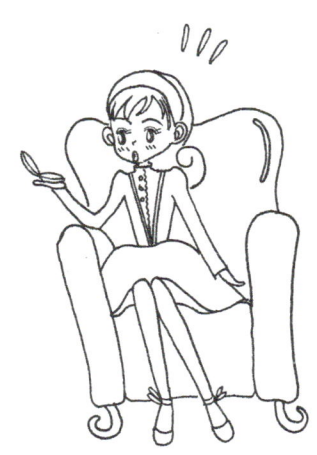

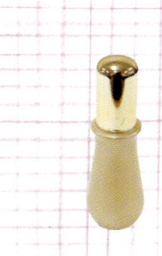
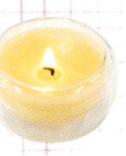
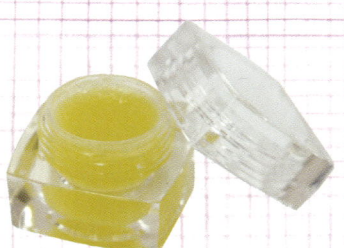
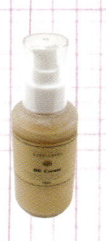
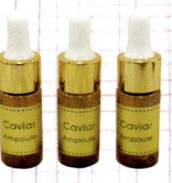

우리가 가정에서 직접 만들 수 있는 천연화장품은 수백, 수천 종류에

이를 정도로 다양하답니다. 이 중에서 가장 많이 사용되는 천연화장품들을 모두 모아봤어요.

내 피부와 계절 및 용도에 맞게 선택해서 만들어보세요.

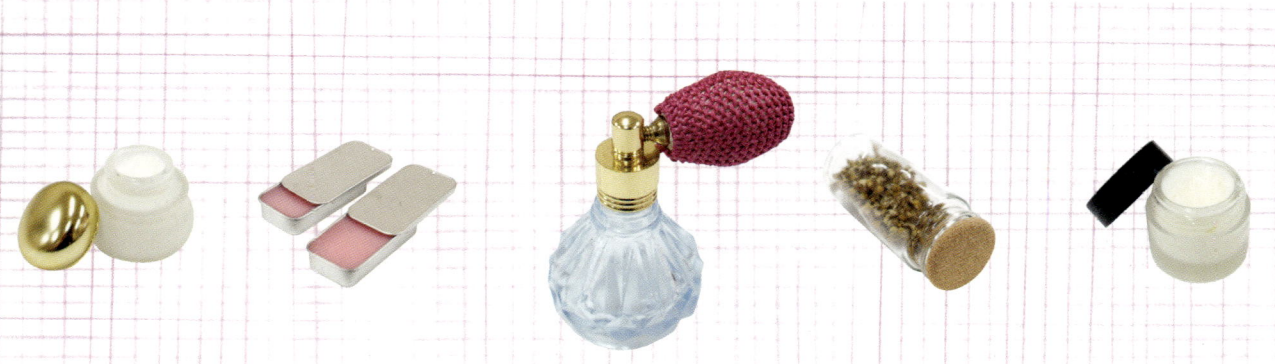

GREEN TEA SKIN

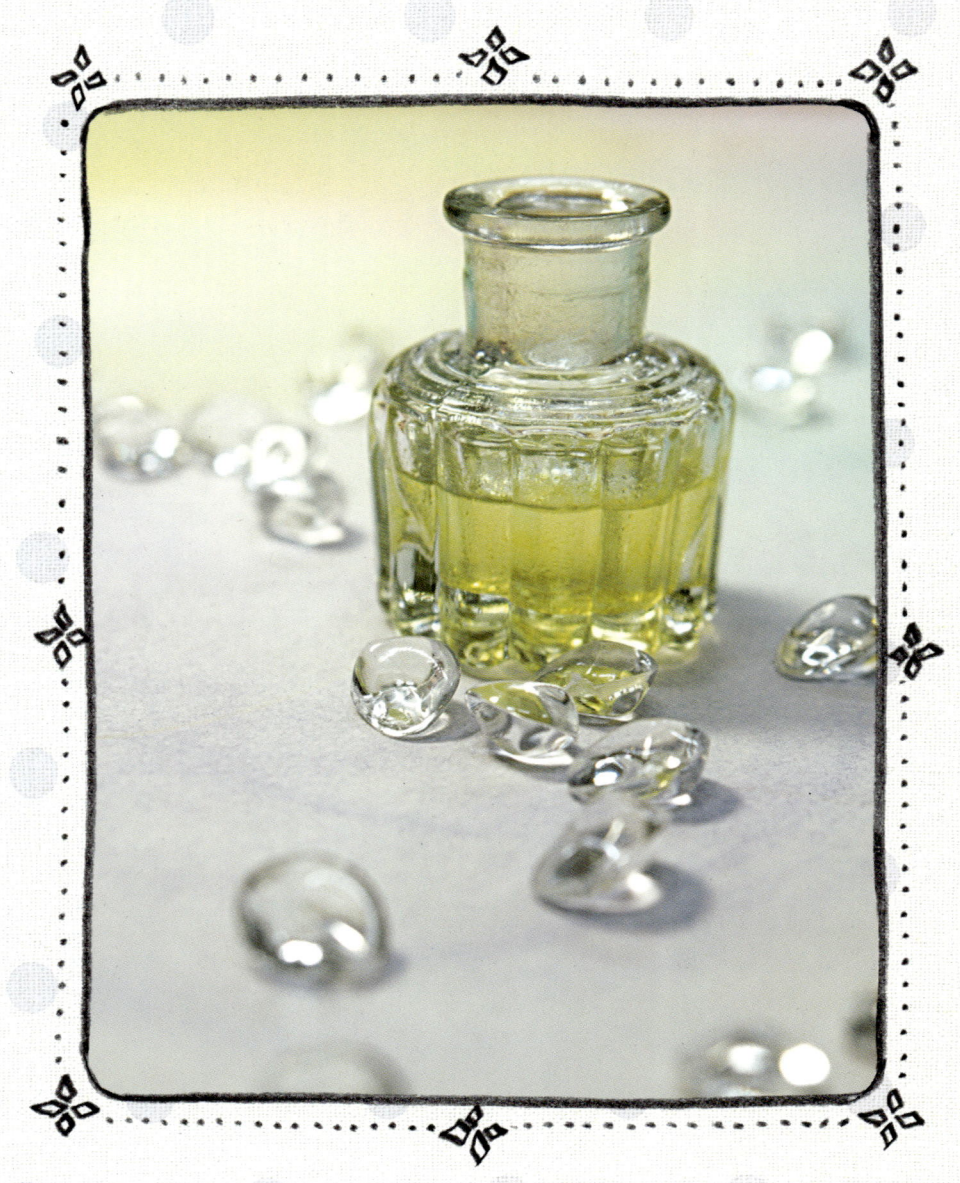

녹차 스킨

스킨을 만들 때 가장 손쉬운 방법이 팅크처를 이용하는 거예요.
준비한 팅크처와 재료들을 비율에 맞춰서 섞어주기만 하면 된답니다.

난이도 .... ★

예상시간 5분

가열과정 X

냉장보관 .... O

사용기간 5개월

재료 (100ml)

워터류 녹차팅크처 30g, 로즈워터 65g
첨가물 히아루론산 5g, 판테놀 1g
에센셜오일 제라늄 3방울

재료 포인트

녹차는 중국에선 당나라 때부터 미용제로
쓰던 전통 있는 화장품이에요. 여드름에 좋은
비타민 A, 미백에 좋은 비타민 C, 노화를
억제하는 비타민 E를 많이 포함하고 있답니다.
또한 녹차의 떫은맛을 내는 탄닌 성분은
모공을 수축해 피부를 매끄럽게 만들어준답니다.

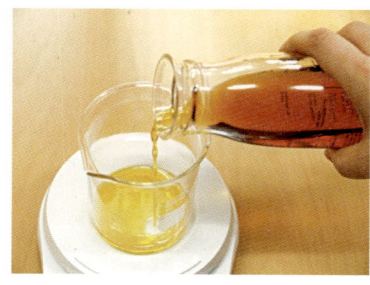

01 깨끗한 용기에 녹차팅크처와 에
센셜오일을 계량하세요.

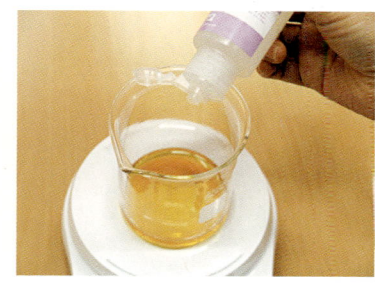

02 여기에 로즈워터를 넣어주세요.

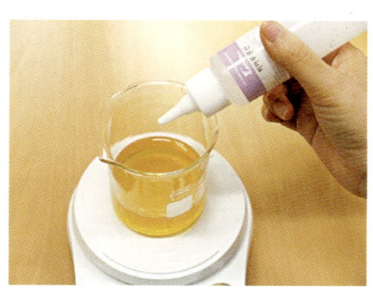

03 히아루론산과 판테놀을 넣고 가
볍게 섞어주세요.

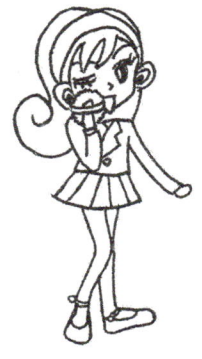

BUBBLE BANK'S BONUS TIP

팅크처는 소량의 에센셜오일을 가용화할 수 있어서 별도의 가용화제(올리브 리퀴드,
솔루빌라이저)를 사용하지 않았어요.

알코올은 휘발되면서 수분을 빼앗는 성질이 있으니 팅크처를 이용한 화장품에는 반드
시 보습제를 첨가하세요.

팅크처가 없다면 지금 바로 팅크처부터 만들어보세요. 애주가들이 담가놓은 과실주를
보면서 흐뭇해하듯이 만들어놓은 팅크처를 볼 때마다 마음이 든든하실 거예요. 팅크처
를 만드는 방법은 93쪽의 레몬 스킨을 참고하세요.

ALOE SKIN

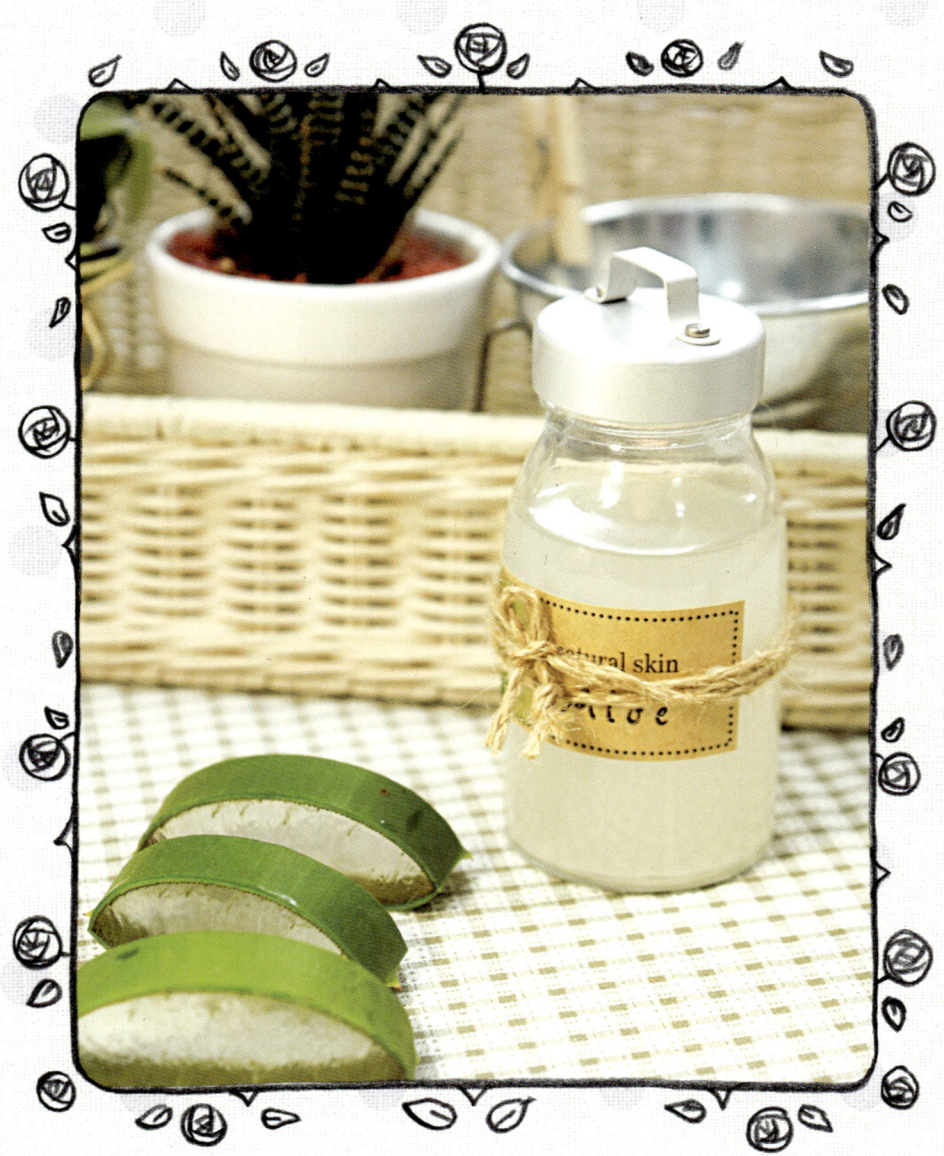

알로에 스킨

가격도 저렴하고 구하기도 쉬운 생알로에베라를 이용한 알로에 스킨이에요.
햇볕이 따가운 낮에 가지고 다니면서 수시로 얼굴에 뿌려주면 피부가 금세 진정돼요.

🧴 재료 (100ml)

원재료 생알로에베라 작은 것 1개

워터류 정제수 200g, 알로에워터 40g,
로즈워터 55g

첨가물 글리세린 3g, 천연한방방부제 2g

💡 재료 포인트

알로에는 고대부터 '신비의 물질',
'하늘의 축복'이라 불리던 인류 최초의 약초라
할 수 있어요. 건성피부와 지성피부를
중성화시키고 피부 진정과 보습효과가 널리
알려져 화장품 원료로 많이 사용됩니다.
또한 염증, 여드름, 햇볕에 그을린 피부를
진정시키고 세포의 재생 및 피부균형 회복을
도와 민간요법으로 이용되기도 합니다.

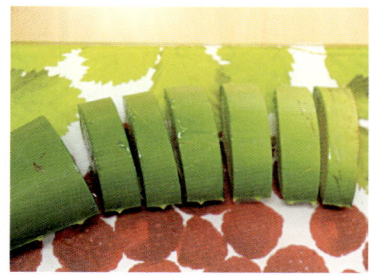

01 알로에의 껍질을 벗겨내고 적당
한 크기로 잘라서 깨끗한 용기에 담
으세요.

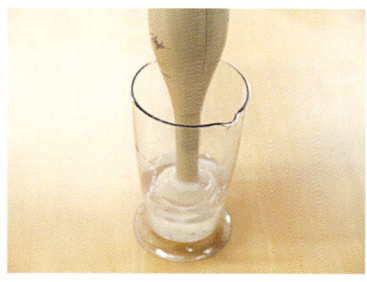

02 정제수를 계량해 넣고 핸드블렌
더로 2분 정도 갈아주세요. 이때 거품
이 많이 날 거예요.

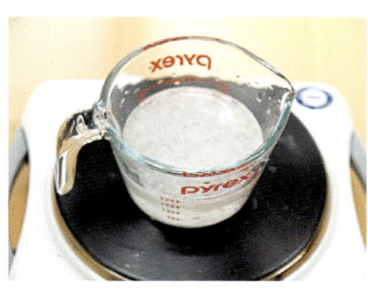

03 약한 불로 20~30분 정도 가열
한 후에 고운체에 밭쳐 덩어리를 풀
고, 식으면 천연한방방부제를 넣어주
세요. 이로써 알로에워터가 만들어졌
어요.

> 가열을 하면 거품이 진정되면서
> 생알로에 속에 있던
> 세균의 번식이 방지돼요.

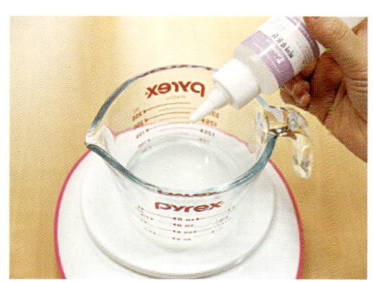

04 알로에워터, 로즈워터, 글리세
린, 천연한방방부제를 넣고 고루 섞
어주세요.

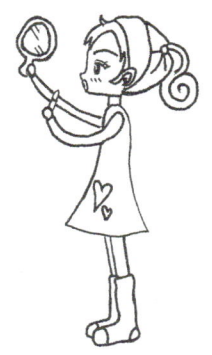

BUBBLE BANK'S BONUS TIP
생알로에를 손질할 때(1번 과정)는 껍질 부분의 진한 초록색을
깔끔히 제거하세요. 알레르기 반응을 일으키는 주원인이랍니다.

RED WINE SKIN

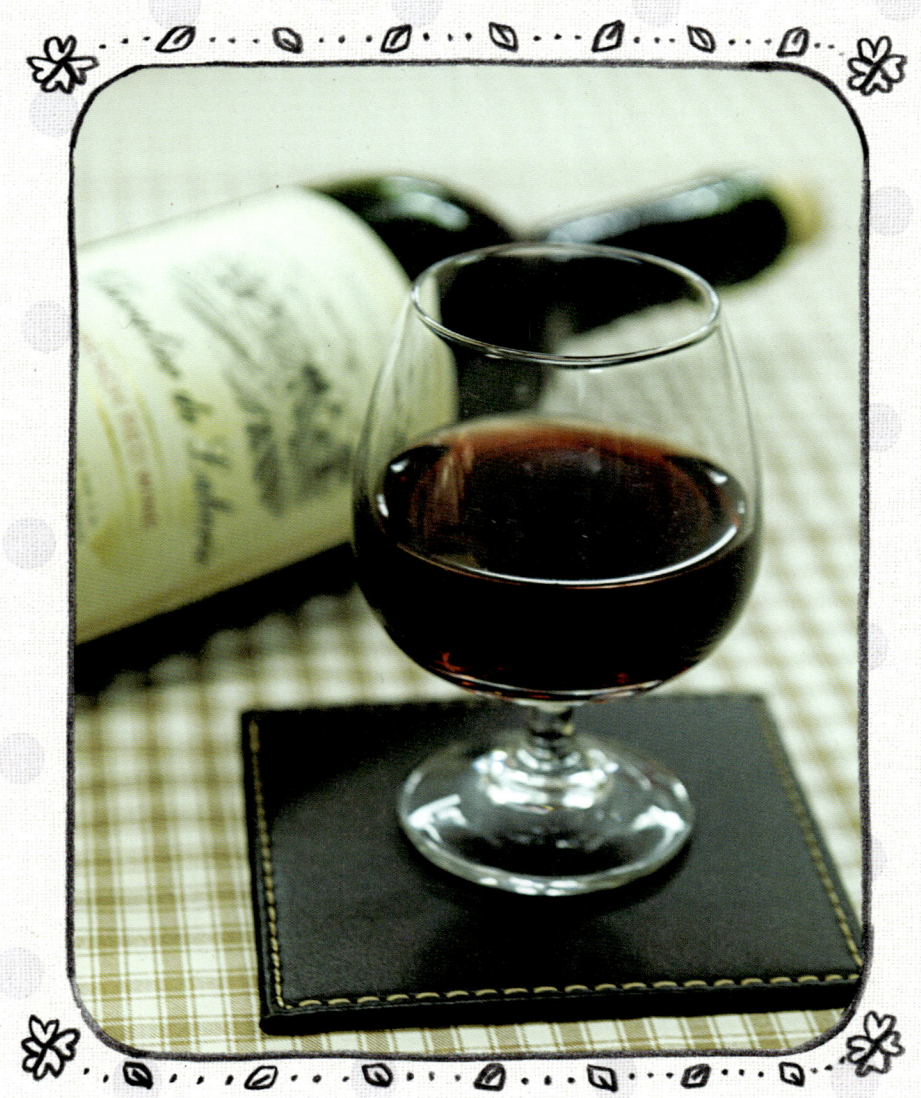

레드와인 스킨

마시고 남은 레드와인으로 스킨을 만들어보세요.
매혹적인 빛의 와인이 피부노화를 방지하고 맑고 투명한 피부로 가꿔줄 거예요.
에센셜오일을 넣지 않아도 은은한 향이 나서 참 좋아요.

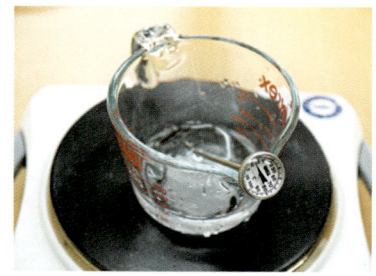

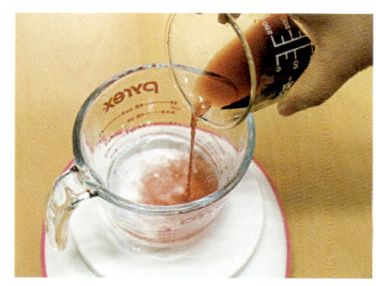

- 난이도 .... ★
- 예상시간 15분
- 가열과정 .... O
- 냉장보관 .... O
- 사용기간 3개월

재료 (100ml)

워터류 재스민워터 85g, 레드와인 10g
첨가물 히아루론산 2g, 모이스틴 2g,
자몽씨 추출물(GSE) 10방울

재료 포인트

프랑스에서는 오래 전부터 와인을 이용한
미용법이 발달했는데, 18세기 말 프랑스혁명 때는
어떤 여죄수가 마시다 남은 와인으로 세안을 해
오랫동안 고운 피부를 유지했다는 이야기가
있어요. 실제로 레드와인에 포함된 폴리페놀
성분이 세포의 재생력을 높여서 주름과
피부처짐 현상을 방지해준답니다.
또한 AHA 성분과 젖산 성분이 피부의 묵은
각질 및 노폐물을 제거해 부드럽고 맑은 피부로
가꿔줘요. 각질 제거가 원활하지 못하면 묵은
각질이 모공을 막아 피부 트러블을 일으키거나
잔주름이 생기고 모공이 커질 수 있어요.

01 재스민워터를 60도 정도로 가열
해주세요.

> 가열과정을 통해 미생물 번식을
> 막아 스킨의 보존기간을 늘릴 수 있어요.
> 이 과정은 생략해도 됩니다.

02 재스민워터에 레드와인을 계량
해 넣으세요. 레드와인은 설탕이 들어
있지 않은 것이 좋아요.

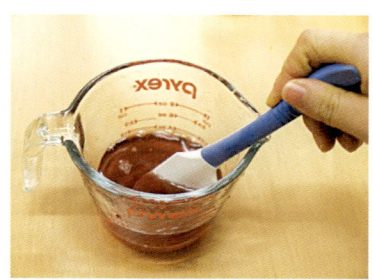

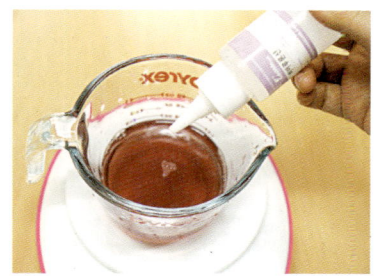

03 재스민워터와 레드와인이 잘 섞
이도록 저어주세요.

04 히아루론산, 모이스틴, 자몽씨츠
출물을 넣고 다시 가볍게 저어서 완
성하세요.

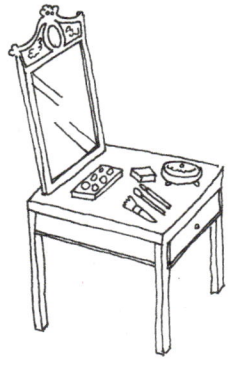

PLUS RECIPE **레드와인꿀 아이팩**

세안 후 레드와인과 꿀을 1:5의 비율로 섞은 다음 아이패취나 화장솜 묻혀서 눈가에 살
짝 붙여두고 10분 정도 있다가 떼어내세요. 약간 끈적일 수도 있는데, 남은 것은 손으로
톡톡톡 두드려서 흡수시키면 된답니다. 따로 씻어내지 않아도 돼요.
레드와인의 폴리페놀 성분이 눈가 피부에 보호막을 형성해주며 외부자극으로부터 예
민한 눈가를 방어해주고 꿀의 보습효과가 눈가 피부를 촉촉하게 가꿔주니 이보다 더 좋
은 눈가 전용 팩은 없겠죠?

PORES CONTRACTION SKIN

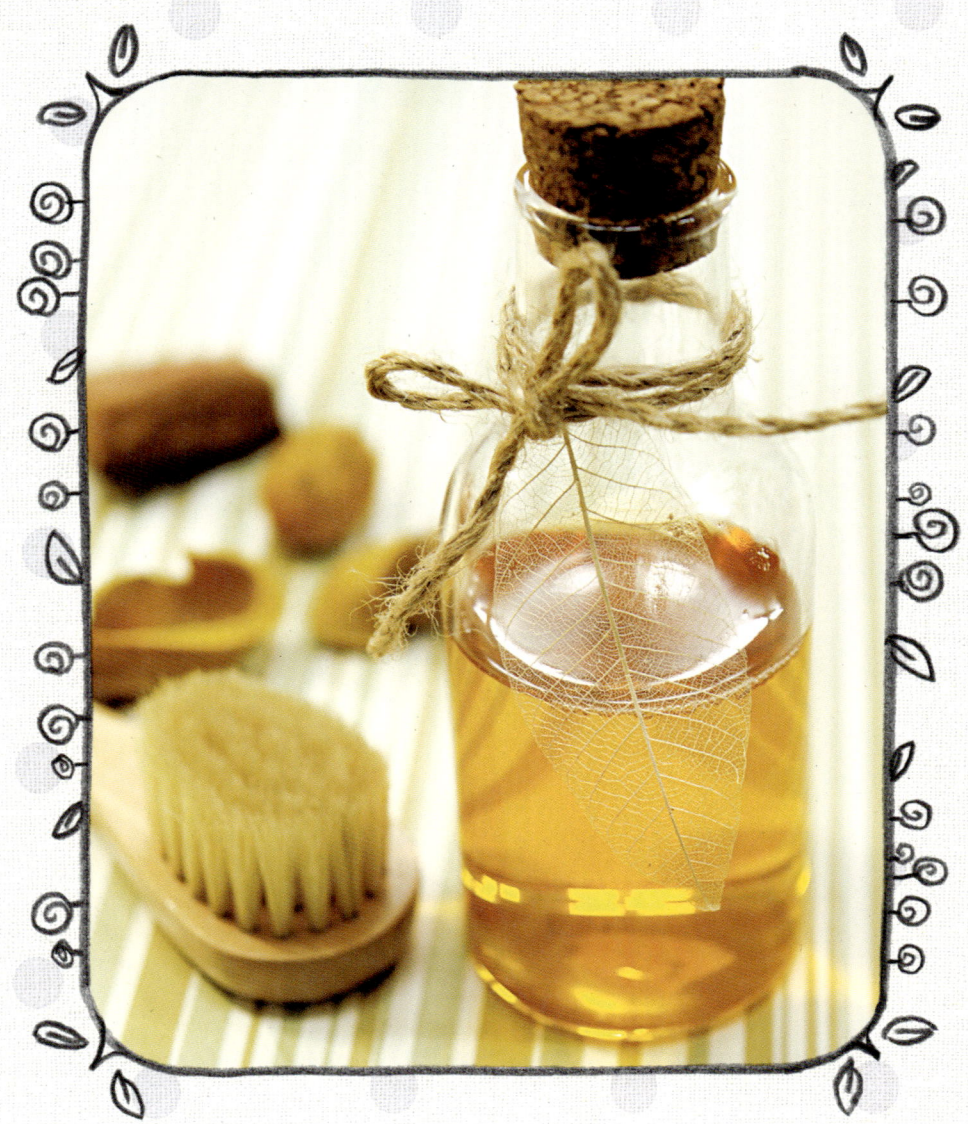

모공 수축 스킨

날씨가 따뜻해지니 모공이 점점 커져서 걱정이라는 친구에게
선물했던 스킨이에요. 모공 수축작용과 피부 탄력에 중점을 두고 만들었어요.
기온이 점점 높아진다면 늦기 전에 모공관리하세요.

난이도 .... ★

예상시간 5분

가열과정 X

냉장보관 .... O

사용기간 3개월

재료 (100ml)

워터류 녹차팅크처 25g, 로즈마리워터 55g,
위치헤이즐워터 10g

첨가물 알란토인 3g, 히아루론산 2g, 판테놀 1g,
천연한방방부제 2g

재료 포인트

로즈마리워터는 피부 청결 및 수렴효과가
있으며 혈행을 원활하게 해주고 모공을
수축시키는 작용을 한답니다.
알란토인은 진정작용이 뛰어나고
새로운 조직의 생장을 촉진시키기 때문에
손상된 피부의 치료에 사용되며 모공 수축에
효과적이에요.

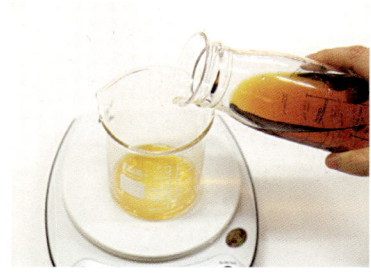

01 깨끗한 용기에 녹차팅크처를 계량하세요.

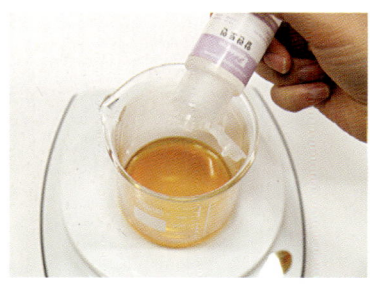

02 로즈마리워터와 위치헤이즐워터, 알란토인을 넣으세요.

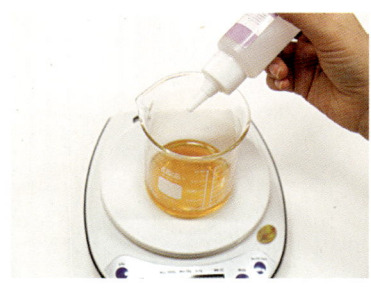

03 히아루론산과 판테놀, 천연한방방부제를 넣어주세요.

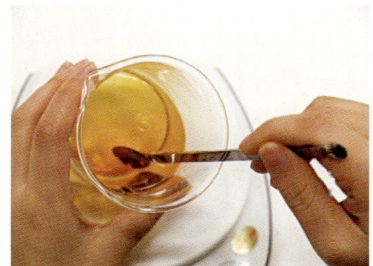

04 스푼으로 가볍게 저어주세요.

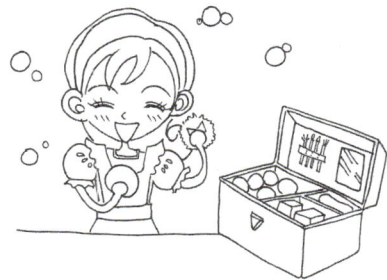

PLUS RECIPE 녹차팅크처가 없을 경우

로즈마리워터 65g, 위치헤이즐워터 20g, 무수에탄올 5g, 녹차 추출물 3g, 알란토인 3g,
히아루론산 2g, 판테놀 1g, 천연한방방부제 2g를 한데 넣고 골고루 섞어주면 된답니다.

ORIENTAL MEDICINE SKIN

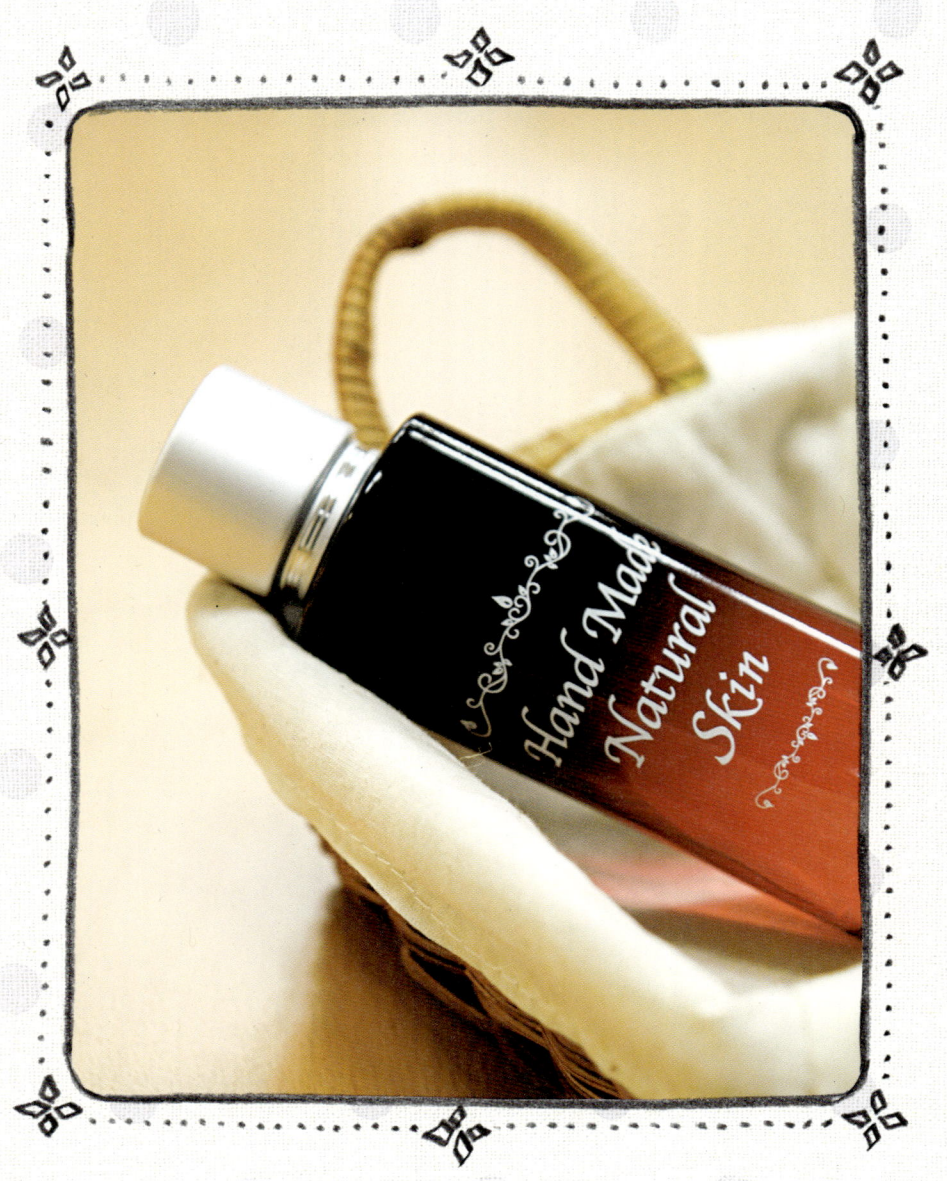

한방 스킨

트러블이 있는 피부에 사용하면 좋은 한방 스킨이에요. 어성초, 삼백초, 금은화, 구기자,
감초, 율무, 녹두 등의 한약재를 이용해서 만들었어요. 재료만 봐도 벌써
피부가 좋아할 것 같죠? 한약재를 우려내는 것이 귀찮긴 하지만, 직접 우려내서 만드니
고가의 한방 화장품보다 피부에 순하고 효과가 뛰어나네요.

- 난이도 .... ★★
- 예상시간 15분
- 가열과정 .... O
- 냉장보관 .... O
- 사용기간 .... 2~3개월

재료 (100ml)

워터류 정제수 500g
한약재 어성초 10g, 삼백초 8g, 금은화 6g, 구기자 6g, 감초 10g, 율무 5g, 녹두 5g
첨가물 히아루론산 3g, 아카시아콜라겐 3g, 천연한방방부제 2g, 올리브 리퀴드 2g
에센셜오일 티트리 3방울, 라벤더 2방울

재료 포인트

노화피부와 건성피부는 인삼, 감초, 상백피, 황기, 당귀, 천궁 등을 우려내서 사용하시면 좋아요. 한약재를 우린 물의 양이 많을 때는 냉동보관해두고 필요할 때마다 조금씩 해동해서 사용하세요.

BUBBLE BANK'S BONUS TIP

스킨을 만들 때 글리세린(또는 히아루론산)과 자몽씨 추출물(또는 천연한방방부제)을 함께 섞으면 덩어리가 생길 수 있어요. 자몽씨 추출물, 천연한방방부제를 제외한 나머지 첨가물을 먼저 충분히 섞은 후 자몽씨추출물과 천연한방방부제를 넣으면 뭉침 현상을 방지할 수 있어요.

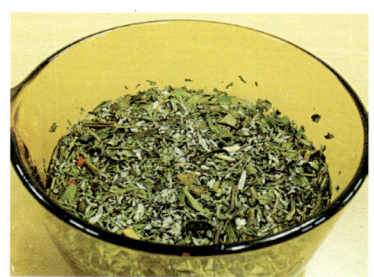

01 한약재를 흐르는 물에 여러 번 깨끗이 씻은 후에 정제수에 넣고 1시간 정도 상온에서 천천히 우리세요.

> 한약재를 뜨거운 물에 바로 끓이면 약재의 세포막이 굳어 중요 성분이 잘 우러나지 않아요.

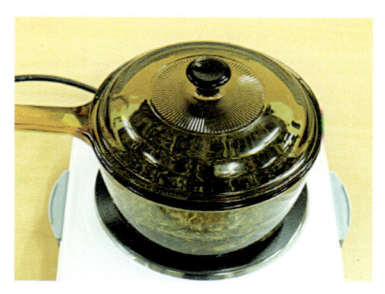

02 ①을 냄비에 담고 뚜껑을 덮은 뒤에 끓이세요. 뚜껑을 덮고 끓여야 한약재의 향이나 정유 성분이 공기 중으로 날아가는 것을 방지할 수 있어요.

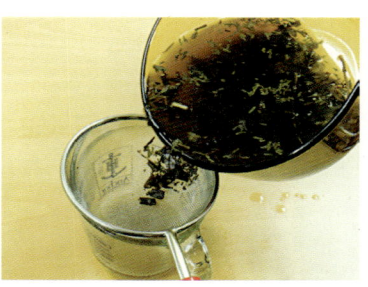

03 부글부글 끓기 시작하면 5분 정도 더 끓인 후 가열을 멈추고 뚜껑을 덮은 채로 1시간 정도 상온에 두세요. 그 다음 고운체나 거즈로 깨끗이 걸러내세요.

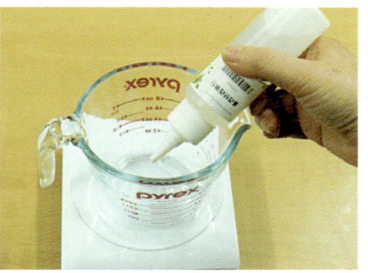

04 깨끗한 용기에 에센셜오일과 올리브 리퀴드를 계량한 후 스푼으로 골고루 섞어주세요.

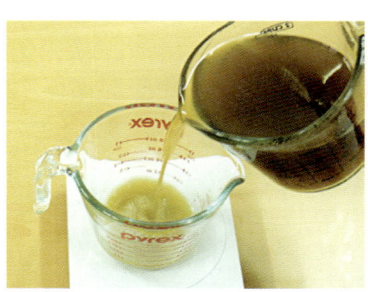

05 여기에 한약재 우린 물 90g을 부으세요.

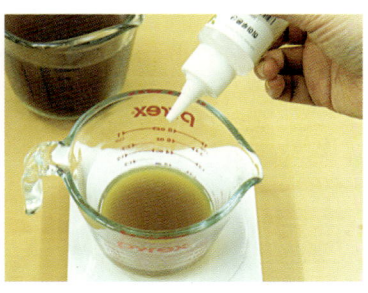

06 히아루론산, 아카시아콜라겐, 천연한방방부제를 넣고 스푼으로 저어주세요.

SKIN FOR MAN

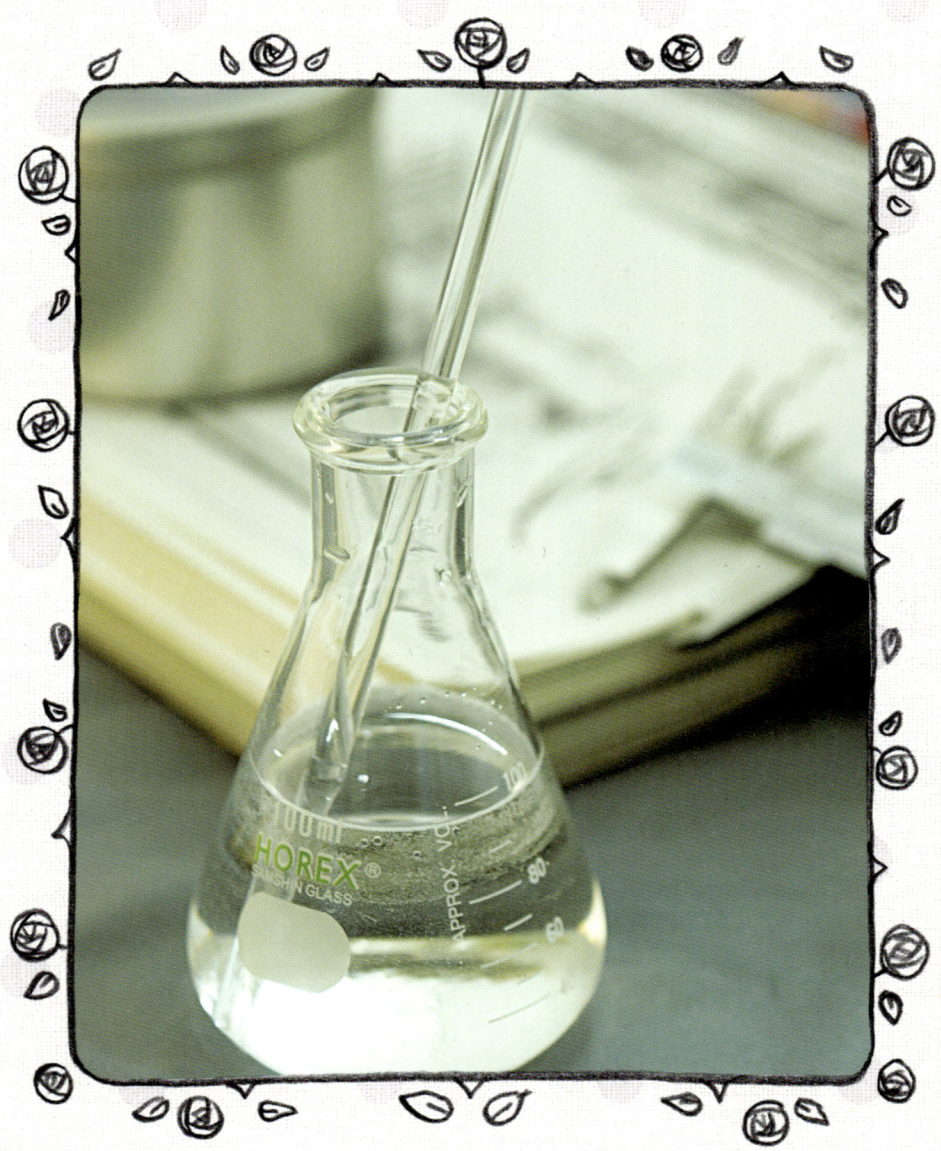

남성용 스킨

남성은 여성에 비해 피지 분비가 많고 모공이 더 넓어요. 그리고 매일
면도를 하기 때문에 진정이나 모공 수축작용이 특히 중요하답니다.
면도 후에 바를 게 없다고 투덜대는 남편에게 만들어줬더니 엄청 좋아하네요.

🔴	난이도	★
⏱️	예상시간	5분
🍲	가열과정	X
🧊	냉장보관	O
🕐	사용기간	3개월

🧴 재료 (100ml)

워터류 알로에베라워터 45g,
위치헤이즐워터 40g, 무수에탄올 7g
첨가물 글리세린 3g, 마린콜라겐 2g,
천연한방방부제 2g

💡 재료 포인트

위치헤이즐워터는 모공 수축작용이 뛰어나고
피지 분비를 억제하므로 지성피부에 적합합니다.
지혈작용이 있어 면도 후 사용하는
남성용 화장수에 사용하면 효과적입니다.

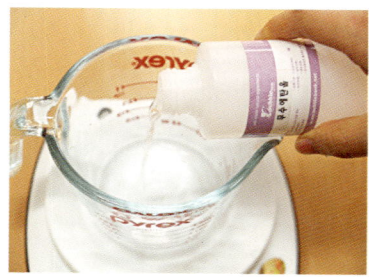

01 깨끗한 용기에 무수에탄올을 계량하세요.

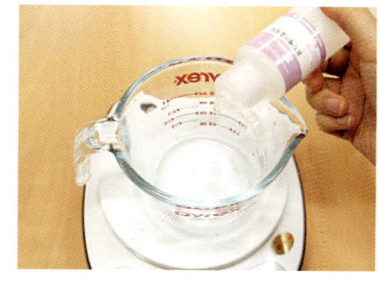

02 알로에베라워터와 위치헤이즐워터를 넣으세요.

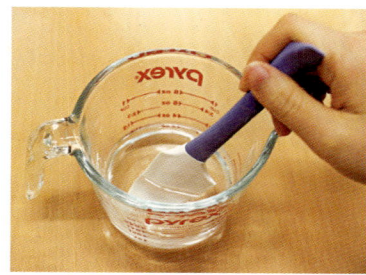

03 무수에탄올과 워터들이 잘 섞이도록 가볍게 저어주세요.

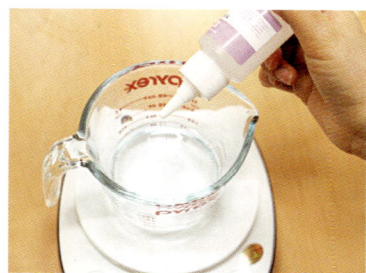

04 글리세린과 마린콜라겐, 천연한방방부제를 넣고 다시 섞어주세요

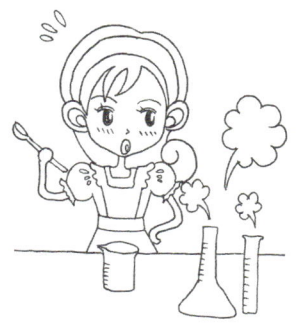

BUBBLE BANK'S BONUS TIP

만들어둔 팅크처가 있다면 무수에탄올 대신 팅크처로 대체해보세요. 천연재료의 효능까지 더해져 더욱 좋아요. 팅크처를 사용할 때 워터류는 알로에베타워터 40g, 위치헤이즐워터 40g, 팅크처 15g 정도가 적당하답니다.

SULFUR LOTION

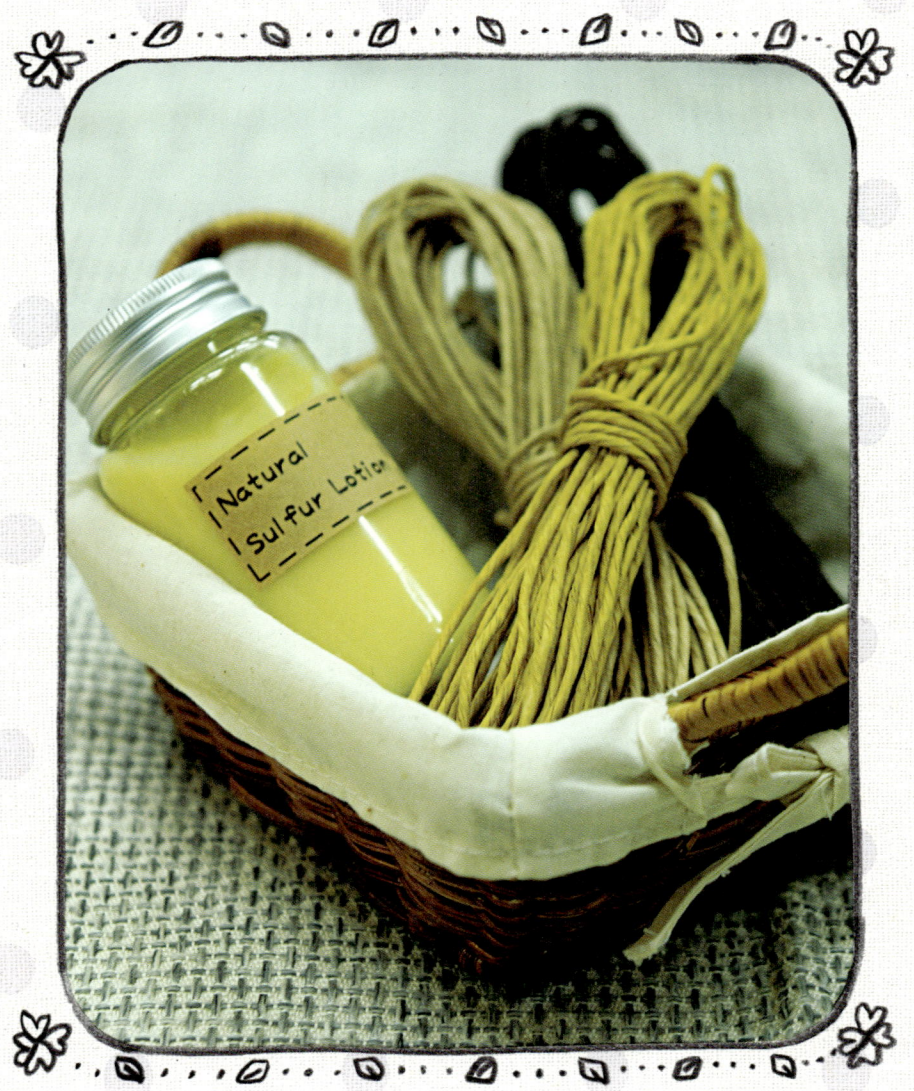

유황 로션

피부 탄력에 좋고 피부 트러블을 완화하는 유황워터를 이용한 로션입니다.
유황은 약성이 매우 강하기 때문에 반드시 법제가 잘된 것을 사용하세요.

난이도 .... ★★★

예상시간 15분

가열과정 .... O

냉장보관 .... O

사용기간 3개월

재료 (100ml)

워터류 유황워터 80g

오일류 달맞이꽃종자오일 5g, 녹차씨오일 5g, 헤이즐넛오일 4g

유화제 몬타 왁스 4g, 이멀시파잉 왁스 2g

첨가물 글리세린 3g, 천연한방방부제 2g

에센셜오일 제라늄 2방울, 티트리 2방울

재료 포인트

우리 몸의 생체원소 중에서도 유황은 8번째로 많은 비율을 차지하고 있습니다. 특히 뼈, 피부, 머리카락에 많이 분포되어 있어 유황이 결핍되면 대머리, 손톱과 발톱의 각질화, 피부의 노화 등이 일어나게 됩니다. 예부터 유황은 질병 치유에 널리 이용되었으나 약성이 매우 강하니 법제가 잘된 것을 사용하세요. 중금속과 화공약품 및 각종 농약 등의 공해물질에 대해 뛰어난 해독(解毒)작용도 가지고 있는 유황의 효능에 대해서는 옛 문헌자료에서도 찾아볼 수 있어요.

동의보감 유황은 열이 많고, 독성이 강하나 몸 안의 냉기를 몰아내어 양기의 부족을 돕고 사기를 다스리며 단독을 풀어준다.

황제내경 유황이 몸에 작용하게 되면 뼈가 튼튼해지고 골수가 충만해진다.

신약본초 유황은 양기를 돕고 몸을 따뜻하게 하며 근육과 뼈를 튼튼하게 한다.

신농본초경 유황은 뼈를 강하게 하고 근육을 튼튼하게 하며 탈모를 방지한다.

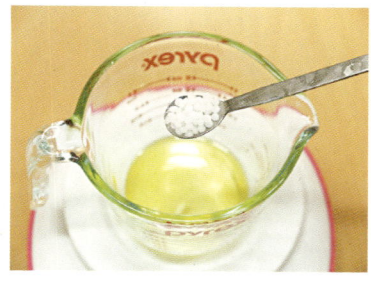

01 깨끗한 용기에 유황워터를 계량하고, 다른 용기에는 오일류와 유화제를 계량하세요.

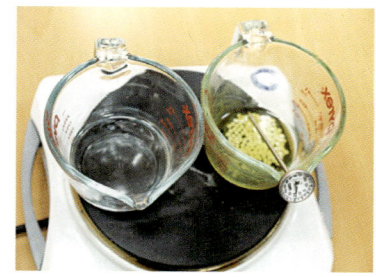

02 두 용기를 핫플레이트에 올려서 60~70도 정도로 가열하세요.

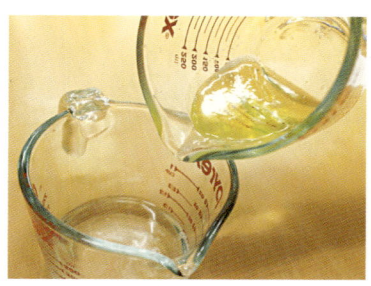

03 유화제가 모두 녹고, 두 계열의 온도가 60~70도 사이일 때 워터류에 오일류를 부어주세요.

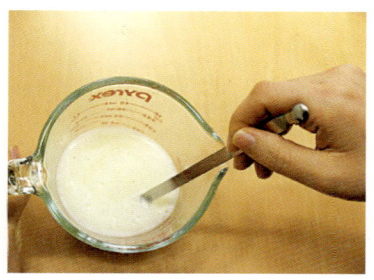

04 스푼과 미니블렌더를 이용해서 골고루 섞어서 유화시켜주세요. 마지막은 반드시 스푼으로 저어주세요. 그러면 사용감이 더 좋아진답니다.

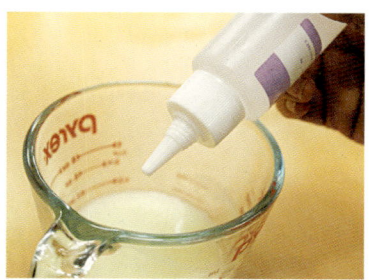

05 에센스 정도의 점도가 되면 첨가물을 넣고 가볍게 저어주고, 온도가 40도 정도로 떨어지면 에센셜오일을 넣고 또 한 번 가볍게 저어주세요.

BUBBLE BANK'S BONUS TIP

유황워터는 원액을 그대로 사용하면 피부에 큰 자극을 줄 수 있으니 반드시 정제수에 희석해서 사용하고, 희석 비율은 구입처에서 확인하세요.

BODY LOTION FOR NURSING MOTHERS

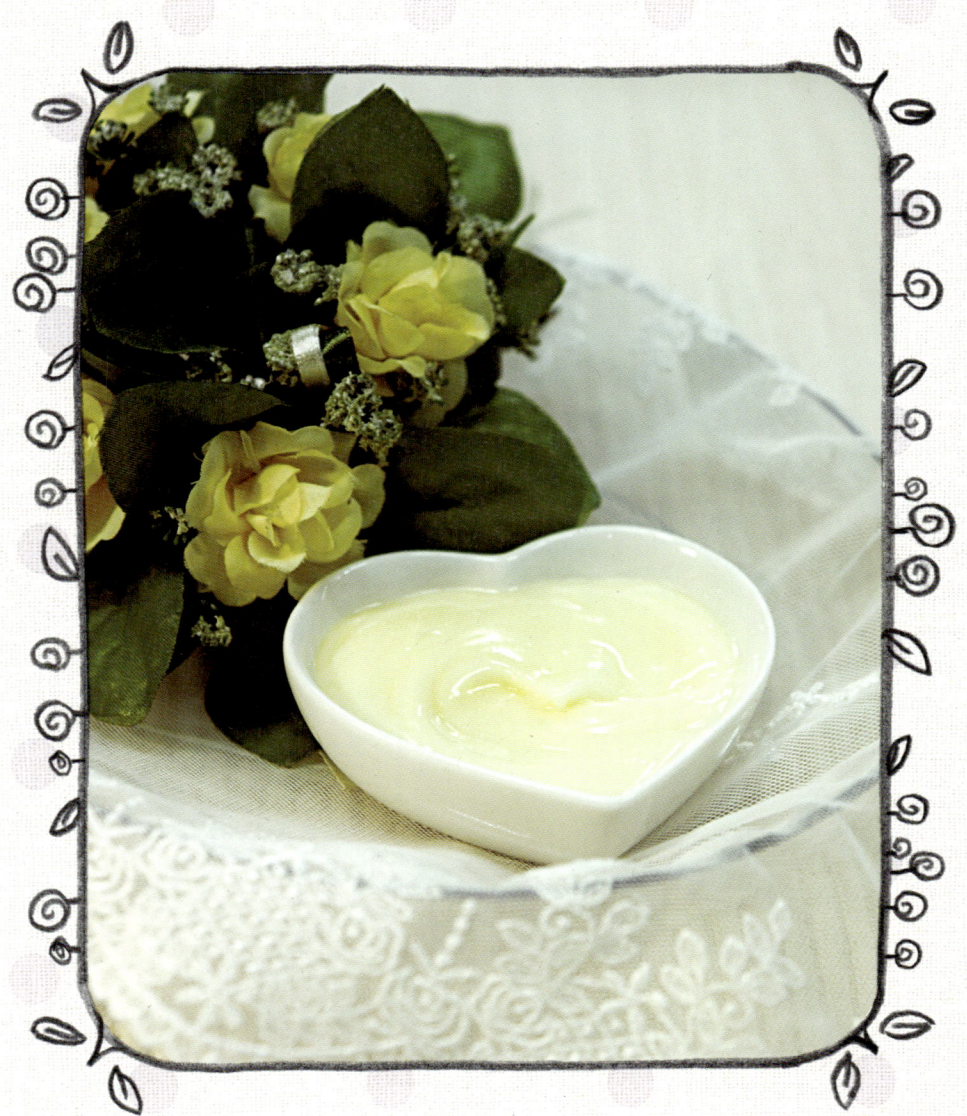

임산부용 바디로션

출산을 앞둔 친구를 위해 만들어줬던 보습력이 좋고
튼살 예방도 되는 임산부용 바디로션입니다.
피부 재생효과가 좋은 로션이라서 성장기 청소년이 사용해도 좋아요.

난이도 .... ★★★

예상시간 15분

가열과정 .... O

냉장보관 .... O

사용기간 3개월

재료 (200ml)

워터류 네롤리워터 150g

오일류 호호바오일(골드) 10g, 에뮤오일 7g,
시어버터 6g, 마카다미아넛오일 6g

유화제 올리브 유화왁스 6g, 세틸알코올 2g

첨가물 히아루론산 4g, 식물성 스쿠알렌 2g,
천연한방방부제 4g

재료 포인트

에뮤오일은 수천 년 전부터 호주의 원주민들이
햇볕에 의한 화상에서부터 타박상까지 폭넓게
사용해온 것으로 항염증작용, 보습효과, 탁월한
침투력, 상처 치유작용이 뛰어난 오일입니다.
특히 여드름 흉터나 아토피성 피부염, 건선이나
튼살에 치료효과가 좋답니다.

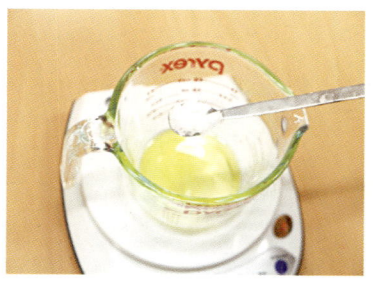

01 깨끗한 용기에 네롤리워터를 계
량하고, 다른 용기에는 오일류와 유화
제를 계량하세요.

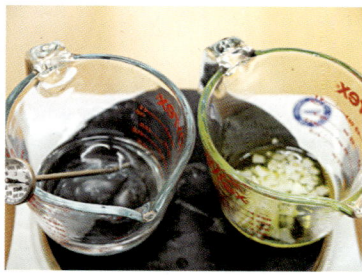

02 두 용기를 핫플레이트에 올려서
60~70도 정도로 가열하세요.

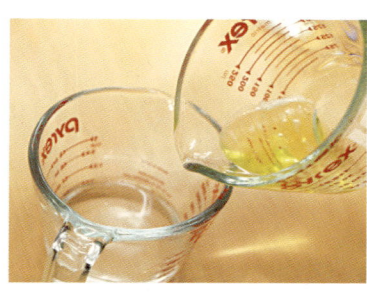

03 유화제가 모두 녹고, 두 계열의
온도가 60~70도 사이일 때 워터류
에 오일류를 부어주세요.

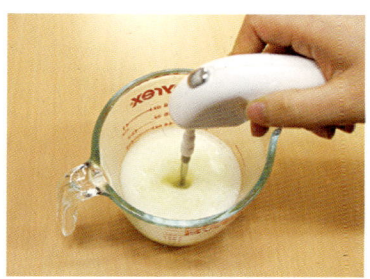

04 스푼과 미니블렌더를 이용해서
골고루 섞어서 유화시켜주세요. 유화
가 되면서 점도가 점점 높아진답니다.

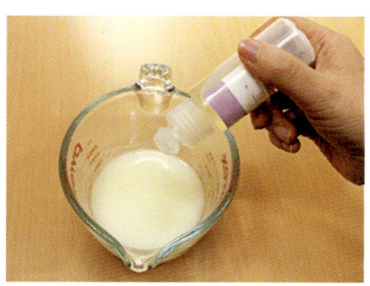

05 에센스 정도의 점도가 되면 첨가
물을 넣고 가볍게 저어주세요.

임산부용 화장품이라
에센셜오일은 넣지 않았어요.

PLUS RECIPE **임산부용 마사지오일(약 100ml)**

임신 후 피부가 팽창해 생기는 임신선과 튼살은 대부분 임신 6~7개월경에 생깁니다. 튼
살이 생기기 전에 임신 5개월경부터는 가슴, 배, 허벅지, 엉덩이 및 종아리 부위를 부드
럽게 마사지해주세요. 남편이 해주시면 더 좋아요.
스윗아몬드오일 40g, 호호바오일(골드) 30g, 보리지오일 25g, 비타민 E 3g를 한데 담
고 고루 섞어주세요.

PLACENTA CREAM

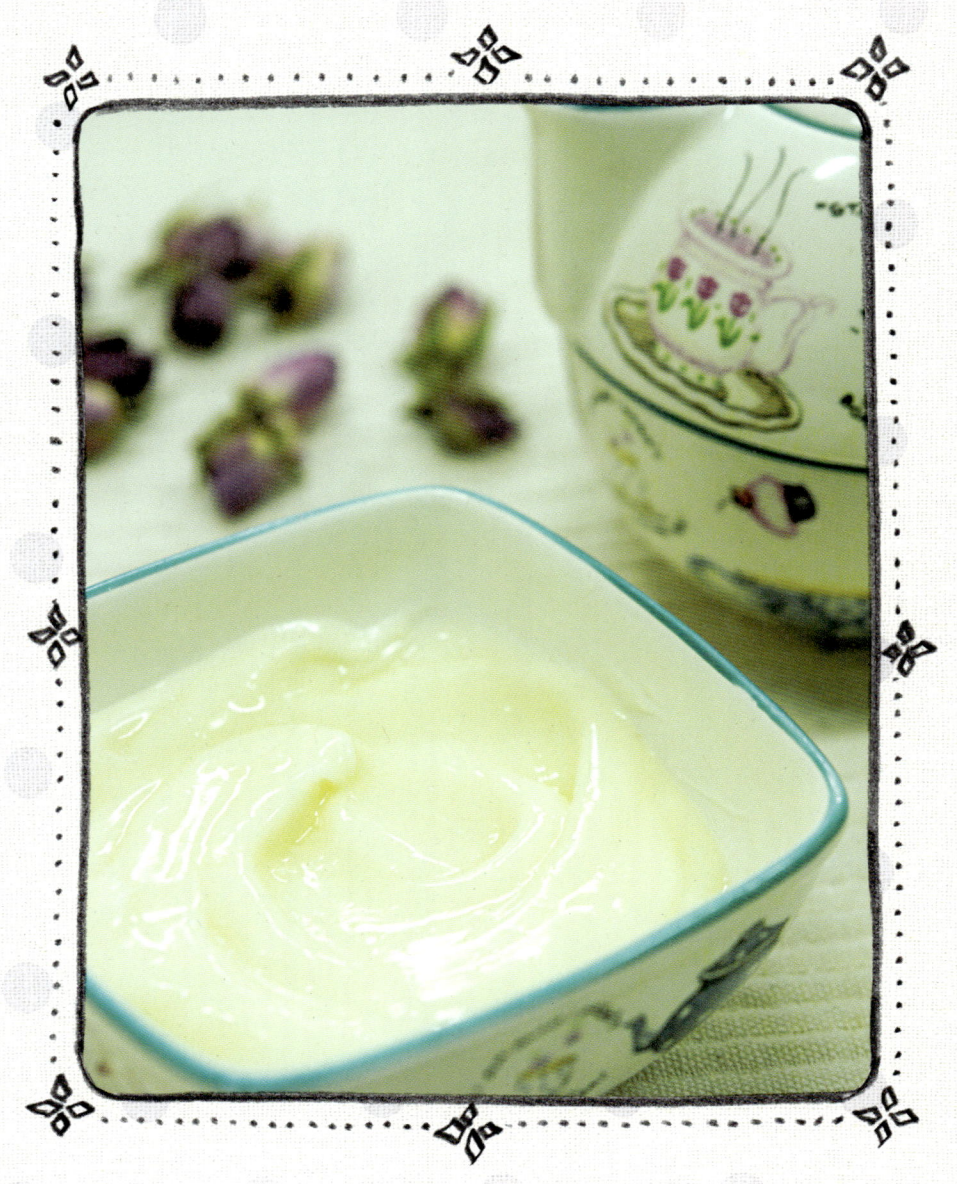

태반 크림

친정엄마랑 주위 친척들께 선물해드리기 위해 며칠 동안 고민하다가 만든 태반 크림입니다.
돼지나 양의 태반보다 안전한 식물성 플라센타(식물성 태반)를 사용한 이 크림은
얼굴이나 목에 바르면 촉촉하면서도 금세 흡수되는 부드러운 질감이 정말 좋아요.

난이도 ················· ★★★

- 🍼 예상시간 ················· 15분
- 🏠 가열과정 ················· O
- 📱 냉장보관 ················· O
- 🕐 사용기간 ················· 3개월

🧴 재료 (100ml)

워터류 멜리사워터 70g

오일류 호호바오일(화이트) 8g, 녹차씨오일 5g, 마카다미아넛오일 4g, 로즈힙오일 2g

유화제 올리브 유화왁스 3g, 이멀시파잉 왁스 3g

첨가물 식물성 플라센타 5g, 히아루론산 3g, 천연한방방부제 2g

에센셜오일 로즈제라늄 3방울, 프랑킨센스 3방울

💡 재료 포인트

식물성 플라센타는 옥수수씨눈에서 얻어낸 식물 추출물로 동물 태반의 기능과 동일한 식물계 성분입니다. 멜라닌 형성을 막아주고 그을린 피부의 색소침착에도 효과가 좋으며 노화된 콜라겐을 젊고 싱싱한 콜라겐으로 대체시켜주는 기능을 해서 잔주름이나 기미 등과 같은 피부 노화현상을 개선시켜줍니다.

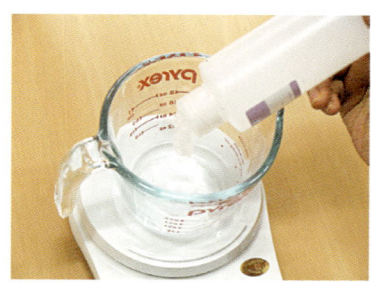

01 깨끗한 용기에 멜리사워터를 계량하고, 다른 용기에는 오일류와 유화제를 계량하세요.

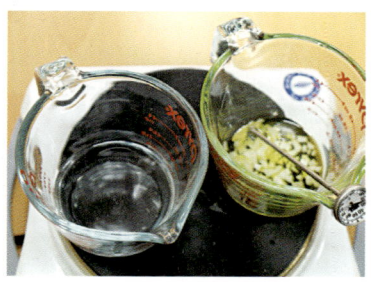

02 두 용기를 핫플레이트에 올려서 60~70도 정도로 가열하세요.

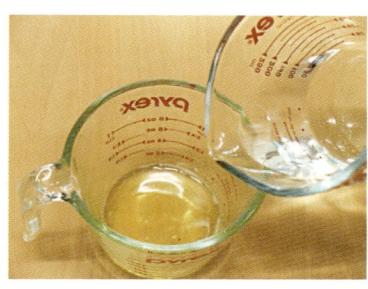

03 두 계열의 온도가 60~70도 사이일 때 오일류에 워터류를 부어주세요.

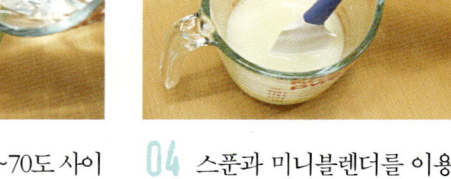

60~70도가 되면 유화제가 완전히 녹아요.

04 스푼과 미니블렌더를 이용해서 골고루 섞어서 유화시켜주세요. 미니블렌더는 잠깐만 사용하세요.

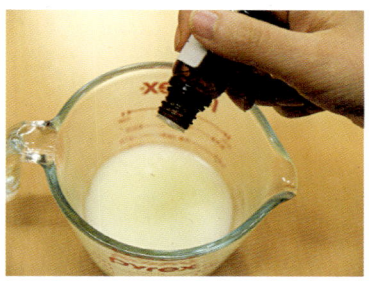

에센셜오일은 휘발을 막기 위해 온도가 45도 이하일 때 첨가하는 것이 좋아요.

05 첨가물과 에센셜오일을 넣고 가볍게 저어주세요.

🌸 BUBBLE BANK'S BONUS TIP

건성피부이신 분은 로즈힙오일 함량을 조금 더 높이고 녹차씨오일의 함량을 낮춰서 만드세요. 지성피부라면 로즈힙오일을 많이 사용하는 것은 좋지 못합니다. 로즈힙오일은 비타민 C가 다량 함유되어 있어 미백이나 노화피부에 효과가 좋지만, 지성피부에 로즈힙오일을 너무 많이 사용하면 모공을 막아 피부 트러블이 생길 수 있거든요.

ALOE MOISTURE CREAM

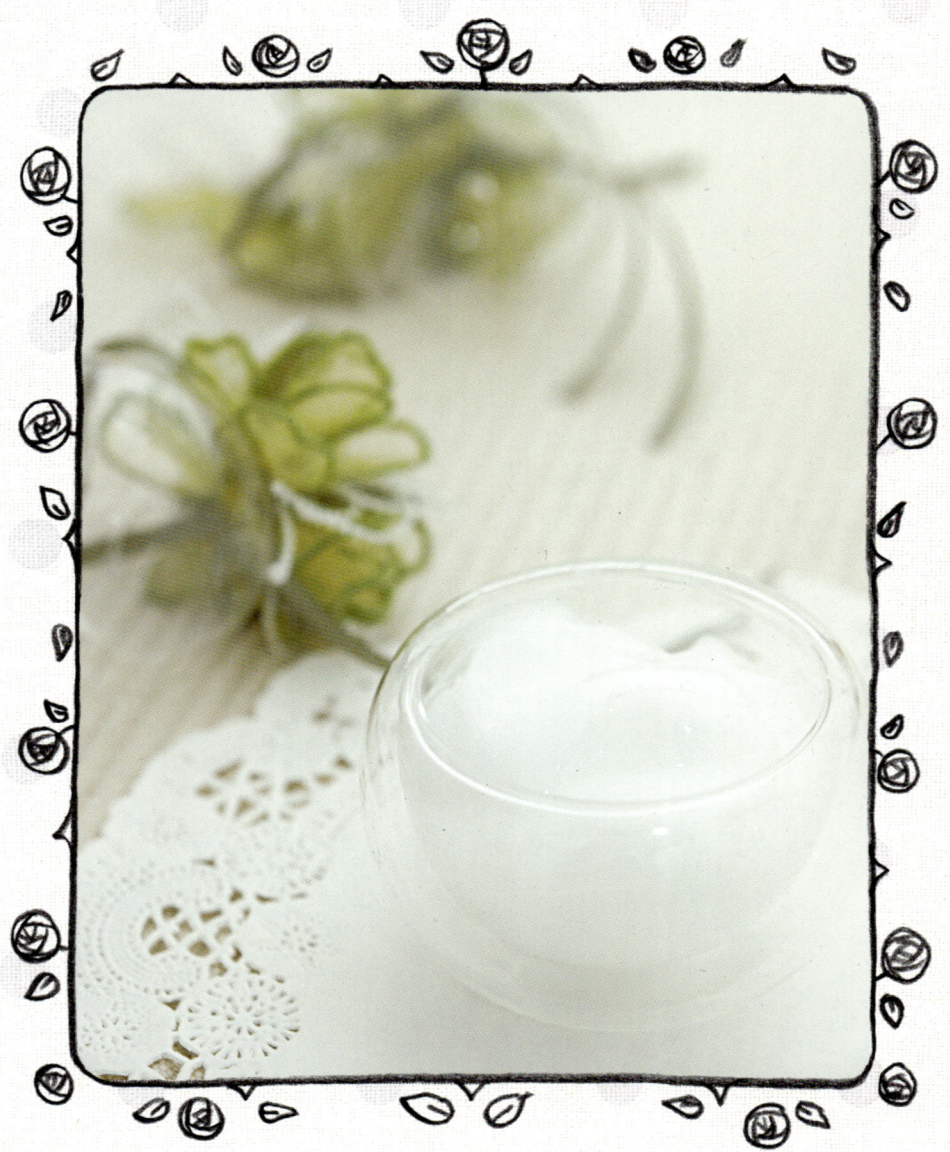

알로에 수분크림

피부가 건조할 때 부담 없이 바를 수 있는 크림이 있으면 좋겠다는 생각, 많이들 하시죠?
이럴 때 5분이면 만들 수 있는 초간단 알로에 수분크림을 만들어보세요.
만들고 보면 떠먹는 요구르트 같아요. 먹지 말고 피부에 양보하라는 광고가 생각나네요.

🧴 재료 (100ml)

워터류 알로에베라겔 85g, 올리브 리퀴드 6g
오일류 호호바오일(화이트) 2g, 로즈힙오일 2g
첨가물 글리세린 3g, 판테놀 1g,
세라마이드(수용성) 1g,
로즈마리 추출물(ROE) 5방울
에센셜오일 제라늄 2방울, 네롤리 2방울

💡 재료 포인트

알로에베라겔은 워터가 아닌 젤리 상태이며
알로에모이스트라고도 합니다. 이 상태를
유지하기 위해 대부분의 알로에베라겔에는
소량의 점증제가 포함되어 있습니다.
점증제가 포함되지 않은 알로에베라겔로
수분크림을 만든다면 별도의 점증제
(카보폴프리젤, 쟁탄검 등)를 첨가해야 합니다.
올리브 리퀴드는 오일과 알로에베라겔이
잘 섞이게 하는 역할을 한답니다.

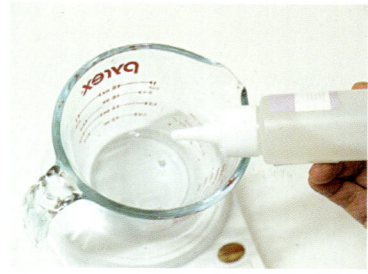

01 깨끗한 용기에 오일류와 에센셜
오일을 계량해주세요.

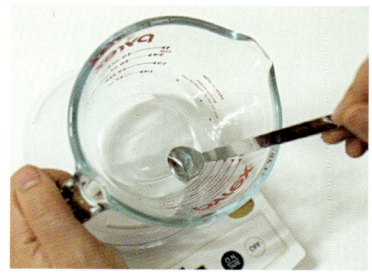

02 올리브 리퀴드를 넣고 스푼으로
가볍게 저어주세요.

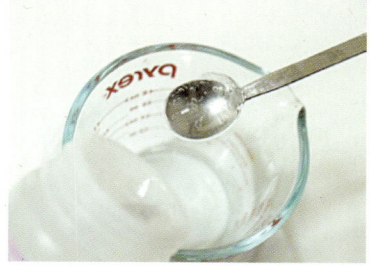

03 알로에베라겔을 넣고 가볍게 섞
어주세요. 섞으면 금방 뽀얗게 될 거
예요.

> 크림보다 묽은 에센스
> 타입을 원하면 플로럴워터를
> 1~5g 첨가하세요.

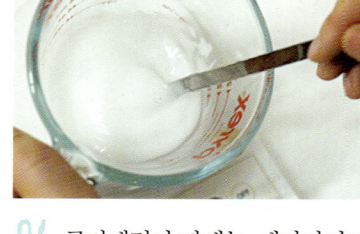

04 글리세린과 판테놀, 세라마이드
를 넣고 가볍게 섞어준 뒤에 로즈마
리 추출물을 넣고 다시 가볍게 섞어
주세요.

BUBBLE BANK'S BONUS TIP

알로에베라겔은 포함된 점증제의 양에 따라 점도가 조금씩 달라요.
완성된 수분크림의 점도가 높으면 정제수를 조금 더 첨가하고,
점도가 낮으면 알로에베라겔을 더 넣어주세요.

POMEGRANATE LOTION

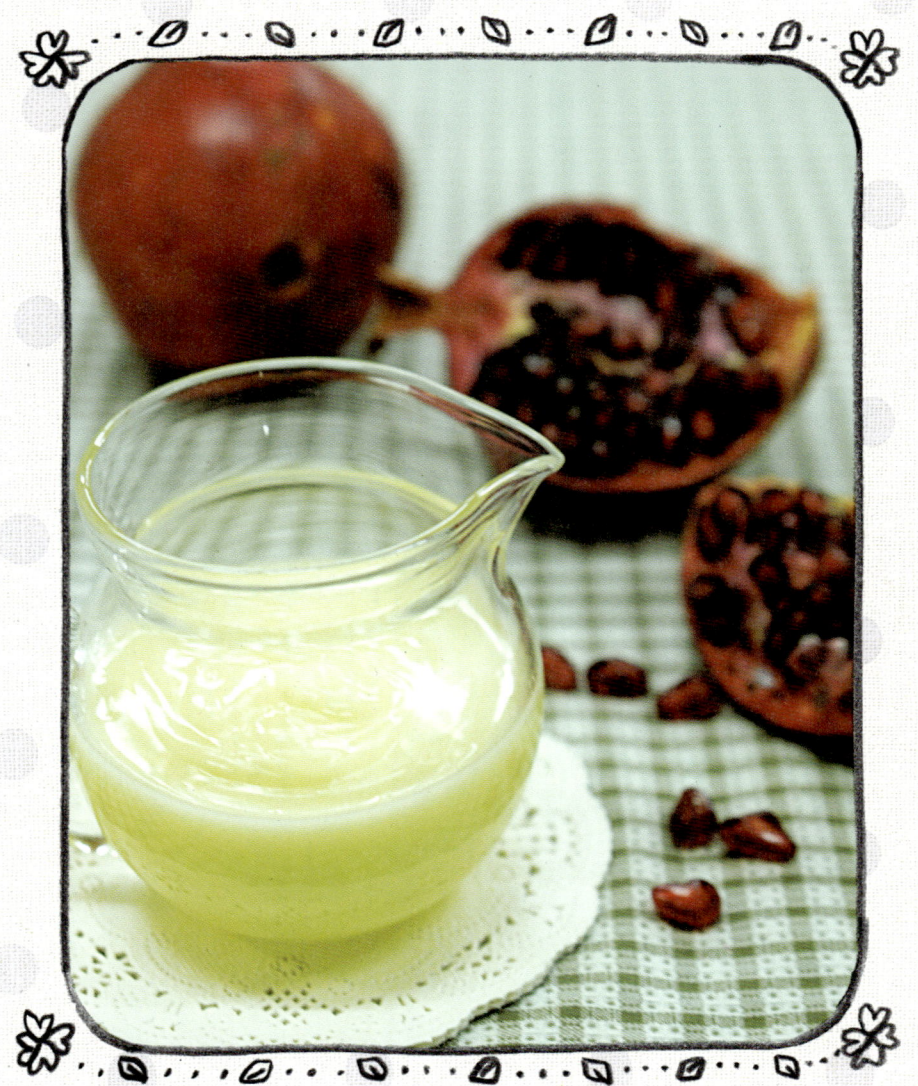

석류 로션

빨간 꽃이 피면서 빨간 열매가 익고, 그 안엔 빨간 알갱이가 가득한….

온통 빨간색인 석류는 여성들에게 특히 좋은 과일이랍니다.

양귀비도 젊음을 유지하기 위해 석류를 즐겨 먹었다고 하네요.

몸에 좋다면 당연히 피부에도 좋겠죠?

난이도 .... ★★★

⏱ 예상시간 15분

🍲 가열과정 .... O

🧊 냉장보관 .... O

🕐 사용기간 3개월

🧴 재료 (100ml)

워터류 재스민워터 75g

오일류 로즈힙오일 5g, 호호바오일(골드) 4g, 아보카도오일 3g, 에뮤오일 2g

유화제 올리브 유화왁스 3g

첨가물 석류 추출물 4g, 히아루론산 3g, 천연한방방부제 2g

에센셜오일 로즈 2방울

💡 재료 포인트

석류는 고대 페르시아에서 '생명의 과일', '지혜의 과일'로 불렸고, 동양에서는 다복(多福), 장수(長壽), 다남(多男)의 과일로 귀하게 여겨졌어요. 석류종자 1kg에는 여성호르몬과 거의 비슷한 에스트로겐 계열의 호르몬이 10~18mg이 함유되어 있어 특히 여성들에게 좋아요. 또한 미네랄과 비타민이 풍부해서 피부를 윤기 있고 탄력 있게 가꾸는 데 도움을 준답니다. 하지만 석류는 임신 중이거나 생리 중에는 많이 먹지 않는 것이 좋아요. 임신기간이나 생리 중에 석류를 지속적으로 복용하게 되면 생리기간이 불규칙해질 수 있으며, 황체 형성으로 인한 이상증세가 나타날 수도 있어요. 물론 화장품으로 피부에 바르는 것은 상관없어요.

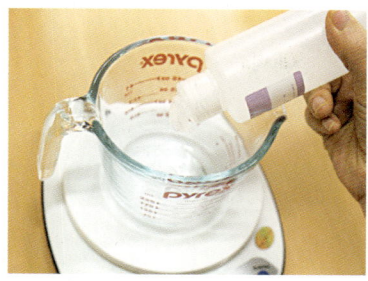

01 깨끗한 용기에 재스민워터를 계량하고, 다른 용기에는 오일류와 유화제를 계량하세요.

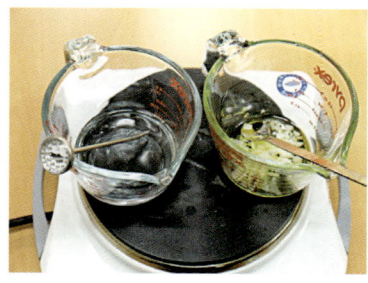

02 두 용기를 핫플레이트에 올려서 60~70도 정도로 가열하세요.

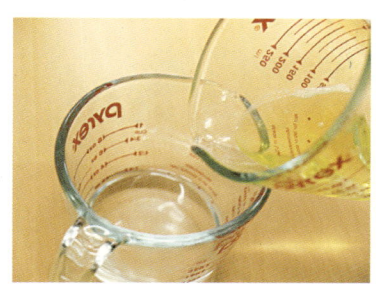

03 유화제가 모두 녹고, 두 계열의 온도가 60~70도 사이일 때 워터류에 오일류를 부어주세요.

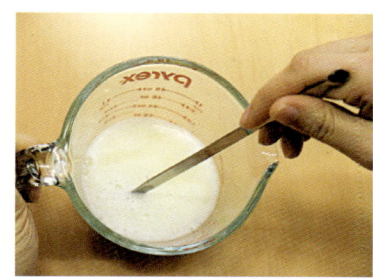

04 스푼과 미니블렌더를 이용해서 골고루 섞어서 유화시켜주세요. 마지막은 반드시 스푼으로 저어주세요. 그러면 사용감이 더 좋아진답니다.

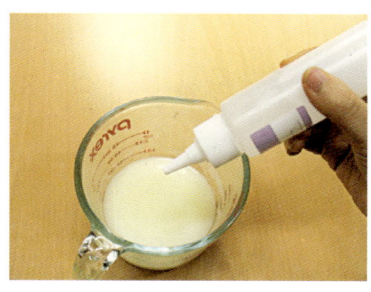

05 에센스 정도의 점도가 되면 석류 추출물 등의 첨가물을 넣고 가볍게 저어주고, 온도가 40도 정도로 떨어지면 에센셜오일을 넣고 다시 가볍게 저어주세요.

PLUS RECIPE **석류스킨**

석류 1개, 청주 1병, 꿀 1스푼(또는 글리세린 5g), 자몽씨 추출물(GSE) 1g을 준비하세요. 석류를 4등분으로 잘라 적당한 유리용기에 담아두세요. 여기에 청주를 용기 가득 부어준 뒤에 뚜껑을 닫아 실온에서 5~7일간 숙성시킵니다. 숙성기간이 지난 후 뚜껑을 열고 커피필터로 즙만 따라주세요. 꿀 또는 글리세린과 자몽씨 추출물을 첨가한 후에 사용하세요.

HEMP SEED CREAM

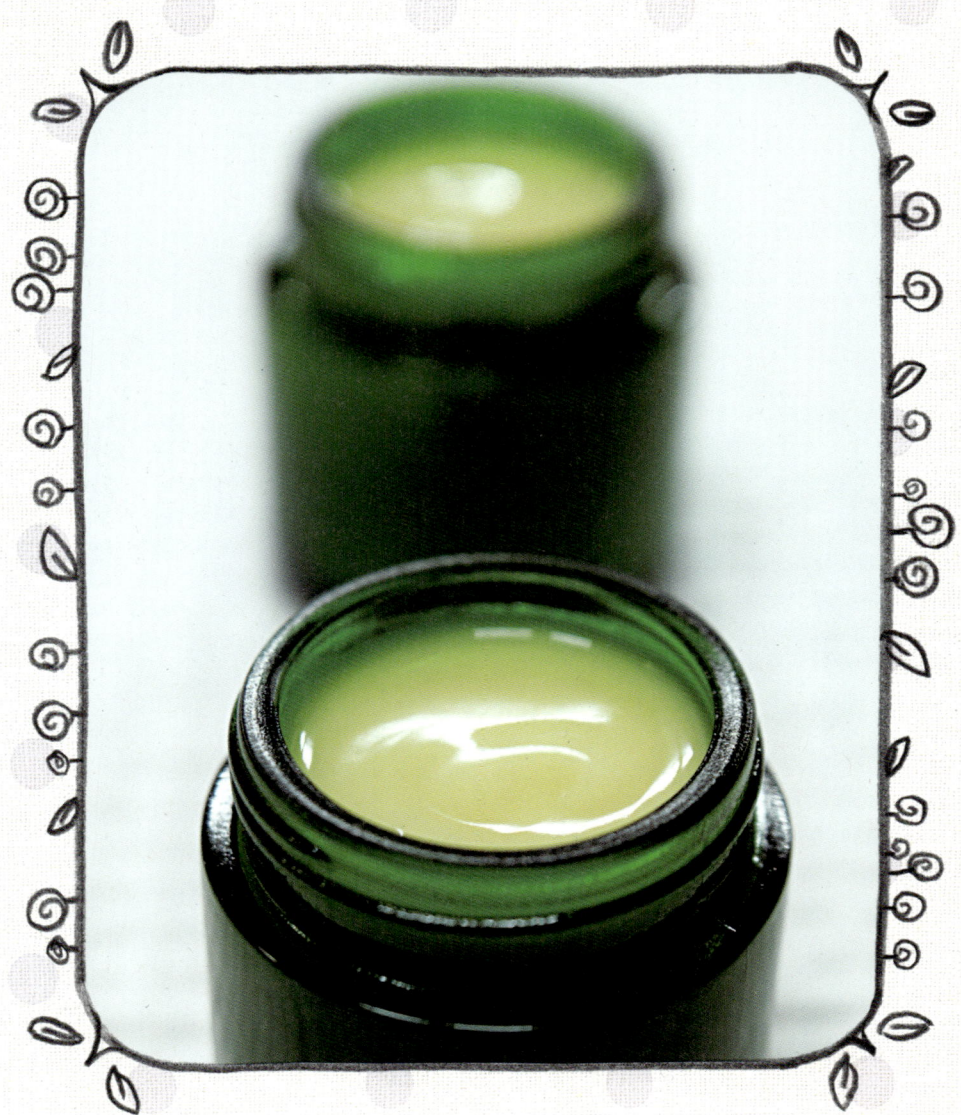

헴프시드 크림

헴프시드 영양크림은 찬바람이 부는 가을이나 겨울철에 사용하면 좋아요.
헴프시드오일에는 필수지방산, 비타민 A, 비타민 D, 비타민 E, 미네랄 등이 풍부하게
들어 있어서 피부노화를 방지하고 거친 피부에 촉촉한 부드러움을 준답니다.

재료 (100ml)

워터류 캐모마일 저먼 워터 60g

오일류 헴프시드오일 10g,
호호바오일(화이트) 18g

유화제 올리브 유화왁스 5g, 세틸알코올 1g

첨가물 히아루론산 3g, 아카시아콜라겐 2g,
판테놀 1g, 천연한방방부제 2g

에센셜오일 팔마로사 2방울, 제라늄 1방울

재료 포인트

헴프시드오일은 대마씨오일이라고도 해요.
대마나무로부터 저온압착법에 의해 얻어지는
오일로 다른 어떤 식물성 오일보다도 많은
필수지방산을 함유하며 생선오일을 제외하고는
유일하게 오메가 3, 오메가 6를 공급하는
오일입니다. 또한 천연항산화제인 비타민 E와
콜레스테롤의 흡수를 막는 스테롤이 함유되어
있어요.

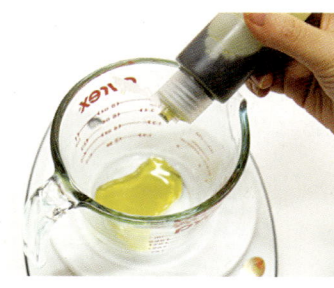

01 깨끗한 용기에 캐모마일 저먼 워터를 계량하고, 다른 용기에는 오일류와 유화제를 계량하세요.

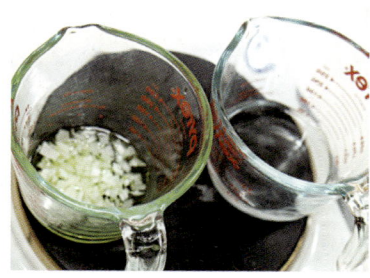

02 두 용기를 핫플레이트에 올려서 60~70도 정도로 가열하세요.

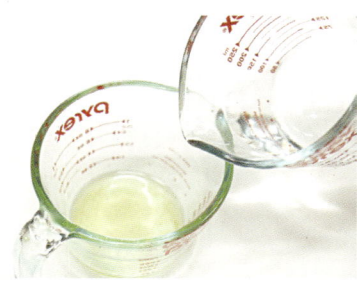

03 두 계열의 온도가 60~70도로 가열되었을 때 오일류에 워터류를 부어주세요.

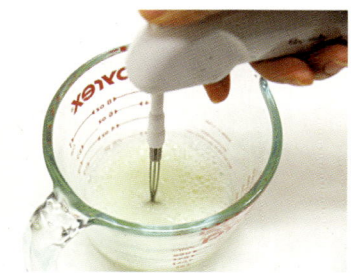

04 스푼과 미니블렌더를 이용해서 골고루 섞어서 유화시켜주세요. 부드러운 사용감을 위해 마지막은 반드시 스푼으로 저어주세요.

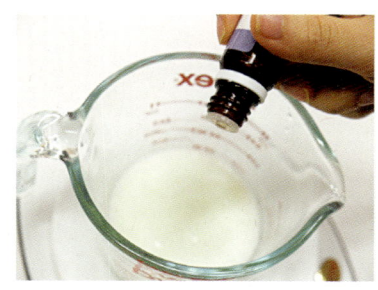

05 첨가물을 넣고 가볍게 저어주고, 온도가 40도 정도로 떨어지면 에센셜오일을 넣고 다시 가볍게 저어주세요.

BUBBLE BANK'S BONUS TIP

다 만들면 크림을 적당한 용기에 옮겨 담고 하루 정도 실온에 두었다가
냉장보관하세요. 실온에 두는 동안 점도가 조금씩 높아져서 크림의 질감이 나올 거예요.
처음부터 너무 높은 점도로 만들면 나중엔 뻑뻑해져서 사용하기 불편하답니다.
만드실 때 주의하세요.

DECOLLET CREAM

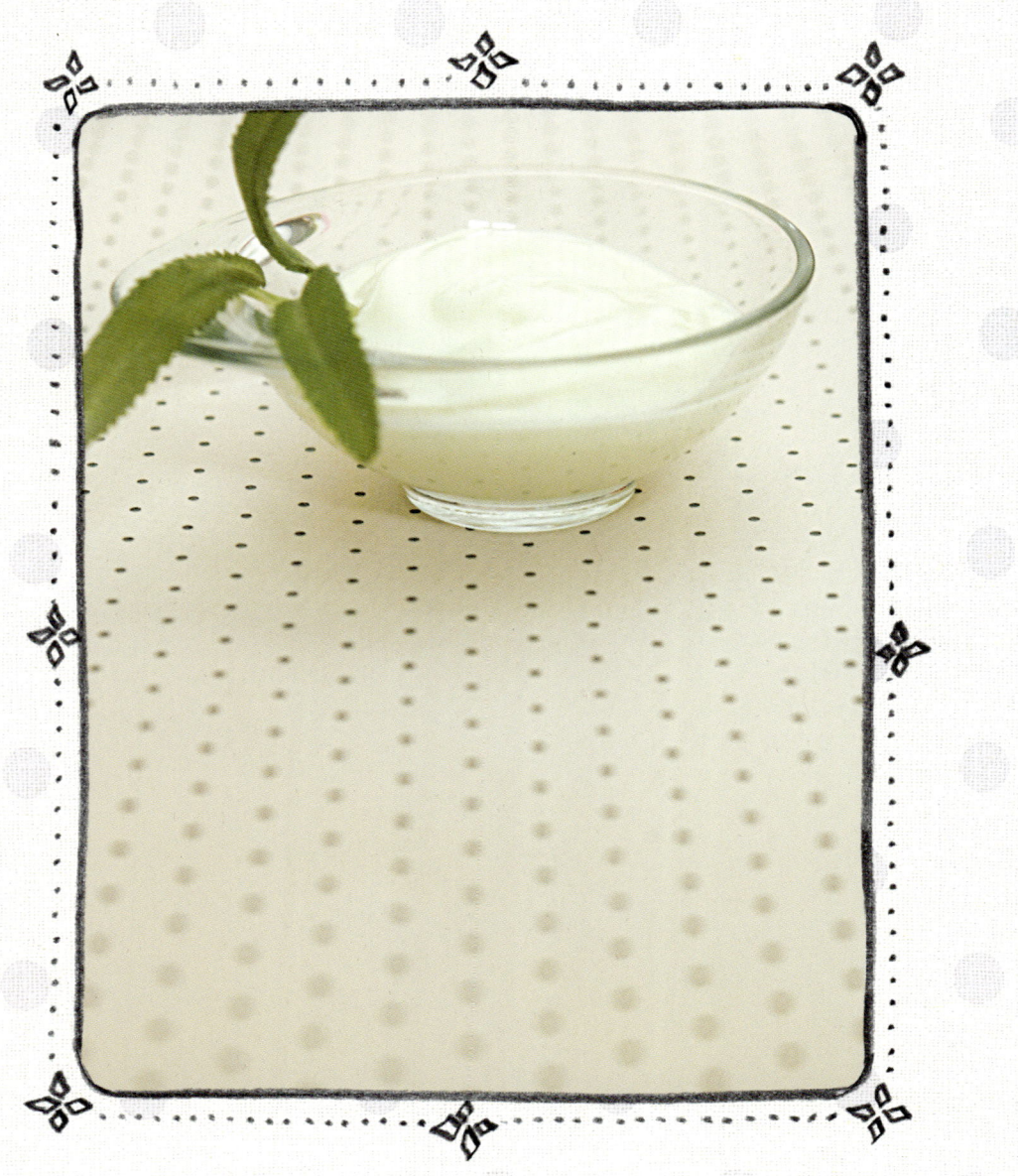

데콜레테 크림

여자의 나이는 목과 손의 피부를 보면 알 수 있다죠? 목은 많이 드러나는 부위임에도
소홀히 하시는 분들이 많으신데 제대로 관리를 해주지 않으면 탄력을 잃고 주름도 생기기 쉬워요.
얼굴뿐 아니라 목주름도 효과적으로 관리해서 딱 10년만 젊어지세요.

🗒	난이도	★★★
⏱	예상시간	15분
🍲	가열과정	O
🗄	냉장보관	O
⏰	사용기간	3개월

🧴 **재료 (100ml)**

워터류 로즈워터 65g
오일류 스윗아몬드오일 12g, 보리지오일 8g,
시어버터 4g
유화제 올리브 유화왁스 5g
첨가물 글리세린 3g, 케라스젠 2g, 비타민 E 1g,
자몽씨 추출물(GSE) 10방울
에센셜오일 라벤더 3방울, 일랑일랑 2방울

💡 **재료 포인트**

스윗아몬드오일은 아몬드의 종자로부터
얻어지며 고대 로마시대에는 상처 치유나
피부에 영양을 주기 위해서 사용되었어요.
다량의 단백질, 비타민 A, 비타민 B2,
비타민 E가 함유되어 피부 가려움증을 억제하고
피로한 피부를 회복시키는 효과가 있어
마사지오일로 많이 이용된답니다.
특히 피부 연화작용과 보습작용이 좋고 피부
흡수력이 뛰어난 오일이에요.

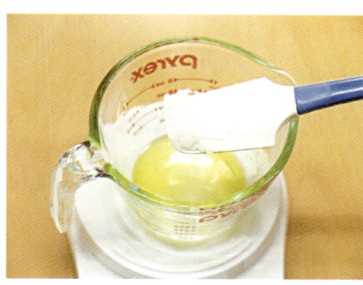

01 깨끗한 용기에 로즈워터를 계량
하고, 다른 용기에는 오일류와 올리브
유화왁스를 계량하세요.

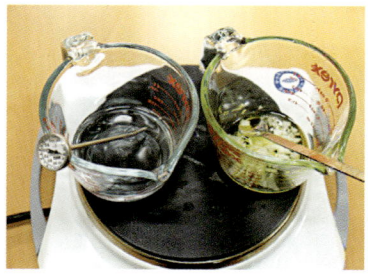

02 두 용기를 핫플레이트에 올려서
60~70도 정도로 가열하세요.

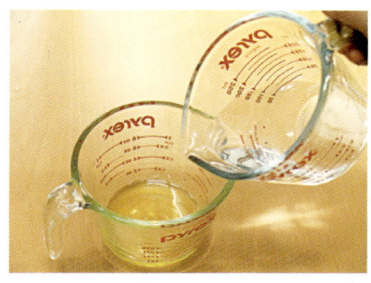

03 올리브유화왁스가 완전히 녹고
두 계열의 온도가 60~70도 사이일
때 오일류에 워터류를 부어주세요.

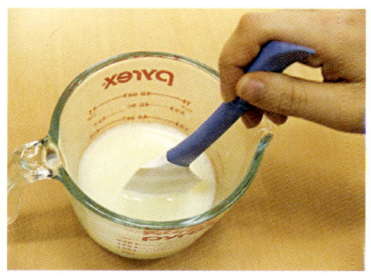

04 스푼과 미니블렌더를 이용해서
골고루 섞어서 유화시켜주세요. 부드
러운 사용감을 위해 마지막은 반드시
스푼으로 저어주세요.

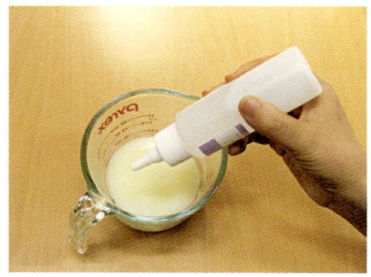

05 준비해둔 첨가물을 넣고 가볍게
저어주세요.

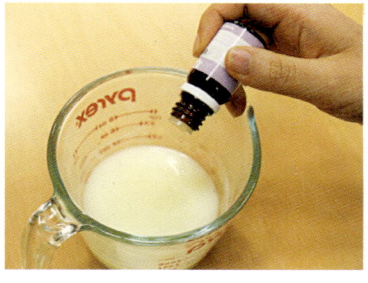

06 온도가 40도 정도로 떨어지면
에센셜오일을 첨가하고 다시 섞어주
세요.

BUBBLE BANK'S BONUS TIP
데콜레테는 신체 중에서 가슴에서 목, 어깨 부위를 가리키는 용어입니다.

GREEN TEA LOTION

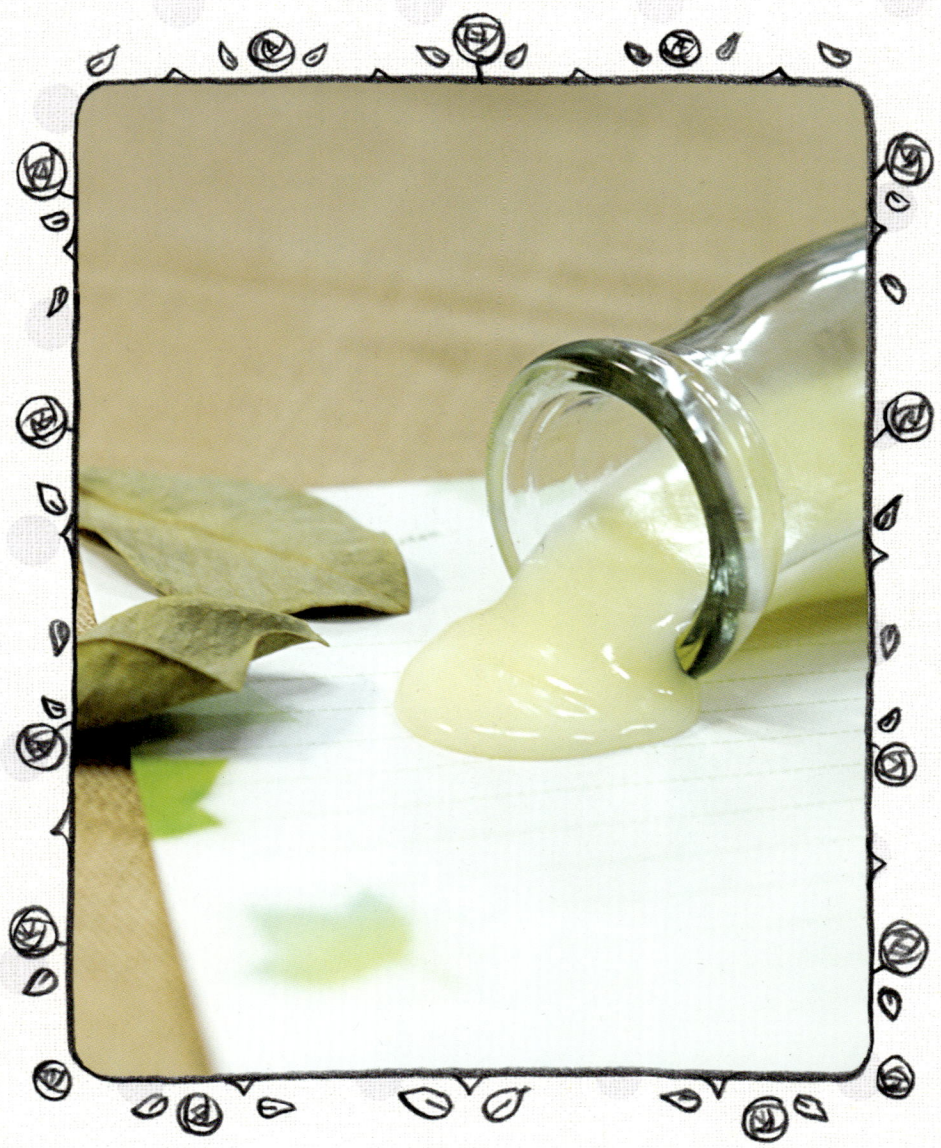

녹차 로션

잎녹차를 우리고 녹차 추출물, 녹차씨오일까지 넣은 녹차 종합세트입니다.
이 녹차 로션은 미백과 피지 조절작용,
탄력효과 등 필요한 기능들을 두루두루 갖춘 기본 로션이에요.

🧴 **난이도** .... ★★★★

⏱ **예상시간** 25분

🏺 **가열과정** .... O

📱 **냉장보관** .... O

🕐 **사용기간** 1개월

🧴 **재료 (100ml)**

워터류 녹차 우린 물 75g

(녹차잎 5g, 70도의 정제수 80g)

오일류 녹차씨오일 8g,

호호바오일(화이트) 4g, 헤이즐넛오일 3g

유화제 몬타 왁스 3g, 올리브 유화왁스 2g

첨가물 히아루론산 3g, 녹차 추출물 3g,

비타민 E 1g, 자몽씨 추출물(GSE) 10방울

에센셜오일 티트리 2방울, 라벤더 1방울

💡 **재료 포인트**

녹차씨오일은 녹차씨에서 추출한 오일로,
녹차씨에는 일반 녹차보다 3배가량 많은
폴리페놀이 함유되어 노화 예방에 효과적이고,
카테킨 성분이 많아서 피지 조절작용 및
살균작용을 합니다. 또한 비타민 A와
비타민 B2를 다량 함유해 여드름을 가라앉히는
데 효과적이고, 다량의 비타민 C는 멜라닌색소가
생성되는 것을 방지하는 화이트닝 효과가 있어요.

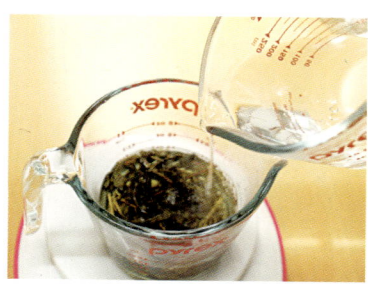

01 녹차잎 5g에 70도 정도의 정제
수를 붓고 5분 정도 우려낸 후에 고운
체에 밭쳐주세요.

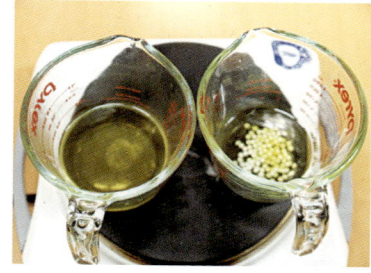

02 빈 용기에 녹차 우린 물을 담고,
다른 용기에는 오일류와 유화제를 계
량해서 두 용기를 60~70도 정도로
가열하세요.

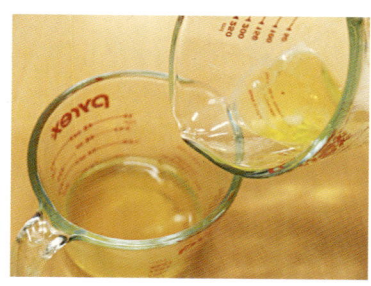

03 두 계열의 온도가 60~70도 사
이일 때 녹차 우린 물에 오일류를 부
어주세요.

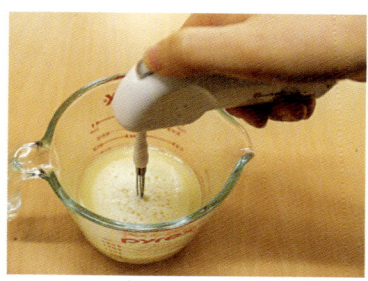

04 스푼과 미니블렌더를 이용해서
골고루 섞어서 유화시켜주세요.

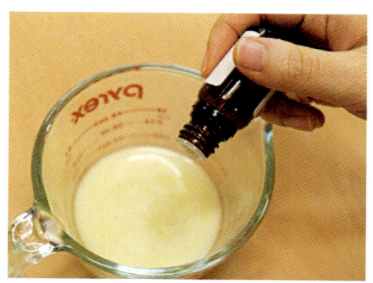

05 준비해둔 첨가물과 에센셜오일
을 첨가하고 가볍게 섞어주세요.

에센셜오일은 온도가
40도 정도일 때 넣으세요.

BUBBLE BANK'S BONUS TIP

허브를 우려낸 워터를 사용할 때는 보존기간이 짧아진답니다.
걸러낼 때 찌꺼기가 생기지 않도록 여러 번 걸러내는 것이 중요해요.
냉장보관하면서 한 달 이내로 모두 사용하세요.

GROMWELL CREAM

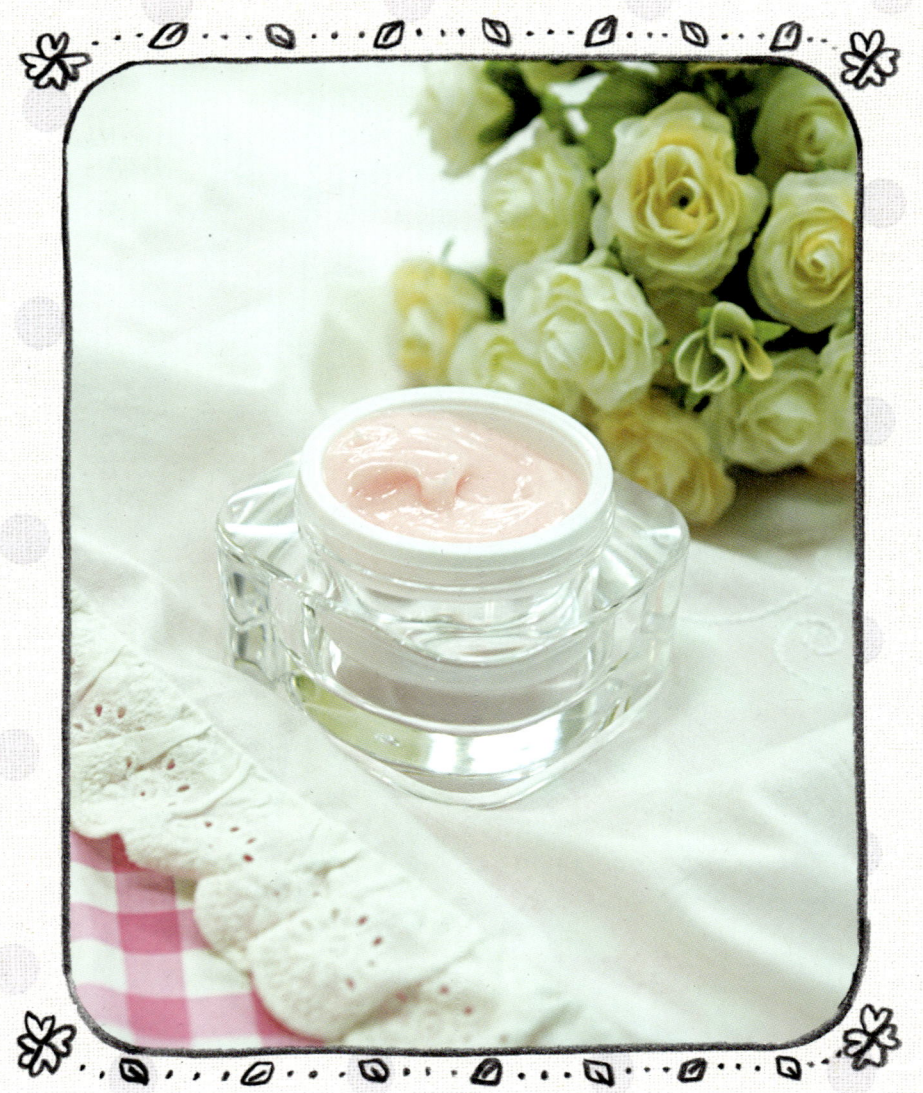

자초 크림

자초를 호호바오일(화이트)에 우려낸 핑크색의 부드러운 크림이에요.
건성이나 노화피부에 좋고, 자초의 항균작용으로
여드름이나 트러블 있는 피부에 사용하셔도 좋아요.

🔲 난이도	⋯⋯⋯⋯⋯	★★★
⏱ 예상시간	⋯⋯⋯⋯⋯	15분
🍲 가열과정	⋯⋯⋯⋯⋯	O
📱 냉장보관	⋯⋯⋯⋯⋯	O
⏰ 사용기간	⋯⋯⋯⋯⋯	3개월

🧴 재료 (100ml)

워터류 재스민워터 40g, 정제수 30g
오일류 호호바오일(자초 인퓨즈드) 8g,
아르간오일 6g, 보리지오일 6g
유화제 올리브 유화왁스 4g, 세틸알코올 1g
첨가물 히아루론산 3g, 비타민 E 1g,
자몽씨 추출물(GSE) 10방울
에센셜오일 로즈우드 3방울, 팔마로사 2방울

💡 재료 포인트

자초는 지치, 지초 등 여러 이름으로 불리는
여러해살이풀로 뿌리가 보랏빛이 나므로
자초라는 이름이 붙었습니다. 열을 내리고
독을 풀며 염증을 없애고 새살을 돋아나게 하는
작용이 뛰어난 약초입니다.

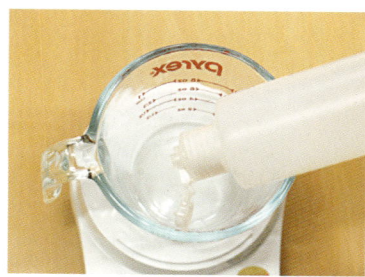

01 깨끗한 용기에 재스민워터와 정제수를 계량하세요.

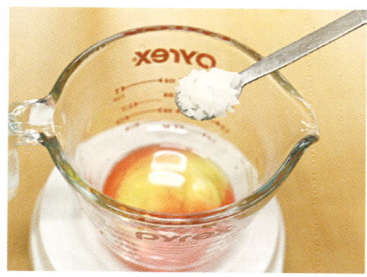

02 다른 용기에는 오일류와 유화제를 계량하세요.

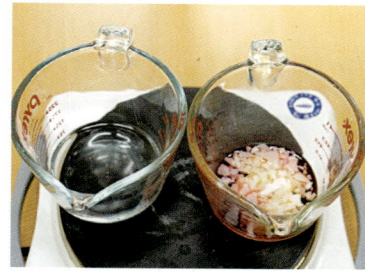

03 두 용기를 핫플레이트에 올려서 60~70도 정도로 가열하세요.

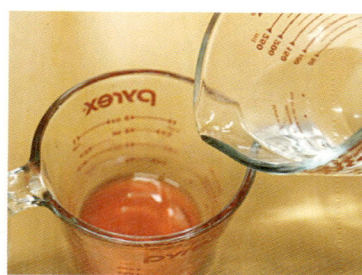

04 유화제가 녹고 두 계열의 온도가 60~70도 사이일 때 오일류에 워터류를 부어주세요.

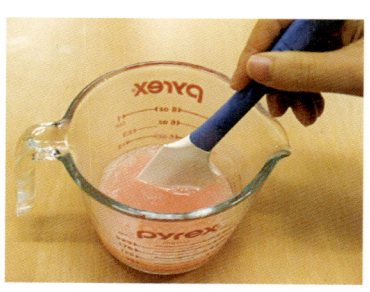

05 스푼과 미니블렌더를 이용해서 골고루 섞어서 유화시켜주세요. 마무리는 스푼으로 저어주세요.

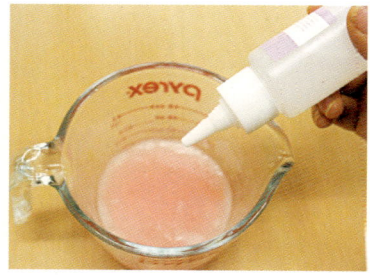

06 첨가물과 에센셜오일을 넣고 가볍게 저어서 완성시키세요.

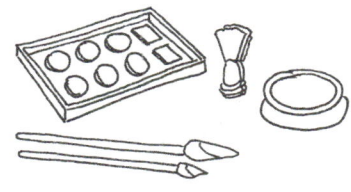

PLUS RECIPE 호호바오일에 자초를 인퓨즈하기

자초를 오일에 인퓨즈할 때 선명한 붉은색을 내려면 호호바오일 골드보다는 호호바오일 화이트가 좋아요. 호호바오일(화이트) 100g에 자초근 5g을 2~3시간 정도 담가두면 빨간색으로 우러난답니다. 특별히 정해진 비율이나 시간은 없으니 우러나는 색상을 보면서 인퓨즈하세요. 자초근 대신 자초가루를 인퓨즈하면 나중에 곱게 걸러지지 않고 자초가루에 의한 오일 흡수량이 많아서 결과물의 양이 적어진답니다. 인퓨즈할 때는 자초근을 사용하고 자초가루는 비누를 만들 때 사용하세요.

HIBISCUS LOTION

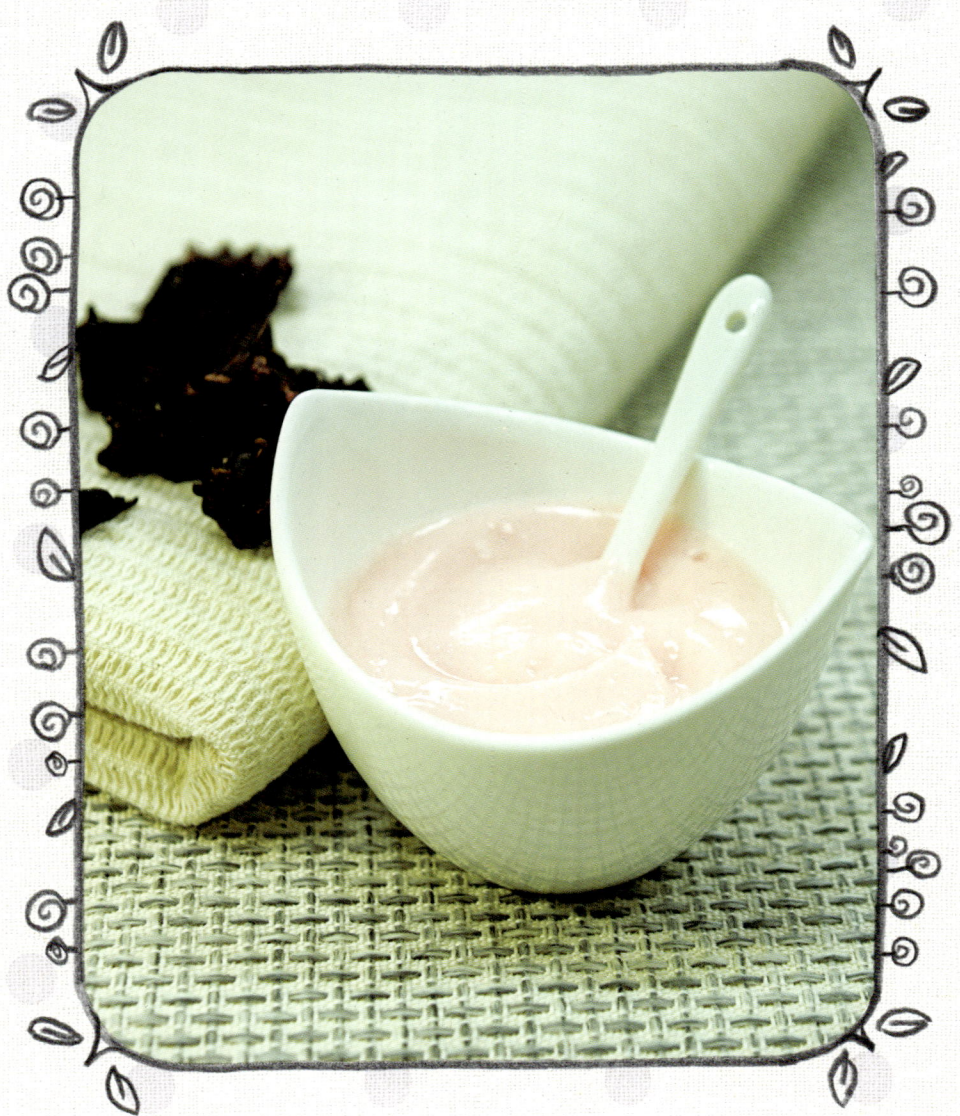

히비스커스 로션

'하와이안 무궁화'라 불리는 히비스커스를 정제수에 우려 만든 로션으로
거친 피부를 개선시키고 피부노화를 방지하는 데 아주 좋아요.

난이도 .... ★★★★

예상시간 25분

가열과정 .... O

냉장보관 .... O

사용기간 1개월

재료 (100ml)

워터류 히비스커스 우린 물 80g
(70~80도의 정제수 적당량,
히비스커스허브3~4개)

오일류 호호바오일(화이트) 5g, 로즈힙오일 5g,
아보카도오일 3g

유화제 올리브 유화왁스 3g

첨가물 히아루론산 3g, 천연한방방부제 2g

에센셜오일 로즈 2방울

재료 포인트

히비스커스허브는 비타민 C와 비타민 A가
대량 함유되어 미백효과가 있고 거친 피부를
매끄럽게 해요. 또한 피부의 노화를 방지하고
세포막 조직을 안정화하는 역할을 합니다.
예부터 염증과 상처를 아물게 하는 수렴제로
이용되어왔으며, 동양에서는 모발이나 눈썹을
염색하는 용도로도 사용되어왔어요.

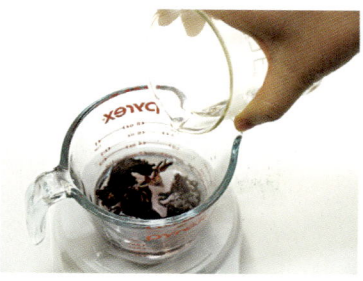

01 온도가 70~80도 정도인 정제수
에 히비스커스허브 3~4개를 넣고 5
분 정도 우린 후에 깨끗하게 걸러내
세요.

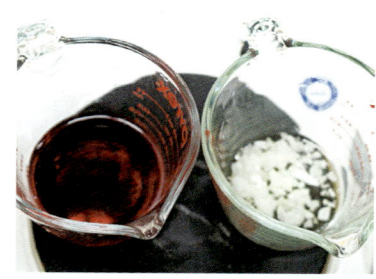

02 빈 용기에 히비스커스 우린 물을
담고, 다른 용기에는 오일류와 유화제
를 계량해서 두 용기를 60~70도 정
도로 가열하세요.

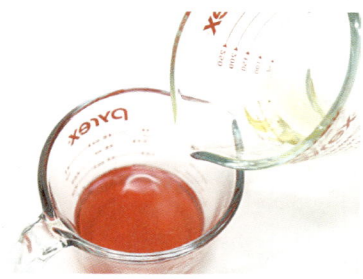

03 유화제가 완전히 녹고 두 계열의
온도가 60~70도 사이일 때 히비스커
스 우린 물에 오일류를 부어주세요.

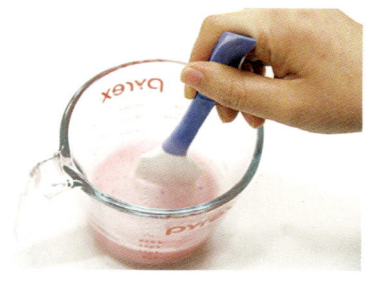

04 스푼과 미니블렌더를 이용해서
골고루 섞어서 유화시켜주세요. 유화
가 되면서 점도가 조금씩 높아질 거
예요.

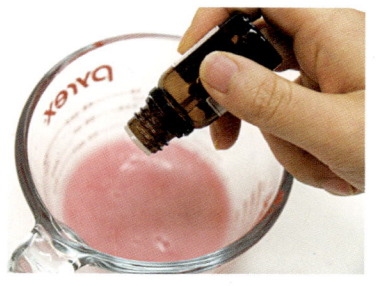

05 점도가 적당해지면 첨가물과 에
센셜오일을 첨가하고 가볍게 섞어주
세요.

> 에센셜오일은 온도가
> 40도 정도일 때 넣으세요.

PLUS RECIPE 히비스커스허브차

히비스커스허브 4~5개에 70~80도의 뜨거운 물 150ml를 부은 다음 2~3분 정도 우려
내면 붉은 색의 새콤한 허브차를 만날 수 있어요. 히비스커스허브차는 항산화물질인 폴
리페놀이 다량 함유되어 있고, 특히 식욕을 억제하고 변비를 없애주어 다이어트에 효
과적이에요. 또한 목의 통증을 가라앉히는 효과가 있어 감기에 걸렸을 때도 좋고, 칼
륨을 많이 함유해서 이뇨작용을 해 부종을 가라앉히거나 숙취 제거에도 도움을 준답
니다. 히비스커스허브차는 카페인이 전혀 없기 때문에 어른이나 어린이가 다 함께 즐
길 수 있어요.

CAVIAR ESSENCE

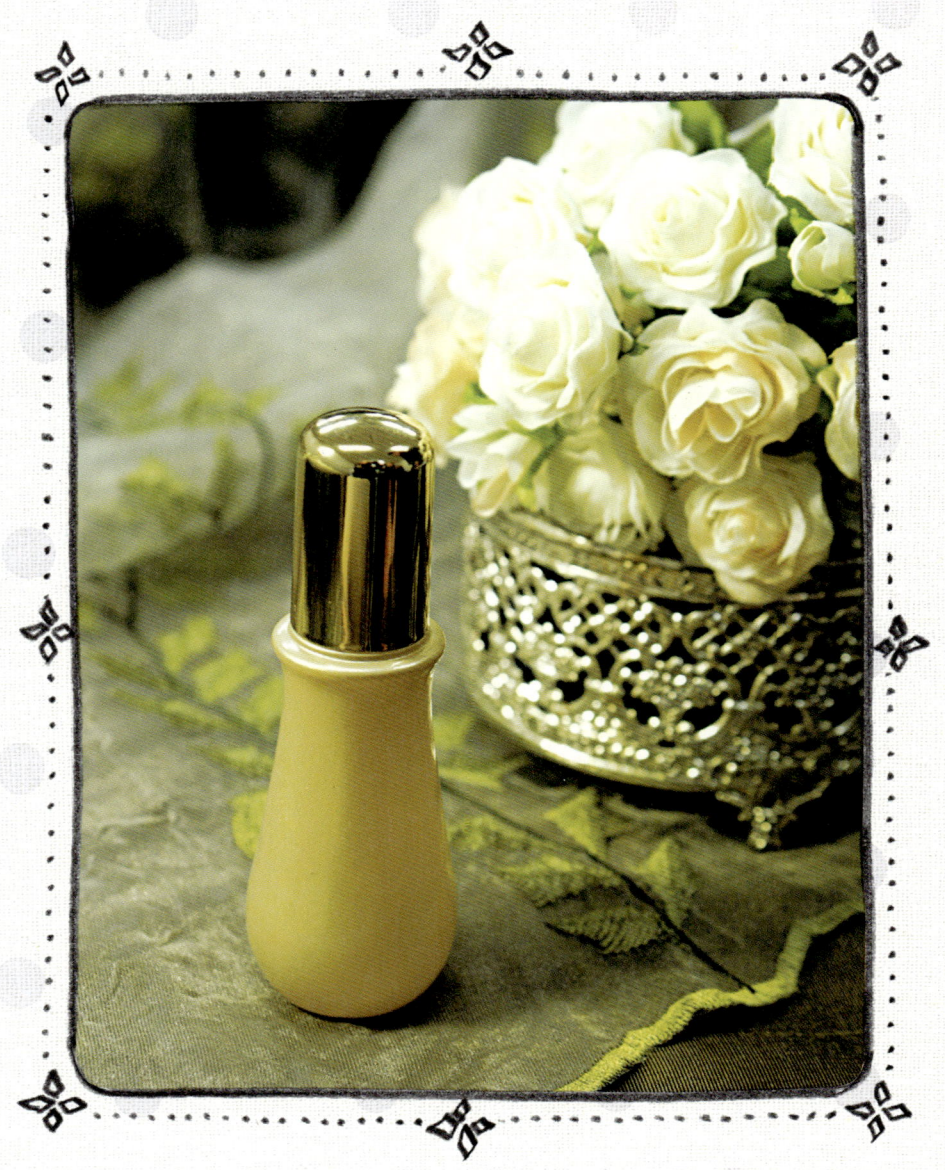

캐비어 에센스

시중에서 판매되는 캐비어 에센스는 가격이 상당히 고가예요.
가격에 놀라 구입을 꺼렸던 캐비어 에센스를 이제 직접 만들어 사용하세요.
나만의 명품 에센스가 될 거예요.

🔲 난이도	....	★★
⏱ 예상시간	....	10분
🍳 가열과정	....	O
🧊 냉장보관	....	O
🕐 사용기간	....	3개월

🧴 재료 (100ml)

워터류 멜리사워터 90g
첨가물 하이셀 1g, 캐비어 추출물 5g,
히아루론산 3g, 천연한방방부제 2g
에센셜오일 네롤리 2방울

💡 재료 포인트

캐비어는 주로 식용으로만 알려져 있었으나
인간의 피부세포의 구조와 비슷하다는 연구
결과에 따라 피부미용에도 사용이 되었어요.
캐비어 추출물 중의 단백질, 비타민 성분이
생체조직에 적합한 수분과 영양을 공급해주어
예민해지기 쉬운 피부를 보호하고 탄력을
지속적으로 우지시켜줍니다. 또한 캐비어는
노화 방지에도 상당한 효과가 있다고
알려져 있어요.

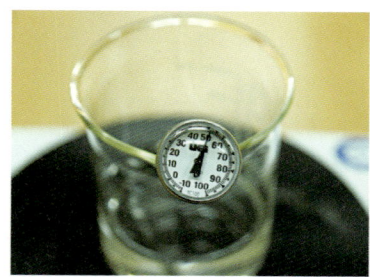

01 멜리사워터를 계량해서 50~60
도로 가열해주세요.

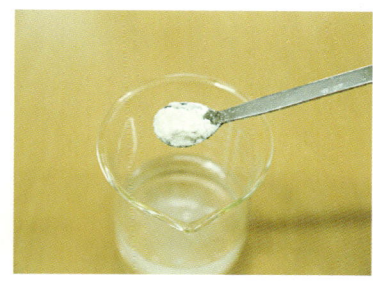

02 하이셀을 넣고 스푼으로 저어주
세요.

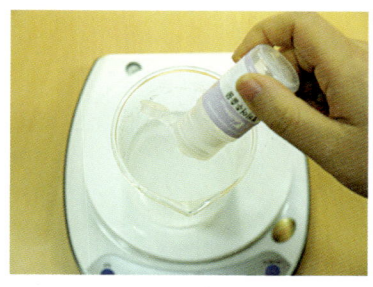

03 하이셀이 완전히 녹아 젤 타입의
점도가 되면 캐비어 추출물, 히아루론
산, 천연한방부제를 넣어주세요.

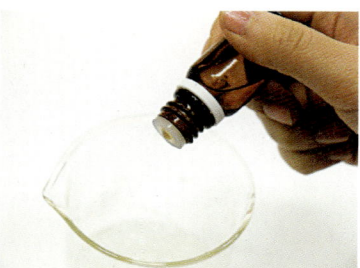

04 온도가 40~45도가 되면 에센셜
오일을 첨가해 스푼으로 섞어주세요.

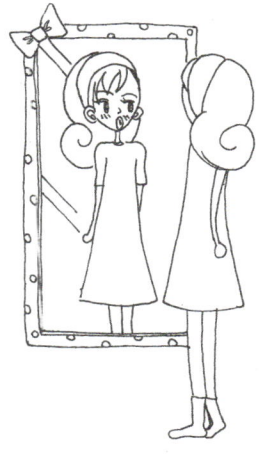

> **PLUS RECIPE 캐비어 앰플(30ml)**
>
> 멜리사워터 20g, 하이셀 0.3g, 캐비어 추출물 3g, 아카시아콜라겐 2g, 히아루론산 3g, 천
> 연한방방부제 2g을 준비합니다. 하이셀을 제외한 모든 재료를 한데 담아 50~60도로 가
> 열 후 하이셀을 넣고 섞어주세요.

AQUA ESSENCE

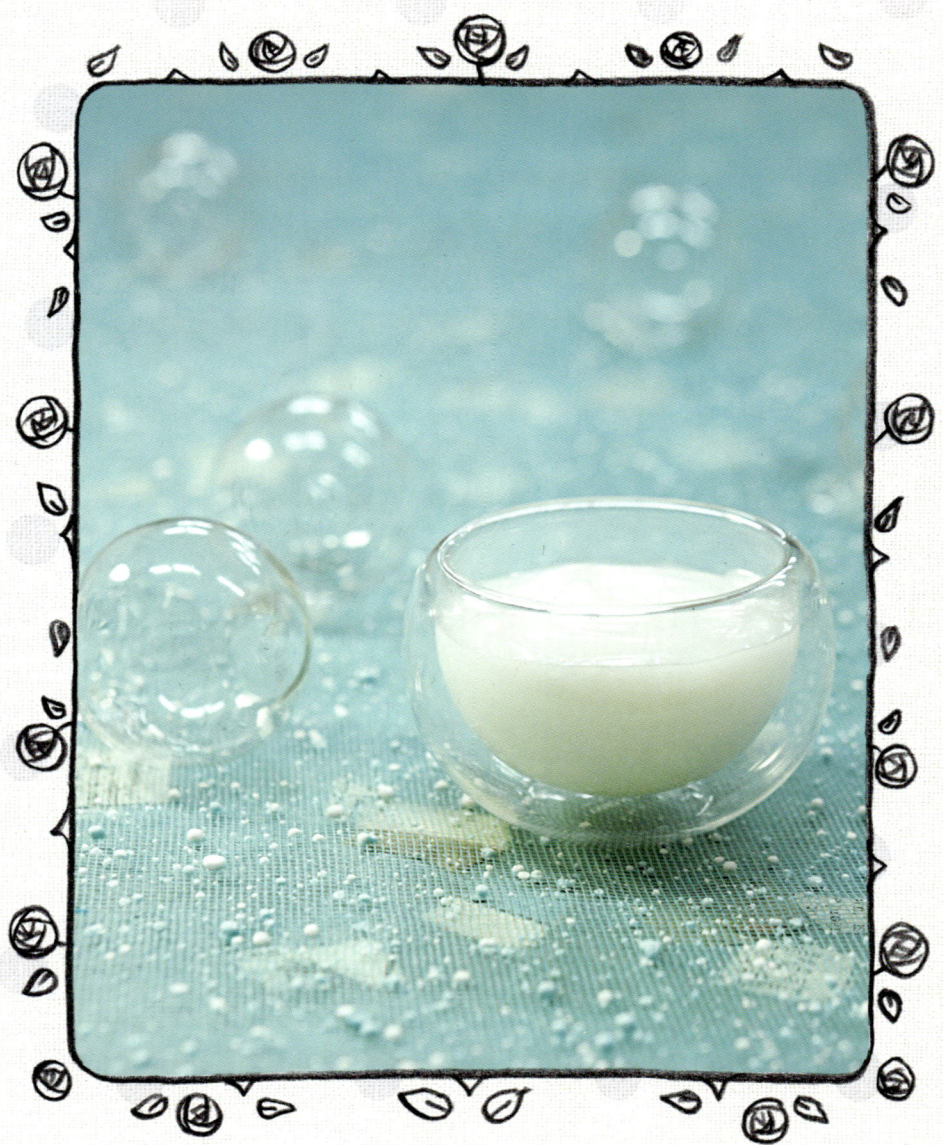

아쿠아 에센스

봄, 여름에 사용하기에 딱 좋은 가볍고 산뜻한 느낌의 수분 에센스예요.
점증제나 알로에모이스트를 넣지 않고 올리브 유화왁스로 점도를 조절했어요.
촉촉하면서도 끈적이지 않는, 사랑스런 에센스랍니다.

재료 (100ml)

워터류 정제수 90g

오일류 호호바오일(화이트) 2g, 아르간오일 1g

유화제 올리브 유화왁스 4g

첨가물 히아루론산 3g, 판테놀 1g,
천연한방방부제 2g

에센셜오일 제라늄 2방울, 팔마로사 1방울

재료 포인트

올리브 유화왁스는 올리브오일을
에스테르화시킨 것으로 다른 유연제(emolient)
없이도 스스로 유연제의 역할을 한답니다.
퍼짐성과 침투성이 좋고 발림성이 가벼워
아토피 피부나 민감성피부를 위한 화장품에
특히 많이 사용해요. 또한 수분 막을 형성해
장시간 보습을 유지한답니다.

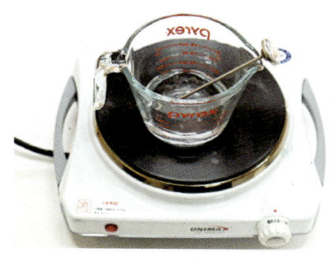

01 깨끗한 용기에 정제수를 계량해 넣고 가열해주세요.

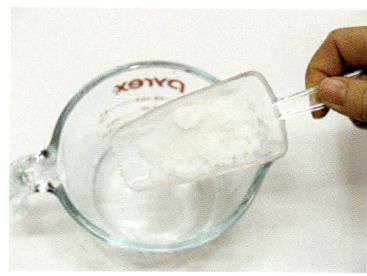

02 정제류의 온도가 70도가 넘으면 핫플레이트에서 내린 다음 올리브 유화왁스를 계량해서 넣으세요.

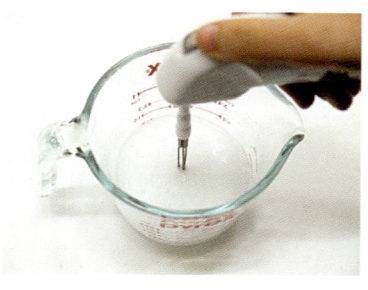

03 올리브 유화왁스가 완전히 녹아 점도가 올라갈 때까지 스푼과 미니블렌더를 이용해서 섞어주세요.

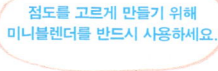

점도를 고르게 만들기 위해
미니블렌더를 반드시 사용하세요.

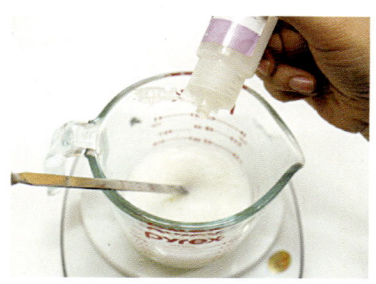

04 올리브 유화왁스가 완전히 녹으면 오일류를 넣고 다시 섞어주세요.

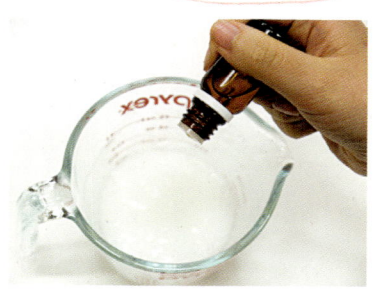

05 첨가물을 넣고 가볍게 젓고, 40도 정도로 온도가 떨어지면 에센셜오일을 넣고 다시 가볍게 섞어주세요.

BUBBLE BANK'S BONUS TIP

♥ 점증제를 사용하는 것이 어렵다거나, 점증제가 포함된 에센스의 발림성이 불만이신 분들은 한번 만들어보세요. 아주 쉽게 부드러운 에센스를 만들 수 있어요.

♥ 일반적으로 화장품을 만들 때 오일류에 유화제를 넣고 가열하는 방법을 사용하는데, 이번에는 가열한 워터류에 유화제를 넣고 녹였어요. 오일은 전체 용량의 3% 정도로 소량을 첨가하기 때문에 오일을 따로 가열하실 필요는 없어요.

LOTUS ESSENCE

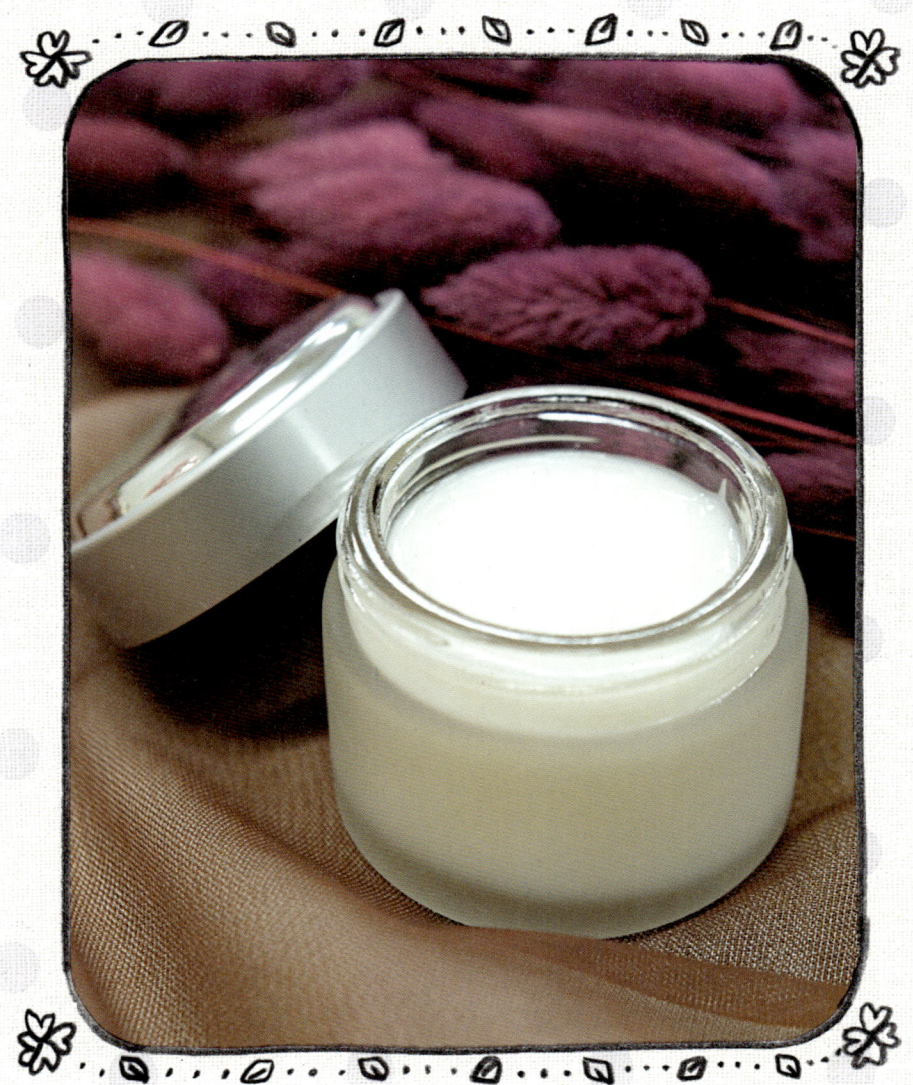

연꽃 에센스

연꽃오일과 젤라틴을 첨가해 만든 에센스입니다.
젤라틴은 그 자체가 피부를 탄력 있게 하는 재료이면서 싹 스며드는 재료라
피부에 발랐을 때 산뜻하게 흡수되는 느낌이 너무 좋아요.

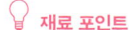

- 난이도 .... ★★★
- 예상시간 15분
- 가열과정 .... O
- 냉장보관 .... O
- 사용기간 3개월

재료 (100ml)

워터류 재스민워터 90g
오일류 연꽃오일 5g, 로즈힙오일 3g
유화제 올리브 유화왁스 3g
첨가물 젤라틴 0.5g, 히아루론산 3g,
자몽씨 추출물(GSE) 1g

재료 포인트

연꽃오일은 인퓨즈드오일로 여드름, 습진, 부스럼 등의 피부트러블 및 각종 독성물질에 대한 중화작용이 우수합니다. 특히 피부노화의 원인이 되는 유해산소를 감소시키는 효능이 탁월합니다. 또한 손상된 비타민 C를 재생하고 비타민 E도 보호한다고 하네요.

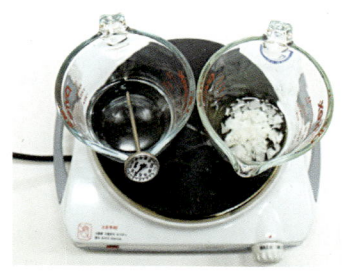

01 한 용기에는 재스민워터를 담고, 다른 용기에는 오일류와 유화제를 넣고 가열하세요.

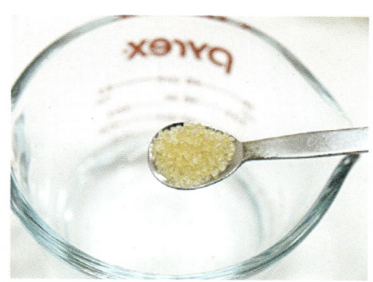

02 60~70도 정도가 되면 가열을 멈추고 재스민워터에 젤라틴을 넣고 저으면서 녹여주세요.

> 워터를 가열하기 전에 젤라틴을 넣으면 점도가 고르지 않고 하얀 덩어리가 생긴답니다.

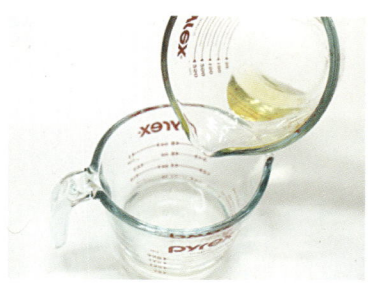

03 젤라틴을 녹인 재스민워터에 오일류를 붓고 고루 섞어주세요.

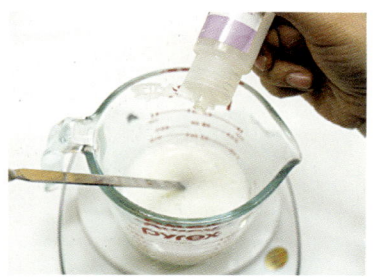

04 히아루론산과 자몽씨 추출물을 넣고 잘 섞어주세요.

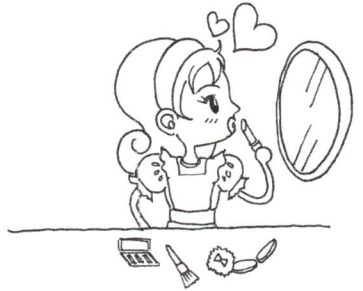

BUBBLE BANK'S BONUS TIP

젤라틴은 천연단백질인 콜라겐을 뜨거운 물로 처리했을 때 얻어지는 유도 단백질이에요. 젤라틴은 단독으로 사용하면 안정적이지 못하니 유화제와 함께 사용하는 것이 좋아요. 젤라틴에는 가루젤라틴과 판젤라틴이 있는데 화장품에는 가루젤라틴을 사용하셔야 해요.

AHA FELLING GEL

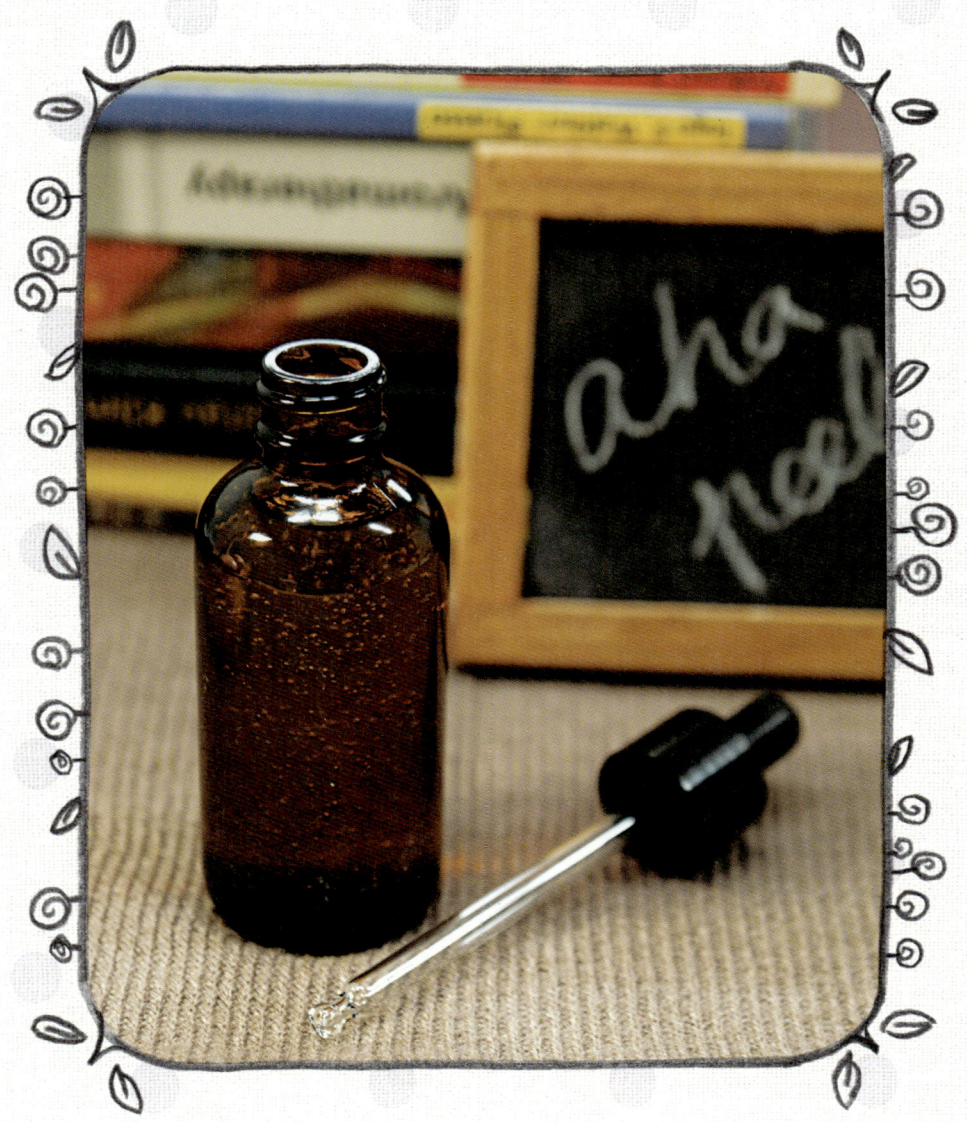

AHA 필링 겔

각질층을 긁어내는 스크럽이 아니라 피부각질 세포의 결합을 느슨하게 해서
각질이 잘 떨어져나가게 해주는 에센스예요. AHA는 피부관리실에서
각질 제거 단계에서 많이 사용하는 성분이에요. 이제 집에서 편하게 필링해보세요.

🧴 **재료 (100ml)**

워터류 캐모마일 로만 워터 90g
첨가물 데칠셀룰로오즈(CMC) 1g, 글리세린 5g,
AHA 추출물 5g, 천연한방방부제 2g

💡 **재료 포인트**

AHA는 사탕수수, 레몬, 사과 등에서 추출한
성분으로 죽은 각질층을 제거하고 그 아래에
있는 싱싱한 피부층이 바깥쪽으로 나오도록
유도함으로써 칙칙한 피부 톤을 밝게 해주며
피부를 매끈하고 부드럽게 만들어줍니다.
또한 노폐물이 쌓인 모공을 뚫어줘서
모이스처라이저가 잘 스며들게 해줍니다.

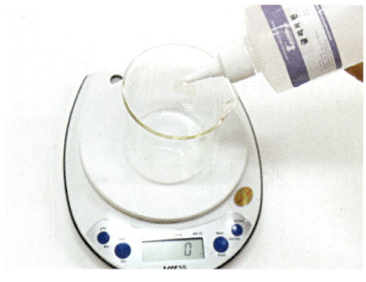

01 깨끗한 용기에 글리세린과 메칠
셀룰로오즈를 계량하세요.

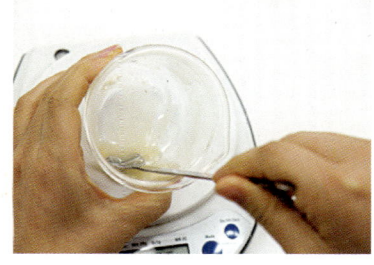

02 스푼으로 글리세린과 메칠셀룰
로오즈를 골고루 섞어주세요.

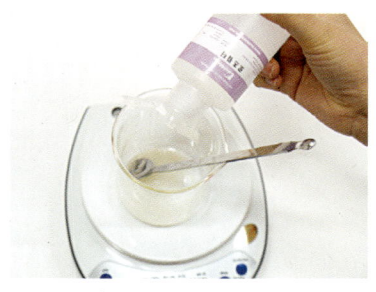

03 캐모마일 로만 워터를 조금씩 넣
으면서 섞어주세요.

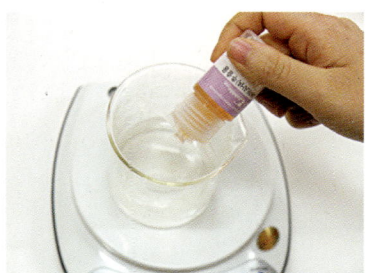

04 점도가 고르게 형성되면 AHA
추출물과 천연한방방부제를 첨가해
서 저어주세요.

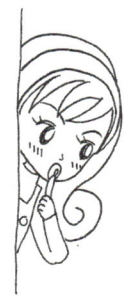

BUBBLE BANK'S BONUS TIP

화이트닝 에센스에 들어가는 비타민 C와 각질 제거제에 들어가는 AHA 성분은
모두 pH 값이 3~4로 강한 산성에 가깝습니다. 함께 사용하면 피부가 민감해지고
자극적일 수 있어요. 두 가지를 모두 사용한다면 번갈아가며 사용해주세요.

FACE DIET ESSENCE

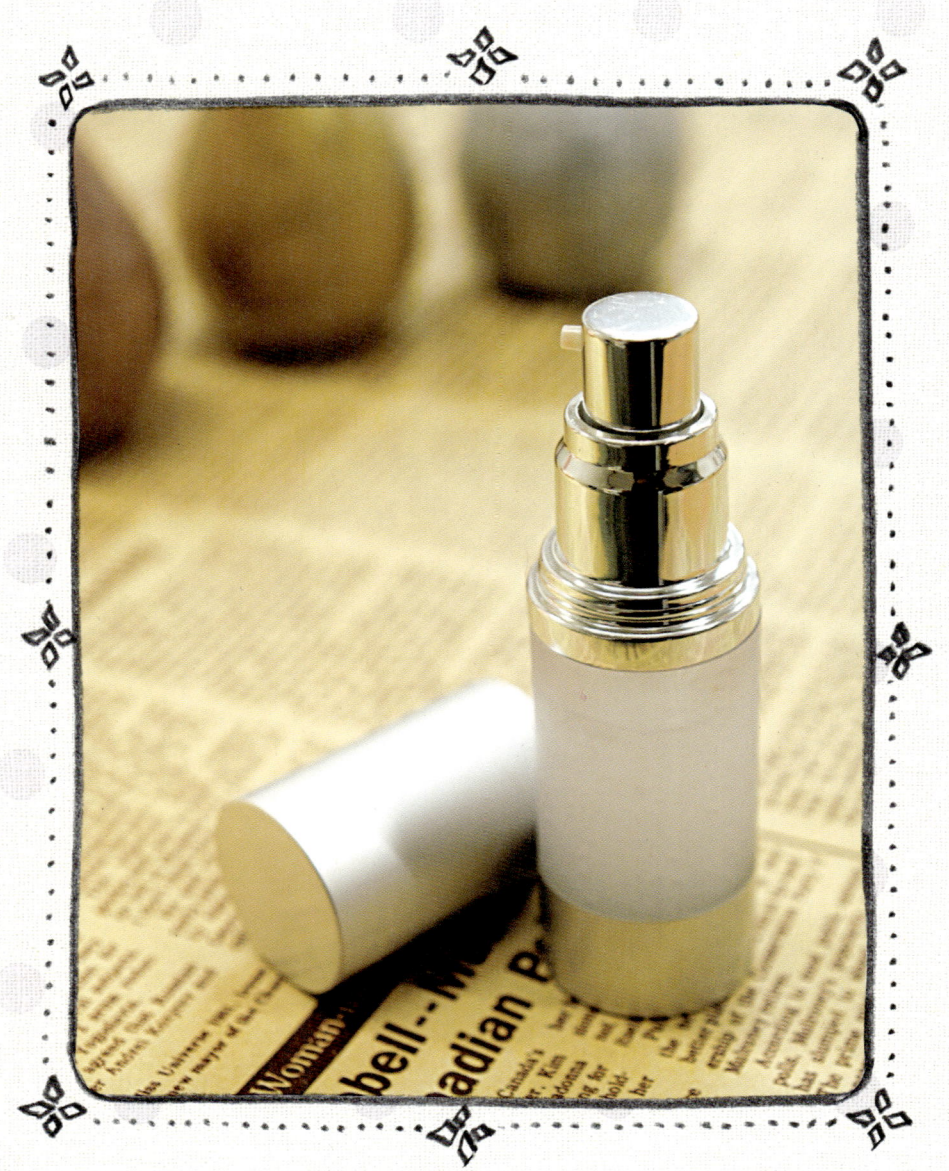

페이스 다이어트 에센스

얼굴이 잘 붓거나 피부 탄력이 떨어져서 무너진 턱 라인을 되살리고픈
마음으로 만든 에센스입니다. 많은 연예인들이 이런 종류의 기능성 화장품을
이용해서 얼굴선을 예쁘게 가꾼다고 하네요. 저녁 세안 후 기초제품
마지막 단계에 턱 라인과 목 라인을 중심으로 마사지하듯이 발라주세요.

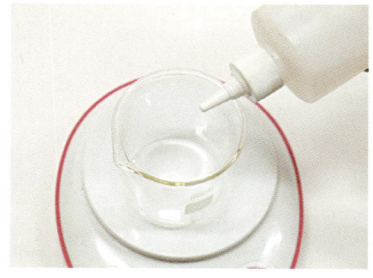

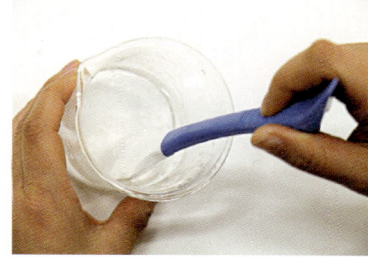

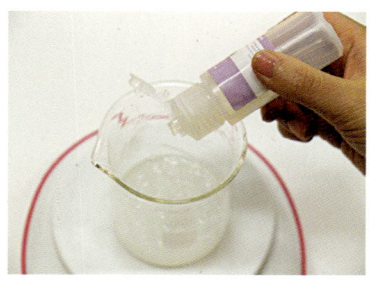

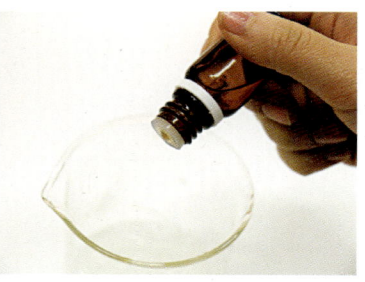

- 🔖 난이도 .... ★★
- ⏱ 예상시간 10분
- 🍲 가열과정 X
- 🧊 냉장보관 .... O
- 🕐 사용기간 3개월

🧴 재료 (100ml)

워터류 로즈워터 95g
첨가물 쟁탄검 0.8g(시약용 스푼으로
1스푼이 조금 안 되는 양), 글리세린 3g,
천연한방방부제 2g
에센셜오일 주니퍼베리 3방울, 제라늄 2방울,
로즈마리 3방울

💡 재료 포인트

피부 내 독소 제거와 체액 정체로 인한 부기
제거에 좋은 에센셜오일과 피부 탄력에
효과적인 에센셜오일들로 구성했어요.
주니퍼베리 에센셜오일은 해독작용이 좋고
부종에 효과가 상당히 뛰어나요.
제라늄 에센셜오일은 림프계를 자극해 체액
정체로 인한 부종에 효과적이며 피부 탄력에도
좋아요. 로즈마리 에센셜오일은
이뇨작용으로 부기 제거에 효과적이며
혈액순환을 촉진한답니다.

01 적당한 용기에 로즈워터를 계량해 넣고 쟁탄검을 넣으세요.

02 스푼으로 저어서 쟁탄검을 고루 섞어주세요. 점도가 조금씩 올라갈 거예요.

> 워터를 40도 정도로 가열한 후 쟁탄검을 넣으면 좀 더 빨리 섞여요.

03 여기에 글리세린, 천연한방방부를 넣고 스푼으로 저으세요.

04 에센셜오일을 넣고 가볍게 섞어주세요.

> 에센셜오일이 잘 섞이지 않고 둥둥 떠다니면 올리브 리퀴드를 1g 정도 넣고 섞어주세요.

BUBBLE BANK'S BONUS TIP

위의 에센셜오일 이외에 사이프러스, 레몬, 그레이프프룻 등도
피부 내 독소 제거와 부기 제거에 효과적이에요.
10방울 이내로 마음대로 조합해서 사용하시면 된답니다. 에센셜오일은
2~3개월에 한 번씩 용량이나 비율을 바꿔주면서 사용하시는 것이 좋아요.

WASHABLE CLEANSING OIL

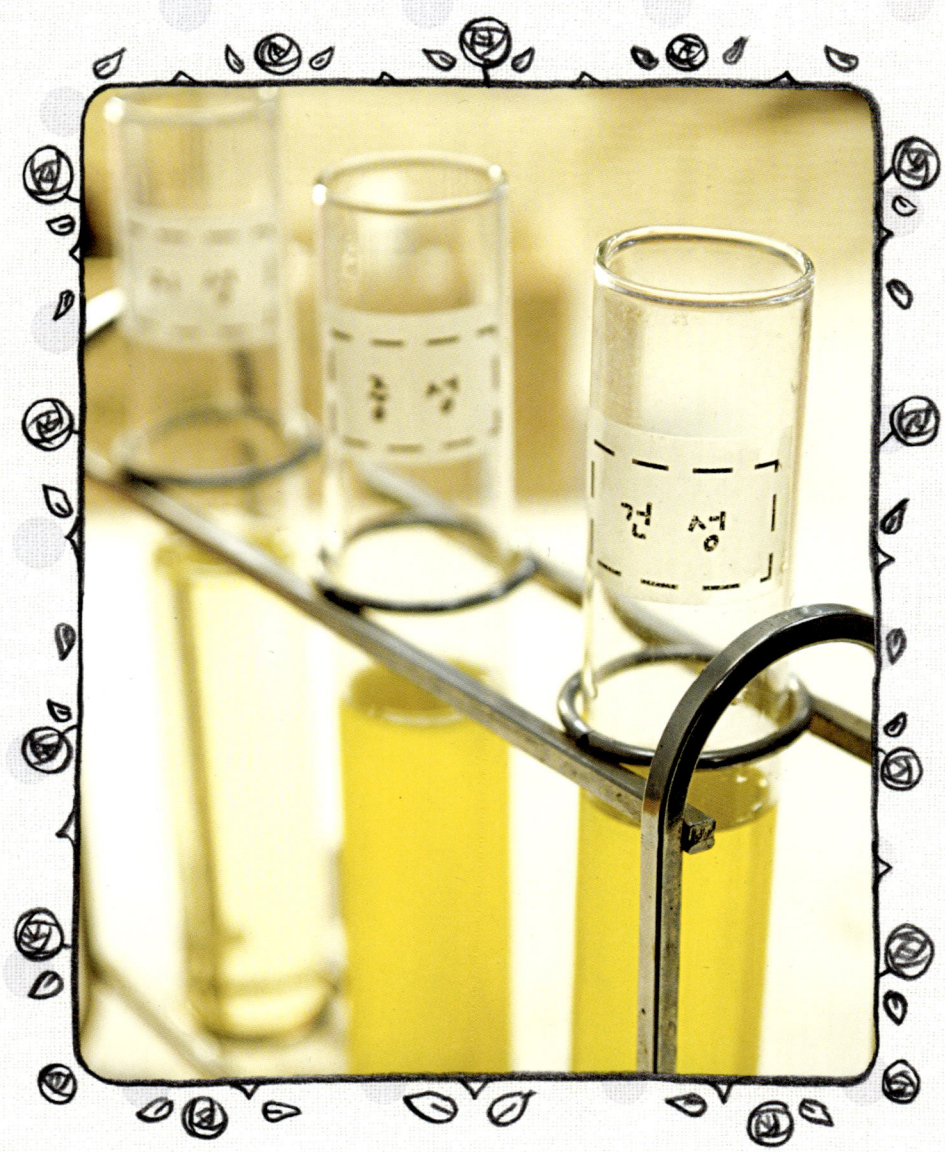

워셔블 클렌징오일

화장은 하는 것보다 지우는 것이 더 중요하다는 거 알고 계시죠?
이 클렌징오일은 사용감이 가볍고 부드러우면서 눈이나 피부에 자극이
거의 없는 것이 특징이에요. 사용 후에는 간편하게 물로 씻어내세요.

난이도	....	★
예상시간	....	10분
가열과정	....	X
냉장보관	....	X
사용기간	....	6개월

재료 (100ml)

건성피부용
오일류 호호바오일(골드) 30g, 살구씨오일 25g, 올리브오일(엑스트라 버진) 25g
첨가물 비타민 E 1g, 올리브 리퀴드 10g
에센셜오일 레몬 5방울

중성피부용
오일류 호호바오일(골드) 30g, 살구씨오일 22g, 연꽃오일 23g
첨가물 비타민 E 1g, 올리브 리퀴드 15g
에센셜오일 레몬 5방울

지성피부용
오일류 호호바오일(골드) 30g, 살구씨오일 20g, 녹차씨오일 22g
첨가물 비타민 E 1g, 올리브 리퀴드 18g
에센셜오일 레몬 5방울

재료 포인트

올리브 리퀴드는 천연 올리브오일에서 만들어지는 가용화제로 워터에 소량의 오일을 섞을 때 사용됩니다. 오일이 물에 잘 씻기도록 하는 워셔블(washable) 기능도 가지고 있습니다. 가용화제는 피부 자극의 원인이 될 수 있지만 올리브 리퀴드는 자극이 거의 없고 피부 보습작용도 하는 안전한 재료입니다. 가용화제로 사용할 때는 워터에 섞으려는 오일 양의 2~5배를 첨가합니다.

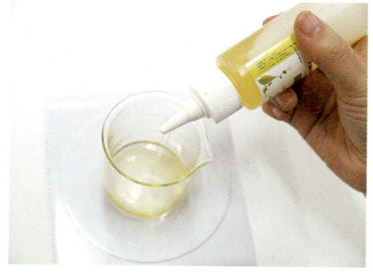

01 깨끗한 용기에 오일들을 계량하세요.

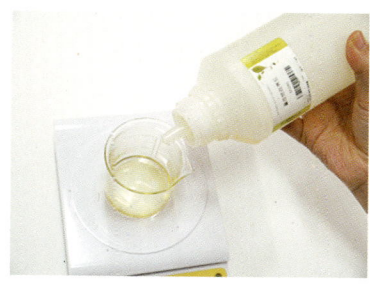

02 올리브 리퀴드와 비타민 E를 넣으세요.

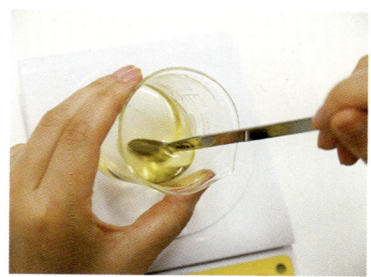

03 에센셜오일을 넣고 골고루 섞어주세요

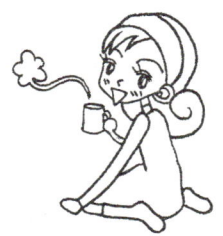

BUBBLE BANK'S BONUS TIP

♥ 클렌징오일류로 너무 오래 마사지하지 마세요.
메이크업 잔여물과 노폐물이 다시 모공 속으로 들어갈 수 있답니다.
1~2분 정도만 가볍게 마사지하세요.
♥ 건성피부용 재료, 중성피부용 재료, 지성피부용 재료를 모두 알려드리니
본인의 피부 타입에 맞게 골라 만드세요.

DEEP CLEANSING WATER

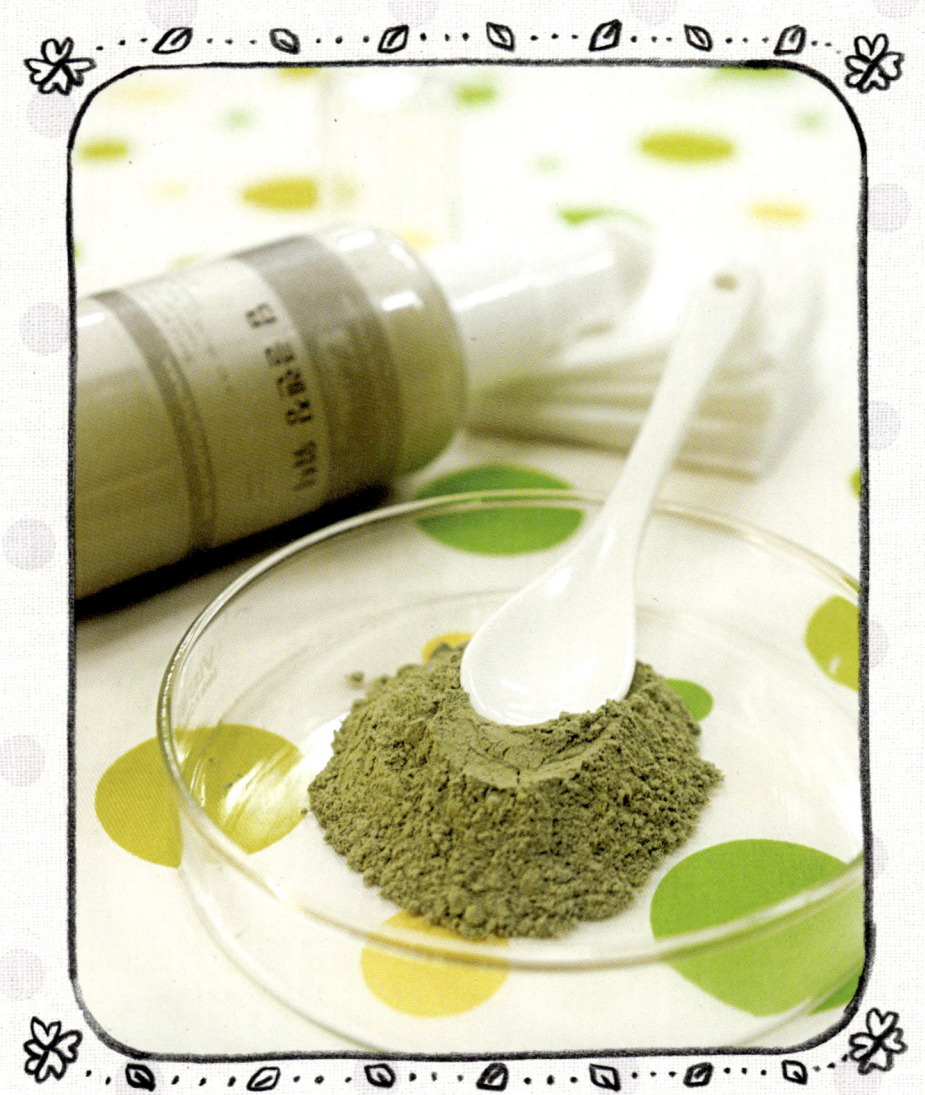

딥 클렌징워터

딥 클렌징워터는 오일감이 거의 없고, 각질 제거와 피지 흡착효과까지 있어요.
클렌징오일의 오일감이 싫다던 딥 클렌징워터를 추천해드려요.

🔴	난이도	★★
⏱️	예상시간	10분
🍲	가열과정	X
🧊	냉장보관	X
🕐	사용기간	2개월

🧴 재료 (100ml)

워터류 알로에베라워터 70g

오일류 호호바오일(화이트) 3g, 살구씨오일 2g

첨가물 올리브 리퀴드 12g, AHA 추출물 3g,
판테놀 1g, 천연한방방부제 2g,
글리세린 3g, 그린클레이 2g

에센셜오일 레몬 3방울, 라벤더 2방울

💡 재료 포인트

AHA 추출물은 각질 제거효과가 있어
클렌징워터에 첨가하면 클렌징과 각질 제거가
동시에 이뤄져요. 그린클레이는 피지 흡착력이
좋아서 여드름이나 지성피부에 좋아요.
그린클레이 대신 피부 타입에 따라
카올린클레이(지성)나 핑크클레이
(민감성, 건성) 또는 화이트클레이(모든 피부)로
대체하셔도 무방해요.

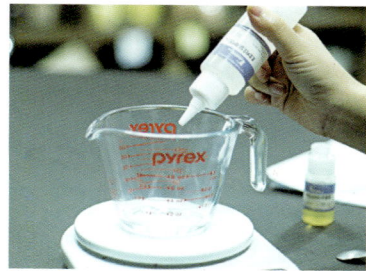

01 깨끗한 용기에 오일류와 에센셜
오일을 계량해주세요.

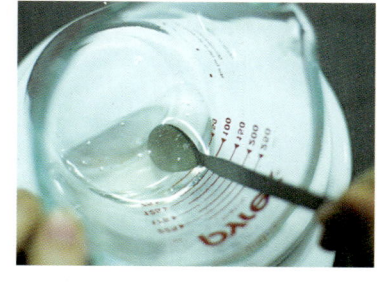

02 올리브 리퀴드를 넣고 스푼으로
오일과 잘 섞어주세요.

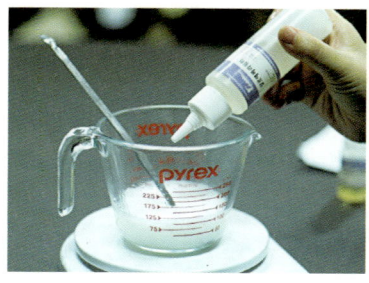

03 알로에베라워터를 넣어서 섞어
주세요. 재료들이 섞이면서 뽀얀 우윳
빛으로 변하면 AHA 추출물, 판테놀,
천연한방방부제를 넣으세요.

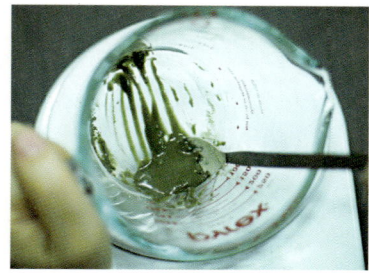

04 다른 용기를 준비해서 글리세린
과 그린클레이를 넣고 뭉침 없이 고루
개어주세요.

> 그린클레이를 ③에
> 바로 넣으면 잘 풀리지 않고
> 뭉치게 된답니다.

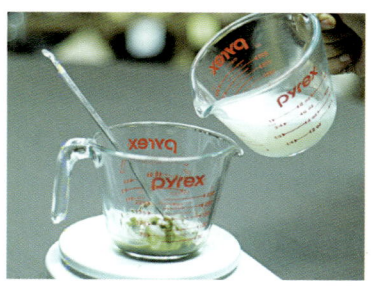

05 그린클레이액에 ③을 붓고 잘 섞
어주면 완성!

BUBBLE BANK'S BONUS TIP

딥 클렌징워터를 가만히 두면 그린클레이가 아래쪽으로 가라앉으니 사용 전에는 잠시
흔들어주세요. 화장솜에 적당량을 덜어서 깨끗하게 피부 불순물을 닦아내고 비누나 폼
클렌징으로 2차 세안을 해주면 완벽한 클렌징 효과를 볼 수 있어요.
일일이 화장솜에 펌핑해서 사용하기가 귀찮으신 분은 클렌징 티슈를 만들어 쓰셔도 좋
아요. 압축솜이나 촘촘한 거즈를 적당한 용기에 넣은 후 딥 클렌징워터를 붓고 사용할
때마다 한 장씩 꺼내서 사용하시면 된답니다.

OATMEAL CLEANSING CREAM

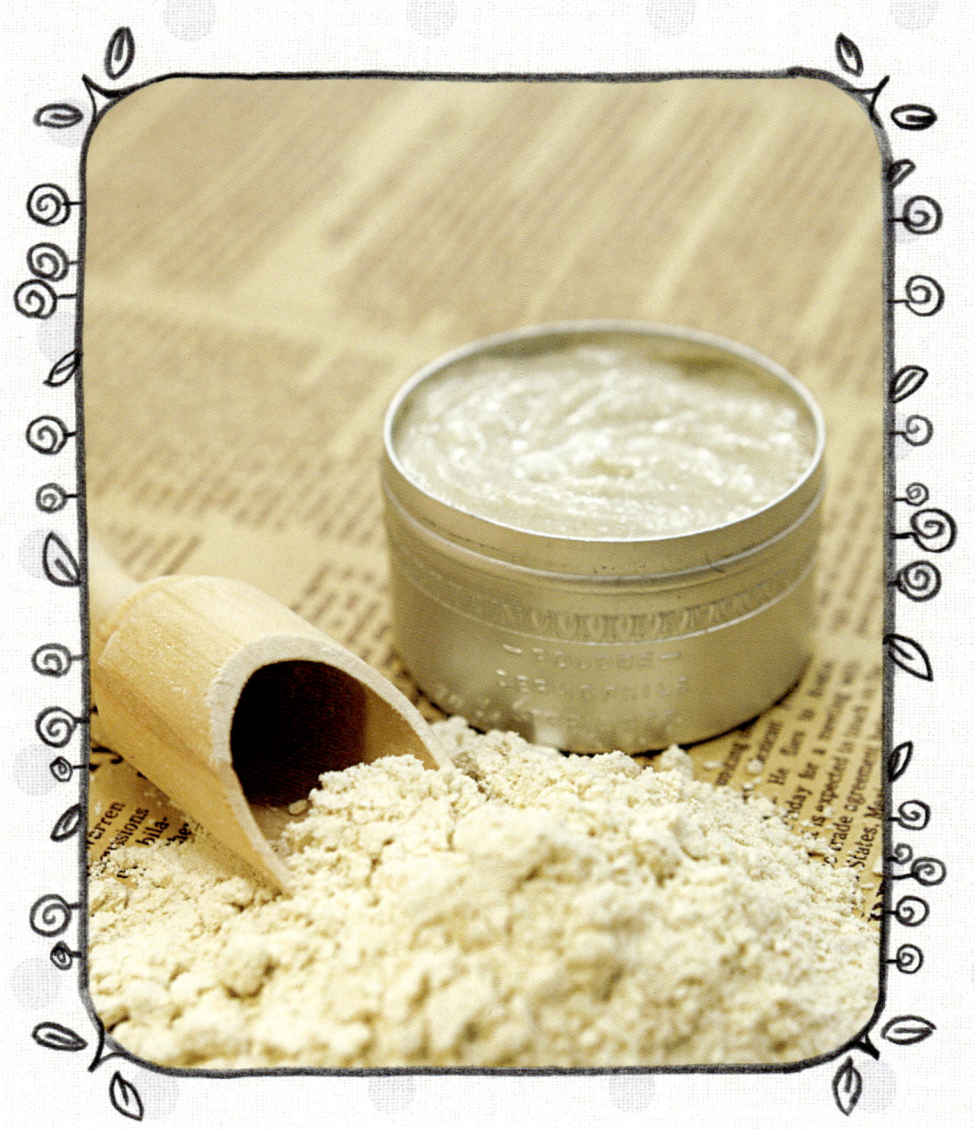

오트밀 클렌징크림

오트밀을 이용해 클렌징하면서 마사지와 각질 제거효과를 동시에 누릴 수 있는
일석삼조의 클렌징크림이에요. 스크럽 기능이 있는 제품들은 대부분 마사지할 때
약간의 자극이 있는데, 이 클렌징크림은 자극이 거의 느껴지지 않아요.
일주일에 2~3회, 3분 정도 부드럽게 마사지한 후 티슈로 닦아내고 깨끗하게 세안하세요.

🎀 난기도 .... ★★★

⏱️ 예상시간 20분

🍯 가열과정 .... O

❄️ 냉장보관 .... O

🕐 사용기간.................. 1개월

🍼 **재료 (100ml)**

워터류 라벤더워터 60g

오일류 살구씨오일 10g, 포도씨오일 8g, 호호바오일 5g

유화제 이멀시파잉 왁스 5g

첨가물 오트밀가루 5g, 비타민 E 2g, 천연한방방부제 2g

에센셜오일 레몬 5방울

💡 **재료 포인트**

오트밀은 피부에 수분을 공급하는 효과가 탁월해요. 또한 스크럽 기능이 있어 각질 제거에 효과적이고 미백기능도 있어요. 처음에는 묽은 로션 타입이지만 오트밀가루를 넣고 섞어주면 수분을 끌어당겨서 적당한 점도의 크림이 됩니다.

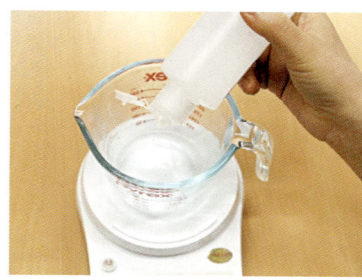

01 적당한 용기에 라벤더워터를 계량하고, 다른 용기에는 오일류와 유화제를 계량하세요.

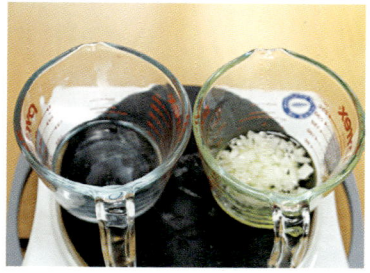

02 두 용기를 핫플레이트에 올려서 60~70도 정도로 가열해주세요.

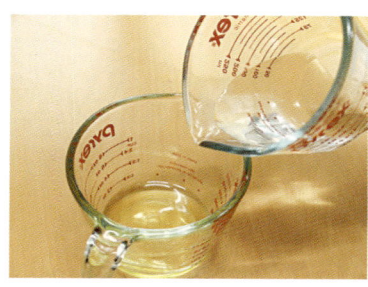

03 두 계열의 온도가 모두 60~70도가 되면 오일류에 워터류를 붓고, 스푼으로 골고루 저어서 섞어주세요.

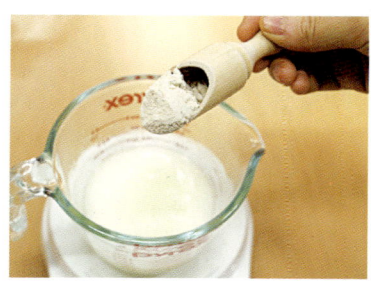

04 점도가 높아져 에센스 정도의 질감이 되면 오트밀가루를 넣고 잘 섞어주세요.

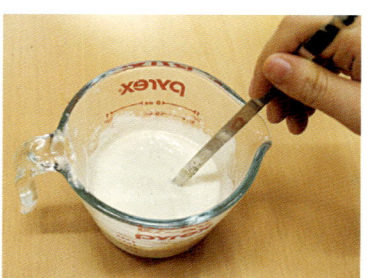

05 비타민 E와 천연한방방부제를 넣고 가볍게 저어주고, 온도가 40~45도 정도가 되면 에센셜오일을 첨가해 다시 저어주세요.

BUBBLE BANK'S BONUS TIP

곡물가루가 들어간 화장품은 산패가 잘되기 때문에 한꺼번에 많이 만들지 말고 조금씩만 만들어 사용하세요. 피부 타입에 따라 다른 곡물가루를 넣어서 만들어도 좋아요. 모공 수축에 효과적인 녹차가루와 율피가루, 피부 해독작용이 좋은 녹두가루 등을 응용해보세요.

EYE REMOVER

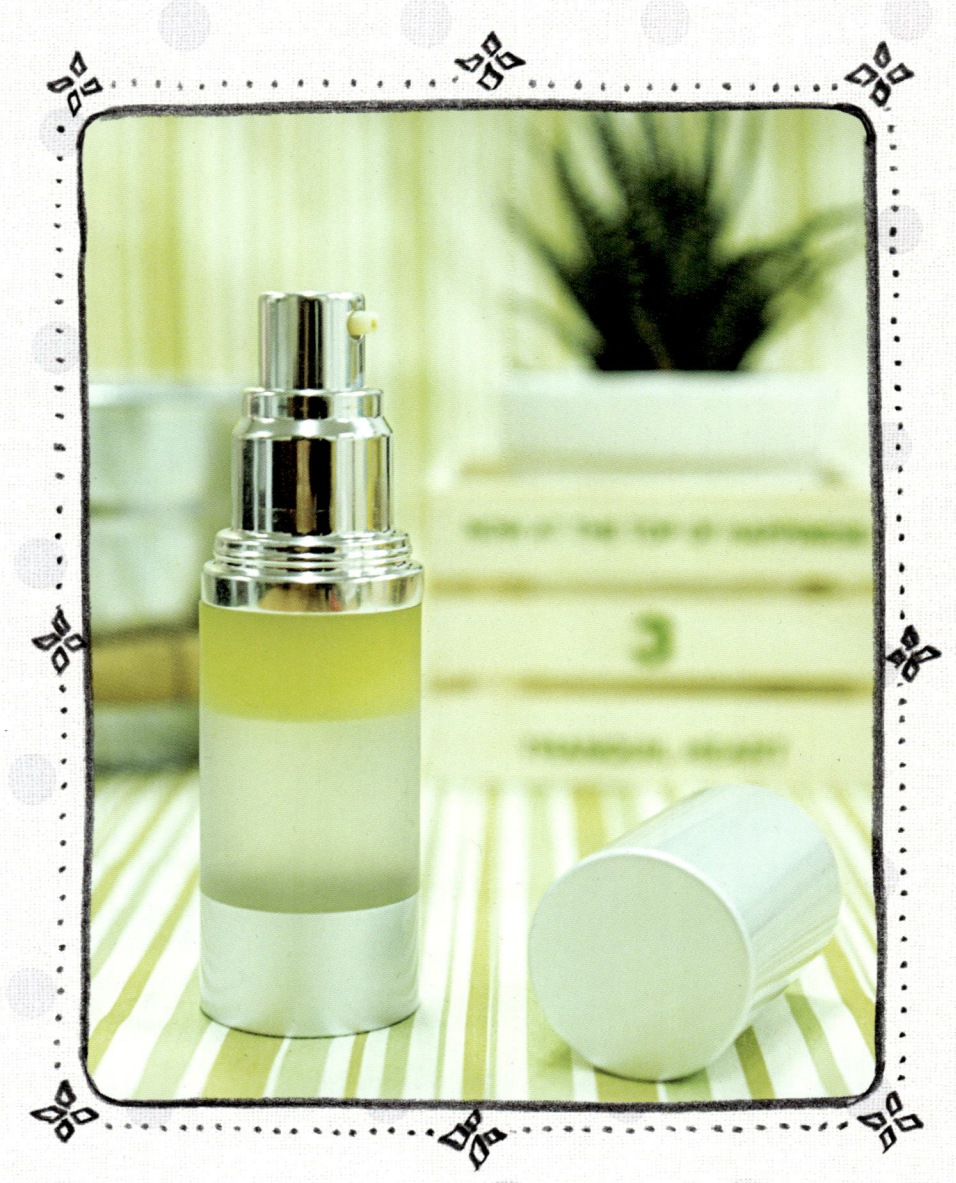

아이 리무버

예민한 눈 주변과 입술 전용 리무터예요. 입술과 눈가는 피지선이 없어
힘주어 빡빡 문지르면 주름이 잘 생긴답니다. 마스카라나 아이라인, 립스틱의 사용으로
화장품의 색소가 착색된 부위에는 이제부터 전용 제품으로 관리해주세요.

재료 (50ml)

워터류 캐모마일 로만 워터 35g
오일류 호호바오일(골드) 4g, 피마자오일 4g
첨가물 비타민 E 2g, 올리브 리퀴드 5g

재료 포인트

캐모마일 로만 워터는 염증이나 민감성 피부에
탁월한 효과를 보이는 워터로 아기들에게도
안심하고 사용할 수 있어요. 잠이 오지 않을 때
숙면에 도움을 주고 눈의 피로나 긴장을
완화시켜주는 역할을 한답니다.
피마자오일은 눈가의 영양을 공급해주고
속눈썹을 건강하게 가꾸어주는 역할을 해요.

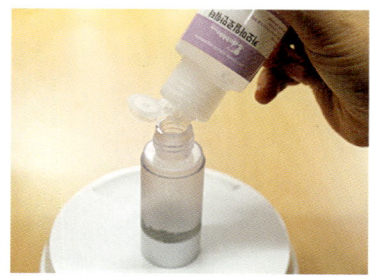

01 50ml 용기에 캐모마일 로만 워터를 계량해주세요.

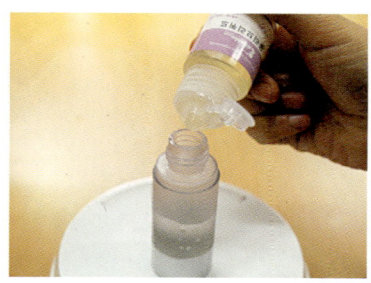

02 올리브 리퀴드를 첨가해주세요.

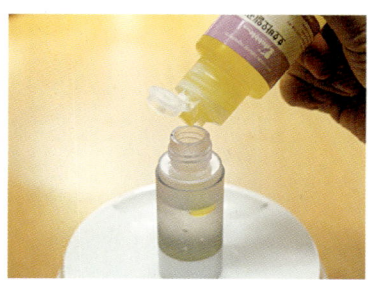

03 호호바오일, 피마자오일, 비타민 E를 넣어주세요.

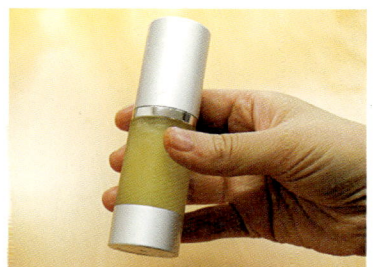

04 용기의 뚜껑을 닫고 가볍게 흔들어서 섞으세요.

> 눈가에 사용할 제품이라
> 에센셜오일은
> 사용하지 않았어요.

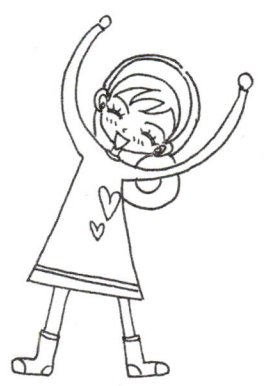

BUBBLE BANK'S BONUS TIP

눈두덩은 두 층으로 분리된 리무버를 살짝 흔들어 유화시킨 후 화장솜에 묻혀서 30초
정도 올려놓은 뒤 부드럽게 닦아주세요. 아이라이너는 면봉에 리무버를 묻힌 후 부드
럽게 닦아주면 잘 지워져요.
올리브 리퀴드나 유화제도 많은 양을 사용하면 피부 건조를 유발할 수 있어요. 특히 눈
가는 피지선이 없어 쉽게 건조해지는 부위이기 때문에 워터와 오일을 완전히 유화시키
지 않고 일시적인 유화를 시켰답니다.

CLEANSING BALM

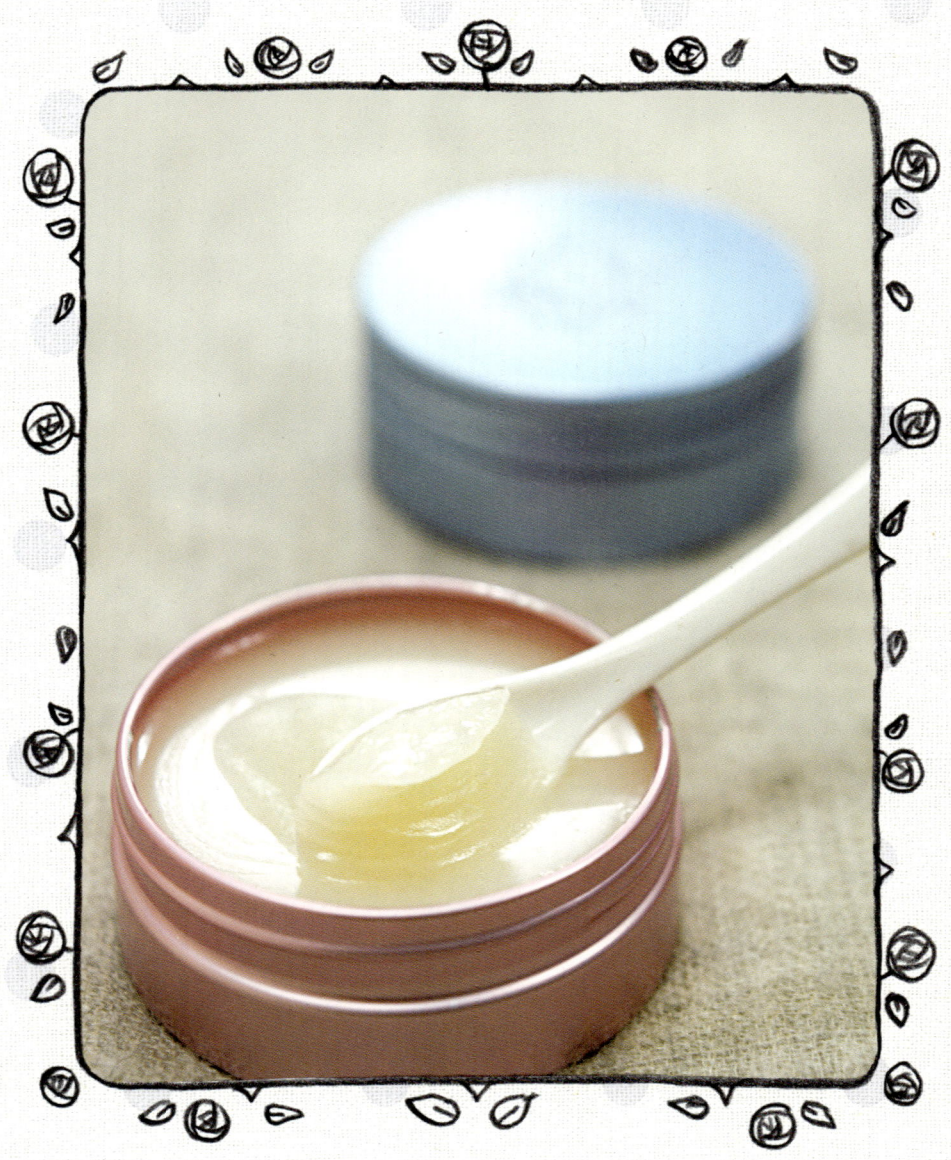

클렌징 밤

클렌징 밤은 부드러운 질감만큼이나 사용감이 부드럽고, 클렌징 효과와 함께
보습력이 뛰어납니다. 또한 물 세안으로도 깨끗하게 씻어지는 타입이라 사용 후에
깔끔한 느낌을 줍니다. 클렌징오일만으로는 보습에 부족함을 느낄 수 있는 건성피부에
적당하며, 액상 타입보다 휴대하기 간편해서 여행할 때 좋아요.

🧴 재료 (50ml)

오일류 호호바오일(화이트) 23g,
시어버터 15g

유화제 칸데릴라 왁스 3g

첨가물 비타민 E 2g, 올리브 리퀴드 5g

에센셜오일 네롤리 2방울

💡 재료 포인트

칸데릴라 왁스는 재료들을 굳히는 역할을 해요.
칸데릴라 왁스 대신 밀랍을 넣어도 되지만
칸데릴라 왁스를 사용하면 더 질감이 부드럽답니다.
호호바오일(화이트) 대신 호호바오일(골드)나
살구씨오일을 사용하셔도 좋습니다.

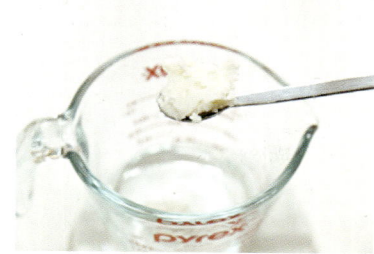

01 깨끗한 용기에 호호바오일과 시어버터, 비타민 E, 올리브 리퀴드를 계량하세요.

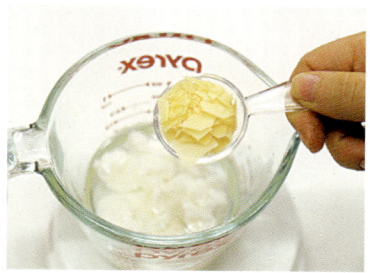

02 칸데릴라 왁스를 넣으세요.

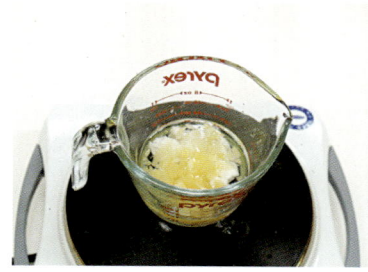

03 용기를 핫플레이트에 올려서 칸데릴라 왁스가 완전히 녹을 때까지 가열하세요.

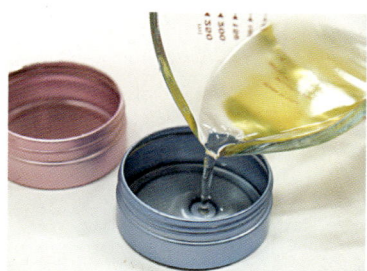

04 칸데릴라 왁스가 녹으면 가열을 멈추고 에센셜오일을 넣고 적당한 용기에 담아서 굳히세요.

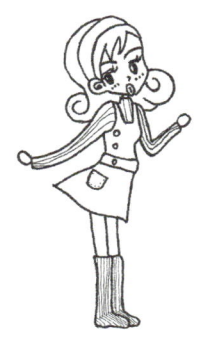

BUBBLE BANK'S BONUS TIP

💙 클렌징 밤은 일반적인 밤 타입에 비해 굳는 시간이 오래 걸려요. 상온에서 3시간 정도 두어야 완전히 굳는답니다. 굳은 후에는 바로 사용할 수 있어요. 좀 더 빨리 굳히고 싶다면 냉동실에 20분 정도 넣어두면 됩니다. 립 밤처럼 빨리 굳지 않는다고 실패했는가 보다 하며 버리시면 안 돼요.

💙 사용할 때는 클렌징 밤을 손으로 덜어서 마사지하듯 골고루 얼굴에 문지른 후에 미지근한 물로 씻어내면 된답니다. 밤 타입이지만 손으로 부드럽게 떠져서 피부에 닿으면 체온에 의해 쉽게 오일 타입으로 녹아요. 올리브 리퀴드가 함유되어 마사지 후에 물로 씻어도 메이크업이 깨끗하게 지워지면서 피부가 상당히 촉촉하고 부드러워진답니다.

BATH FIZZ

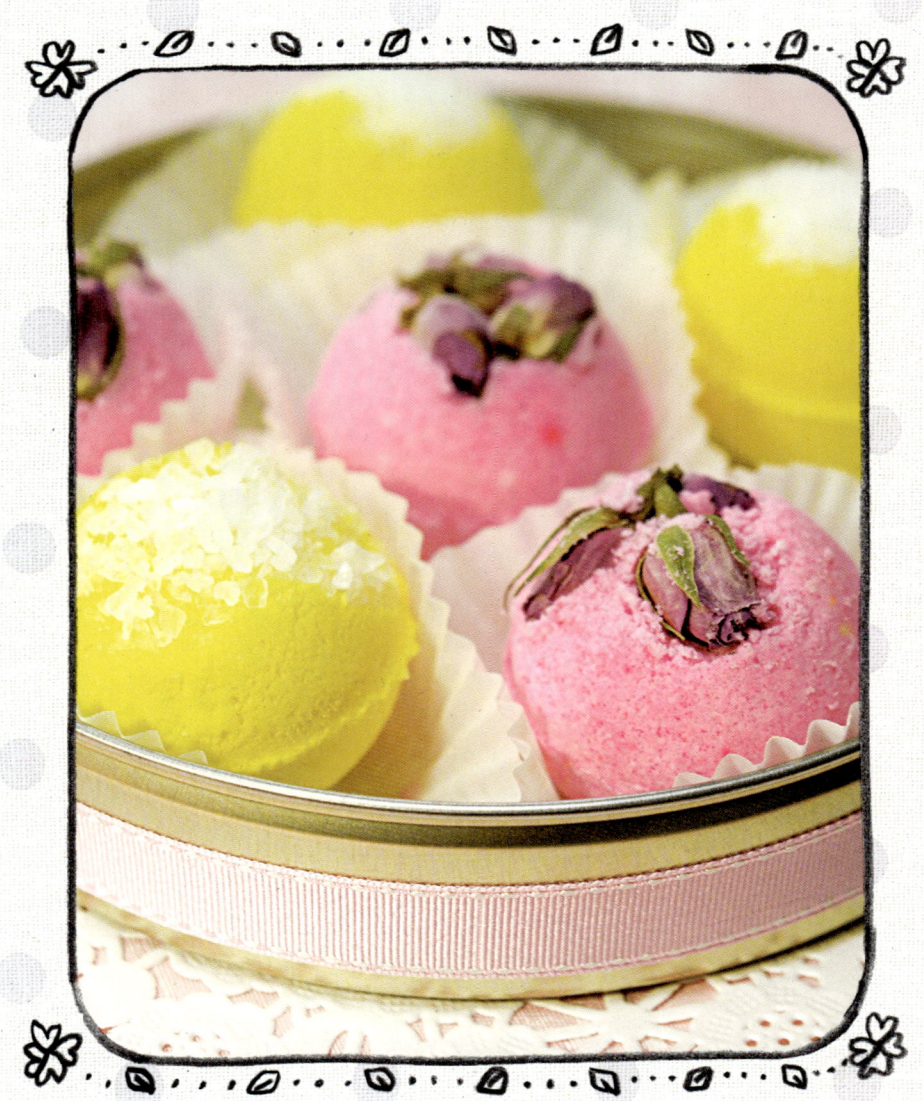

바스피즈

욕조에 넣으면 물방울이 뽀글뽀글 올라오면서 은은한 향기가 퍼지는 바스피즈는
피부를 부드럽고 매끈하게 만들어주는 천연입욕제입니다. 물에 넣으면 폭탄처럼 물방울이 퍼져
올라온다고 바스봄(bathbomb)이라고도 하고, 일반적으로 동그랗게 만든다고
바스볼(bathball)이라 부르기도 해요. 바스피즈는 습기에 아주 약하니 항상 건조한 곳에 보관하세요.

🧴 **재료 (300g)**

원재료 탄산수소나트륨(중조) 200g,
구연산 100g, 콘스타치(옥수수전분) 70g

첨가물 일본입욕제 10g, 글리세린 20g,
로즈워터 적당량

에센셜오일 제라늄 10방울, 일랑일랑 5방울

💡 **재료 포인트**

바스피즈를 물에 넣으면 탄산수소나트륨(중조)의 염기성과 구연산의 산이 반응하고 이산화탄소가 생성되면서 물방울이 올라와요. 탄산수소나트륨(중조)은 바닷물이나 강물을 증발시키면 남는 천연성분으로 물에 녹으면 칼슘, 마그네슘과 같은 금속 이온을 흡착해 물을 보다 부드럽게 만들어주는 연수작용을 합니다. 그 물에서 목욕하면 탄산수소나트륨 특유의 탄산효과가 더해져 혈행이 촉진되고 온천에 온 것 같은 효과를 볼 수 있어요. 또한 나트륨이 풍부하게 들어 있어 피부에 가벼운 보습효과를 줍니다.
구연산은 오렌지 계열의 과일에서 합성 또는 자연적으로 추출되며 청량음료나 캔디, 잼 등의 신맛의 원료로 첨가되며 보존제(방부작용) 역할을 합니다. 화장품이나 린스의 pH 조절에 사용되며 알칼리 성분을 중성으로 만들어주는 중화제로 이용됩니다.
콘스타치(옥수수전분)는 점도가 높아 바스피즈의 점착력을 높이는 데 사용할 뿐만 아니라 피부의 건조를 막고 피부가 벗겨지는 것을 막아주는 역할을 한답니다. 콘스타치를 많이 넣으면 바스피즈가 잘 뭉쳐지지만 물에 들어갔을 때 뿌옇게 흐려질 수 있어요.

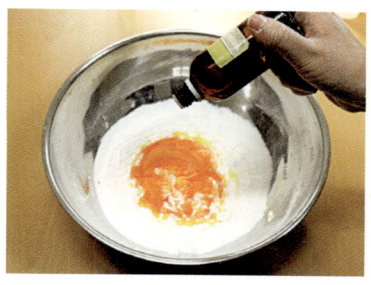

01 넓은 용기에 탄산수소나트륨, 구연산, 콘스타치, 일본입욕제를 담고 섞은 후 글리세린과 에센셜오일을 넣어요.

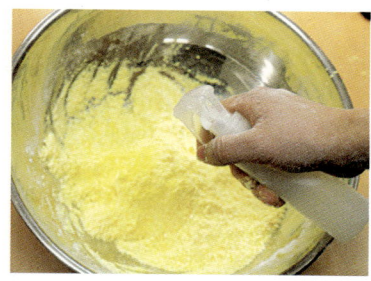

02 손으로 살살 비비면서 덩어리를 풀어가며 가볍게 섞어주세요. 뭉친 정도를 확인하면서 로즈워터를 조금씩 뿌려주세요.

> 로즈워터를 많이 뿌리면 바스피즈가 반응해서 부풀어 오르니 조금씩 뿌려주세요.

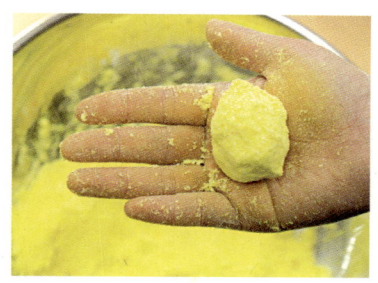

03 손으로 가볍게 쥐었을 때 뭉쳐질 때까지 로즈워터를 뿌리면서 섞는 작업을 반복하세요.

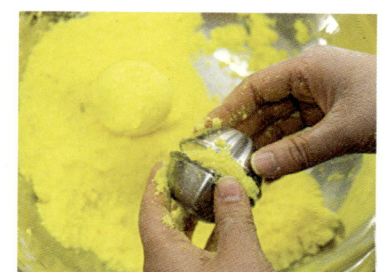

04 원하는 점도가 나오면 손으로 동그랗게 뭉쳐주거나 반구 틀을 이용해서 모양을 만들어주세요. 만일 바스피즈에 허브나 솔트를 넣고 싶으면 반구 틀의 중앙에 넣어서 뭉치세요.

05 하루 정도 통풍이 잘되는 곳에서 건조시킨 후에 비닐 랩으로 싸서 보관하세요. 부서져서 동그랗게 만들기 힘들면 가루를 밀폐용기에 담아서 보관해도 괜찮아요.

PLUS RECIPE 버블바스피즈

우아한 거품목욕을 위한 버블바스피즈를 만들려면 플로럴워터 대신 코코베타인이나 물비누를 스프레이 용기에 담아 조금씩 뿌리면서 점도를 조절하시면 됩니다. 코코베타인이나 물비누를 한꺼번에 너무 많이 넣으면 바스피즈가 격렬하게 반응을 일으킬 수도 있으니 반드시 스프레이 용기에 담아 조금씩 뿌리면서 첨가하세요.

BATH SALT

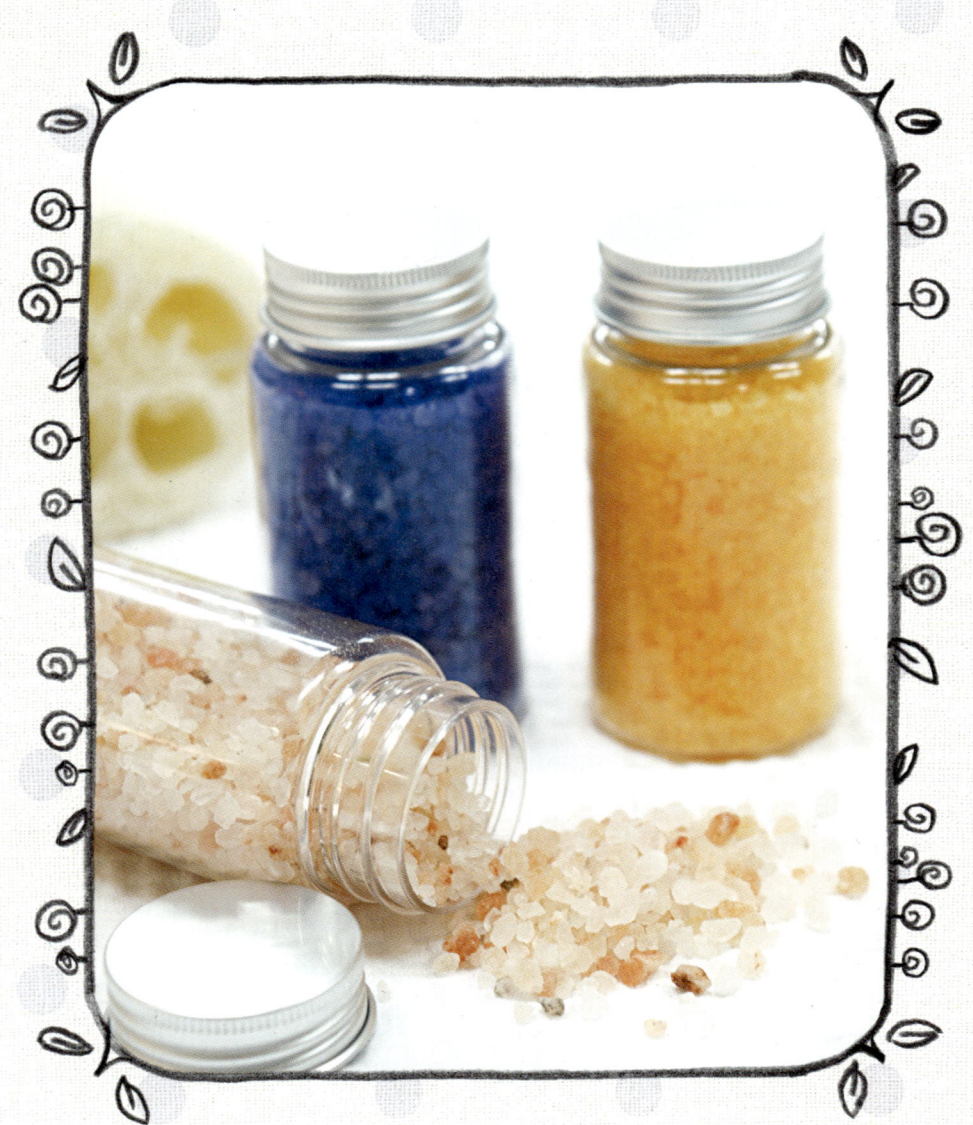

바스솔트

목욕 시 바스솔트를 사용하면 은은한 향과 함께 피부가 부드럽고
건강해진답니다. 하루 일과를 마치고 욕조에 몸을 담그고 피로를 풀 때 사용하면
정말 좋아요. 반신욕이나 족욕에 사용하셔도 좋아요.

🧴 **재료 (100ml)**

원재료 사해소금 100g,
백련초가루 8g(또는 청대가루 1g)

에센셜오일 제라늄 10방울, 로즈마리 10방울,
일랑일랑 5방울

기타 알코올 적당량

💡 **재료 포인트**

사해소금은 일반 해수염에 비해 미네랄이 10배
정도로 풍부해서 피부를 매끄럽고 뽀송뽀송하게
만들어주며 보습력도 좋아요. 또한 아토피나
건선피부에도 효과가 뛰어나답니다.
바스솔트를 만들 때 사해소금 대신에
크리스털솔트, 앱섬솔트 등을 사용해도 좋아요.
에센셜오일은 바스솔트의 사용 용도에 따라
선택해 넣으세요.

피부 탄력과 낭만적인 향을 즐길 때 제라늄로즈
10방울, 로즈마리 10방울, 일랑일랑 10방울

피로를 풀고 편안한 수면을 취할 때 라벤더
10방울, 오렌지 10방울, 캐모마일 로만 10방울

족욕을 할 때 티트리 10방울, 페퍼민트 10방울,
레몬그라스 10방울

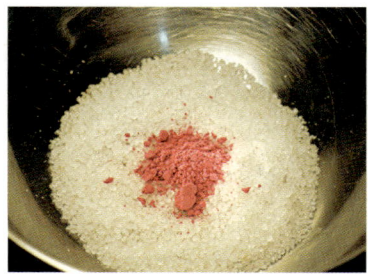

01 넓은 용기에 사해소금과 백련초
가루를 넣어주세요.

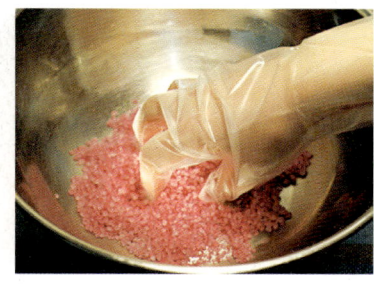

02 봄나물 무치듯이 조물조물 골고
루 섞어주세요.

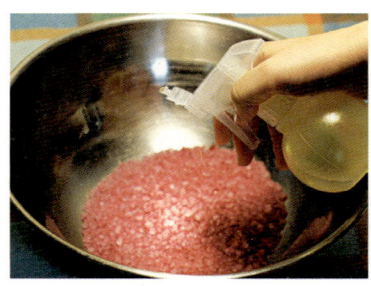

03 알코올을 스프레이 용기에 담아
골고루 두세 번 뿌려주세요.

> 알코올을 뿌리면
> 바스솔트의 예쁜 색깔이
> 날아가는 것이 방지됩니다.

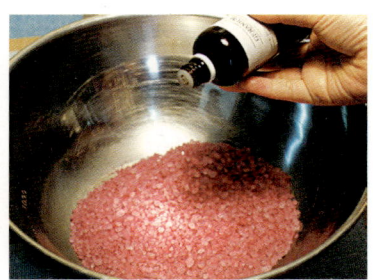

04 10분 정도 후에 알코올이 다 날
아가면 좋아하는 에센셜오일을 넣고
가볍게 섞어주세요.

> 보습력을 높이기 위해
> 호호바오일 등 베이스오일을
> 조금 넣어도 좋아요.

BUBBLE BANK'S BONUS TIP

소금 결정체를 욕조에 넣으면 물이 미네랄 알칼리성 물로 변하면서 건강에 아주 좋은
물이 피부를 통해 흡수됩니다. 물은 입으로 마시는 것보다 피부로 더 많이 흡수된다고
합니다. 우리가 온천욕을 하는 것도 바로 미네랄 성분이 건강에 좋기 때문입니다.
전신욕이나 반신욕을 하실 때는 욕조에 40~42도 정도의 물을 채우고 바스솔트를 적
당량(20~40g)을 풀어 15~20분 정도 몸을 담가 피로를 풀어주세요. 족욕 시에는 목
욕소금 5g을 넣고 15분 정도 발을 담근 상태에서 발마사지를 해주시면 좋아요. 물속
에 포함된 좋은 성분을 효과적으로 흡수하려면 욕조에서 나온 후에 물로만 가볍게 씻
어내세요.

BUST CREAM

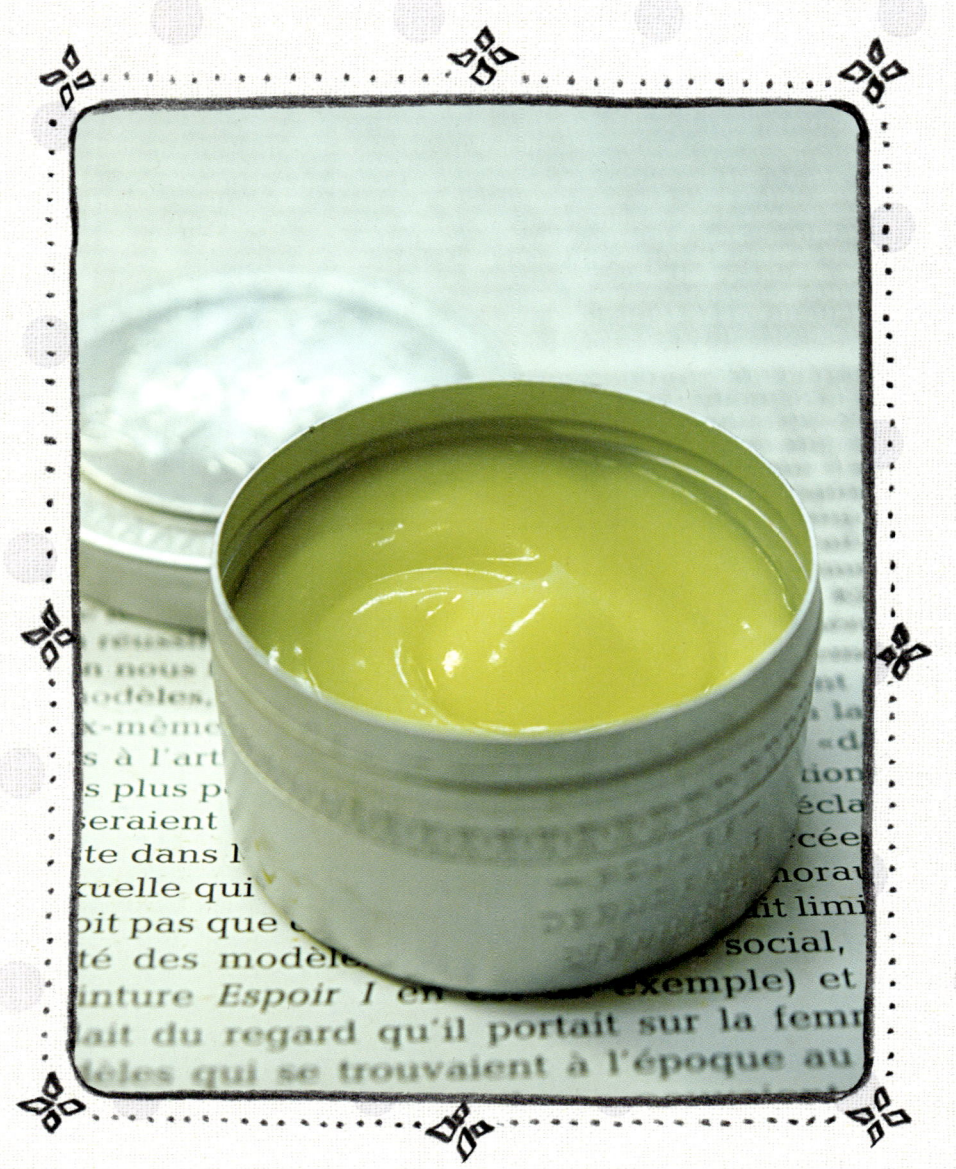

바스트 크림

푸에라리아오일로 만든 크림으로 가슴을 풍만하게 하고 탄력 있게 가꾸는 데 도움을 줍니다.
사용하자마자 바로 효과가 나지는 않지만 꾸준히 사용하다 보면 차이를 느낄 수 있어요.
시중에 판매되는 가슴 크림의 주성분이 바로 푸에라리아 성분이랍니다.

재료 (100ml)

워터류 재스민워터 70g
오일류 푸에라리아오일 10g,
스윗아몬드오일 5g, 로즈힙오일 5g
유화제 올리브 유화왁스 4g, 세틸알코올 2g
첨가물 푸에라리아 추출물 3g, 글리세린 2g,
천연한방방부제 2g
에센셜오일 제라늄 5방울, 일랑일랑 3방울

재료 포인트

태국 북서부의 여인들이 유난히 희고 탄력 있는
피부와 큰 가슴을 가진 이유를 조사해봤더니
바로 푸에라리아에 비밀이 있었다고 하네요.
푸에라리아는 전 세계적으로 태국 북부지역의
해발 300~800m의 산악지방에서만 자생하는데,
수백 년 전부터 노화를 방지하고 건강을 지키기
위해 사용해온 전통 약초였답니다.
푸에라리아에 함유된 피토에스트로겐이라는
천연식물성 에스트로겐 성분이 호르몬
기능 촉진과 노화 억제 역할을 해서 피부 탄력을
복원시키며 미백작용을 합니다. 가슴이나 힙 등의
부위에 마사지해주면 매끄럽고 탄력이 좋아져요.

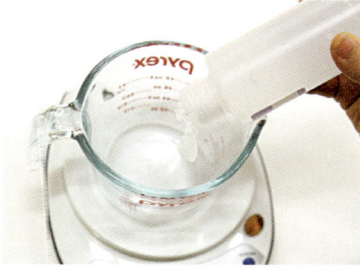

01 깨끗한 용기에 재스민워터를 계
량하고, 다른 용기에는 오일류와 유화
제를 계량하세요.

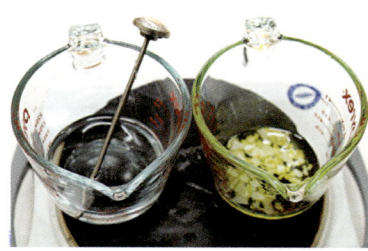

02 두 용기를 핫플레이트에 올려서
60~70도 정도로 가열하세요.

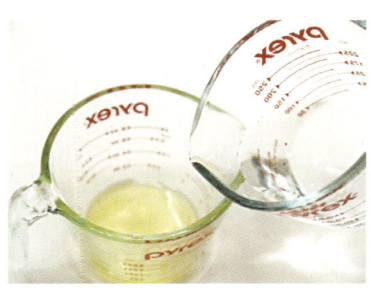

03 유화제가 완전히 녹고 두 계열의
온도가 60~70도 사이일 때 오일류에
워터류를 부어주세요.

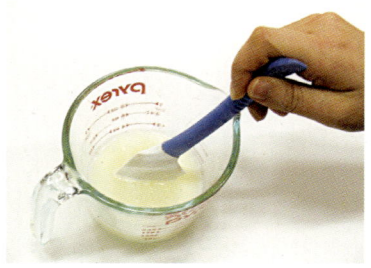

04 스푼과 미니블렌더로 골고루 섞
어서 유화시켜주세요. 마지막은 반드
시 스푼으로 저어주세요.

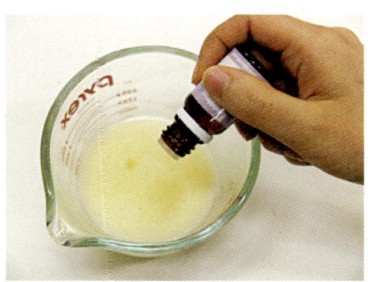

05 첨가물을 넣고 가볍게 저어주고,
온도가 40도 정도로 떨어지면 에센셜
오일을 첨가한 뒤에 다시 섞어주세요.

BUBBLE BANK'S BONUS TIP

푸에라리아오일은 가슴의 유선에만 특이적으로 반응해 유선을 발달시키는 역할을 하
므로 다른 부위에 발랐을 때 부풀거나 커지는 반응은 보이지 않아요. 가슴 이외의 부분
에서는 화이트닝과 탄력을 증진시키는 역할을 합니다.
바스트 크림에는 호호바오일을 넣지 않는 것이 좋아요. 호호바오일은 지방을 분해하
는 역할을 한답니다.

BLACK SUGAR SCRUB

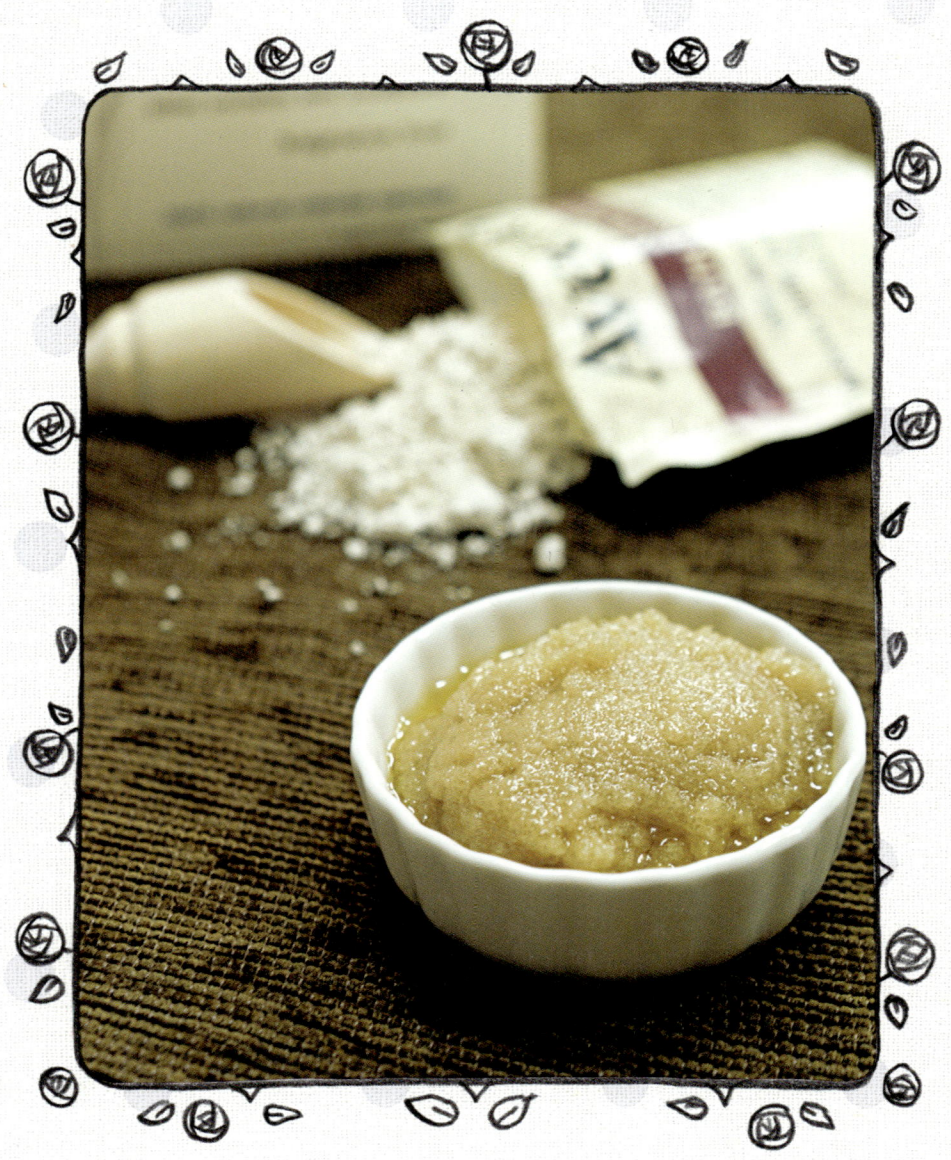

흑설탕 스크럽

흑설탕은 미네랄과 비타민이 풍부하고 보습효과가 뛰어나며 각질 제거 및 모공 속의
노폐물을 제거하는 효과가 탁월하답니다. 거칠어진 피부와 블랙헤드가 고민이시라면 꼭 써보세요.
천연재료로만 만든 흑설탕 스크럽이 피부를 맑고 건강하게 가꿔준답니다.

난이도	★★
예상시간	20분
가열과정	X
냉장보관	X
사용기간	3개월

재료 (80ml)

오일류 포도씨오일 10g, 살구씨오일 5g, 호호바오일(골드) 5g

첨가물 올리브 리퀴드 7g, 유기농 흑설탕 60g, 오트밀가루 5g, 천연한방방부제 2g

에센셜오일 레몬 3방울

재료 포인트

백설탕은 정제 단계에서 비타민이나 미네랄 등이 제거되지만 흑설탕은 이들을 고스란히 간직하고 있어서 피부의 건조를 막아주고, 알레르기 피부에 자극을 적게 주며, 피부를 희고 윤기 있게 해주는 효과가 있어요. 스크럽을 만드실 때는 사탕수수에서 화학적 정제를 거치지 않은 유기농 흑설탕을 사용하시는 것이 좋아요.
유기농 흑설탕은 입자가 굵어서 그냥 사용하면 피부에 작은 상처를 낼 수 있으니 스크럽을 만들기 전에 믹서로 여러 번 갈고 고운체에 밭치거나 절구로 빻아서 곱게 만들어주세요.

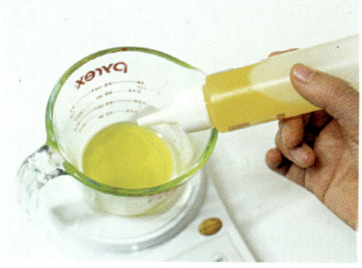

01 깨끗한 용기에 포도씨오일, 살구씨오일, 호호바오일, 에센셜오일을 계량하세요.

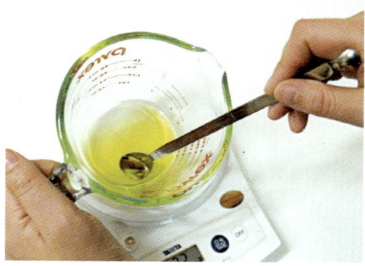

02 올리브 리퀴드를 넣고 스푼으로 가볍게 섞으세요.

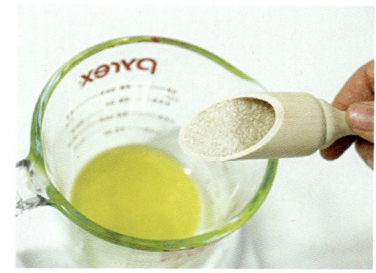

03 미리 갈아둔 흑설탕을 넣으세요.

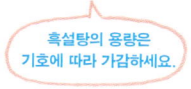

흑설탕의 용량은 기호에 따라 가감하세요.

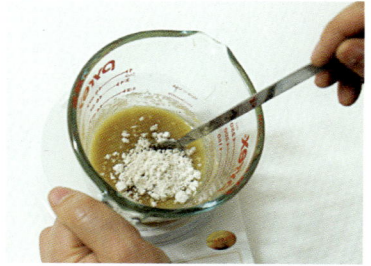

04 오트밀가루와 천연한방방부제를 넣은 후 잘 풀리도록 스푼으로 골고루 섞어주세요.

BUBBLE BANK'S BONUS TIP

♥ 흑설탕 스크럽은 여성뿐만 아니라 남성이 사용하셔도 좋습니다. 남성은 여성에 비해 피지 분비가 더 왕성하고 기초 세안이나 피부 관리에 소홀한 편이라서 피부 톤이 점점 칙칙해지고 블랙헤드도 점점 심해지죠. 이럴 때 흑설탕 스크럽으로 관리를 해주면 피부 톤이 한결 밝아지고 깔끔해진답니다.

♥ 사용할 때는 샤워나 세안 후에 물기가 있는 상태에서 흑설탕 스크럽을 적당량 덜어 눈가를 피해 얼굴 전체에 골고루 마사지하듯 문질러주고, 각질이 많은 눈썹 사이와 블랙헤드가 심한 코 주위는 꼼꼼히 마사지하세요. 사용횟수는 일주일에 2~3회이고, 1회 사용 시 마사지 시간은 30초~1분 정도가 적당합니다. 마사지 후에 바로 씻어내도 되고, 팩처럼 10분쯤 둔 후에 씻어내도 좋아요. 올리브 리퀴드가 함유되어 있어 물 세안만으로도 깨끗하게 씻겨나가요.

♥ 흑설탕 스크럽은 천연재료의 특성상 내용물이 가라앉을 수 있는데 이때는 스푼으로 가볍게 저은 후에 사용해주세요.

LADIES CLEANSER

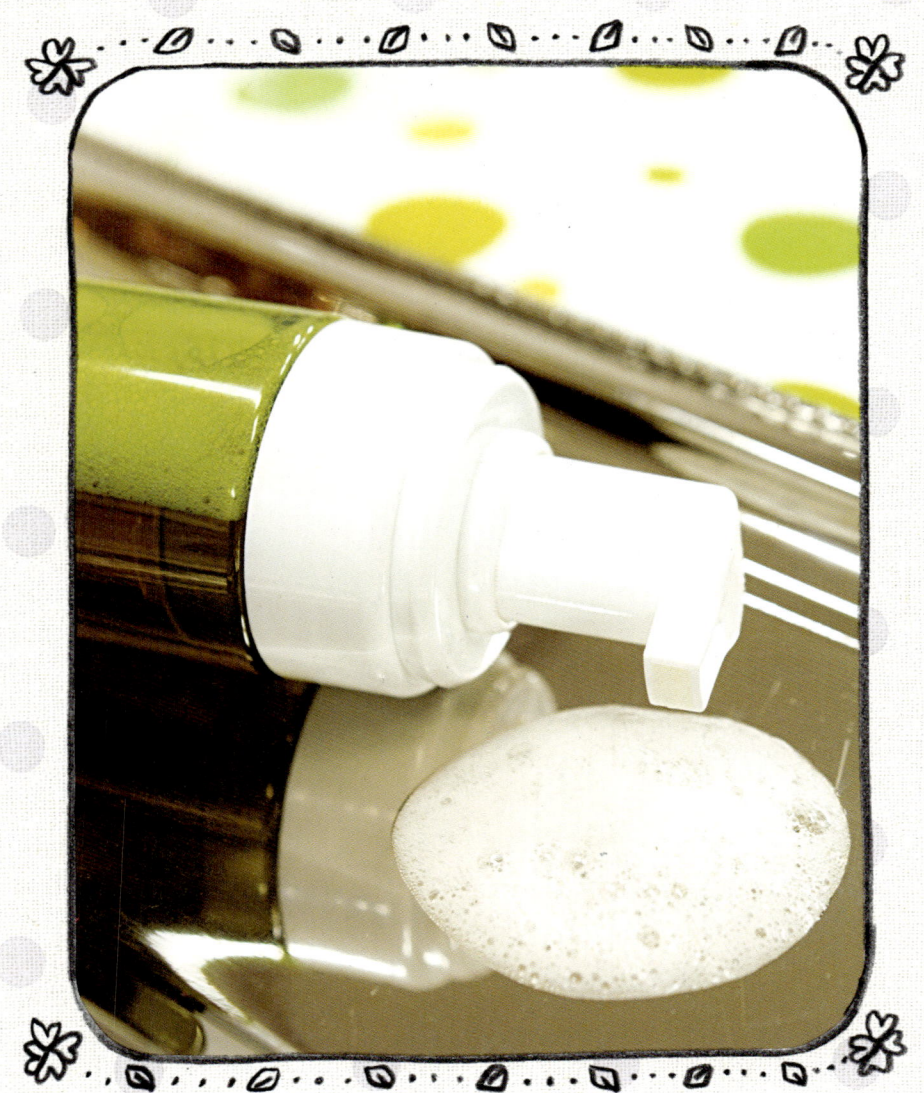

여성세정제

안전한 천연성분인 유카 추출물로 만든 청결제예요.
염증을 예방해주고 여성을 건강하게 유지시켜준답니다. 사용 후 정말 개운해요.

🧴 난이도	....	★★
⏱️ 예상시간	....	15분
🍳 가열과정	....	O
🧊 냉장보관	....	X
🕐 사용기간	....	3개월

🧴 **재료 (150ml)**

워터류 로즈워터 75g

첨가물 유카 추출물 60g, 녹차 추출물 6g,
감초 추출물 3g, 글리세린 6g

에센셜오일 프랑킨센스 5방울, 티트리 5방울

💡 **재료 포인트**

유카 추출물(유카시데게라)은 천연성분의
추출물로 약산성을 띠며 항진균 성질을 가지고
있어요. 자체 방부효과가 우수해서 전체 용량의
20% 이상을 사용하면 별도의 방부제를 넣지
않아도 된답니다. 자극이 거의 없고
순한 성분이라 거품을 형성하는 베이비용 샴푸나
음료에도 같이 이용되는 재료인데,
코코베타인처럼 거품이 풍부하지는 않아요.
로즈워터는 여성호르몬을 정상화시켜주고
생리불순이나 폐경기장애에 효과가 좋아요.
프랑킨센스 에센셜오일은 산부인과 질환에 좋고,
티트리 에션셜오일은 항균·항진균 작용이
있어서 염증 예방에 효과적이에요.

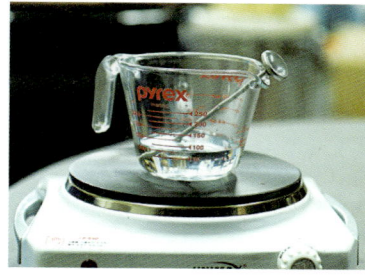

01 로즈워터를 계량해서 50~60도
정도로 가열해주세요. 워터를 가열해
주면 유해균 살균으로 보존기간을 늘
릴 수 있어요.

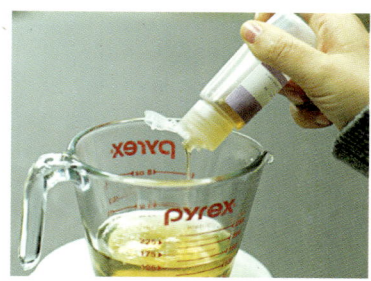

02 가열한 로즈워터를 핫플레이트
에서 내린 후에 유카 추출물을 첨가해
주세요. 스푼으로 저어주면 약한 거품
이 납니다.

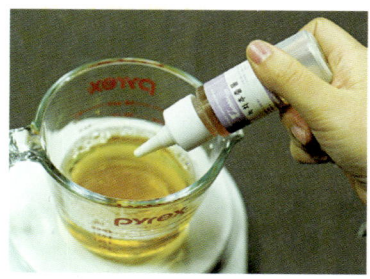

03 항균작용이 좋은 녹차 추출물과
감초 추출물, 그리고 보습을 위해 글
리세린을 넣고 섞어주세요.

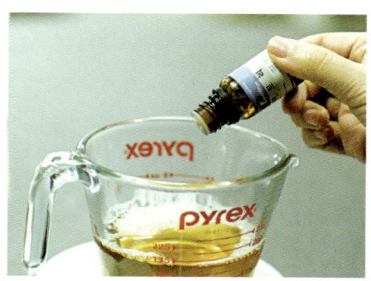

04 에센셜오일을 첨가한 후에 한 번
더 가볍게 섞어주세요.

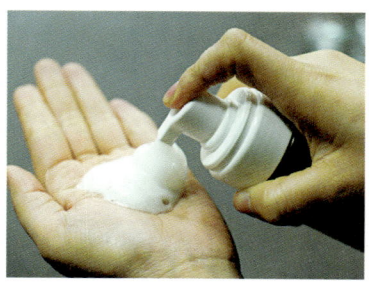

05 점증제 없는 흐르는 물 타입이니
거품용기에 담아서 사용하거나 그대
로 사용하세요.

BUBBLE BANK'S BONUS TIP

여성의 내부는 pH 4.5~6.5 사이일 때 유해한 세균 번식을 방지할 수 있어서 가장 좋답
니다. 그런데 일반 바디워시나 비누는 알칼리성이기 때문에 세정력이 강해 유익한 균까
지 제거할 수 있고 적정한 pH값 유지를 방해할 수 있어요. 일주일에 1~2회 정도는 여성
청결제를 사용하는 것이 좋아요.

로즈워터가 없다면 로즈허브를 우려서 사용하셔도 되고, 약쑥을 우린 물을 사용해도 좋
아요. 국내 유명한 산부인과에서도 출산 후 좌욕할 때 사용하는 허브가 로즈와 재스민
이라고 합니다. 출산 후에 염증을 예방하고 자궁 수축에 효과적이에요.

ORIENTAL MEDICINE DEPILATORY SHAMPOO

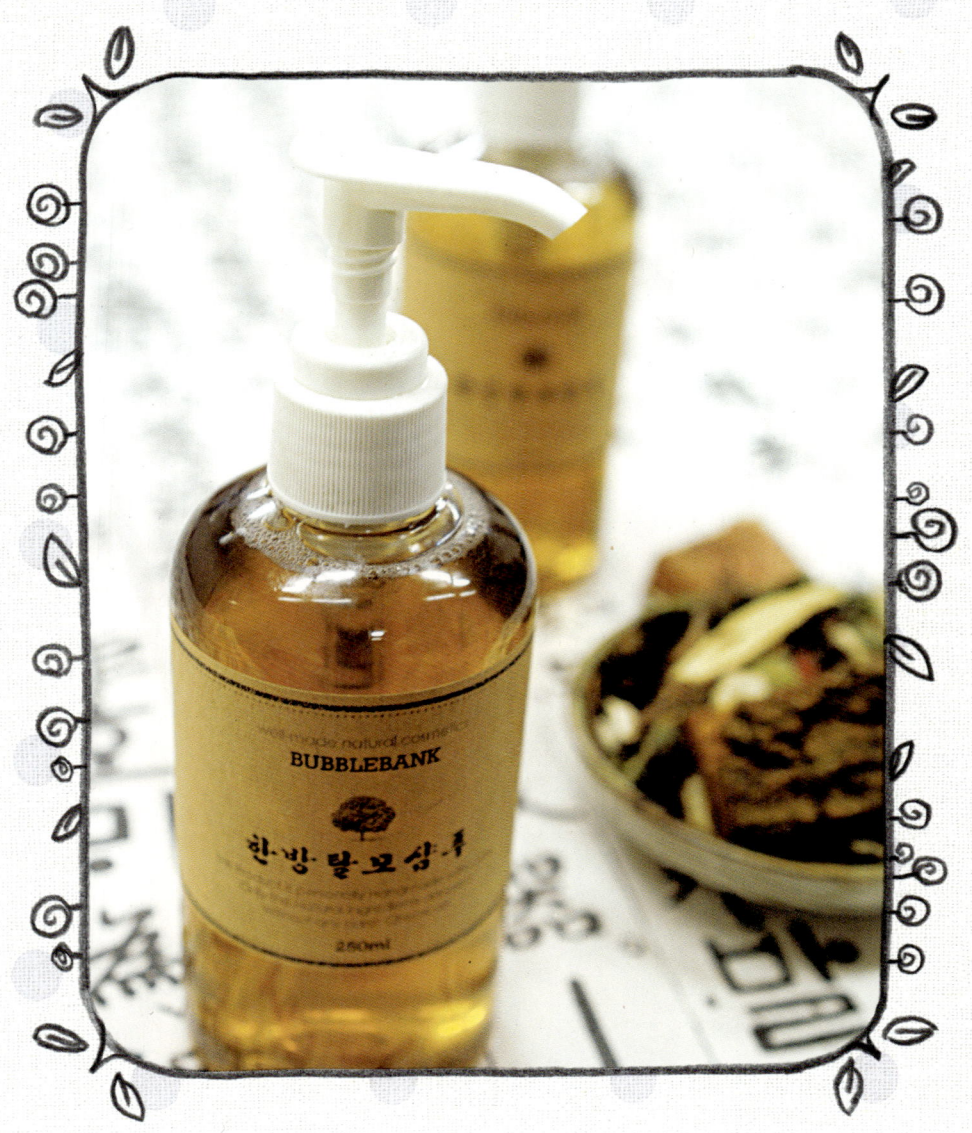

한방 탈모방지 샴푸

탈모 예방 및 두피 관리에 효과적인 한약재를 우려내서 만든 한방 샴푸입니다.
한약재를 우려내는 일이 다소 귀찮겠지만, 8종의 한약재와
에스피노질리아가 윤기 있는 모발과 건강한 두피를 유지하는 데 도움을 줄 것입니다.

난이도 .... ★★

예상시간 15분

가열과정 .... O

냉장보관 X

사용기간.................. 3개월

재료 (250ml)

워터류 한약재 우린 물 120g

(하수오·당귀·측백·감초·구기자·약쑥·

삼백초·약콩 30g, 정제수 500g)

첨가물 LES(식물성 계면활성제) 85g,

코코베타인 35g, 폴리쿼터 2g, 글리세린 3g,

실크아미노산 2g, 천연한방방부제 4g,

에스피노질리아 5g

에센셜오일 로즈마리 5방울, 페퍼민트 5방울

재료 포인트

에스피노질리아는 멕시코지역을 중심으로
고생지대에 자생하는 천연허브로 인디언들에
의해 오랜 기간 사용되어왔어요. 두피에 영양과
산소를 공급해 비듬을 줄여주고 탈모 예방,
발모 촉진, 지루성 두피 완화에 좋은 효과가
있는 것으로 알려져 있으며, 국내 유명
탈모 예방 샴푸의 중요 성분이기도 합니다.

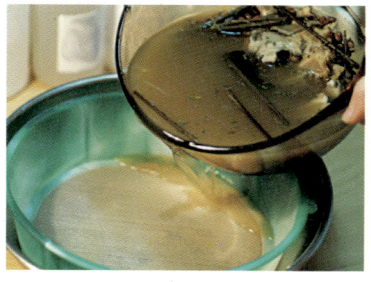

01 8종의 한약재를 정제수에 담가 상온에서 하루 정도 우려낸 후에 뚜껑을 닫고 약한 불로 1~2시간 더 우려낸 뒤 고운체에 받쳐 깨끗하게 걸러주세요. 필요한 양은 따로 담아두고 남은 물은 냉동보관하세요.

약재를 바로 가열해서 우려내면 유효성분이 파괴될 수도 있어요.

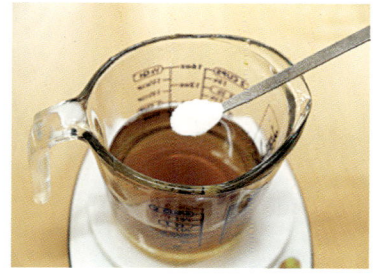

02 한약재 우린 물을 가열해 50~60도 정도가 되면 폴리쿼터를 넣고 녹이면서 점도를 높이세요.

우린 물을 냉동보관했다면 해동 후 약한 불로 가열해서 진행하세요.

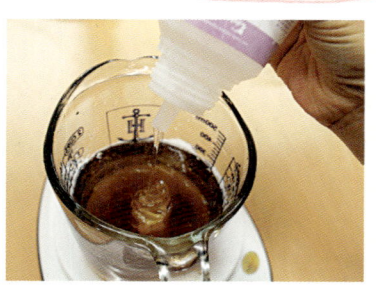

03 식물성 계면활성제인 LES와 코코베타인을 넣고 고루 저으세요.

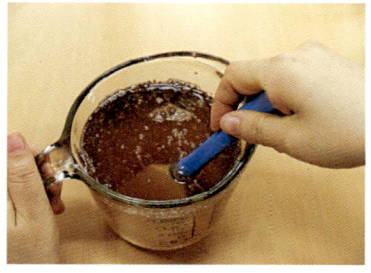

04 글리세린과 실크아미노산, 천연한방방부제를 넣고 젓습니다.

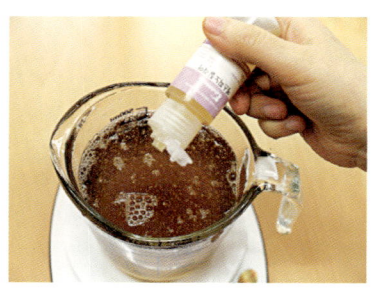

05 에스피노질리아와 에센셜오일을 넣고 골고루 섞어주세요.

BUBBLE BANK'S BONUS TIP

샴푸의 잘못된 사용으로 머리카락이 빠지고 가늘어지는 증세가 생길 수 있어요. 최근 여성과 젊은이들 중에서도 그러한 증세로 인해 고민하는 사람들이 늘고 있는데, 도발은 모근만 남아 있으면 하루에 0.1~1mm 정도는 성장하기 때문에 지금이라도 안전한 샴푸나 비누를 사용해 건강한 모발과 두피로 만들어줘야 합니다.

ROSEMARY HERB SHAMPOO

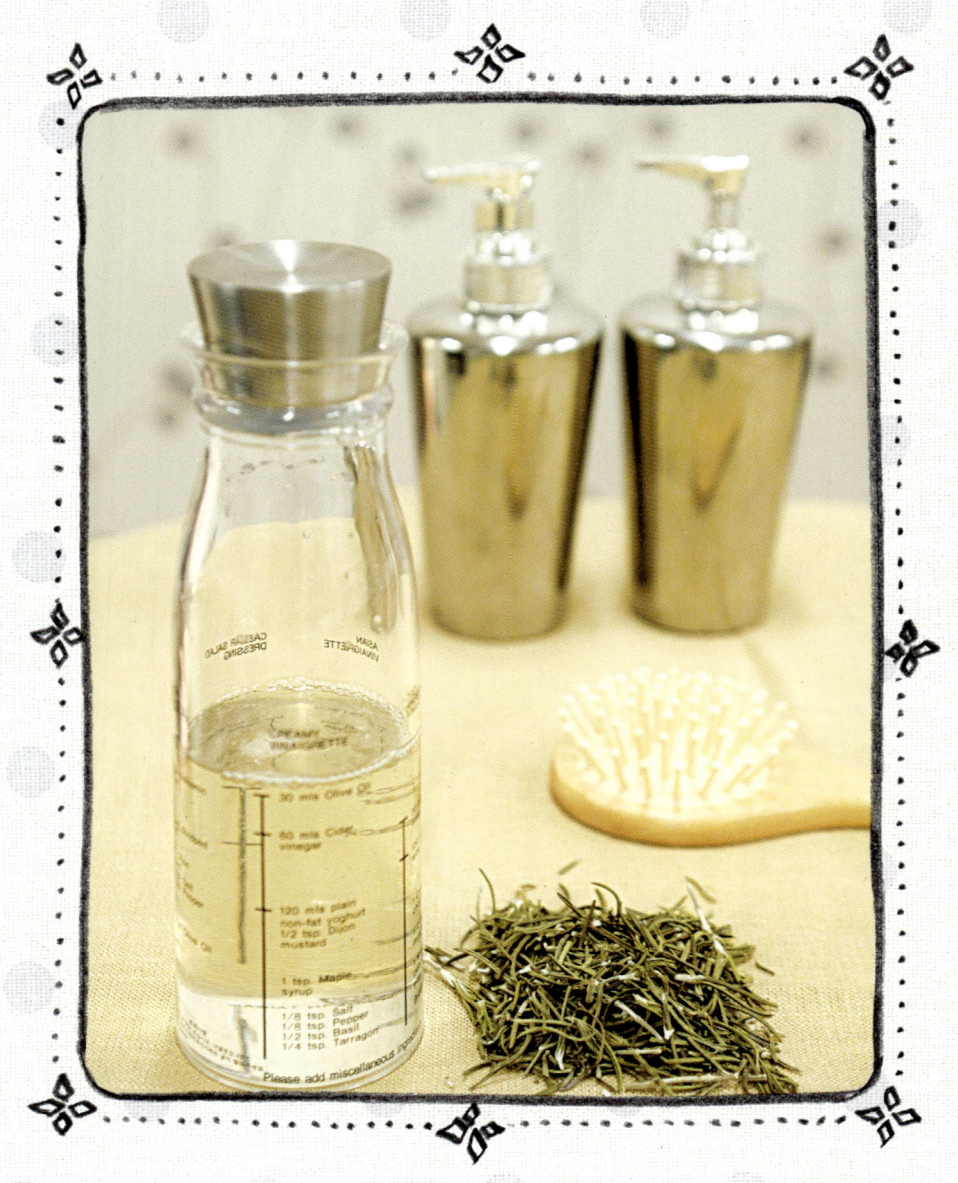

로즈마리 샴푸

모발과 두피에 좋은 로즈마리를 우려낸 물과 식물성 계면활성제를 이용한 샴푸예요.
pH 5~7인 약산성 샴푸라서 머리를 감고 나서
따로 린스를 하지 않아도 모발이 실크처럼 부드러워진답니다.

🧴 재료 (250ml)

워터류 로즈마리허브 우린 물 120g
(로즈마리허브 5g, 뜨거운 정제수 150g)
첨가물 LES(식물성 계면활성제) 75g,
코코베타인 50g, 폴리쿼터 2g, 글리세린 5g,
실크아미노산 2g, 판테놀 3g
에센셜오일 로즈마리 5방울, 라벤더 5방울

💡 재료 포인트

LES(식물성 계면활성제)는 음이온
식물성 계면활성제로 친환경적이며
부드럽고 풍부한 기포력을 가지고 있어 저자극
샴푸와 스킨케어, 바디샴푸 등에 이용됩니다.

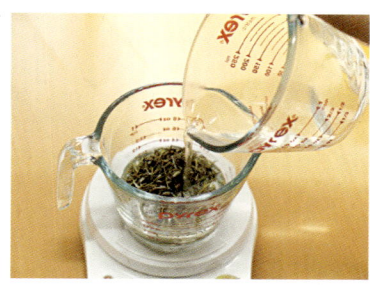

01 로즈마리허브에 뜨거운 정제수
를 붓고 10분 정도 우려낸 후 깨끗하
게 걸러내세요.

> 정제수 대신 일반 생수를
> 사용해도 됩니다.

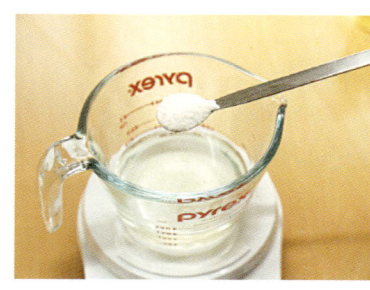

02 워터의 온도가 50~60도 정도가
되면 폴리쿼터를 넣고 저어 녹이면서
점도를 높이세요.

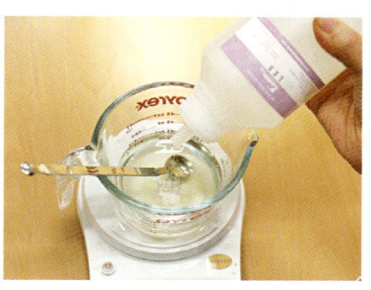

03 LES와 코코베타인을 넣으세요.

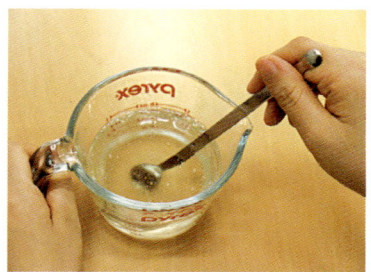

04 글리세린과 실크아미노산, 판테
놀, 에센셜오일을 넣고 골고루 저어서
섞어주세요.

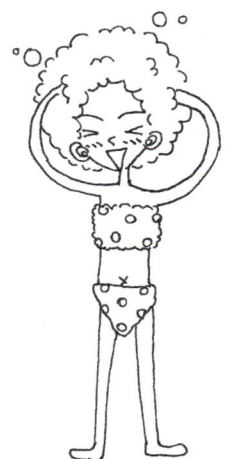

BUBBLE BANK'S BONUS TIP

일반 합성샴푸의 주성분은 SLS(황산라우릴염)인데 이것은 주방세제의 주성분이기도
합니다. SLS는 머리카락을 감싸고 있는 단백질인 큐티쿨을 녹여 모발의 윤기를 없애
고 굵기도 가늘어지게 합니다. 그리고 두피의 피지를 필요 이상으로 제거하고 각질층
을 파괴해 두피에 염증을 유발하고, 침투력이 강하기 때문에 독성 성분이 모공의 모근
세포에까지 이르러 모발을 만드는 시스템을 파괴한답니다. 천연샴푸를 사용해야 하는
이유, 확실해지셨죠?

NATURAL RINSE

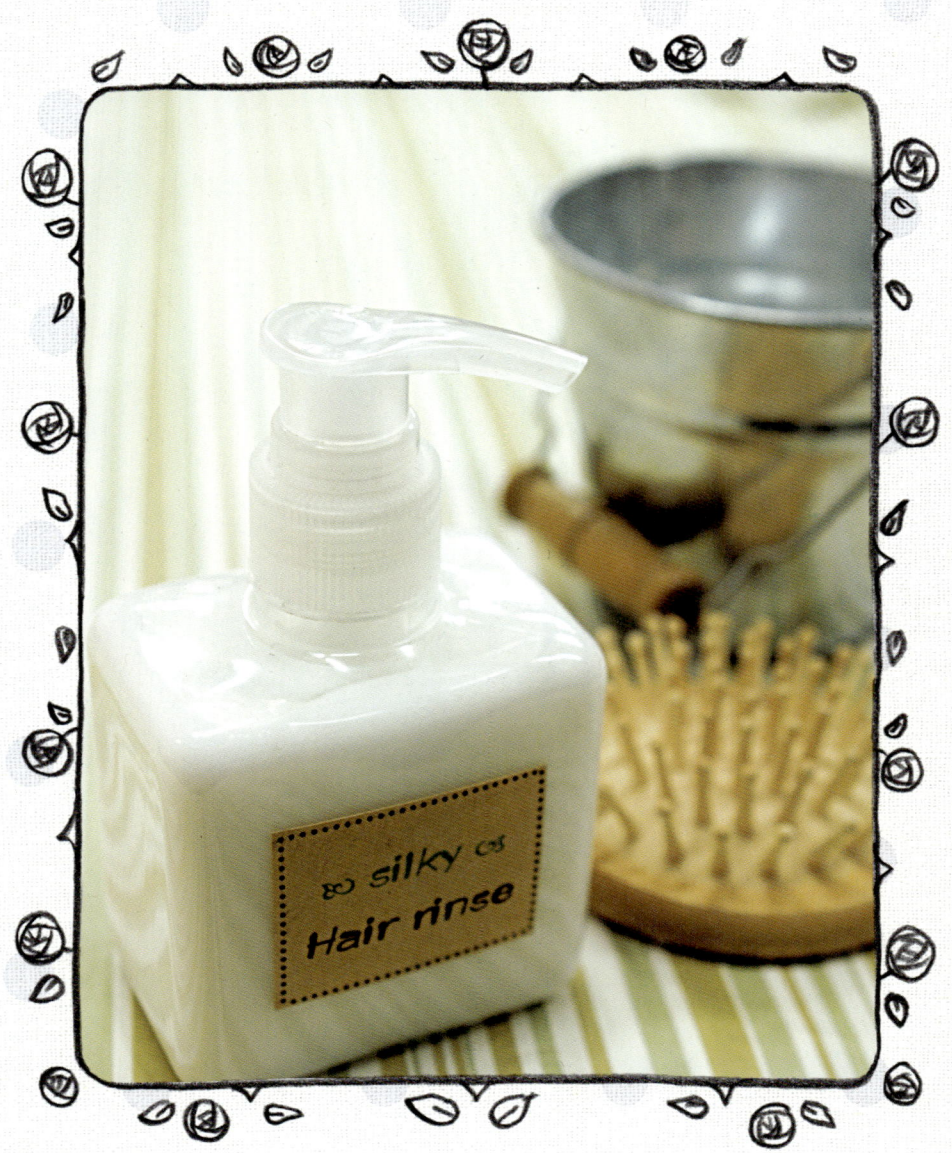

내추럴 린스

얼굴 피부가 처지거나 주름이 생기는 중요한 원인 중의 하나가 두피의 노화에 있다고 합니다.
두피 노화의 가장 큰 이유는 합성샴푸와 합성린스의 사용이에요.
특히 합성샴푸에 들어 있는 황산과 염산은 두피의 유분을 없애고 두피를 거칠게 하면서
노화시키게 됩니다. 얼굴 주름을 방지하려면 이젠 모발과 두피에도 신경을 쓰세요.

🎀 난이도	....	★ ★ ★
⏱ 예상시간	....	15분
🏺 가열과정	....	O
🧊 냉장보관	....	X
🕐 사용기간	....	3개월

🧴 재료 (250ml)

워터류 정제수(혹은 생수) 180g
오일류 동백오일 10g, 피마자오일 8g,
호호바오일(화이트) 7g
유화제 올리브 유화왁스 6g, 몬타 왁스 4g
첨가물 코코베타인 12g, 엘라스틴 10g,
판테놀 3g, 천연한방방부제 2g, 구연산 적당량
에센셜오일 로즈마리 10방울, 라벤더 10방울

💡 재료 포인트

코코베타인은 코코넛오일에서 얻어지는
천연계면활성제로 클렌저, 샴푸, 목욕제 등에
사용됩니다. 피부 점막을 자극하지 않는
매우 순한 성질을 띠며, 항균과 정전기 방지,
그리고 컨디셔닝 효과를 줍니다.

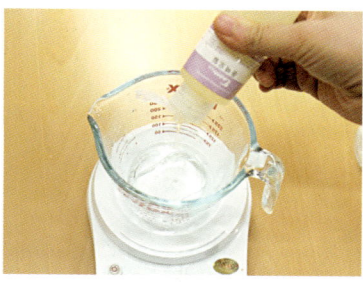

01 깨끗한 용기에 정제수를 담고,
다른 용기에는 오일류와 유화제를 계
량하세요.

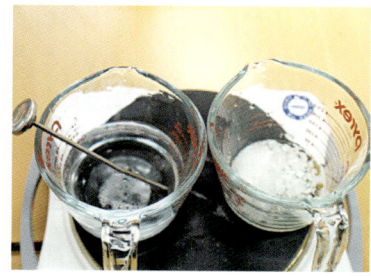

02 두 용기를 핫플레이트에 올려서
60~70도 정도로 가열하세요.

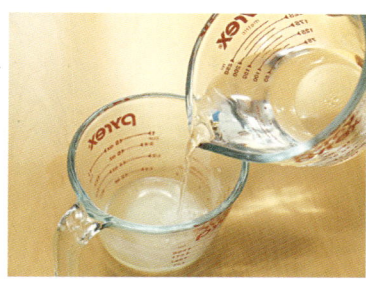

03 적정온도로 가열되면 오일류에
정제수를 부어주세요.

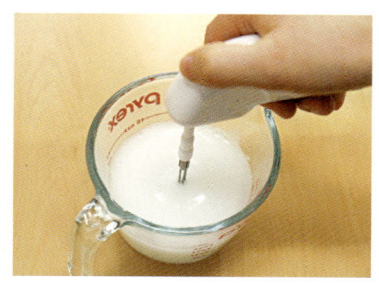

04 스푼과 미니블렌더로 골고루 섞
어주고, 첨가물을 모두 넣고 저어주
세요.

구연산은 린스의 pH를
확인하면서 첨가하세요.
적정 pH값은 3~5입니다.

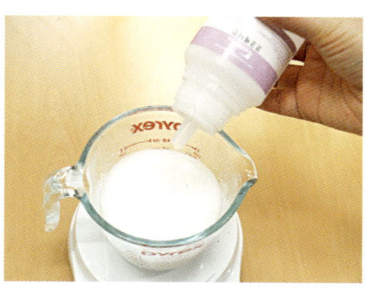

05 에센셜오일을 넣고 가볍게 섞어
서 완성시키세요.

BUBBLE BANK'S BONUS TIP

린스는 샴푸로 인해 알칼리성으로 변한 모발을 중화시켜 약산성으로 바꿔주는 역할을
해요. 또한 건조해진 모발과 두피에 수분 유지 보호막을 형성해서 영양과 수분을 공급
하고 정전기 방지효과를 부여합니다. 시판되는 대부분의 합성린스는 단지 모발의 화학
적인 코팅을 바꿔 분자구조를 산성으로 전환시켜주기 때문에 사용 시에는 부드럽지만
오히려 모발의 건조함을 악화시키는 결과를 가져옵니다. 이제는 천연린스로 모발과 두
피도 피부처럼 소중하게 관리해주세요.

HAIR ESSENCE

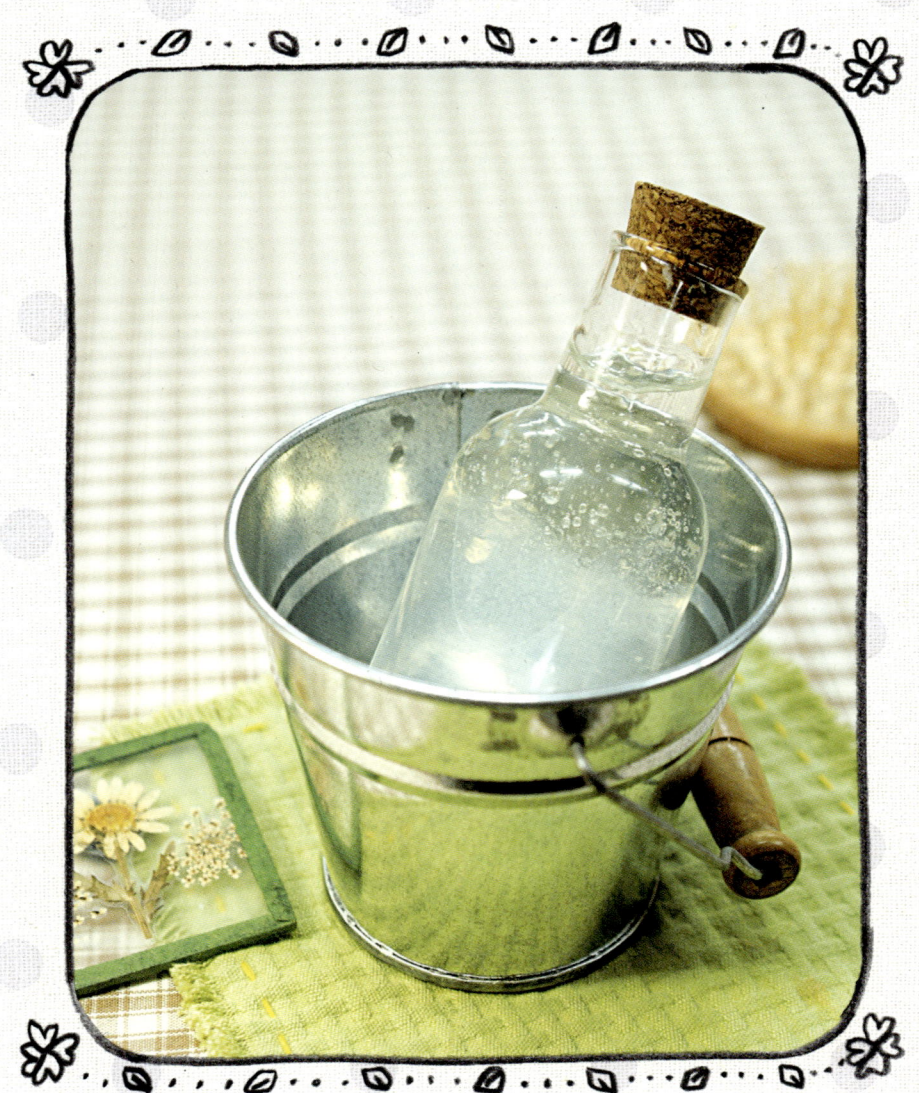

헤어 에센스

바람 부는 날에 헝클어진 사자머리를 하고 다니는 분들께 딱 좋은 헤어 에센스입니다.
모발에 영양 공급을 주목적으로 했고, 정전기 예방과
찰랑찰랑한 머릿결을 위한 스프레이 타입의 헤어 에센스입니다.

🎀	난이도	★ ★
⏱	예상시간	15분
🍲	가열과정	X
🧊	냉장보관	X
🕐	사용기간	3개월

🧴 재료 (50ml)

오일류 사이클로메치콘 25g, 디메치콘 10g,
호호바오일(화이트) 5g, 동백오일 5g
첨가물 세라마이드(지용성) 1g, 비타민 E 1g,
케라스젠 3g
에센셜오일 라벤더 3방울, 일랑일랑 2방울

💡 재료 포인트

외국에서도 사이클로메치콘과 디메치콘을
주성분으로 하는 헤어 에센스가 고가에
판매되고 있어요. 실리콘 계열의 오일이지만,
푸석푸석한 머릿결을 정돈해주고 pH 5.5 정도의
약산성으로 두피에 가장 좋은 pH값을 가진
헤어 에센스입니다.

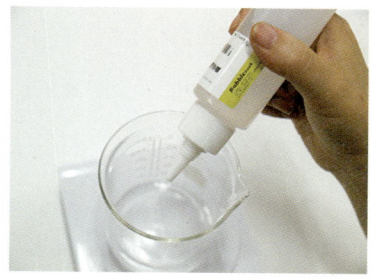

01 깨끗한 용기에 사이클로메치콘
과 디메치콘을 계량하세요.

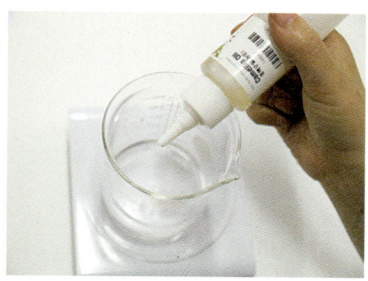

02 호호바오일(화이트)과 동백오
일을 넣으세요.

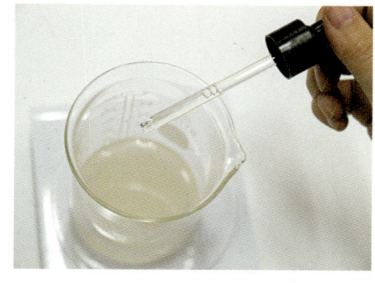

03 준비한 첨가물과 에센셜오일을
첨가하세요.

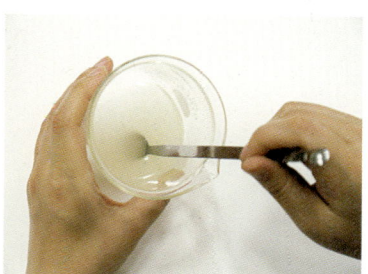

04 스푼으로 골고루 섞어주세요.

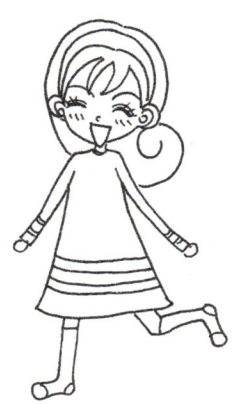

BUBBLE BANK'S BONUS TIP
모발 상태에 따라 효과적인 에센셜오일은 따로 있어요.
선택해서 오일류를 구성하세요.
건조하고 손상된 모발 제라늄, 샌달우드, 일랑일랑
지성 모발 로즈마리, 라벤더, 시더우드, 클라리세이지
모발 성장 촉진 시더우드, 클라리세이지, 로즈마리, 일랑일랑
비듬 예방 시더우드, 패출리, 로즈마리, 티트리

174 _ 175

HAIR PROTECTION SPRAY

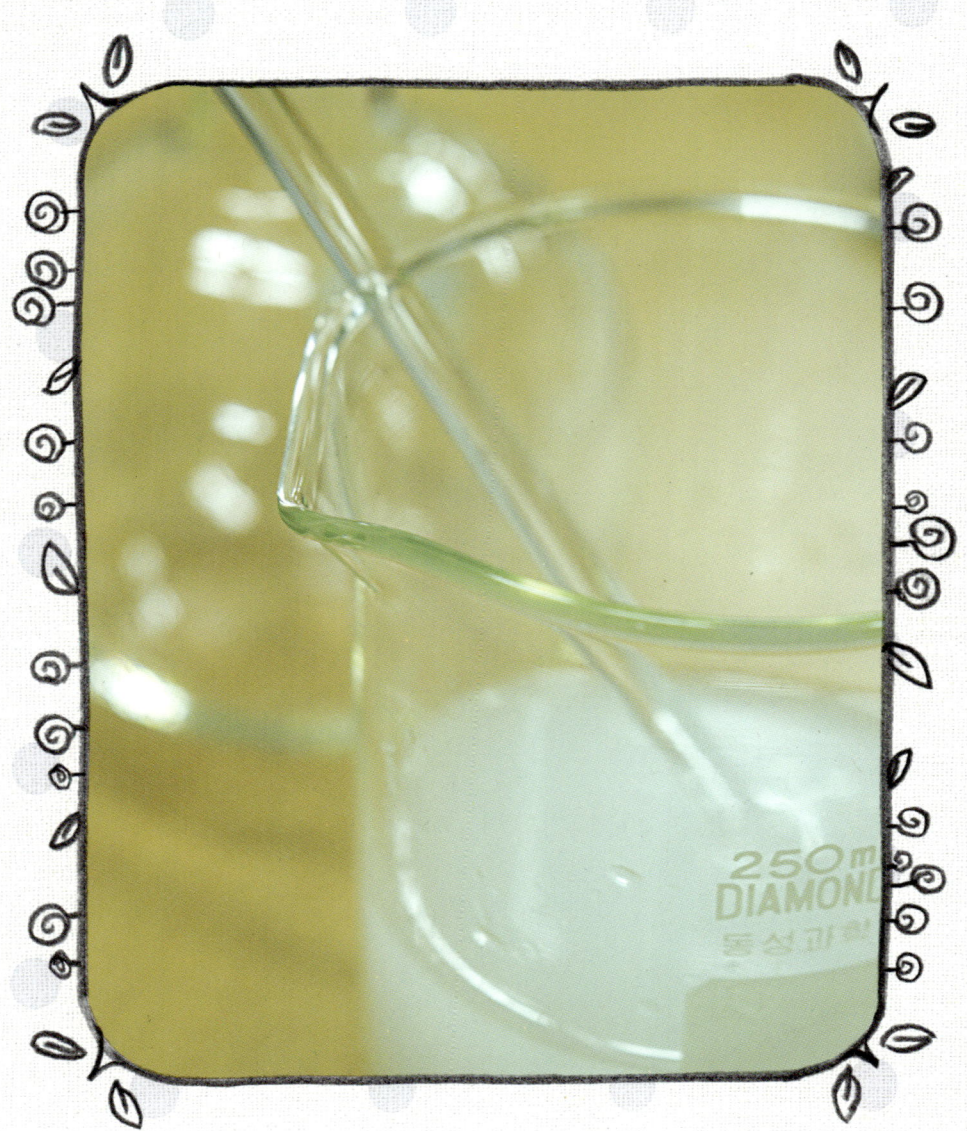

탈모 방지 스프레이

간단하게 만들어 사용할 수 있는 탈모 예방 스프레이예요.
두피에 스프레이한 후 부드럽게 마사지해주시면 되고 씻어내실 필요는 없어요.
아침보다는 밤에 사용하면 스트레스 해소에도 도움이 된답니다.

🔴 난이도	....	★
⏱️ 예상시간	....	5분
🍳 가열과정	....	X
🧊 냉장보관	....	O
🕐 사용기간	....	3개월

🧴 재료 (50ml)

워터류 네롤리워터 45g,
무수에탄올 (또는 보드카) 4g
에센셜오일 로즈마리 5방울, 일랑일랑 3방울,
라벤더 3방울

💡 재료 포인트

로즈마리 에센셜오일은 심신의 균형을 잡아주고
피부 청결 유지와 강력한 수렴 효과를 가집니다.
또한 비듬과 탈모를 방지하는 역할을 합니다.
일랑일랑 에센셜오일은 몸과 마음의 조화를
되찾을 수 있게 하고 정상적인 혈압을 유지하는
데 도움을 줍니다. 그리고 피지샘을 조절해 지성,
건성피부에 좋은 효과를 주고 두피에 자극을 줘서
발모를 촉진하는 효과가 있어요.
라벤더 에센셜오일은 모든 피부 타입에 맞는
오일로 진정, 재생, 중화작용을 하고 스트레스,
불안, 우울증 해소에도 도움을 줍니다.
네롤리워터는 건성피부나 민감성피부에 좋고
안정감과 편안함을 가져다주어 스트레스
해소에 도움을 줍니다.

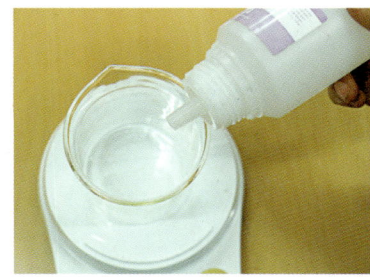

01 깨끗한 용기에 무수에탄올을 계량하세요.

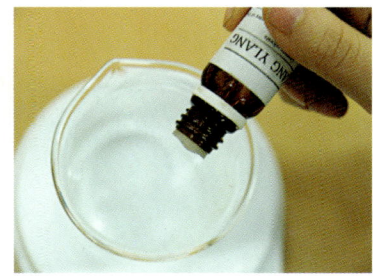

02 에센셜오일을 한 방울씩 떨어뜨리세요.

> 에센셜오일 병에는 작은 스포이트가 내장되어 있어 용기를 기울이면 한 방울씩 떨어진답니다.

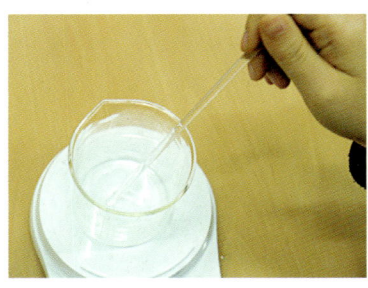

03 무수에탄올과 에센셜오일이 잘 섞이도록 저어주세요.

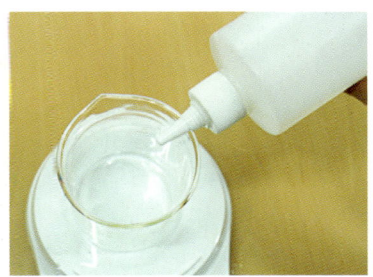

04 네롤리워터를 넣은 후 흔들어 섞어주세요.

BUBBLE BANK'S BONUS TIP

요즘 탈모로 고생하시는 분들이 점점 많아지고 있는 듯합니다. 근래 들어 탈모 방지용
제품들이 많이 출시되고 이를 구입하시 위해 많은 분들이 약국을 방문하십니다. 탈모
는 일반적으로 유전적인 요인과 함께 과다하게 분비되는 남성호르몬 때문에 발생한답
니다(이때 효과적인 약이 '프로페시아'예요. 처방전이 있어야 구입할 수 있는 약이랍니
다). 그러나 요즘은 불균형한 식습관과 과다한 스트레스 등으로 인해 두피의 혈액순환
이 나빠지는 것이 탈모를 촉진하는 원인으로 지적되고 있어요.

PART 4

스페셜 케어를 위한 천연화장품

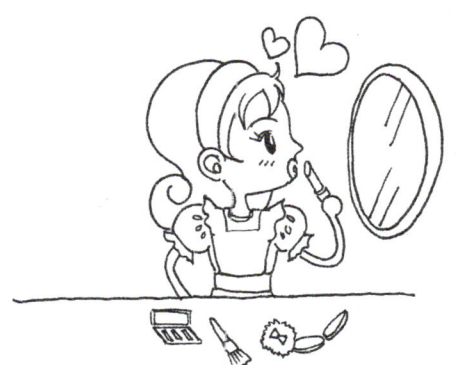

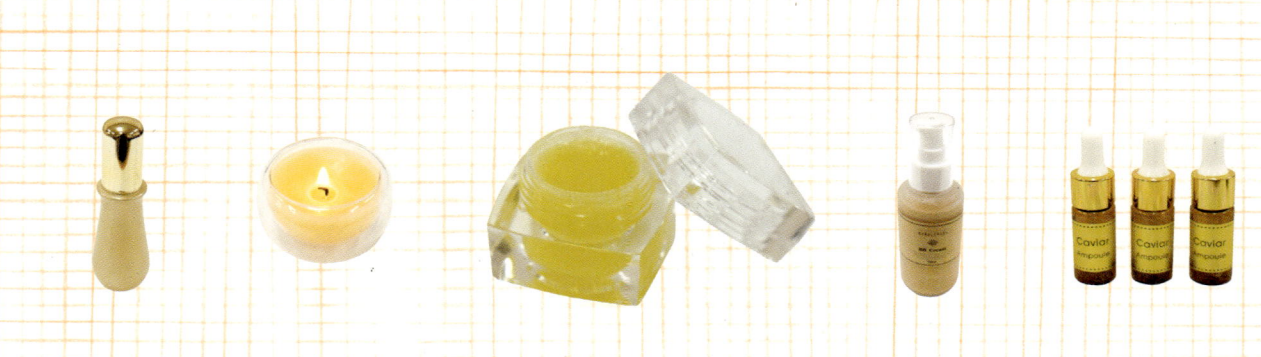

천연화장품 하면 기초화장품에 제한된다고 생각하시는 분들이 많으신 것 같아요.

하지만 자외선차단제나 아이케어, 색조화장품, 바디케어 제품들도 천연재료로

얼마든지 만들 수 있어요. 천연재료를 이용해서 만든 기능성 화장품은 피부에 자극을

주지 않아서 피부트러블을 거의 유발하지 않는다는 장점이 있어요.

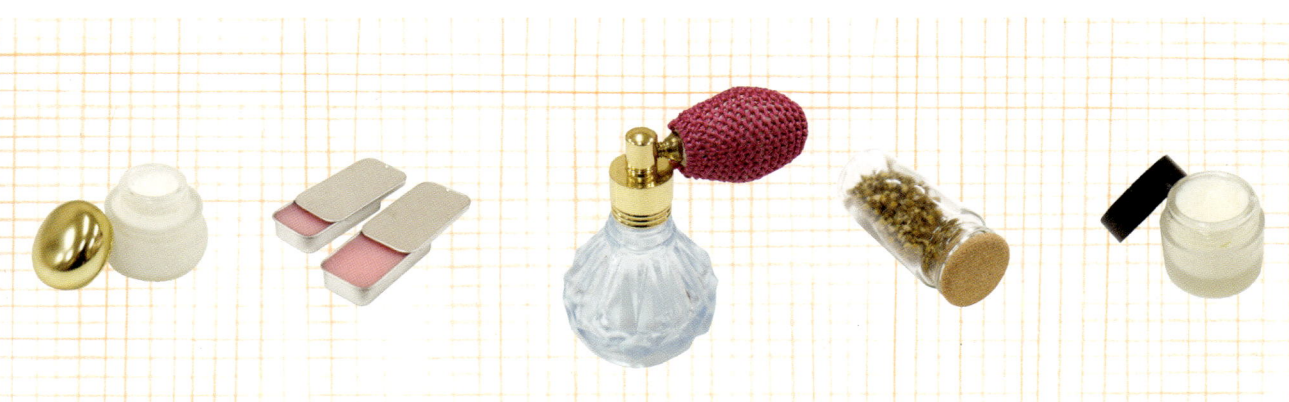

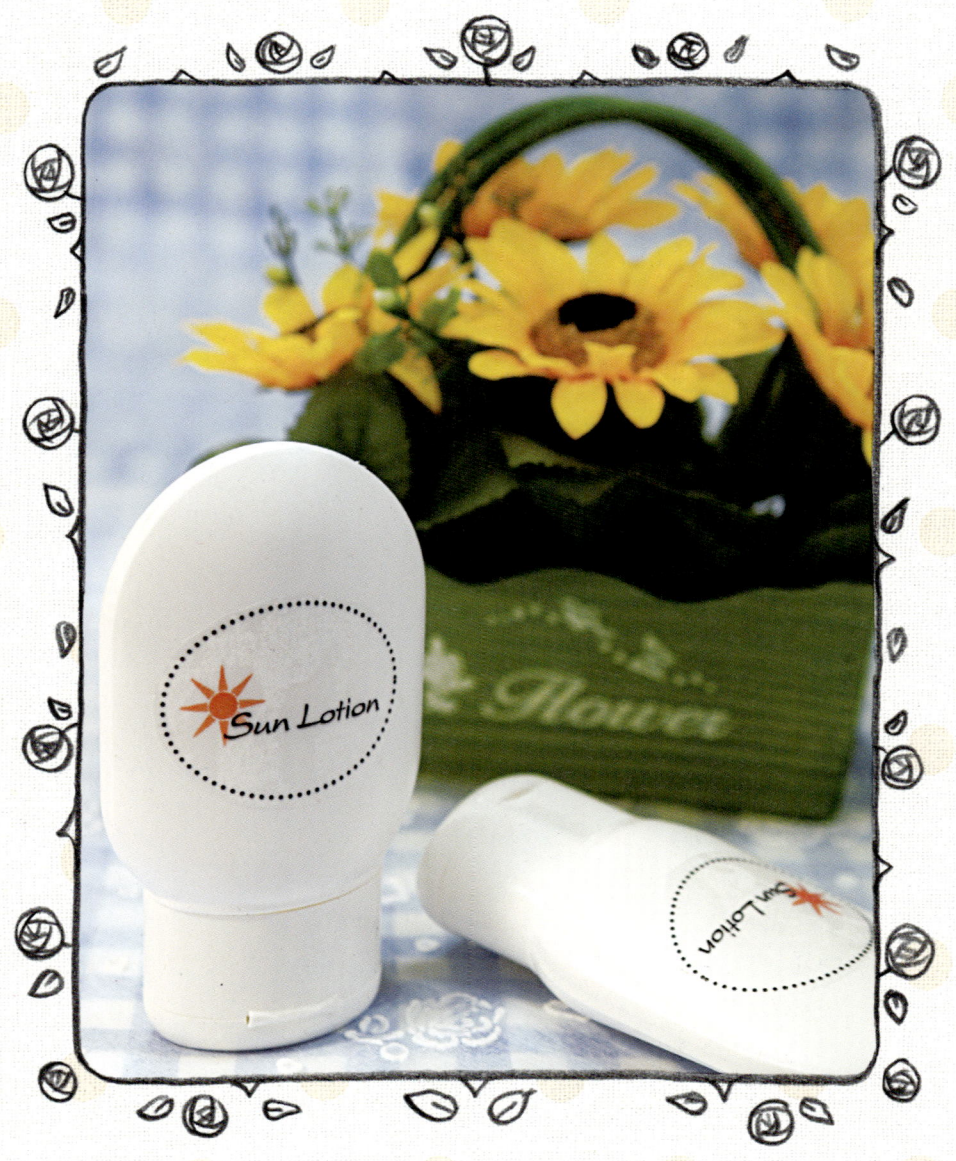

선 로 션

봄볕에 그을리면 보던 임도 몰라본다는 속담이 있듯이 봄철의 햇살은 자외선이 강하답니다.
자외선이 노화의 주범인 건 아시죠? UVA는 기미나 주근깨의 원인이 되고,
UVB는 화상이나 염증의 원인이 된답니다. 선 로션을 휴대해 수시로 사용하세요.

난이도	....	★★★
예상시간	....	15분
가열과정	....	O
냉장보관	....	O
사용기간	....	3개월

재료 (100ml)

워터류 위치헤이즐워터 80g
오일류 호호바오일(화이트) 8g,
블랙세서미오일 5g, 시어버터 3g,
시너메이트 3g
유화제 올리브 유화왁스 3g, 이멀시파잉 왁스 1g
첨가물 티타늄 디옥사이드(액상) 5g,
산화아연(액상) 3g, 글리세린 3g, 비타민 E 1g,
천연한방방부제 2g
에센셜오일 네롤리 2방울, 일랑일랑 2방울

💡 재료 포인트

티타늄 디옥사이드는 미네랄의 일종으로
자외선을 차단하는 성분 중 가장 천연에 가까운
재료예요. UVA, UVB 차단 효과가 있고요.
전체 양의 2~25%까지 첨가해도 되지만,
그 이상의 양을 넣으면 피부에 발랐을 때
하얗게 밀릴 수 있어요. 적정량은 2~3%예요.
산화아연(징크 옥사이드)은 UVA,
UVB 차단효과가 있는 비화학적 자외선
차단성분이에요. 햇볕이나 다른 자극으로부터
보호막을 형성해주며 수렴 · 방부 · 항균효과도
있어요. 25%까지 첨가해도 되지만
티타늄 디옥사이드와 마찬가지로 많이 넣으면
피부에 발랐을 때 하얗게 밀리기 때문에
2~3% 정도만 첨가해주세요.
시너메이트는 UVA, UVB 차단이 가능하며
자외선을 흡수해 열로 전환시키는
역할을 해요. 여드름을 유발하지 않으며,
오일에 잘 녹기 때문에 오일 층에 같이
넣어주시면 좋아요. 허용량은 전체용량의
2~7.5%이고 우리나라 식약청 기준으로는
5% 이내로 사용하시면 된답니다.

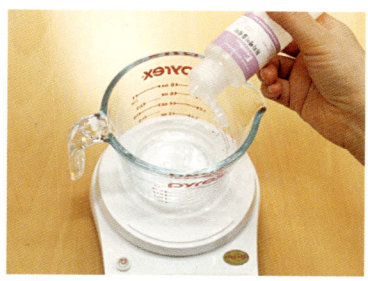

01 한 용기에 위치헤이즐워터를 담고, 다른 용기에는 오일류와 유화제, 시너메이트를 계량하세요

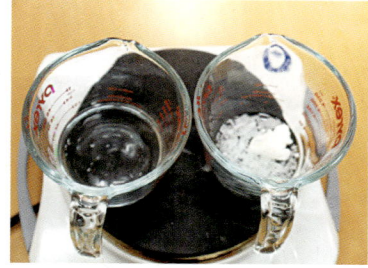

02 두 용기를 핫플레이트에 올려서 60~70도 정도로 가열하세요.

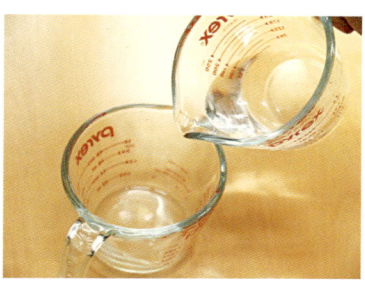

03 적정 온도가 되면 가열을 멈추고 오일류에 워터류를 부으세요.

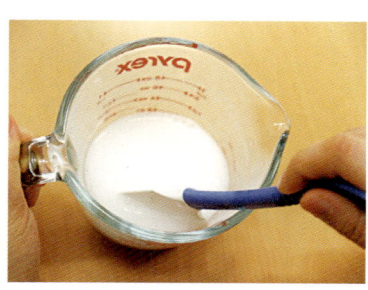

04 스푼과 미니블렌더를 번갈아 사용해서 골고루 섞어주세요.

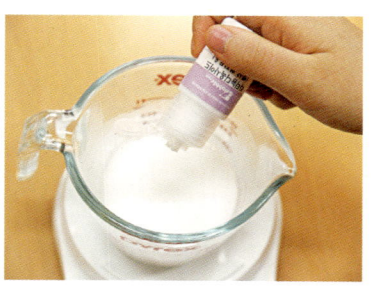

05 티타늄 디옥사이드, 산화아연, 글리세린, 비타민 E, 천연한방방부제를 차례대로 넣고 미니블렌더로 섞어주세요.

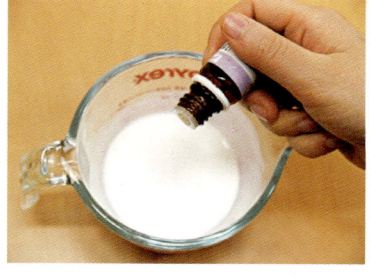

06 에센셜오일을 넣고 가볍게 저어서 완성하세요.

> **BUBBLE BANK'S BONUS TIP**
>
> SPF라는 말 많이 들으셨죠? 이것은 UVB를 차단하는 제품의 차단효과를 나타내는 지수를 말해요. 만일 SPF 15라고 기재되어 있다면 피부에 아무것도 바르지 않았을 때에 비해 자외선으로 인한 손상을 1/15로 약화시킨다는 의미랍니다. 평상시에는 SPF 15~20 정도의 자외선 차단 제품을 사용하시고, 여름철 야외활동을 하거나 겨울철 스키장에서는 SPF 30 이상의 제품을 여러 번 덧발라주세요.

자외선 차단 제품

SUN SPRAY

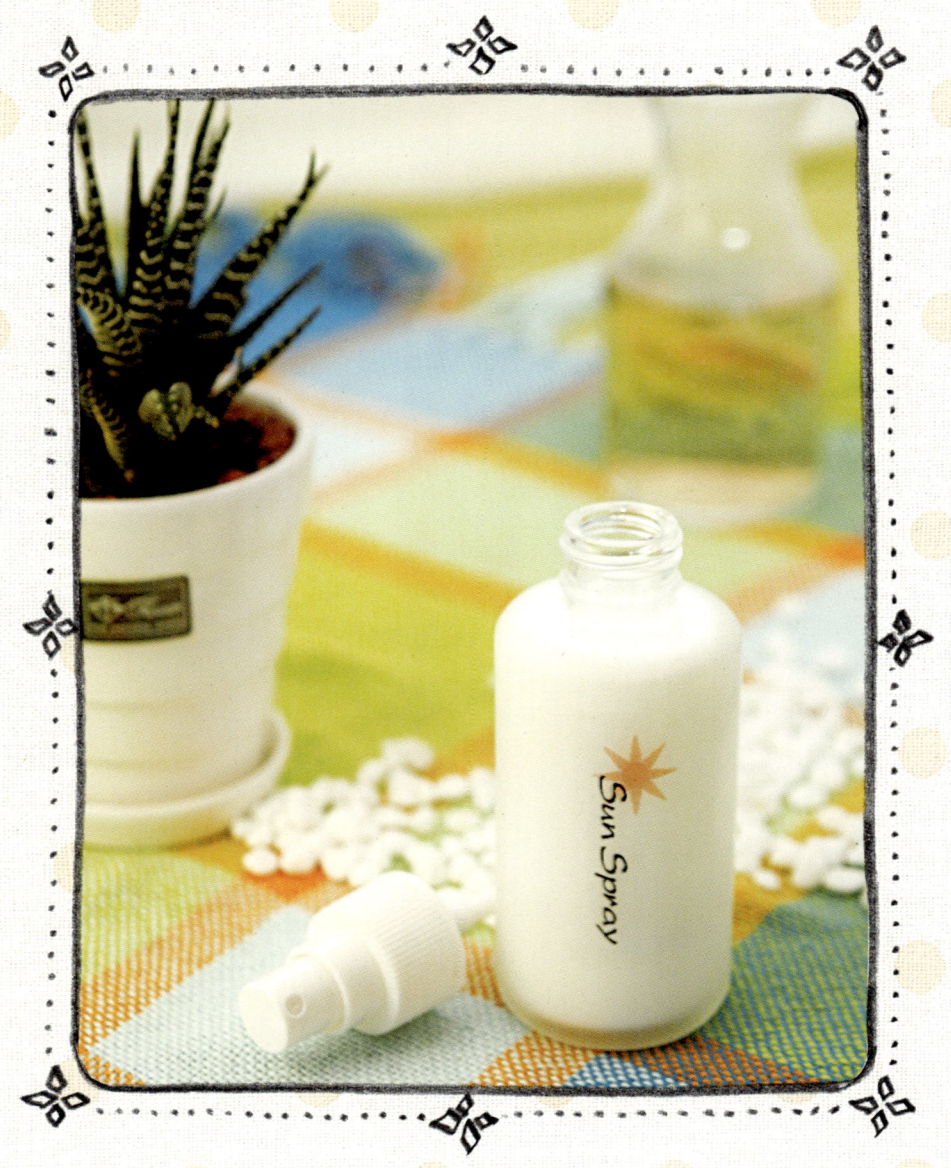

선 스프레이

봄, 여름의 강한 자외선에 대비한 자외선 차단 스프레이예요.
액상 타입의 티타늄 디옥사이드와 산화아연을 사용해서
가열하거나 녹일 필요도 없이 5분이면 완성할 수 있답니다.
발랐을 때 하얗게 밀리는 백탁 현상이 없어서 사용하시기도 편해요.

난이도	....	★
예상시간	....	5분
가열과정	....	X
냉장보관	....	O
사용기간	....	3개월

재료 (100ml)

워터류 정제수 80g, 위치헤이즐워터 10g

첨가물 티타늄 디옥사이드(액상) 3g,
산화아연(액상) 2g, 올리브 리퀴드 5g,
비타민 E 2g, 자몽씨 추출물(GSE) 10방울

에센셜오일 라벤더 2방울, 티트리 1방울

재료 포인트

어린이용으로 만들려면 산화아연을 빼주세요.
산화아연이 약한 피부에 자극이 될 수도 있거든요.
보존제 역할을 하는 비타민 E는 호호바오일
이나 아보카도오일로 대체해도 괜찮습니다.
휴대하면서 사용하는 제품이라
자외선 차단효과가 있는 오일 대신 비타민 E를
사용했어요.

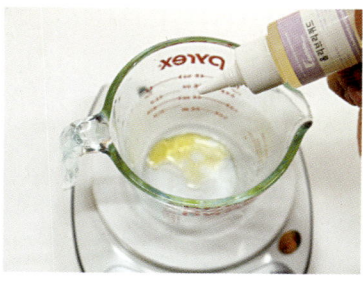

01 비타민 E와 올리브 리퀴드, 에센셜오일을 한데 계량해 넣은 후 스푼으로 가볍게 섞어주세요.

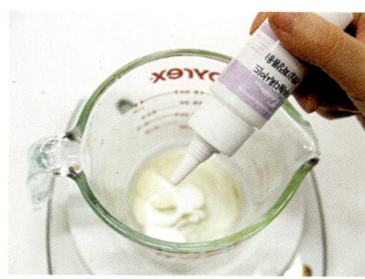

02 티타늄 디옥사이드와 산화아연을 넣고 저어주세요.

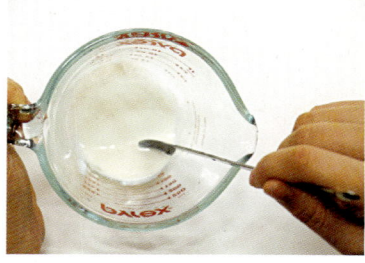

03 재료들이 골고루 섞이면 뽀얗게 변해요.

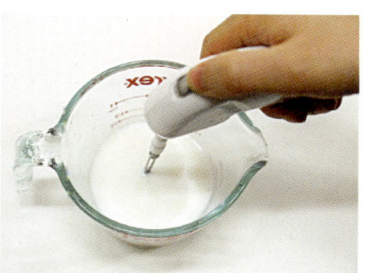

04 워터류를 부은 다음엔 자몽씨 추출물을 넣고 미니블렌더로 섞어주세요.

> 스푼으로만 섞으면 티타늄 디옥사이드와 산화아연이 잘 섞이지 않아요.

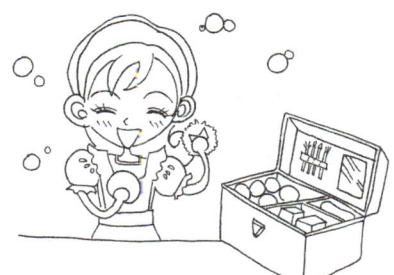

BUBBLE BANK'S BONUS TIP

티타늄 디옥사이드를 전체용량의 3%, 산화아연은 2%를 첨가하면 대략 SPF 20 정도가 나옵니다. 선 스프레이나 선 크림은 아침에 발랐다고 하루 종일 효과가 유지되는 게 아니므로 여러 번 덧발라주세요. 햇볕에 나가기 전에 노출 부위에 뿌린 뒤 손으로 톡톡 가볍게 두드려 흡수시켜주세요.

SUN BURN BODY SPRAY

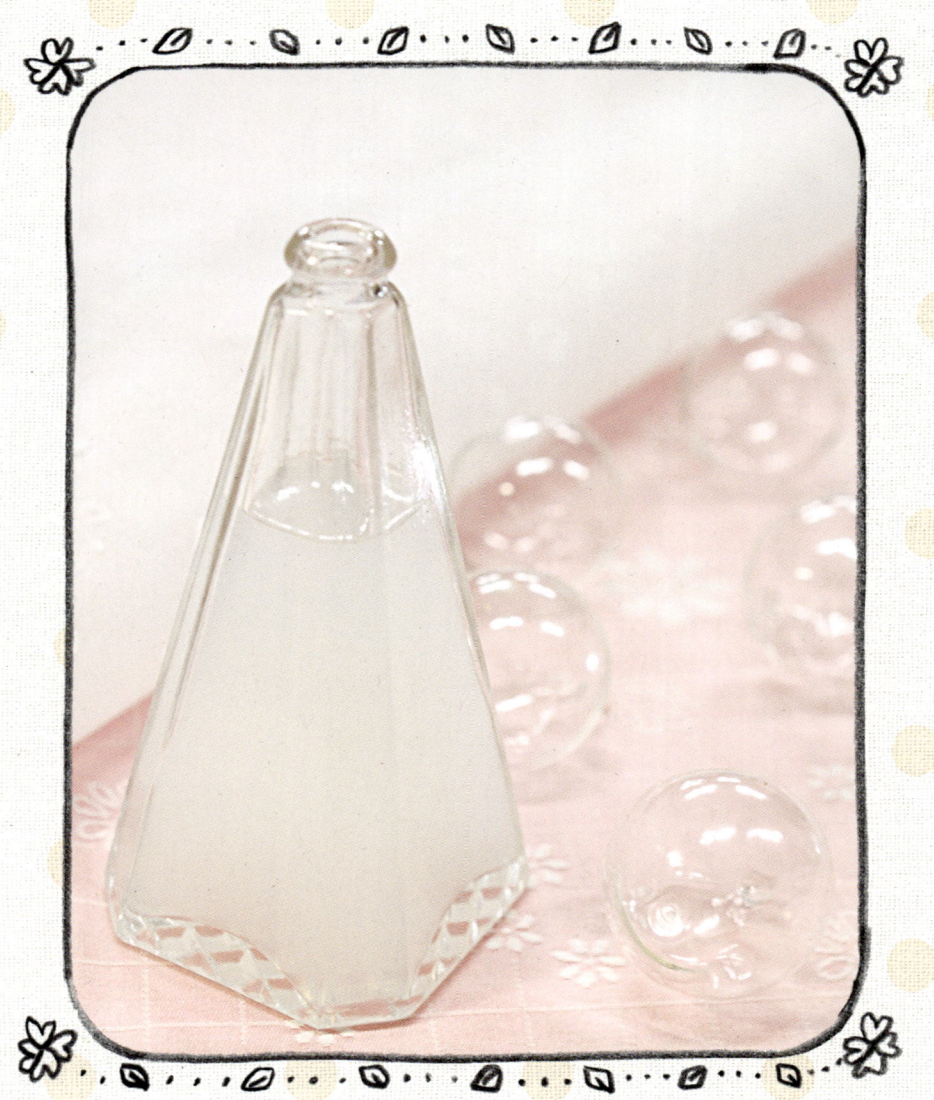

선번 바디스프레이

신나는 여름휴가가 지나고 나면 좋은 추억뿐만 아니라 잡티로 인해 발갛게 달아올라
따끔거리는 피부, 푸석거리고 갈라진 더릿결 등도 함께 남아요. 선번(sun burn)은
태양열로 인한 일종의 피부화상이에요. 선번 바디스프레이는 자외선에 노출되어
화끈거리는 피부를 진정시켜주고 태양열에 빼앗긴 수분을 채워주는 스프레이입니다.

난이도	....	★
예상시간	....	5분
가열과정	....	X
냉장보관	....	O
사용기간	....	3개월

재료 (100ml)

워터류 알로에베라워터 60g, 무수에탄올 30g
첨가물 알란토인 3g, 글리세린 3g, 판테놀 2g
에센셜오일 라벤더 5방울, 티트리 3방울,
페퍼민트 3방울

재료 포인트

무수에탄올의 함량이 높아서 방부제는
따로 첨가하지 않았어요. 알로에에 부작용이
있으신 분은 알로에베라워터 대신 라벤더워터나
위치헤이즐워터로 대체하세요.

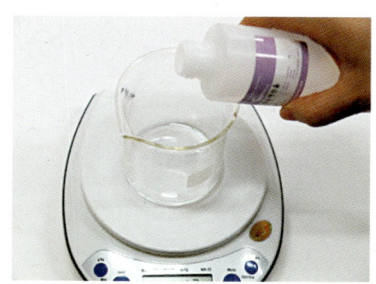

01 깨끗한 용기에 무수에탄올을 계
량하세요.

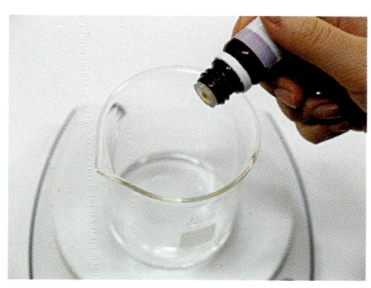

02 에센셜오일을 차례대로 떨어뜨
려주세요.

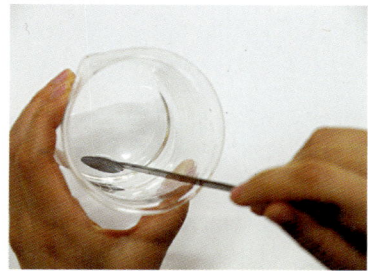

03 스푼으로 가볍게 저어서 무수에
탄올과 에센셜오일을 섞으세요.

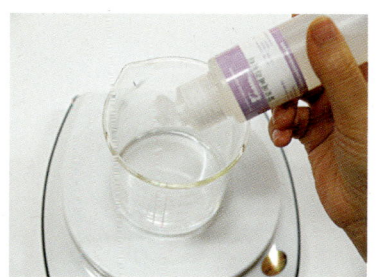

04 알로에베라워터와 알란토인, 글
리세린, 판티놀을 넣고 다시 가볍게
섞으세요.

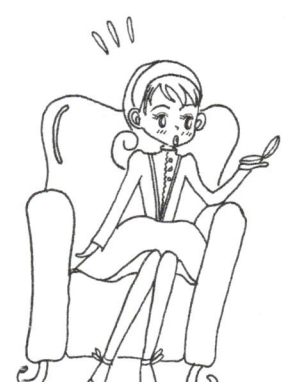

BUBBLE BANK'S BONUS TIP

얼굴에는 사용하지 말고 몸에만 사용해즈세요.
냉장고에 넣어두었다가 울긋불긋하고 따끔거리는 부위에 골고루 뿌려주면
시원한 느낌과 함께 달아오른 피부가 조금씩 진정이 된답니다.

SUN BURN FACE GEL

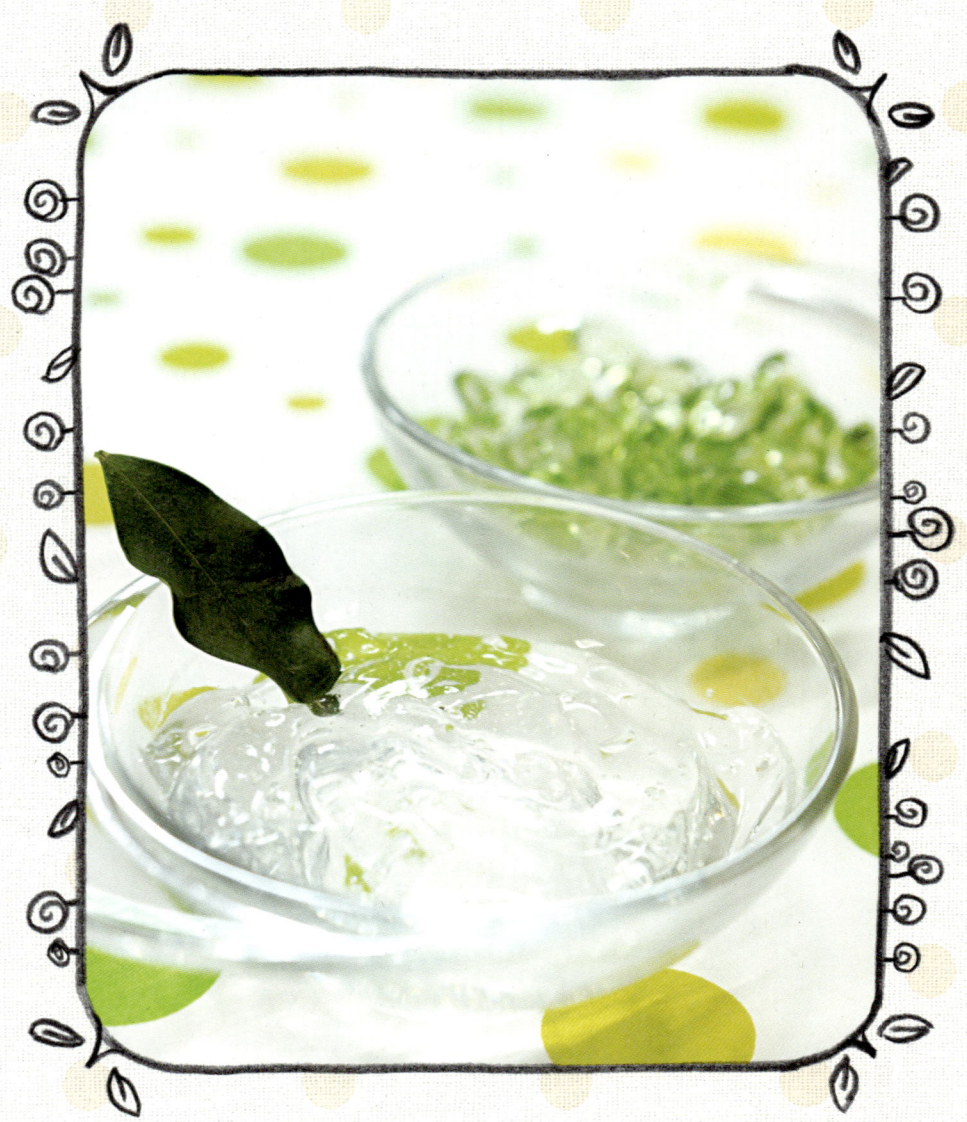

선번 페이스 젤

선번 페이스 젤은 꼭 선번(sun burn) 때문이 아니더라도 수분 공급이나
피부 진정에 효과적이라 만들어두면 여러 모로 유용하게 사용되는 아이템이에요.
알로에베라워터와 히아루론산이 피부의 수분을 지켜주고
위치헤이즐워터와 알란토인, 판테놀이 피부를 진정시켜요.

🧴 난이도	....	★
⏱ 예상시간	....	5분
🍲 가열과정	....	X
❄ 냉장보관	....	O
🕐 사용기간	....	3개월

🧴 재료 (70ml)

워터류 알로에베라워터 30g,
위치헤이즐워터 20g
첨가물 카보폴프리젤 15g, 알란토인 3g,
판테놀 2g, 히아루론산 3g, 천연한방방부제 2g
에센셜오일 제라늄 2방울

💡 재료 포인트

위치헤이즐은 독일 정부 및 미국 FDA가
승인한 치료제로 피부 상처, 피부 염증,
점막 상처 등에 사용되고 있으며 식물 성분으로
살균 역할과 수렴제 그리고 염증 완화,
치질 치료에도 사용되고 있어요. UV로 인해
손상된 피부 염증을 치료하는 데도 상당한 효력이
있는 것으로 발표되었답니다.

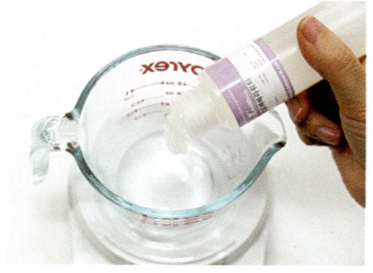

01 깨끗한 용기에 알로에베라워터
를 계량하세요.

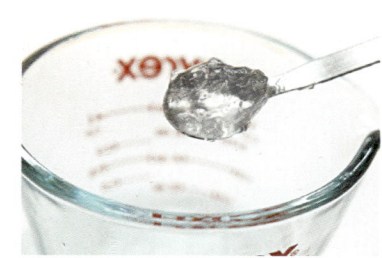

02 카보폴프리젤을 넣고 스푼으로
골고루 저으면서 풀어주세요.

> 미니블렌더를 사용하지 말고
> 반드시 스푼으로 저으세요.

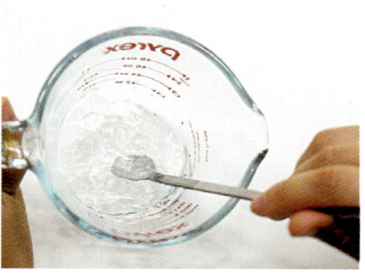

03 알란토인, 판테놀, 히아루론산,
천연한방방부제를 넣고 섞으세요.

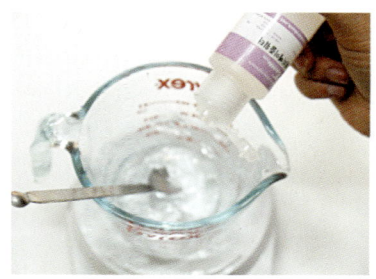

04 위치헤이즐워터를 넣고 섞으면
서 적당한 점도로 만들어주세요. 에센
셜오일을 넣고 저으면 완성!

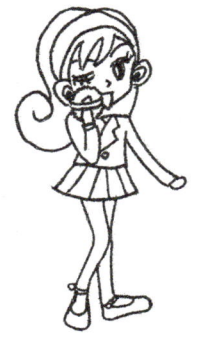

🔴 BUBBLE BANK'S BONUS TIP

점증제로 사용한 카보폴프리젤은 선번 페이스 젤처럼 팩을 만들 때 유용한 재료입니
다. 가볍게 발리고 찐득한 감 없이 촉촉하게 스며들면서 수분감이 많이 느껴져요. 카보
폴프리젤이 없으면 알로에베라젤을 사용하는데, 그때는 위치헤이즐워터로 점도를 맞
추면서 만드세요.

RETINOL EYE CREAM

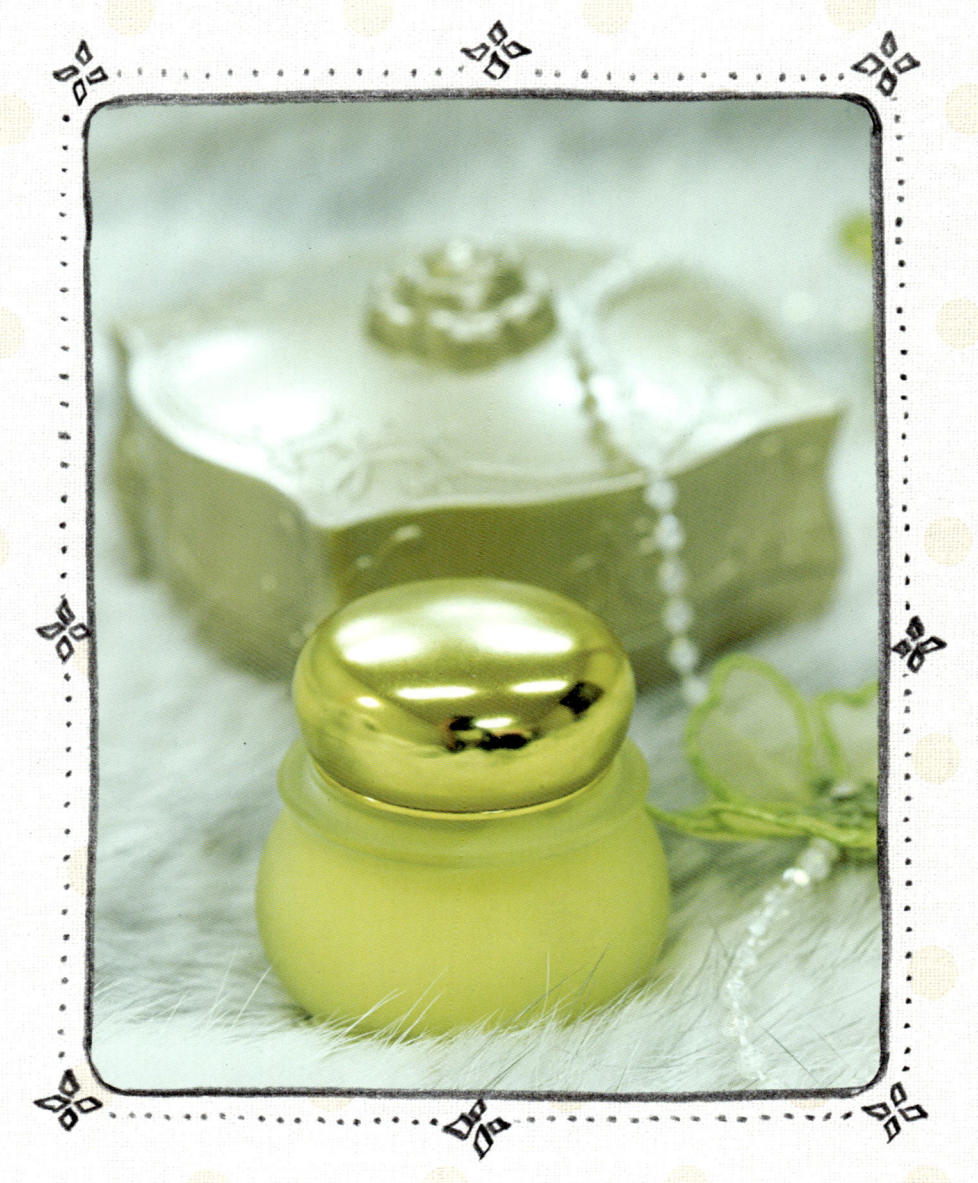

레티놀 아이크림

나이가 들면서 자연스럽게 생기는 주름은 그 사람의 인격과 경륜을 말해준다는데,
어쩐지 눈가 주름만은 사양하고 싶은 것이 여자의 마음이죠. '레티놀'이라 하면
주름 개선이 연상이 되시죠? 레티놀은 빛이나 열에 민감한 성분이니 밤에만 사용하세요.

- 🧴 난이도 .... ★★★
- ⏱️ 예상시간 15분
- 🍳 가열과정 .... O
- ❄️ 냉장보관 .... O
- ⏰ 사용기간 3개월

🧴 재료 (100ml)

워터류 재스민워터 60g
오일류 로즈힙오일 15g, 아르간오일 8g, 호호바오일(골드) 6g
유화제 올리브 유화왁스 4g, 세틸알코올 1g
첨가물 레티놀 3g, 판테놀 1g, 아카시아콜라겐 2g, 히아루론산 2g, 비타민 E 1g, 자몽씨 추출물(GSE) 10방울
에센셜오일 네롤리 1방울, 제라늄 1방울

💡 재료 포인트

레티놀은 순수 비타민 A 성분으로 세포 분화를 촉진하고 콜라겐 합성을 촉진시킴으로써 피부 탄력을 증가시킵니다. 또한 피부 각질층에 관여해 신진대사를 촉진시키기 때문에 피부의 부드러움을 개선시켜줍니다. 피부 재생효과도 탁월해요.

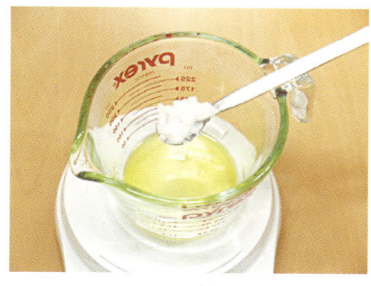

01 깨끗한 용기에 워터류를 계량하고, 다른 용기에는 오일류와 유화제를 계량하세요.

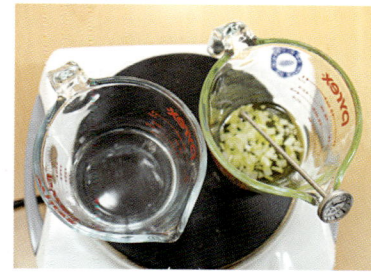

02 두 용기를 핫플레이트에 올려서 60~70도 정도로 가열하세요.

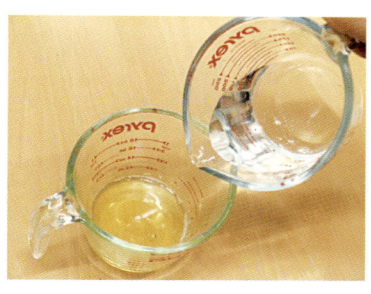

03 두 계열의 온도가 60~70도일 때 오일류에 워터류를 부어주세요.

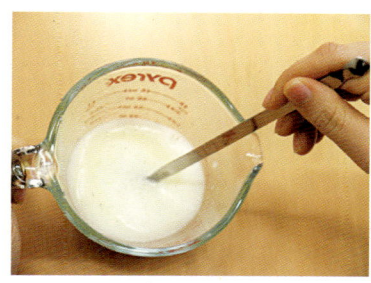

04 스푼과 미니블렌더를 이용해서 골고루 섞어서 유화시켜주세요. 미니블렌더는 잠깐만 사용하세요.

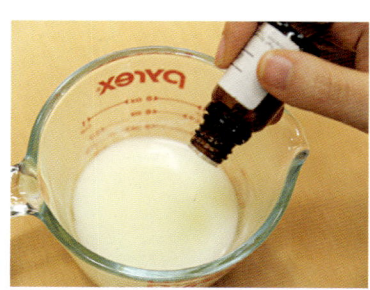

에센셜오일은 휘발을 막기 위해 온도가 45도 이하일 때 첨가하는 것이 좋아요.

05 첨가물과 에센셜오일을 넣고 가볍게 저어주세요.

BUBBLE BANK'S BONUS TIP

눈가 주름 예방에 사용할 화장품이라서 오일감이 느껴지라고 일반 크림을 만들 때보다 오일의 함량을 더 높였어요. 촉촉한 느낌과 함께 보습력도 오래 지속되네요. 건조하고 피부에 탄력이 없을 때는 나이트크림으로 한 번씩 사용해도 좋아요.

COENZYME Q10 EYE CREAM

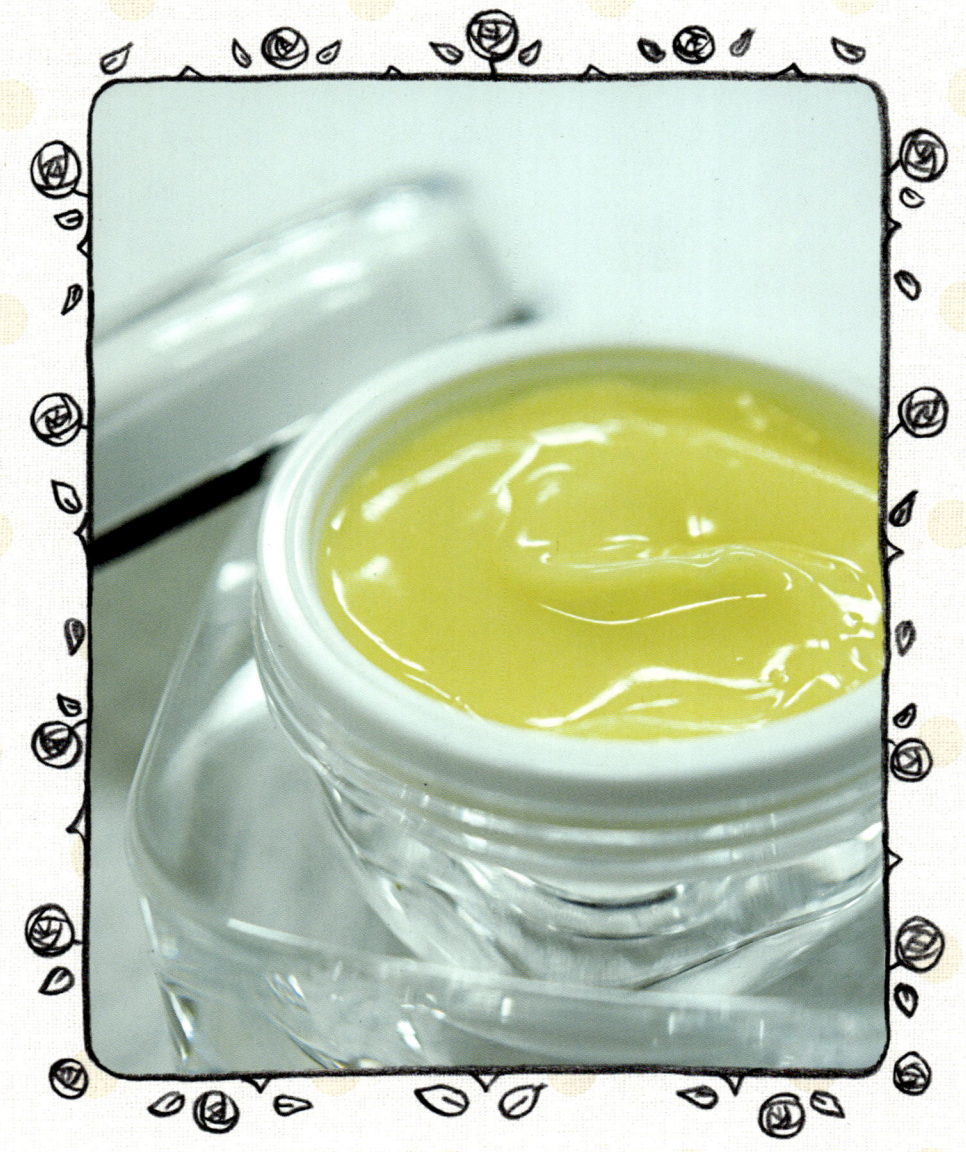

코엔자임Q10 아이크림

노화 방지에 효과적이라고 알려진 '코엔자임Q10'이 요즘 엄청난 인기네요.
코엔자임Q10 영양제, 화장품, 샴푸, 치약, 드링크 등 관련 제품도 참 많고요.
개나리 빛깔의 코엔자임Q10 아이크림은 주름 예방에 효과적이고 눈가를 젊게 가꿔줍니다.

🔴 난이도	★★★
⏱ 예상시간	15분
🍶 가열과정	O
▯ 냉장보관	O
🕐 사용기간	3개월

🧴 **재료 (100ml)**

워터류 네롤리워터 35g, 멜리사워터 35g
오일류 로즈힙오일 10g, 호호바오일(골드) 5g,
살구씨오일 3g, 에뮤오일 2g,
코엔자임Q10(지용성) 3g
유화제 올리브 유화왁스 3g, 이멀시파잉 왁스 2g
첨가물 히아루론산 3g, 알란토인 1g,
천연한방방부제 2g
에센셜오일 프랑킨센스 1방울,
제라늄로즈 1방울

💡 **재료 포인트**

코엔자임Q10은 체내에서 합성되는
조효소입니다. 체내에서 에너지를 만들어
내기 위한 필수성분으로 비타민과
비슷하게 작용한다고 해서 비타민 Q라고도
불려요. 노화와 질병의 원인인 활성산소를
잡아주고 피부를 탄력 있게 가꿔주는
필수 성분입니다.
체내에서 합성되는 코엔자임Q10은 20세경에
최대가 되며, 그 후로는 점점 감소하다가 40세가
넘으면 급격히 줄어듭니다. 그러면서 피부에
탄력이 없어지고 윤기도 사라지고 주름도
많이 생긴답니다. 음식물을 통해서 섭취해도
되는데 음식물에는 그 양이 워낙 적어서 아주
많이(쇠고기 950g 또는 사과 136개) 먹어야
하는 부담이 있어요.

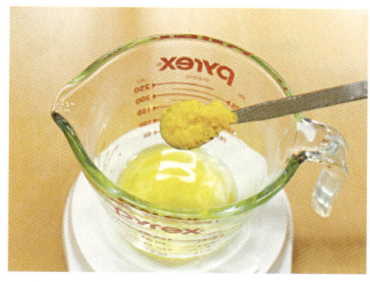

01 깨끗한 용기에 워터류를 계량하
고, 다른 용기에는 오일류와 유화제를
계량하세요.

코엔자임Q10(지용성)은
비드 타입으로, 오일류와 함께
가열하세요.

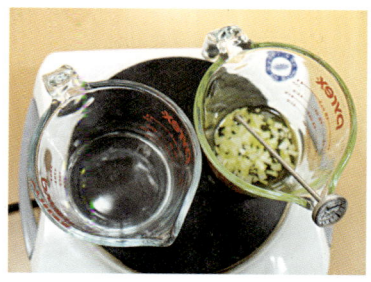

02 두 용기를 핫플레이트에 올려서
60~70도 정도로 가열하세요.

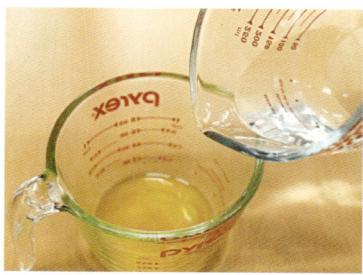

03 유화제가 완전히 녹고 두 계열의
온도가 60~70도 사이일 때 오일류에
워터류를 부어주세요.

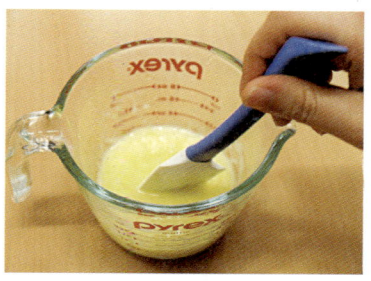

04 스푼과 미니블렌더를 이용해서
골고루 섞어서 유화시켜주세요. 부드
러운 사용감을 위해 마지막에는 반드
시 스푼으로 저어주세요.

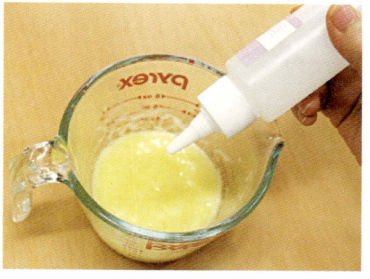

05 준비해둔 첨가물을 넣고 가볍게
저어주세요.

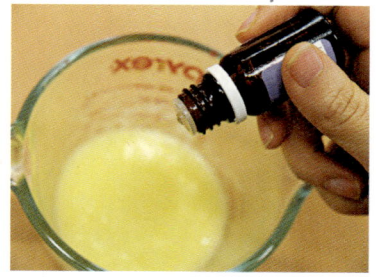

06 온도가 40도 정도로 떨어지면 에
센셜오일을 첨가해 다시 섞어주세요.

BUBBLE BANK'S BONUS TIP

화장품 재료로 사용하는 코엔자임Q10은 비교적 부작용이 적고 안전한 재료랍니다. 레
티놀에 부작용이 있다면 코엔자임Q10을 첨가한 아이크림을 권해드려요. 레티놀 아이
크림과 달리 낮에 바르셔도 괜찮아요.

ANTI DARK EYE CREAM

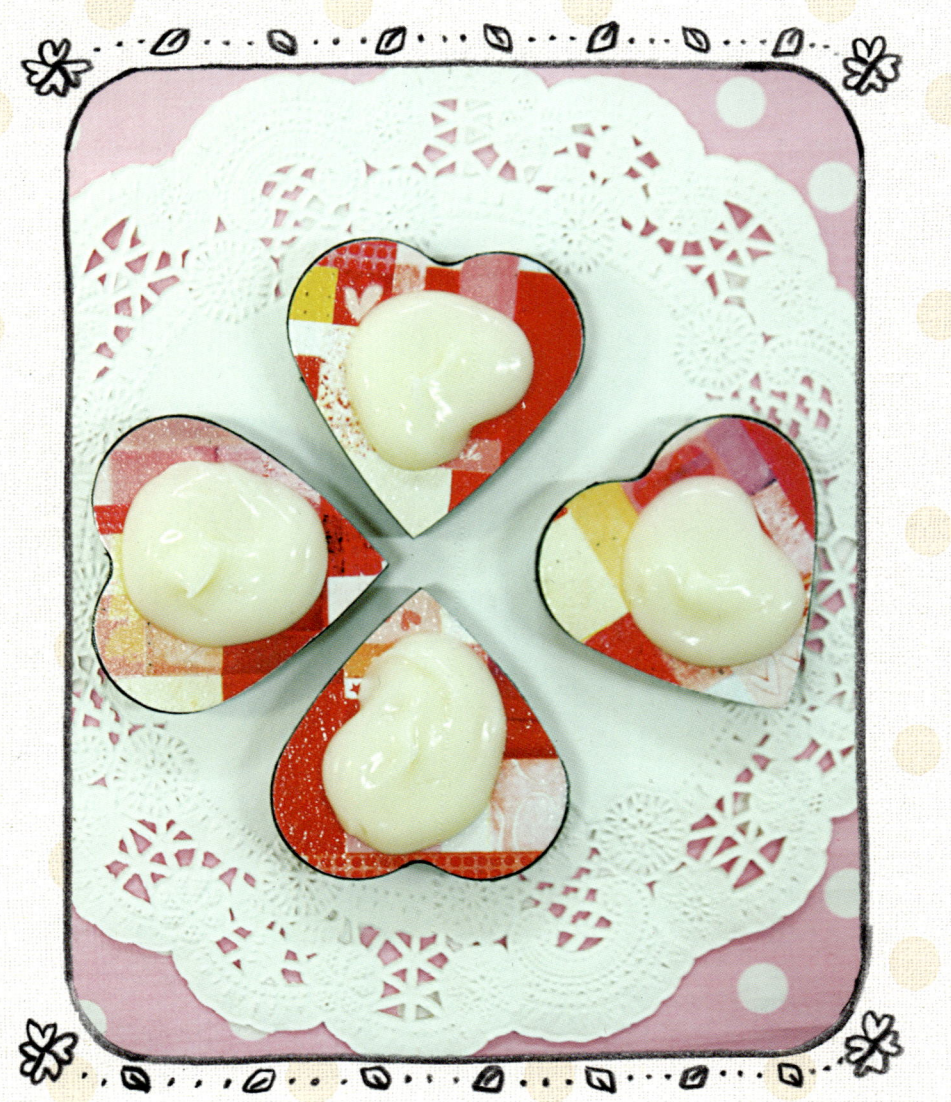

안티다크 아이크림

눈 밑 다크서클 예방에 효과가 있는 재료들로 만든 아이크림이에요.
이미 발생한 다크서클이 100% 완치되는 것은 아니지만 꾸준히 사용하다 보면
눈가가 밝아지는 효과를 누릴 수 있답니다.

🧴 **재료 (100ml)**

워터류 라벤더워터 70g

오일류 밍크오일 10g, 살구씨오일 6g,
로즈힙오일 6g

유화제 올리브 유화왁스 4g, 세틸알코올 1g

첨가물 히아루론산 5g, 화이텐스 2g,
천연한방방부제 2g

에센셜오일 제라늄 3방울, 로즈 1방울

💡 **재료 포인트**

밍크는 유일하게 피부병이 없으며 상처로
피부의 1/3 이상이 손상되어도 자체 치유되어
모피까지 복원되는 뛰어난 재생능력을
가진 동물입니다. 밍크의 우수한 재생력과
윤기 흐르는 고급 모피는 밍크의 피하지방층에
저장된 자양분과 밀접한 관련이 있는 것으로
알려져 있어요. 밍크오일은 피부에 빨리
흡수되며 보습작용, 주름 방지, 미백효과,
아토피 등에 좋으며 피부 재생효과가
뛰어나서 튼살, 화상, 흉터 등에 주로
이용되는 오일입니다.

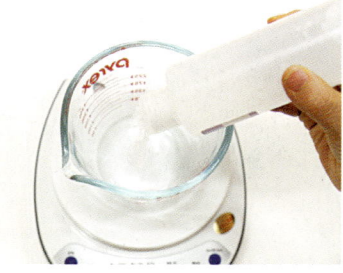

01 한 용기에 라벤더워터를 계량하
고, 다른 용기에는 오일류와 유화제를
계량하세요.

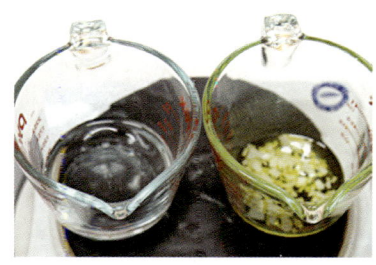

02 두 용기를 핫플레이트에 올려서
60~70도 정도로 가열하세요.

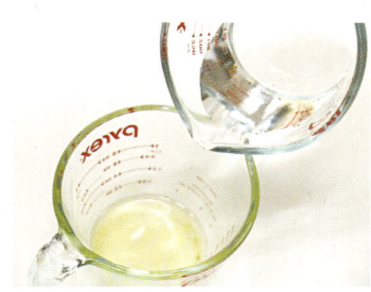

03 두 계열의 온도가 60~70도 사이
일 때 오일류에 워터류를 부어주세요.

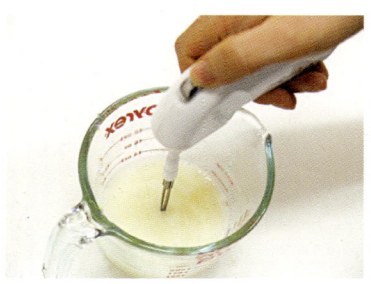

04 스푼과 미니블렌더를 이용해서
골고루 섞어서 유화시켜주세요.

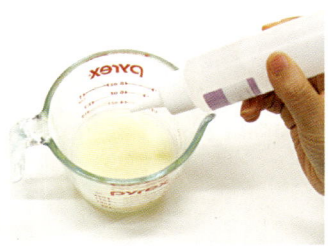

05 준비해둔 첨가들을 넣어 가볍
게 섞고, 온도가 40도 정도로 떨어지
면 에센셜오일을 첨가하고 다시 섞어
주세요.

🔴 **BUBBLE BANK'S BONUS TIP**

여러 가지 이유로 눈물이 부족하거나 그 성분에 변동이 생겨 눈물층에 이상이 생기면
불편한 증상을 겪게 되는데, 이러한 증상이 있는 경우를 통틀어 안구건조증이라고 합
니다. 안구건조증의 원인은 눈물 생성이 부족한 경우와 눈물층의 이상으로 눈물이 과
다 건조되어 생기는 경우가 있으나 대부분은 원인이 밝혀지지 않는 경우가 많습니다.
이때는 눈물을 보충하기 위해 인공누액을 넣어 증상을 경감시키는 것이 바람직합니다.
또 다른 방법으로는 안구건조증에 효과적인 에센셜오일을 이용해 아이크림을 만들어
쓰는 거예요. 안구건조증을 가진 사람에게는 일석이조겠죠! 안구건조증에 효과적인 에
센셜오일로는 라벤더, 캐모마일, 프랑킨센스, 로즈마리, 제라늄 등이 있고요. 안구통증
에 효과적인 에센셜오일로는 프랑킨센스, 로즈마리 등이 있어요.

EYE BALM

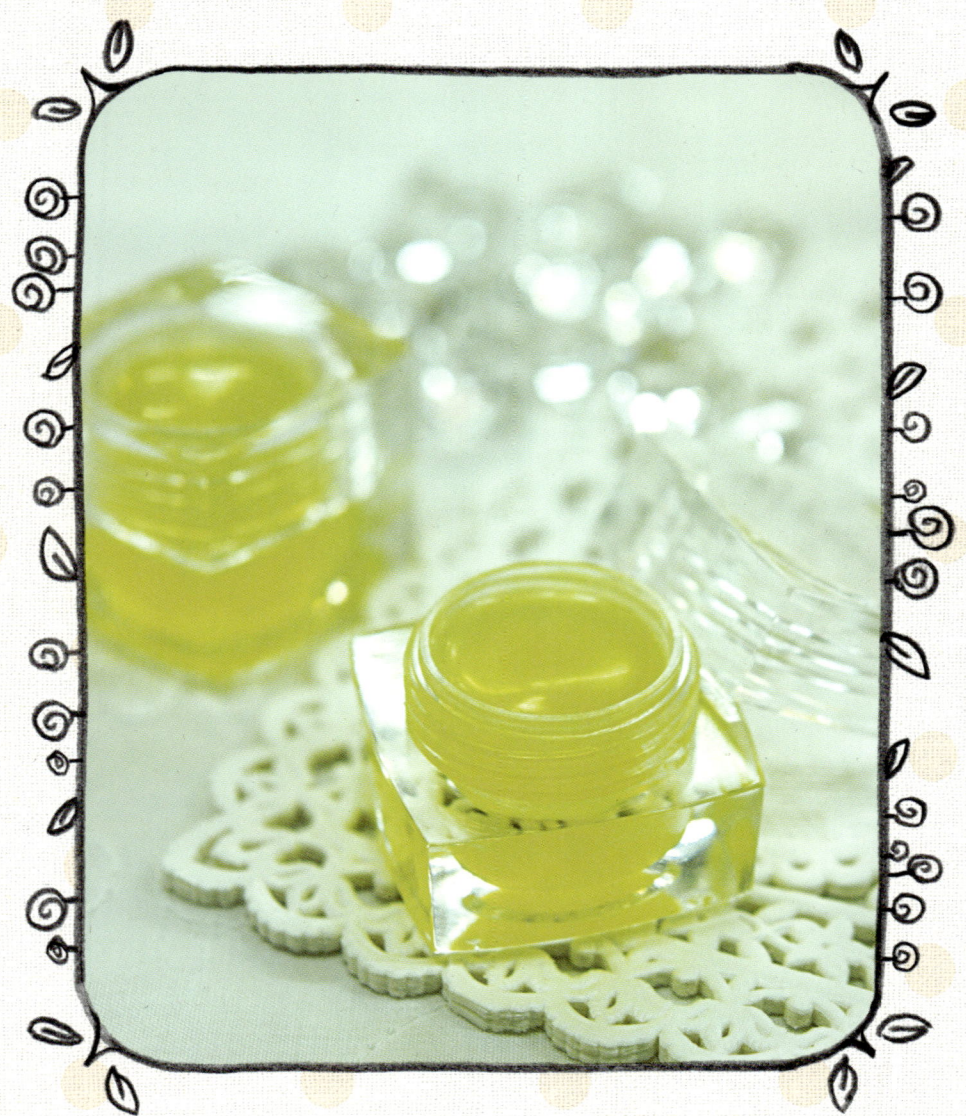

아이 밤

제 피부는 전체적으로 지성인데, 유독 눈가만 아주 심한 건성이에요.

아침과 저녁엔 아이크림을 바르고, 낮엔 가지고 다니면서 사용하려고 아이 밤을 만들었어요.

부드럽게 떠지는 타입으로 눈가의 건조함을 방지해주며, 눈가뿐만 아니라

입 주변의 건조하고 주름진 부위에 바르셔도 효과적입니다.

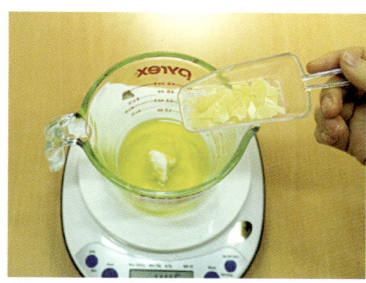

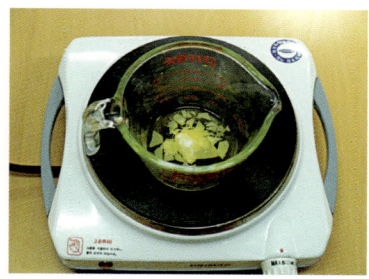

01 깨끗한 용기에 로즈힙오일, 밍크오일, 시어버터, 칸데릴라 왁스를 계량하세요.

02 용기를 핫플레이트에 올려서 재료들이 모두 녹을 때까지 가열하세요.

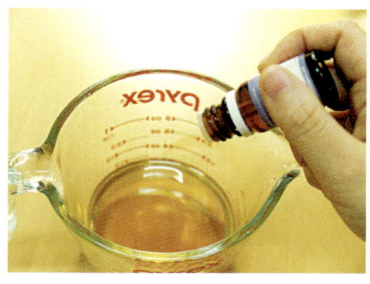

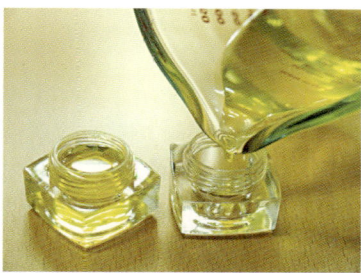

03 재료가 모두 녹으면 가열을 멈추고 비타민 E와 세라마이드를 넣고 가볍게 섞어주세요.

04 온도가 45도 이하가 되면 에센셜오일을 넣고 가볍게 저은 뒤에 적당한 용기에 담아 상온에서 1시간가량 굳히세요.

> 눈가가 예민하신 분은 에센셜오일이 눈가에 자극을 줄 수 있으므로 빼고 만드시는 것이 좋아요.

난이도 .... ★★

예상시간 15분

가열과정 .... O

냉장보관 X

사용기간 6개월

재료 (30ml)

오일류 로즈힙오일 12g, 밍크오일 6g, 시어버터 5g

유화제 칸데릴라 왁스 2g

첨가물 비타민 E 1g, 세라마이드(지용성) 1g

에센셜오일 프랑킨센스 1방울

재료 포인트

밤(balm) 타입의 화장품을 만들 때 액상 첨가물이 너무 많으면 오일과 액상 첨가물이 분리되는 경우가 있어요. 지용성 첨가물을 넣으면 그런 현상을 없앨 수 있어요.

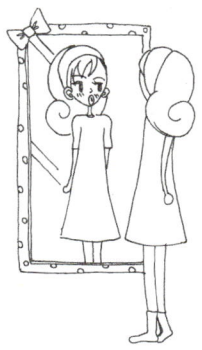

BUBBLE BANK'S BONUS TIP

낮에 화장을 수정할 때 눈가에 살짝 찍듯이 바른 후 톡톡 두드려 흡수시키면 촉촉함이 오래 간답니다. 너무 세게 문지르면 자극에 의해 오히려 주름이 더 생겨요.

WRINKELS FREE EYE GEL

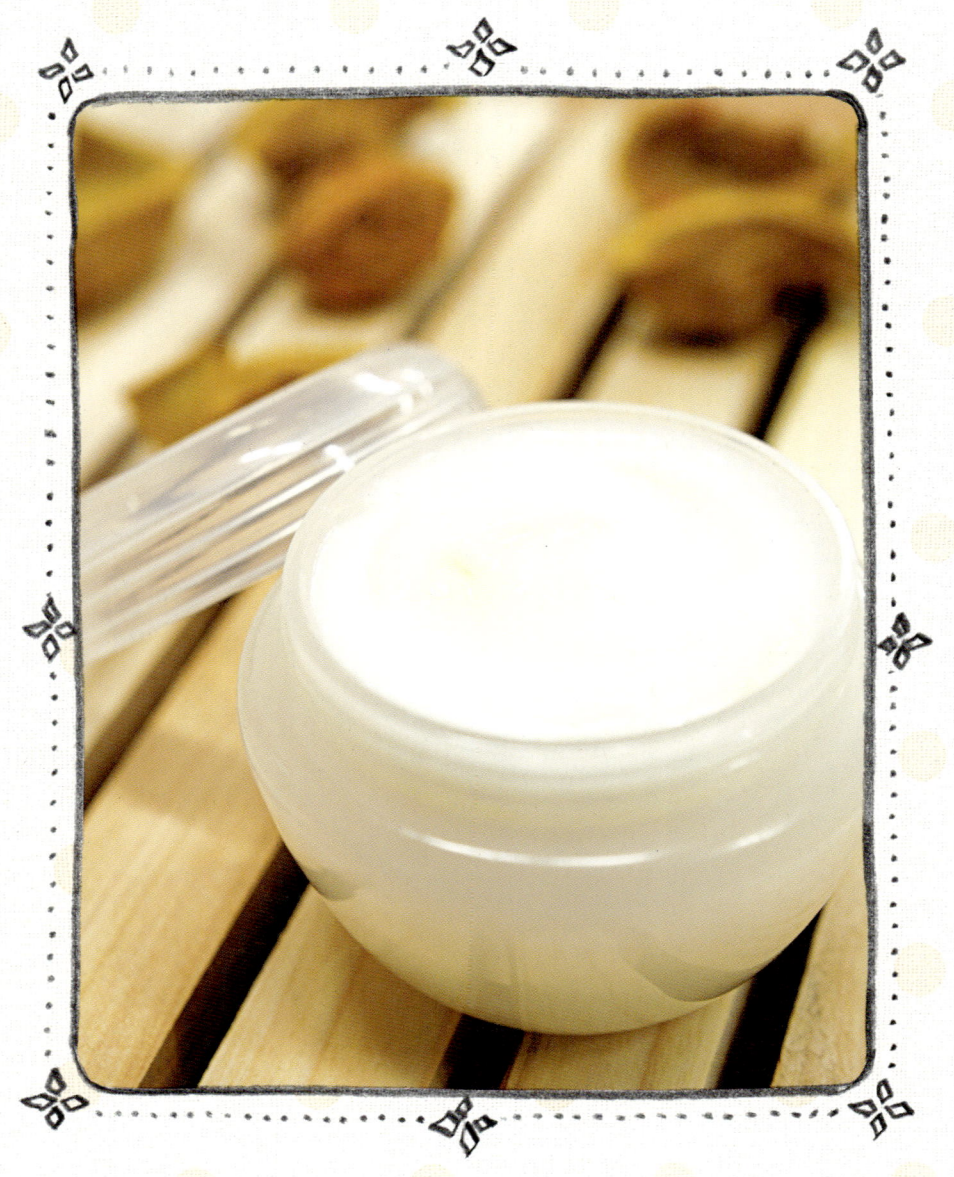

링클프리 아이 젤

눈가에 수분과 영양을 공급해주고 탄력까지 높일 수 있는 아이 젤이에요.
눈가에 좋은 재료들과 수분 막을 형성해주는 올리브 유화왁스를 사용해서
금세 스며들면서 촉촉하답니다. 거기에 캐비어 추출물까지 들어갔으니 금상첨화죠.

난이도 .... ★★★

예상시간 15분

가열과정 .... O

냉장보관 .... O

사용기간 3개월

재료 (100ml)

워터류 네롤리워터 50g, 알로에베라겔 30g

오일류 로즈힙오일 5g, 에뮤오일 3g,
호호바오일(골드) 3g

유화제 올리브 유화왁스 3g, 세틸알코올 1g

첨가물 캐비어 추출물 3g, 내추럴베타인 2g,
히아루론산 2g, 비타민 E 1g,
자몽씨 추출물(GSE)10방울

에센셜오일 프랑킨센스 2방울, 네롤리 1방울

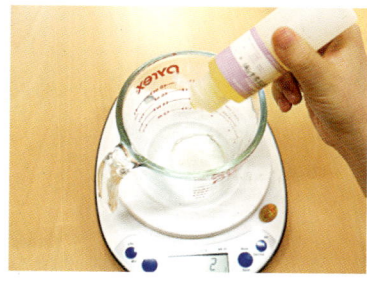

01 깨끗한 용기에 오일류와 유화제를 계량하고, 다른 용기에는 네롤리워터를 계량하세요.

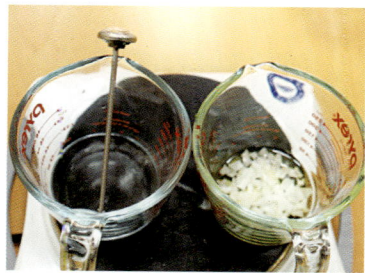

02 두 용기를 핫플레이트에 올려서 60~70도 정도로 가열하세요.

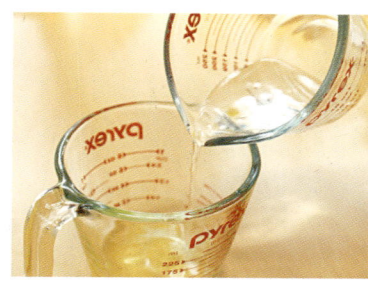

03 두 계열의 온도가 60~70도 사이일 때 오일류에 워터류를 넣고 스푼으로 저어서 유화를 시켜주세요.

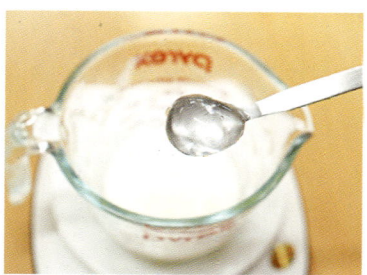

04 첨가물과 에센셜오일을 넣고 저은 뒤에 알로에베라겔로 점도를 조절하세요.

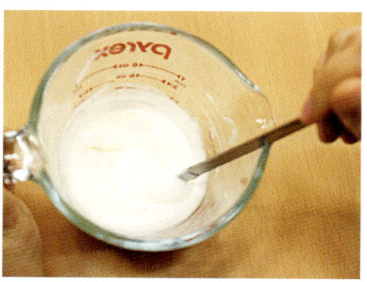

05 알로에베라겔이 골고루 풀리도록 미니블렌더와 스푼을 번갈아 사용하면서 섞어주세요.

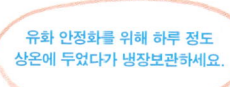

유화 안정화를 위해 하루 정도 상온에 두었다가 냉장보관하세요.

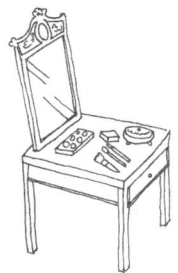

BUBBLE BANK'S BONUS TIP

아이 젤의 점도 때문에 펌핑 용기에 담기는 좀 힘들답니다. 펌핑 용기에 담으시려면 주방에서 사용하는 얇은 비닐 팩에 미리 옮겨 담으시고, 비닐의 끝부분을 살짝 잘라내서 짤주머니처럼 이용해서 용기에 담으시면 편해요.

COENZYME Q10 LIP BALM

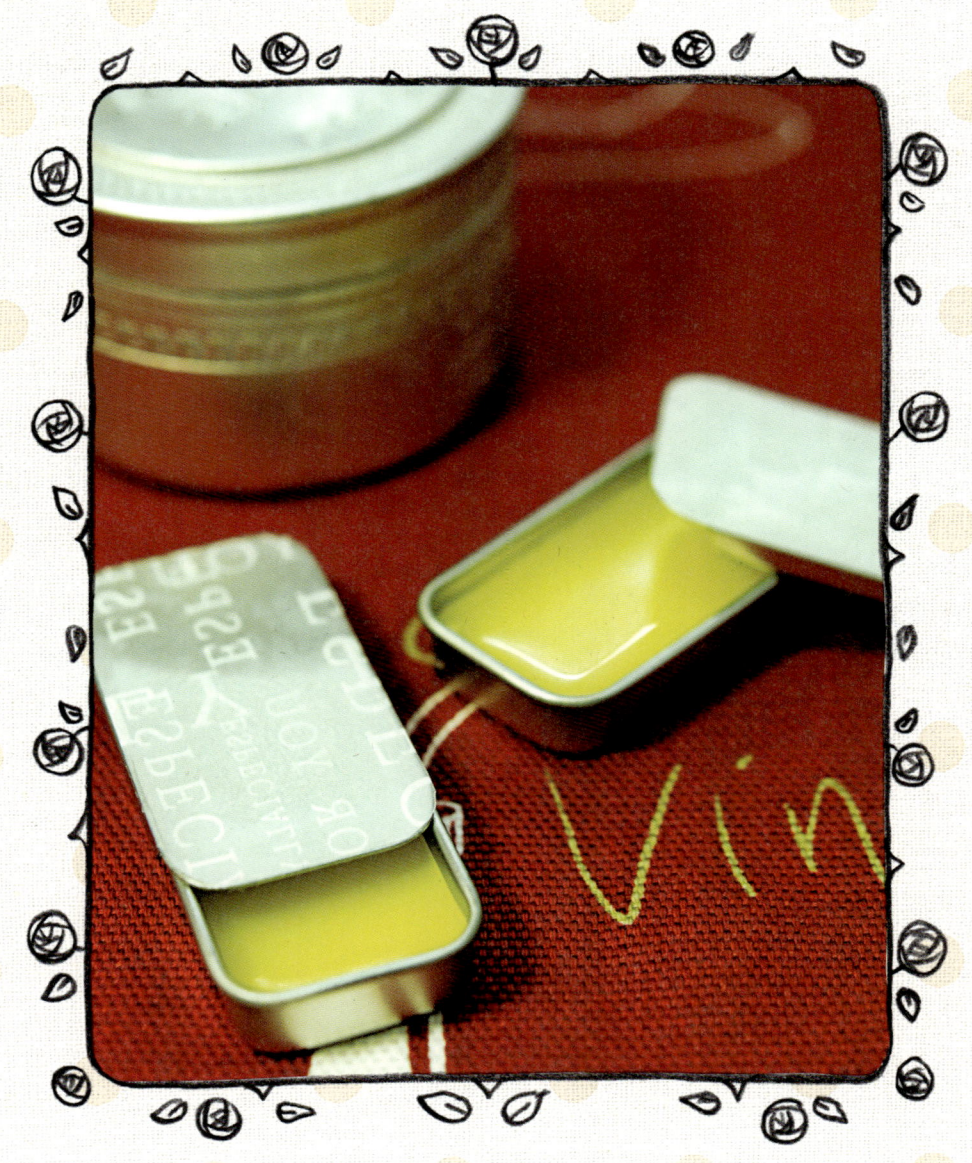

코엔자임Q10 립 밤

작은 크림 용기 같은 케이스형 립 밤 용기에 담으실 때는 조금 무르게 만드셔야 해요.
스틱형처럼 단단하게 만들면 손으로 바를 때 불편하거든요.
코엔자임Q10이 들어간 노란색의 립 밤이 입술을 촉촉하고 윤기 있게 만들어준답니다.

재료 (50ml)

오일류 호호바오일(골드) 15g,
올리브오일(엑스트라 버진) 12g
코코아버터 10g, 코엔자임Q10(지용성) 3g
유화제 칸데릴라 왁스 8g
플레이버오일 라즈베리 10방울

재료 포인트

플레이버오일(Flavor Oil)은 립밤에 향을
가미하기 위한 오일로 입술 관련 제품에
사용할 수 있도록 공인된 오일입니다.
이에 비해 프래그런스오일은 입술용 제품에는
사용하지 않는 것이 좋아요. 플레이버란
단어의 의미는 미각, 풍미 등을 뜻하지만
실제 어떤 맛을 가진 것은 아니에요.
립 밤을 만들 때 플레이버오일이 없으면
에센셜오일로 대체해도 됩니다.

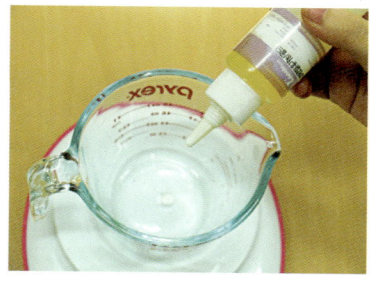

01 깨끗한 용기에 코엔자임Q10을
제외한 오일류를 계량하세요.

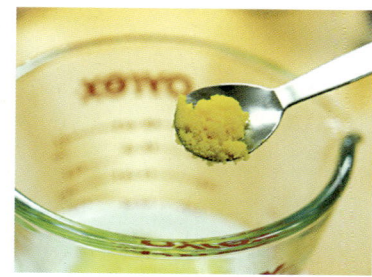

02 노란색의 코엔자임Q10과 칸데
릴라 왁스를 넣으세요.

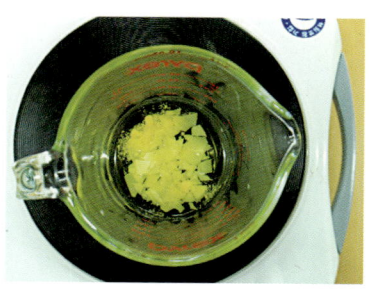

03 핫플레이트에 올려놓고 가열해
서 칸데릴라 왁스를 모두 녹여주세요.

전자레인지를 이용할 때는 10~20
초 간격으로 확인하면서
가열하세요.

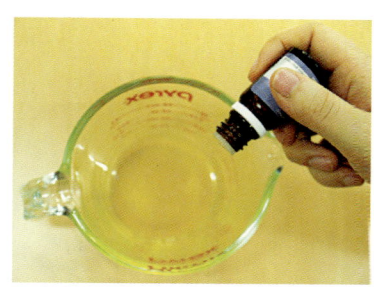

04 모든 재료가 녹으면 가열을 멈추
고 플레이버오일을 첨가해주세요.

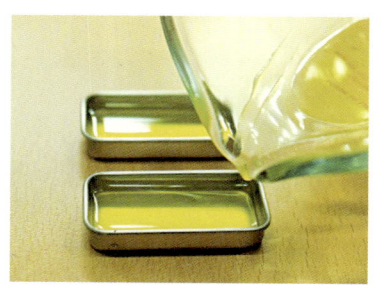

05 적당한 립 밤 용기에 조심스럽게
부은 후에 상온에서 굳혀주세요.

BUBBLE BANK'S BONUS TIP

립 밤을 단단하게 하는 오일로는 코코아버터, 코코넛오일, 올리브오일, 팜오일, 버터류
등이 있어요. 립 밤을 무르게 하는 오일로는 스윗아몬드오일, 아보카도오일, 피마자오
일, 호호바오일 등이 있답니다.

GROMWELL LIP BALM

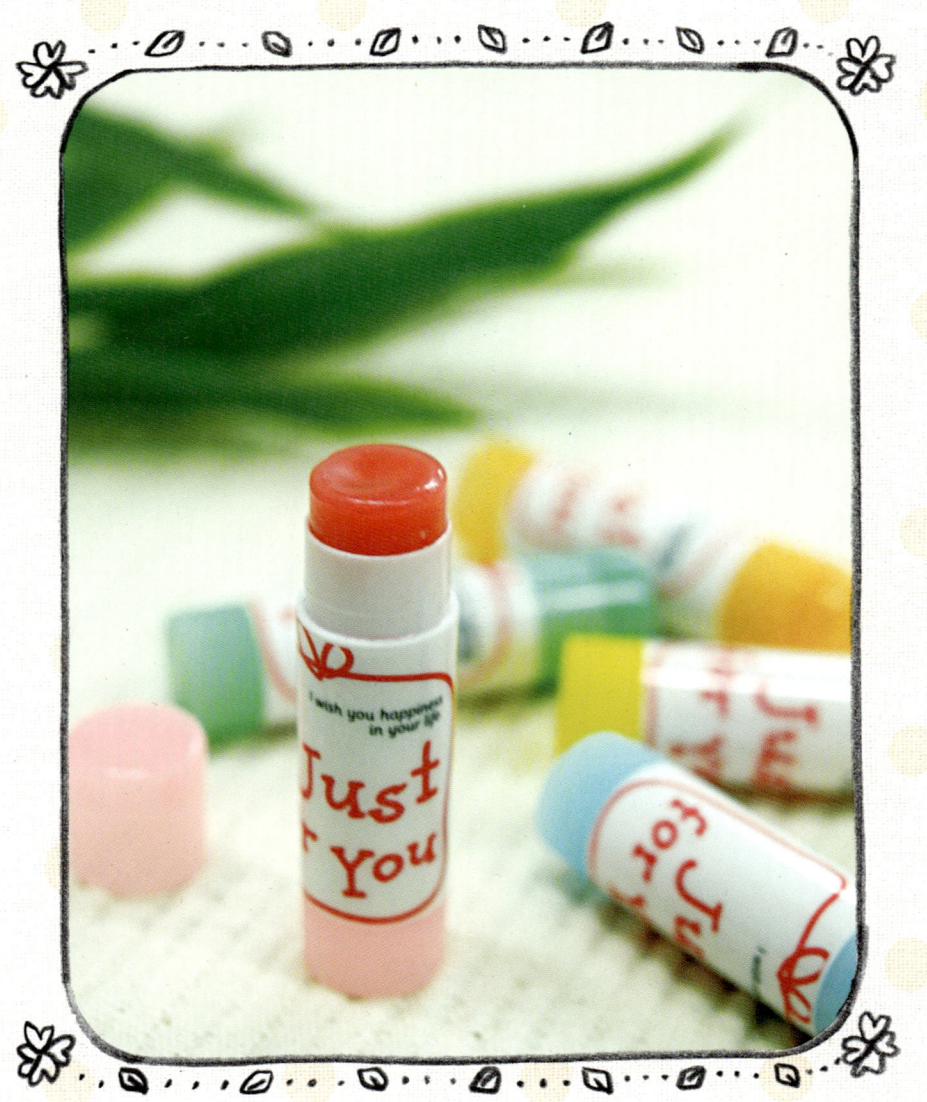

자초 립밤

입술은 다른 피부에 비해 피지선이 적어 건조한 계절이면 트기가 쉬워요.
천연보습오일로 만든 립밤은 천연보습막을 형성하여 보습력을 강화시켜주는 역할을
한답니다. 자초를 우린 오일을 사용해 항균력을 높이고 인공색소를 사용하지 않아
아이들 입술에도 안전하게 사용하실 수 있어요.

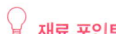

난이도	....	★★
예상시간	....	15분
가열과정	....	O
냉장보관	....	X
사용기간	....	5개월

재료 (50ml)

오일류 호호바오일(자초 인퓨즈드) 10g,
스윗아몬드오일 10g, 아보카도오일 10g,
코코아버터 8g

유화제 밀랍 12g

첨가물 비타민 E 1g

플레이버오일 딸기 10~20방울

재료 포인트

자초근은 천연염색 재료로 '지치'라고도
불리는데 립 밤을 만들 때 붉은색을 내기 위해
첨가해주었어요. 색상을 내는 것뿐만 아니라
항균작용이 있기 때문에 가을과 겨울철만
되면 입술이 잘 트는 분들이 사용하시면
효과적이에요. 합성색소 같은 발색력은
없지만 아이에게도 안심하고 사용할 수 있고
예쁜 베이비핑크색은 덤이랍니다.

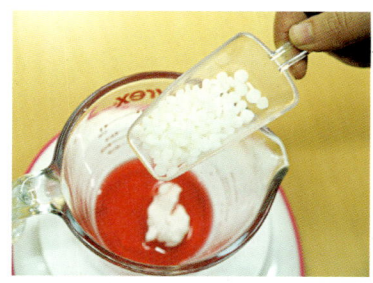

01 오일류를 계량해 넣고 이어서 밀랍을 넣어주세요

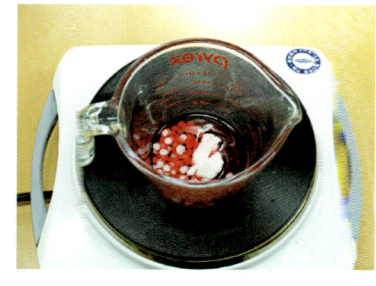

02 핫플레이트에 올려 가열해서 밀랍을 모두 녹여주세요.

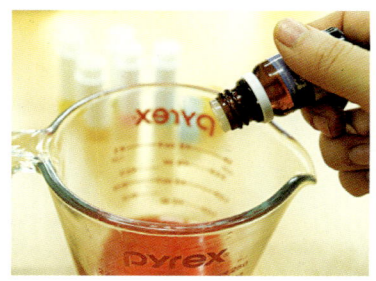

03 모든 재료가 녹으면 가열을 멈추고 비타민 E와 원하는 플레이버오일을 첨가해주세요.

> 에센셜오일을 넣어도 좋지만,
> 프레그런스오일은 안 된답니다.

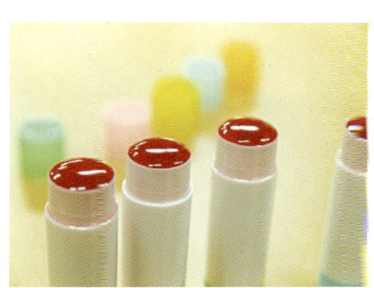

04 적당한 립 밤 용기에 조심스럽게 부은 후에 상온에서 굳혀주세요.

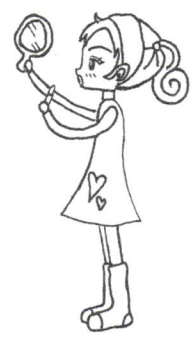

BUBBLE BANK'S BONUS TIP

발색을 원하면 사용하던 립스틱을 잘라서 오일과
밀랍을 가열할 때 같이 넣어주세요.
녹은 재료들을 립 밤 용기에 부을 때는 윗부분은 볼록하도록 부어주세요.
그러면 나중에 립 밤이 굳었을 때 모양이 예쁘답니다.

BB CREAM

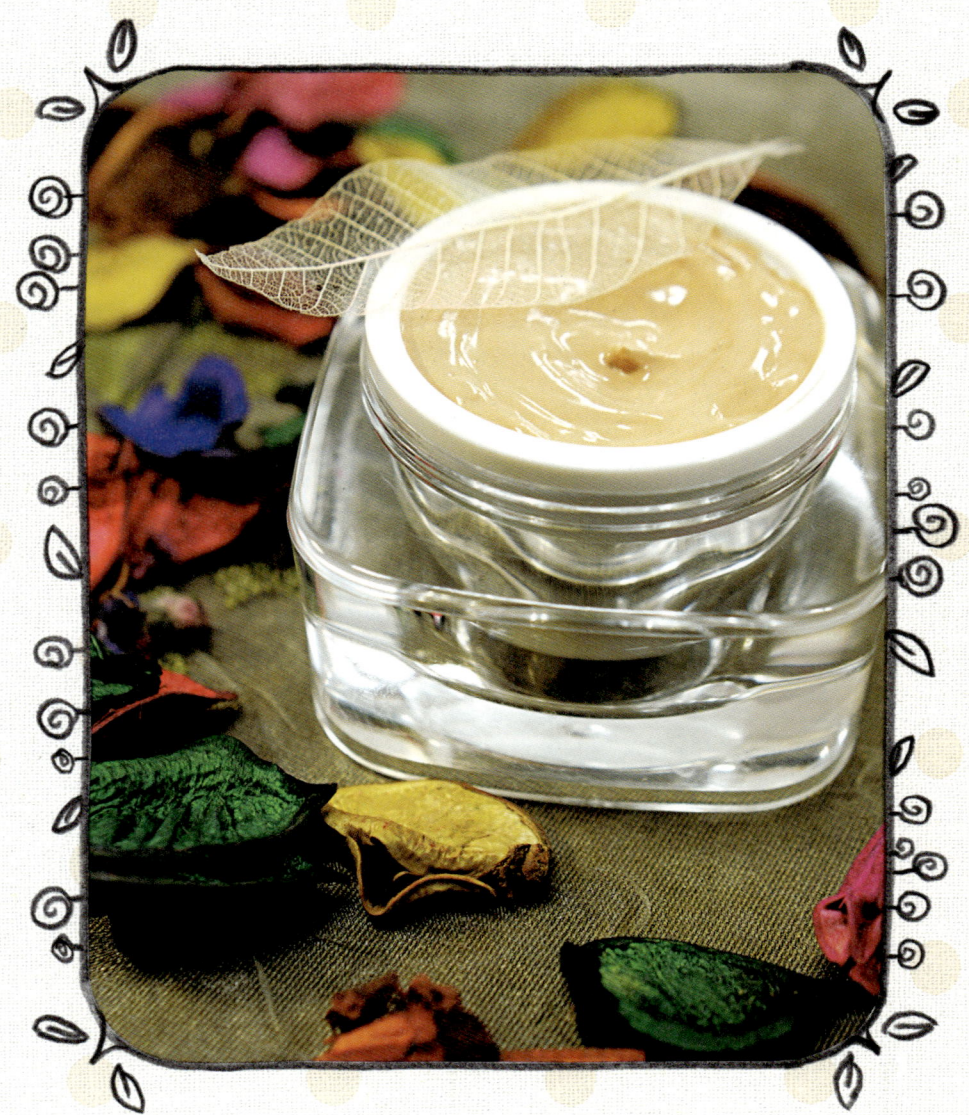

비비크림

연예인들의 '쌩얼(민낯)'사진이 유행하면서 일명 연예인 크림으로 불리는

비비크림의 정식 명칭은 '블레미시 밤(blemish balm)'입니다.

한류 열풍까지 몰고 왔던 드라마 '겨울연가'에서 최지우 씨가 피부 표현을 아기피부처럼

뽀얗게 하기 위해 비비크림을 사용했다고 하네요. 우리도 사용해볼까요?

<table>
<tr><td>🔴</td><td>난이도 .... ★★★★</td></tr>
<tr><td>⏱️</td><td>예상시간 .... 20분</td></tr>
<tr><td>🫙</td><td>가열과정 .... O</td></tr>
<tr><td>📱</td><td>냉장보관 .... O</td></tr>
<tr><td>🕐</td><td>사용기간 .... 3개월</td></tr>
</table>

🧴 재료 (120ml)

워터류 정제수 80g
오일류 아르간오일 3g,
호호바오일(화이트) 3g, 달맞이꽃종자오일 2g,
사이클로메치콘 2g, ipm 2g, 시너메이트 3g
유화제 올리브 유화왁스 2g, 몬타 왁스 2g,
세틸알코올 1g
첨가물 파운데이션 컬러믹스 16g,
티타늄 디옥사이드(액상) 2g, 산화아연(액상) 2g,
알란토인 3g, 녹차 추출물 2g, 히아루론산 3g,
판테놀 1g, 천연한방방부제 2g
에센셜오일 로즈제라늄 2방울, 라벤더 1방울

💡 재료 포인트

비비크림은 피부과에서 필링 시술을 한 뒤
민감해진 피부를 외부자극으로부터 보호하기
위해 개발된 것으로 손상된 피부를 진정시키고
결점을 보완해주는 제품이에요.
재생 크림과 외부자극으로부터 피부를
지켜주는 진정 크림, 그리고 결점을 가려주고
가벼운 보정효과가 있는 파운데이션의 기능을
두루 갖추고 있어요. 피부가 하얀 편이라면
티타늄 디옥사이드(가루)를, 어두운 편이라면
블랙 옥사이드를, 붉은 피부라면 오렌지
옥사이드를 마지막 단계에서 조금씩 첨가하면서
색을 조절하세요.

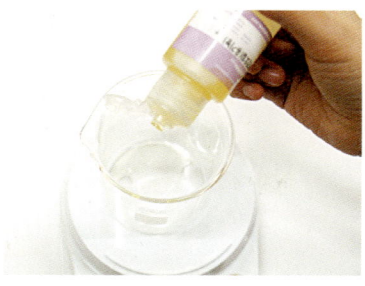

01 깨끗한 용기에 오일류와 유화제를 담고, 다른 용기에는 정제수를 계량하세요.

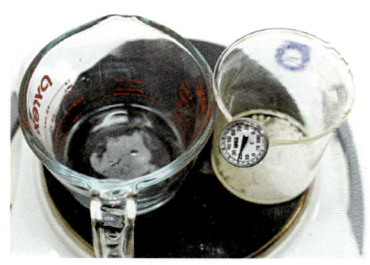

02 온도 60~70도 정도로 가열해서 유화제를 모두 녹여주세요.

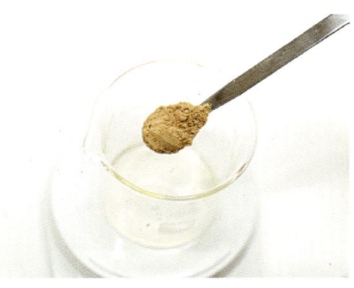

03 유화제가 모두 녹으면 오일이 들어간 용기에 파운데이션 컬러믹스를 넣고 스푼과 미니블렌더로 골고루 섞어주세요.

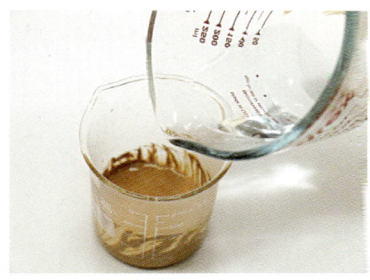

04 여기에 정제수를 붓고 다시 스푼과 미니블렌더를 이용하여 섞어주세요.

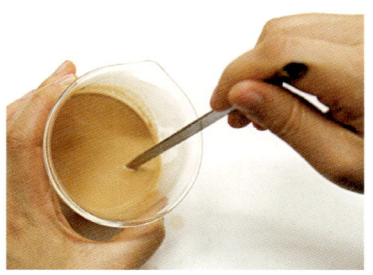

05 티타늄 디옥사이드와 산화아연을 넣고 저으세요.

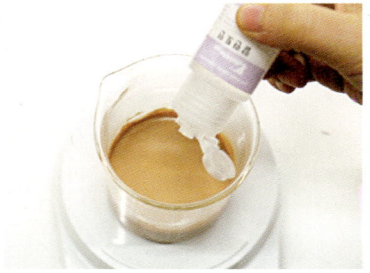

06 알란토인, 녹차 추출물, 히아루론산, 판테놀, 천연한방방부제 및 에센셜오일을 넣고 섞어주세요.

BUBBLE BANK'S BONUS TIP

비비크림의 SPF 지수가 높다고 하더라도 선크림 대신에 사용하는 것은 좋지 않답니다. 자외선 차단 지수를 높이기 위해서는 바르는 양이 중요한데 비비크림은 소량을 사용하기 때문에 선크림과 비교했을 때 충분한 자외선 차단효과를 기대할 수 없어요. 그러니 비비크림을 쓰시더라도 반드시 자외선 차단제를 따로 사용해주는 것이 좋아요.

MACK-UP BASE

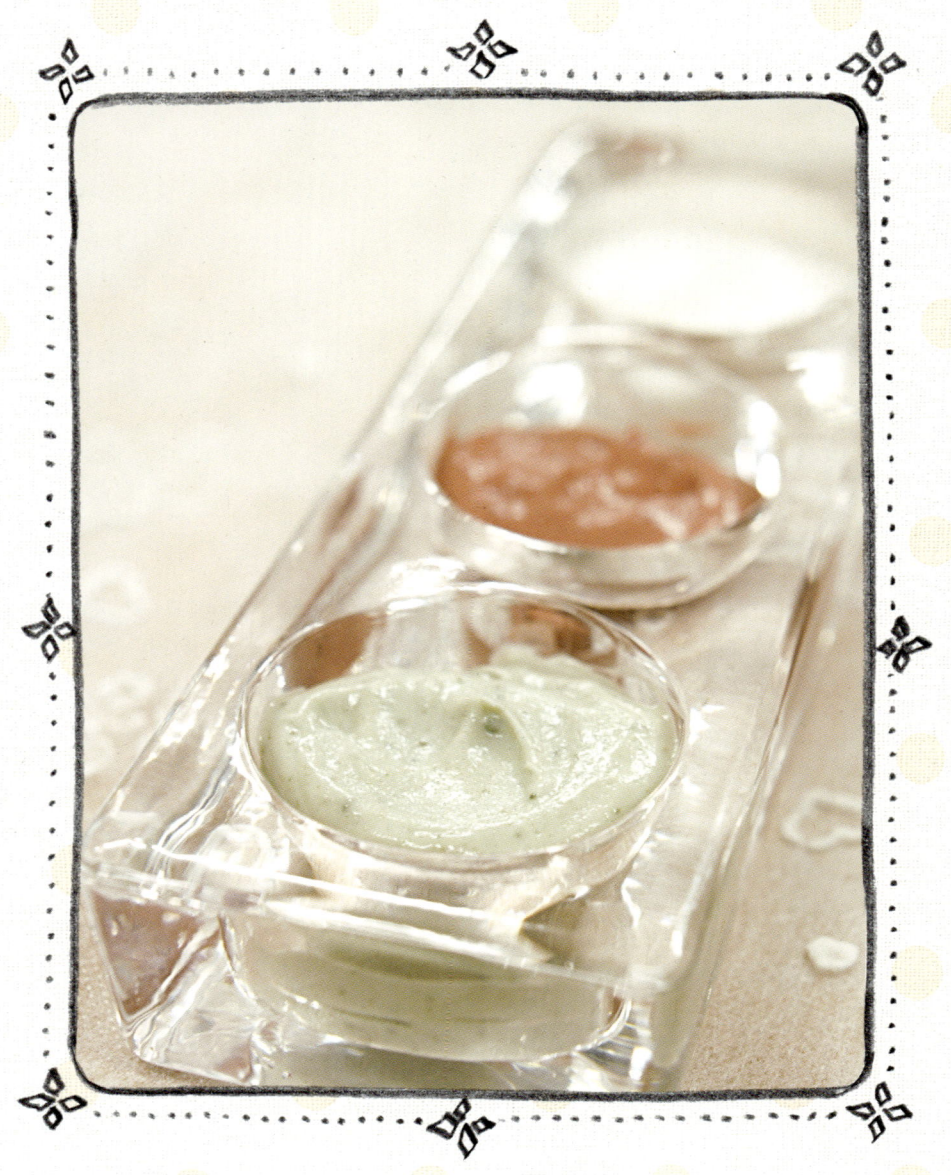

메이크업베이스

메이크업베이스는 얼굴 피부의 울긋불긋한 부분을 효과적으로 커버해서 피부 톤을
균일하게 맞춰주고 보다 화사한 피부 연출을 가능하게 도와줍니다.
깔끔한 피부 톤을 원한다면 파운데이션을 바르기 전에 꼭 메이크업베이스를 사용하세요.

🔴 난이도 .... ★★★	
⏱️ 예상시간 15분	
🍲 가열과정 .... O	
📱 냉장보관 .... O	
🕐 사용기간 3개월	

🧴 재료 (120ml)

워터류 카모마일 저먼 워터 70g
오일류 호호바오일(화이트) 5g,
헤이즐넛오일 3g, 디메치콘 2g
유화제 몬타 왁스 3g, 올리브 유화왁스 2g
첨가물 그린클레이 2g,
티타늄 디옥사이드(가루) 1g, 판테놀 1g,
히아루론산 2g, 천연한방방부제 2g

💡 재료 포인트

피부 톤이 붉은 편이라면 그린클레이를
사용하고, 어두운 편이라면 화사하게
핑크클레이를 사용하세요. 클레이류는
산패가 잘되는 재료이므로 선선하고
통풍이 잘되는 곳에 보관하세요.

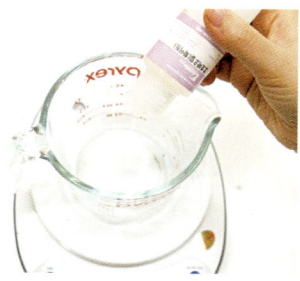

01 깨끗한 용기를 2개 준비해서 한 용기에 워터류를, 다른 용기에는 오일류와 유화제를 계량하세요.

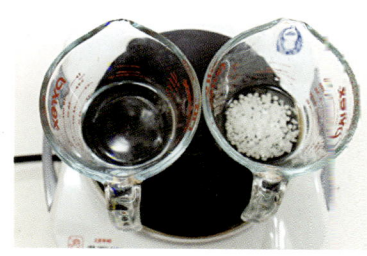

02 두 용기를 모두 핫플레이트에 올려서 60~70도 정도로 가열하세요.

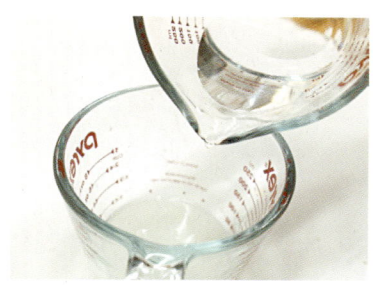

03 두 용기의 온도가 60~70도 사이일 때 오일류에 워터류를 부어주세요.

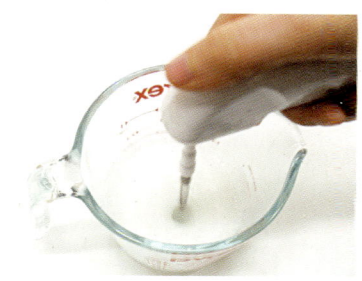

04 스푼과 미니블렌더를 이용해서 골고루 섞어주세요. 유화가 진행되면서 점도가 조금씩 높아질 거예요.

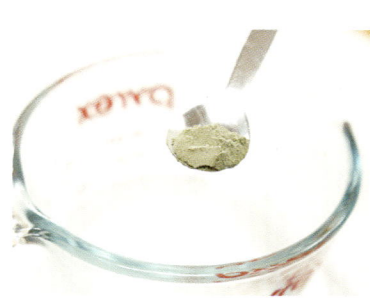

05 에센스 정도의 점도가 되면 유화를 멈추고 클레이로 색상을 맞춘 후에 첨가물과 에센셜오일을 차례로 넣고 가볍게 섞어주세요.

에센셜오일은 용액이 45도
이하일 때 넣어주세요.

🔴 BUBBLE BANK'S BONUS TIP

메이크업베이스의 첫 번째 기능은 파운데이션을 바르기 전 피부 톤을 보정하는 기능입니다. 맨 얼굴은 피부 톤이 고르지 않아 파운데이션을 발랐을 때 색상이 잘 나타나지 않을 수 있어요. 이때 메이크업베이스를 바르고 파운데이션을 바르면 파운데이션의 색상이 잘 표현되며 피부 자체가 화사해질 수 있어요. 두 번째 기능은 피부 보호입니다. 맨 얼굴에 로션만 바르고 바로 파운데이션을 바르면 피부가 쉽게 건조해지고 색소의 영향으로 피부에 자극이 될 수 있어요. 이때 메이크업베이스로 피부에 얇은 막을 씌워줌으로써 파운데이션으로부터 피부를 보호해주는 것입니다.

MINERAL POWDER

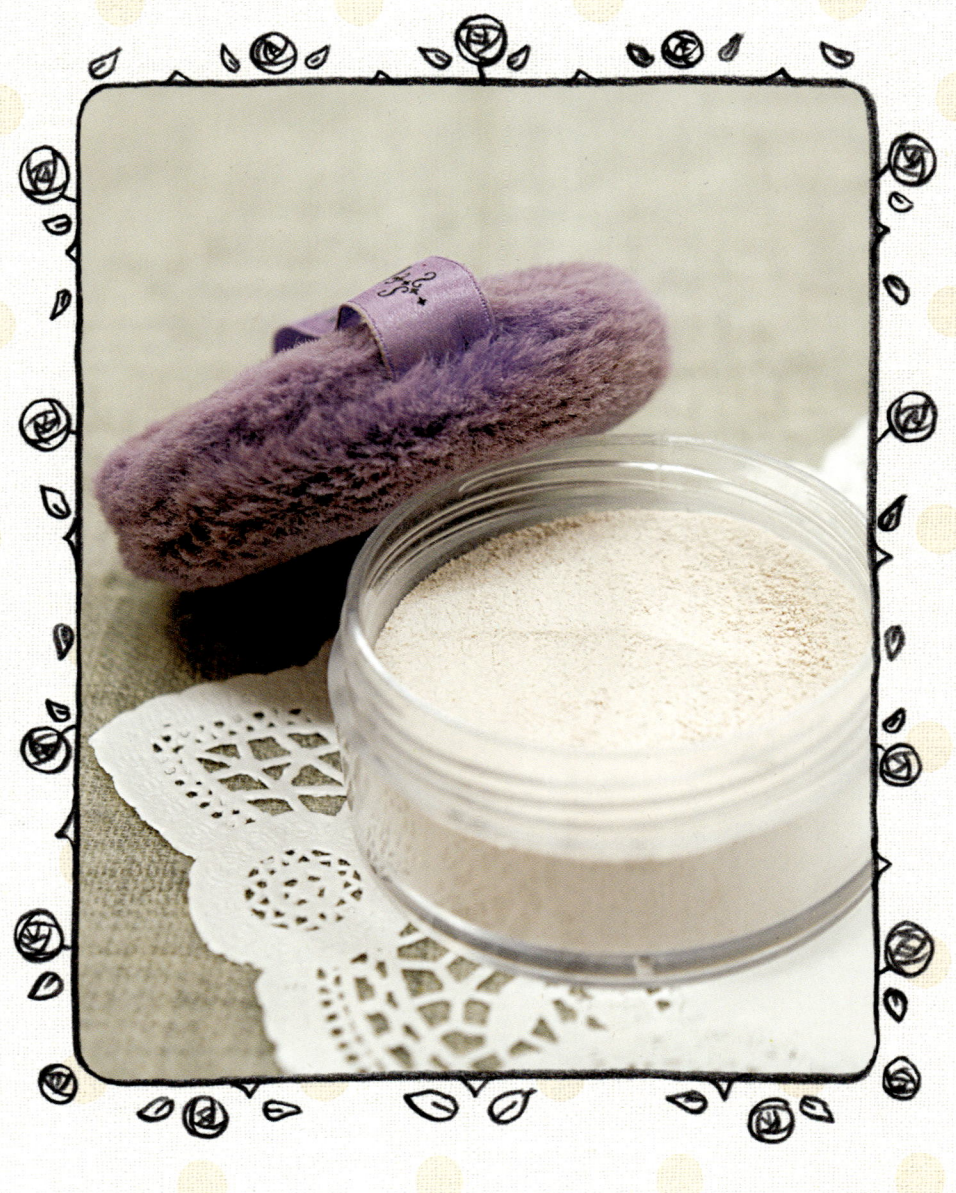

미네랄 파우더

천연클레이로 만들어 미네랄이 풍부한 파우더는 모공을 막지 않아 땀을 많이 흘리는
여름철에 꼭 필요한 아이템이에요. 눈썹 사이 티존(T-zone)은 조금만 방심해도
번들거리기 쉬운데, 이럴 때 가장 유용하게 사용되는 것이 파우더죠. 피부의 번들거림과 피지로 인해
화장이 들뜨는 것을 막아주고, 피부 톤을 부드럽게 잡아줘 화장이 자연스러워 보인답니다.

난이도 .... ★★

예상시간 25분

가열과정 X

냉장보관 X

사용기간 3개월

재료 (50g)

원재료 카올린클레이 27g,
콘스타치(옥수수전분) 10g
가루류 진주가루 3g,
티타늄 디옥사이드(가루) 2g,
핑크클레이 4g, 그린클레이 2g,
옐로우클레이 2g
에센셜오일 라벤더 3방울

재료 포인트

마트에 가면 '옥수수맛 전분'이라고
적힌 것이 있는데 이것을 구입해서 사용하면
안 돼요. 옥수수 함량이 97% 이상이어야
화장품 재료로 적합하거든요. 옥수수전분
대신에 쌀전분으로 대체해도 됩니다.

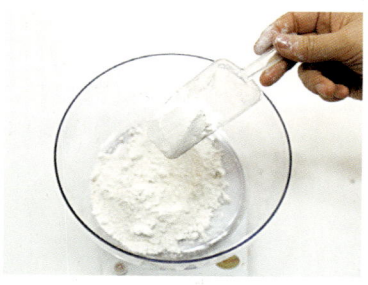

01 카올린클레이, 콘스타치, 진주가루, 티타늄 디옥사이드를 계량해 한데 담고 재료들을 스푼으로 잘 섞어주세요.

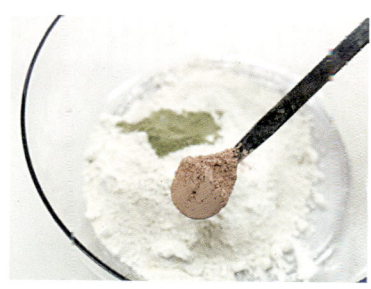

02 핑크클레이, 그린클레이, 옐로우클레이를 조금씩 섞으면서 원하는 색상을 맞춰주세요.

> 사용하던 파우더와
> 색깔을 비교하면서 섞으세그

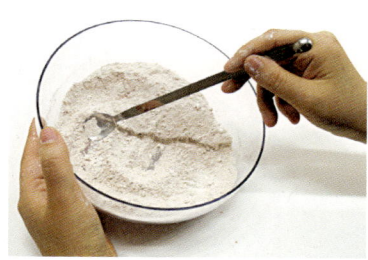

03 에센셜오일을 떨어뜨린 후에 다시 섞어주세요.

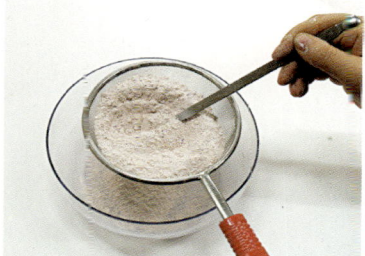

04 고운체에 꼼꼼히 밭쳐주세요. 여러 번 밭칠수록 가루가 고와지고 파우더의 사용감이 좋아진답니다.

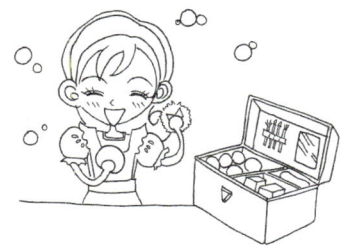

PLUS RECIPE 프레스트 파우더

카올린클레이 25g, 옥수수전분 10g, 파운데이션 컬러믹스 5g 알란토인(가루) 2g, 티타늄 디옥사이드(액상) 2g, 산화아연(액상) 2g, 사이클로메치콘 2g, 글리세린 1g을 준비하세요. 재료들을 모두 섞고 고운체에 여러 번 밭친 다음 에탄올을 뿌리면서 파우더 용기에 스푼으로 꾹꾹 누르면서 담아주세요.

CONCEALER

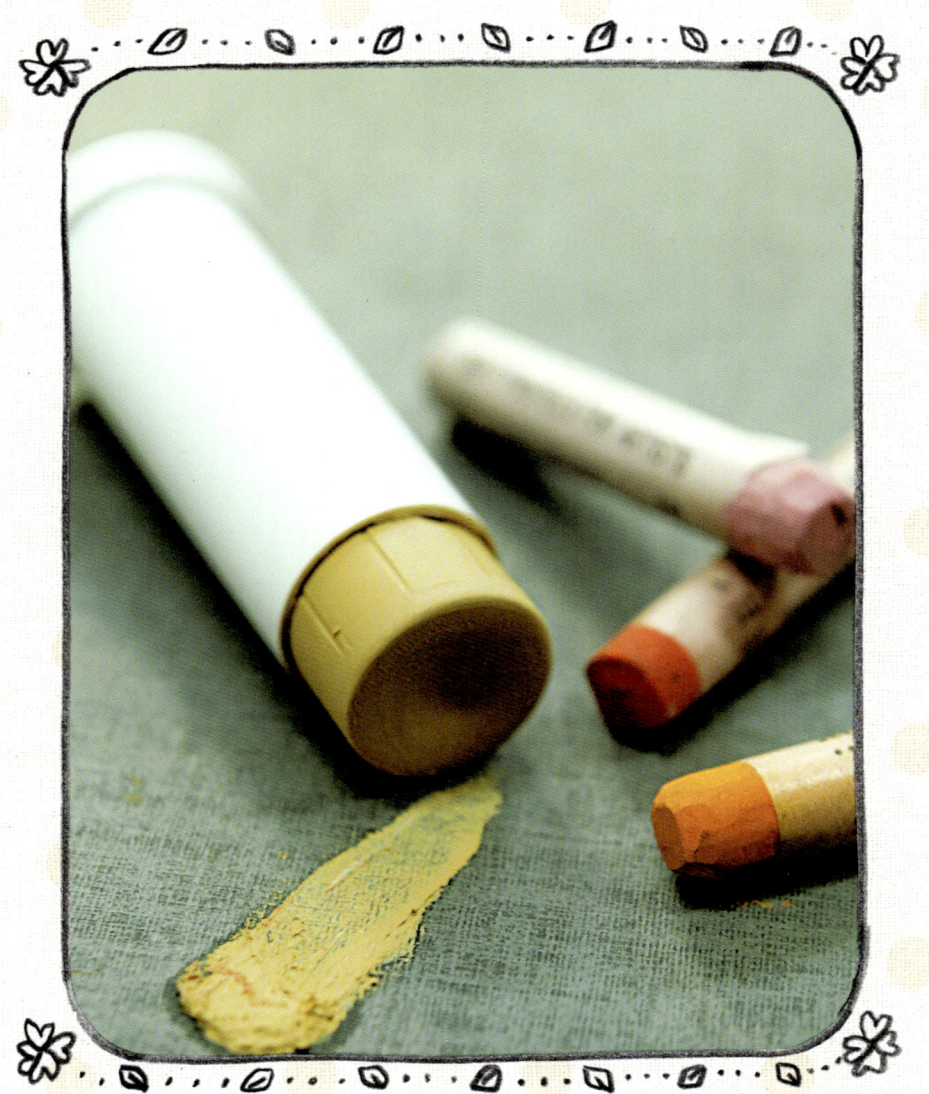

컨실러

요즘 메이크업의 트렌드는 자연스러우면서도 깨끗한 피부 톤을 만드는 거라
컨실러가 필요하더라고요. 전체적으로 두껍게 바르기보다는
컨실러로 잡티를 커버한 후 비비크림으로 자연스런 피부 톤을 연출하는 거죠.
여드름이나 주근깨, 뾰루지 등의 트러블이 있는 곳에 스틱형 컨실러를, 눈 밑 다크서클이나
기미 등의 비교적 넓은 부위에는 크림형 컨실러를 사용하세요.

🎨 난이도	★★
⏱ 예상시간	15분
🍳 가열과정	O
🧊 냉장보관	X
🕐 사용기간..................	6개월

🧴 재료 (33g)

오일류 호호바오일(화이트) 10g,
사이클로메치콘 5g
유화제 칸데릴라 왁스 2g
첨가물 파운데이션 컬러믹스 10g,
세레사이트플러스 2g,
티타늄 디옥사이드(가루) 1g, 알부틴 1g,
비타민 E 2g
에센셜오일 티트리 3방울

💡 재료 포인트

좀 더 밝은 색상을 내고 싶으면
티타늄 디옥사이드(가루)를, 어두운 색상은
블랙 옥사이드를 더 첨가하세요. 그리고
커버력을 높이려면 파운데이션 컬러믹스의
양을 늘리면 됩니다.

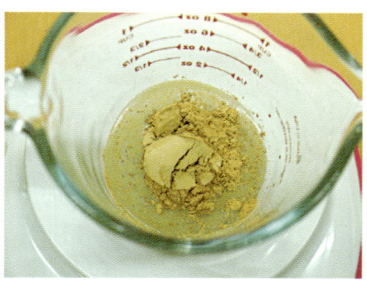

01 깨끗한 용기에 호호바오일, 사이클로메치콘, 파운데이션 컬러믹스, 세레사이트플러스, 티타늄 디옥사이드를 넣으세요.

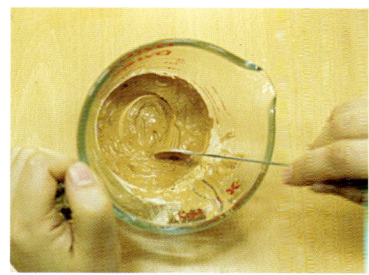

02 골고루 잘 섞이도록 스푼으로 충분히 저어주세요.

많이 저을수록 컬러닝에 좋아진답니다.

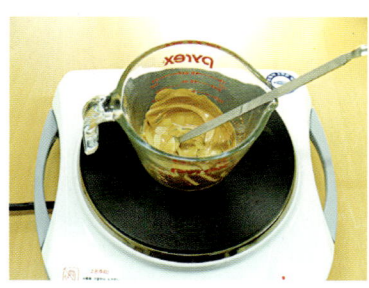

03 알부틴을 섞고, 칸데릴라 왁스를 넣은 후 스푼으로 저어가면서 가열해주세요.

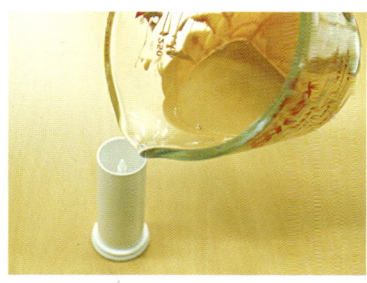

04 칸데릴라 왁스가 녹으면 비타민 E, 에센셜오일을 넣고 가볍게 저은 후에 립 밤 용기에 붓고 굳혀주세요.

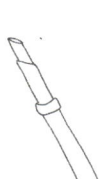

BUBBLE BANK'S BONUS TIP
크림형 컨실러는 칸데릴라 왁스를 빼고
납작한 용기에 부어 만들어요.

COLOR LOTION FOR MAN

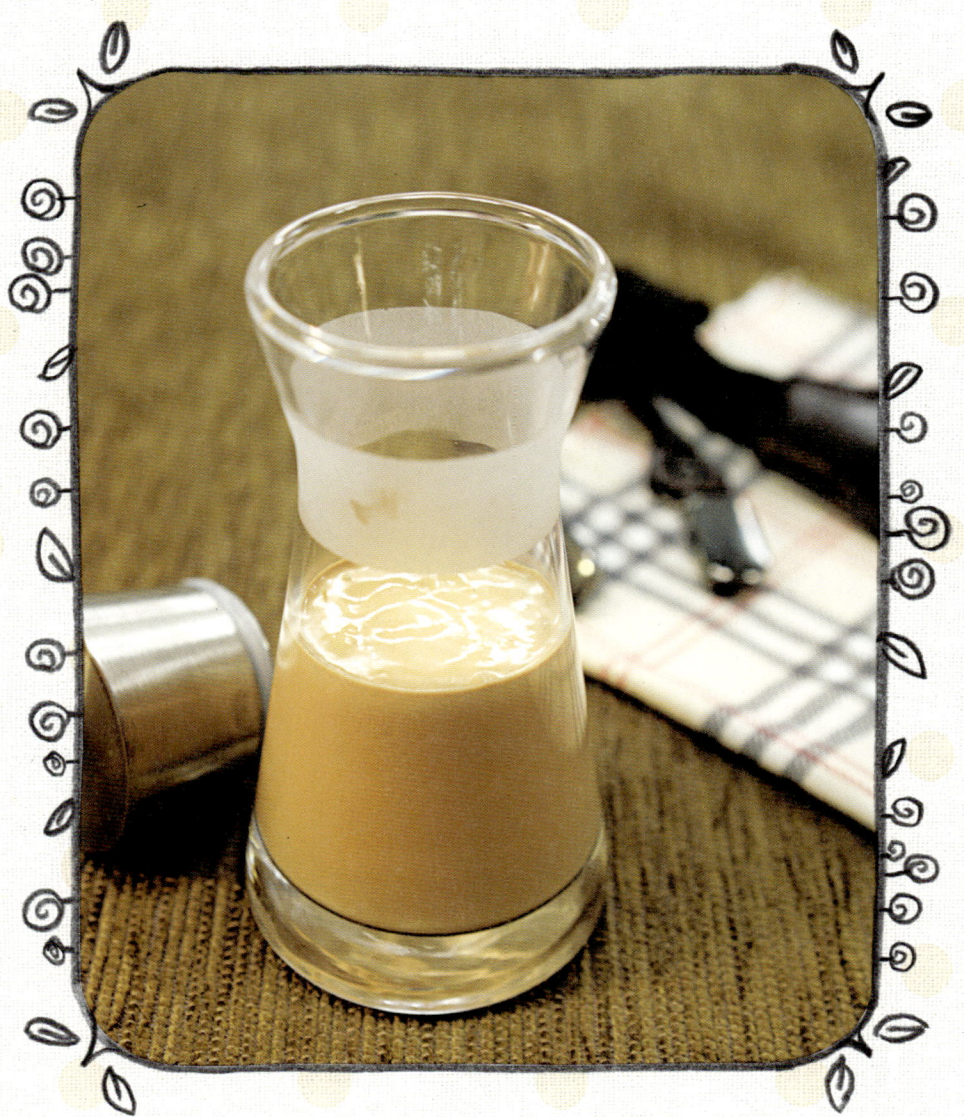

남성용 컬러로션

요즘은 남성들도 여성 못지않게 외모에 신경을 많이 쓰더군요.
남성용 컬러로션은 끈적이지 않으면서 자외선 차단과 피부 보정효과가 있어
남성들이 사용하기 적당한 로션입니다.
남성뿐 아니라 가벼운 화장을 하는 여성도 사용하시면 좋아요.

難이도 .... ★★★

예상시간 15분

가열과정 .... O

냉장보관 .... O

사용기간 3개월

재료 (110ml)

워터류 정제수 90g

유화제 올리브 유화왁스 4g

첨가물 파운데이션 컬러믹스 6g, 히아루론산 3g,
알란토인 2g, 티타늄 디옥사이드(액상) 3g,
산화아연(액상) 2g, 천연한방방부제 2g

재료 포인트

파운데이션 컬러믹스는 자신의 피부 톤에
맞는 색상을 선택하는 것이 중요합니다.
대부분 남성은 여성보다 조금 어두운 색상을
선택하는 것이 좋으며 23호 정도가 적당합니다.
파운데이션 컬러믹스가 없으면 사용하고 남은
파우더나 트윈케이크를 고운체에 발쳐서
사용해도 됩니다.

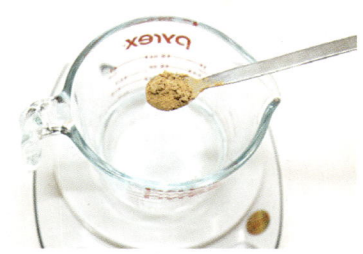

01 깨끗한 용기에 정제수와 파운데
이션 컬러믹스를 계량하세요.

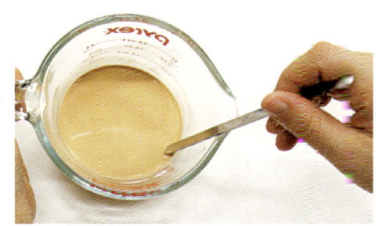

02 스푼으로 저어서 파운데이션 컬
러믹스를 골고루 섞어주세요.

> 파운데이션 컬러믹스가 뭉치면
> 완성된 로션의 사용감이 많이 떨어집니다.
> 꼼꼼하게 섞어주세요.

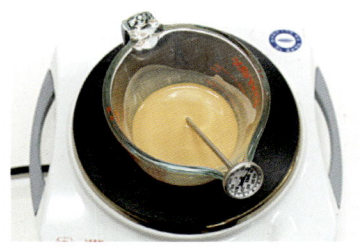

03 핫플레이트에 올려서 70~75도
정도로 가열해주세요.

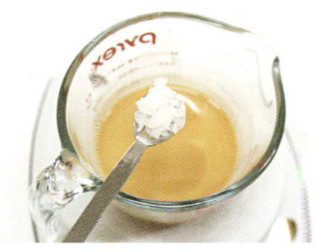

04 올리브 유화왁스를 계량해 넣
고 저어 완전히 녹여주세요. 고른 점
도를 위해 미니블렌더를 잠깐 사용해
주세요.

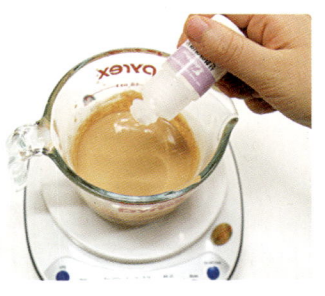

05 올리브 유화왁스가 완전히 녹으
면 히아루론산, 알란토인, 티타늄 디
옥사이드, 산화아연, 천연한방방부
제 등의 첨가물을 넣고 골고루 섞어
주세요.

BUBBLE BANK'S BONUS TIP

파운데이션 컬러믹스는 워터류에 첨가해도 되고 오일류에 첨가해도 되는 재료입니다. 남성용 컬러로션은 워터류에 첨가한 후 가열을 해
서 올리브 유화왁스로 점도를 냈어요. 완성된 남성용 컬러로션에 보습력을 높이기 위해서는 첨가물 넣는 단계에서 호호바오일을 3g 정
도 첨가하시면 됩니다.

LIP GLOSS

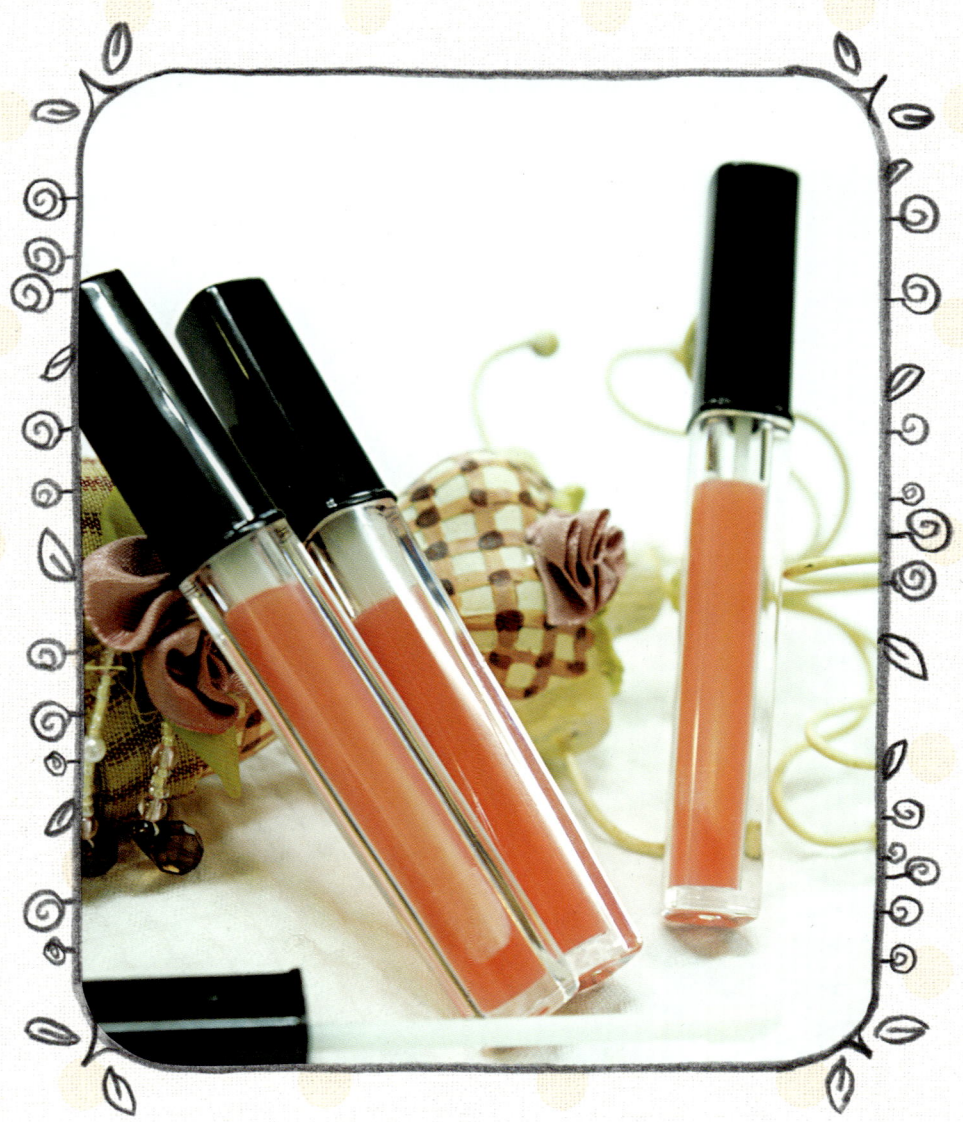

립 글로스

밀랍이나 칸데릴라 왁스를 첨가하지 않고 오일과 버터류만으로 만든
액상 타입의 립 글로스입니다. 버터와 식물성 오일로만 만들어 보습력이 엄청 좋아요.
찬바람이 불고, 겨울만 되면 입술이 갈라지는 분들에게 도움이 될 거예요.
소량만 살짝 찍어서 입술에 바르세요.

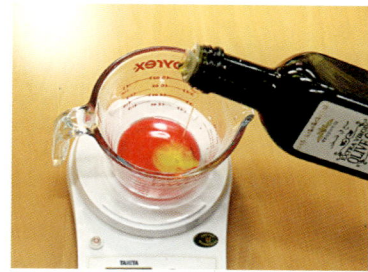

난이도 .... ★★

예상시간 15분

가열과정 .... O

냉장보관 X

사용기간.................3개월

재료 (20ml)

오일류 호호바오일(자초 인퓨즈드) 6g,
올리브오일(엑스트라 버진) 3g, 코코아버터 10g
첨가물 비타민 E 1g
에센셜오일 체리 플레이버오일 5방울

재료 포인트

코코아버터 대신 커피버터를 사용하면 플레이버
오일을 넣지 않아도 은은하게 커피향이 난답니다.

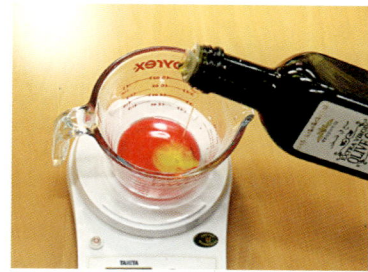

01 호호바오일과 올리브오일을 계량해주세요.

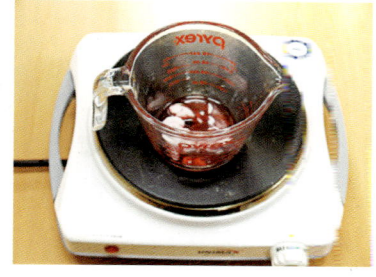

02 코코아버터를 첨가한 후 핫플레이트에 올려서 가열해주세요.

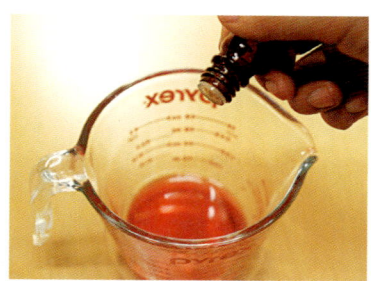

03 코코아버터가 모두 녹으면 핫플레이트에서 내린 후 비타민 E와 체리 플레이버오일을 넣으세요.

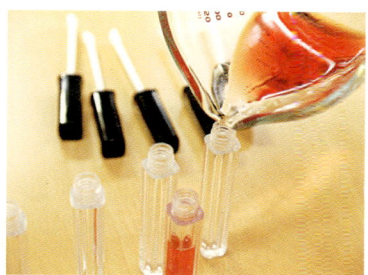

04 솔이 달린 립글로스 용기에 붓고 상온에서 2~3시간 두어 부드럽게 굳으면 사용하세요.

처음에는 액상이지만 시간이 지나면 부드럽게 굳는답니다

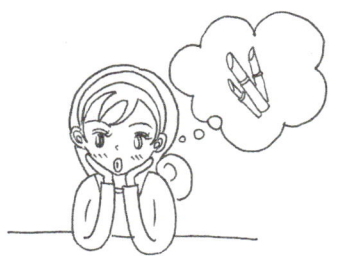

PLUS RECIPE 이멀시파잉 왁스를 이용한 립 글로스

달맞이꽃종자오일 10g, 피마자오일 5g, 살구씨오일 5g, 시어버터오일 1g, 이멀시파잉
왁스 4g, 비타민 E 1g, 스윗오렌지 에센셜오일 5방울을 준비하세요.
한 용기에 달맞이꽃종자오일, 피마자오일, 살구씨오일, 시어버터오일, 이멀시파잉 왁스
를 계량한 뒤에 완전히 녹을 때까지 가열하세요. 재료가 모두 녹으면 가열을 중단하고
스윗오렌지 에센셜오일과 비타민 E를 넣고 섞으세요. 소독한 용기에 담은 후 상온에서
두어 굳으면 사용하세요.

ANTI CELLULITE MASSAGE SALT

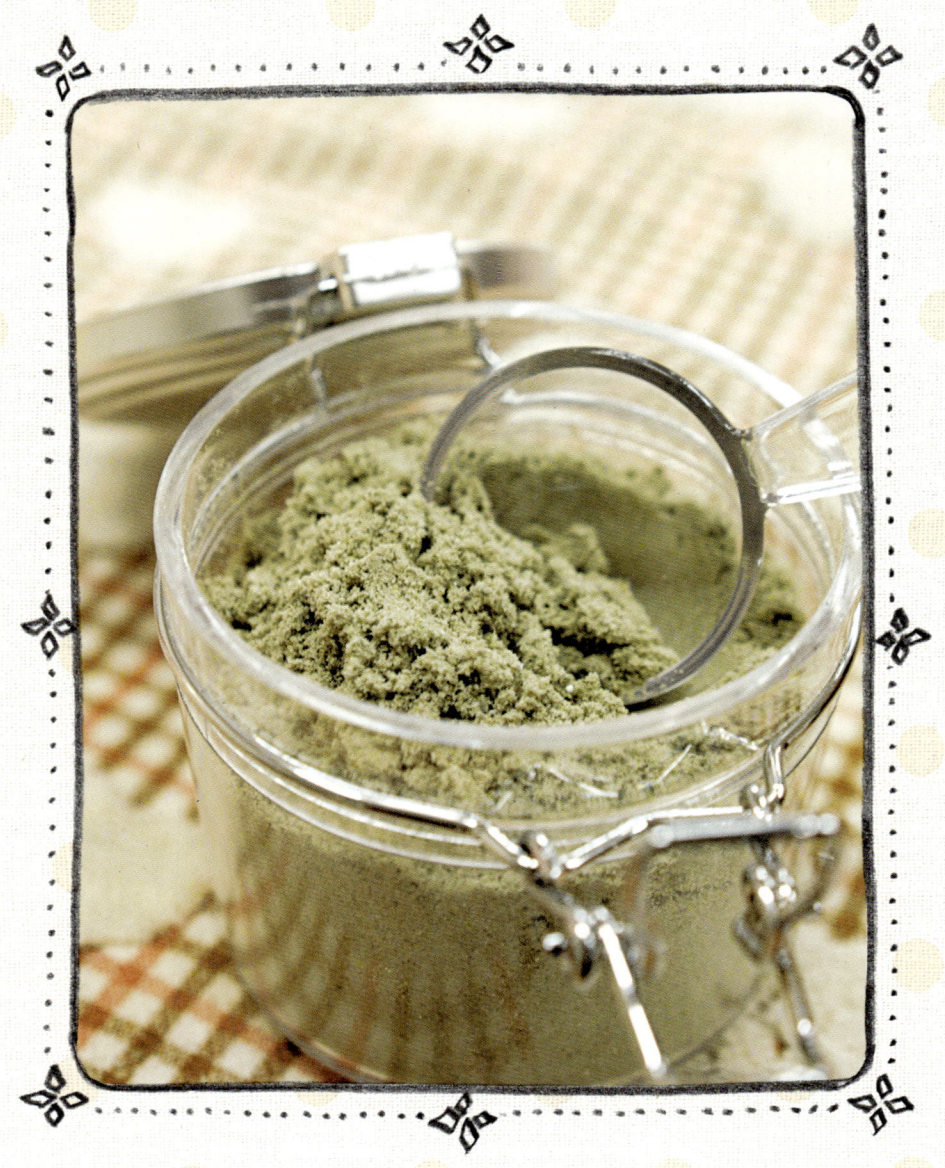

안티셀룰라이트 마사지 솔트

엉덩이 아래쪽이나 종아리, 허벅지 부위에 울퉁불퉁한
오렌지 껍질 같은 피부 때문에 놀란 경험이 한두 번씩은 있으시죠?
이게 바로 셀룰라이트라는 녀석이랍니다. 아름다운 바디라인을 망치는 최대의 적인
셀룰라이트를 효과적으로 없앨 수 있는 마사지용 소금을 만들어보세요.

🧴 난이도	⋯⋯⋯⋯⋯⋯	★
⏱️ 예상시간	⋯⋯⋯⋯⋯	5분
🍳 가열과정	⋯⋯⋯⋯⋯	X
📱 냉장보관	⋯⋯⋯⋯⋯	X
🕐 사용기간	⋯⋯⋯⋯⋯	3개월

🧴 **재료 (140g)**

오일류 호호바오일(골드) 10g
첨가물 마사지용 소금 100g, 그린클레이 30g
에센셜오일 그레이프프룻 15방울,
사이프러스 15방울, 페퍼민트 10방울

💡 **재료 포인트**

마사지용 소금은 미세 입자의 소금이에요.
마사지할 때 입자가 굵은 소금을 사용하면
상처가 생기거나 자극이 될 수 있으니 아주
고운 입자로 된 소금이라야 좋답니다.
사해소금이나 앱섬솔트는 물에 녹여 전신욕이나
족욕에 사용되는 굵은 입자의 소금이므로
마사지용으로 사용하시면 안 돼요.
그린클레이는 체내의 독소를 배출해 셀룰라이트
를 제거하는 데 탁월한 재료입니다. 피부관리실에
가면 그린클레이 팩을 해주는데 얼굴에 할 경우
피지 제거효과가 뛰어나며, 바디에 하는 경우는
셀룰라이트 제거에 효과가 있어요.
할리우드 스타들도 그린클레이 전신 팩으로
바디라인을 가꾼다고 하네요.

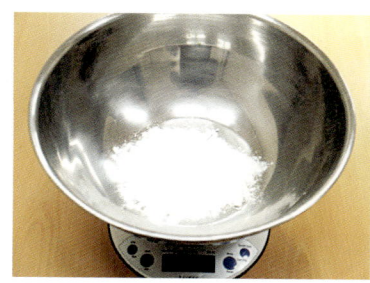

01 넓적한 용기에 마사지용 소금,
그린클레이를 계량해주세요.

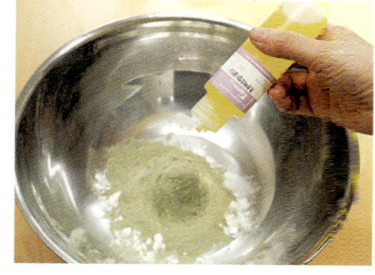

02 보습과 슬리밍에 효과적인 호호
바오일을 계량하세요.

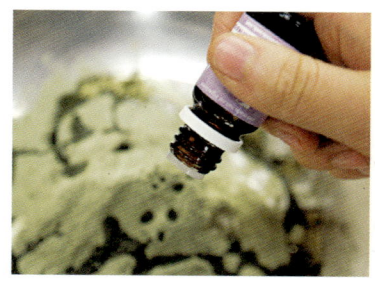

03 에센셜오일을 첨가해주세요.

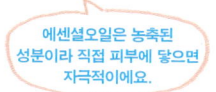

에센셜오일은 농축된
성분이라 직접 피부에 닿으면
자극적이에요.

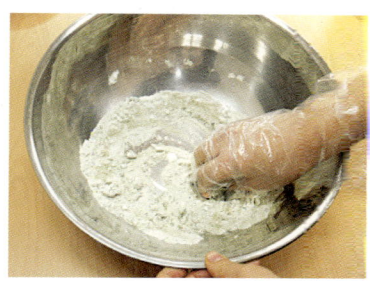

04 비닐장갑을 착용하고 뭉친 것을
비벼주면서 골고루 섞어주세요.

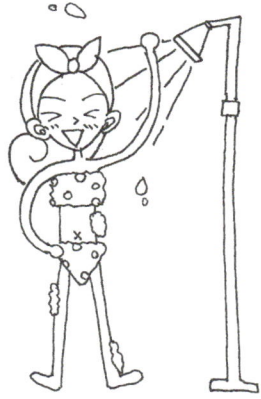

BUBBLE BANK'S BONUS TIP

💙 만든 것은 용기에 담아 일주일간 숙성 후에 사용해주세요. 바로 사용해도 되지만 숙
성 후 사용하면 에센셜오일이 소금에 스며들어 더 효과적이에요.
💙 샤워를 한 후 물기가 있는 상태에서 적당량을 손에 덜어 마사지한 후에 헹궈주세요.
마사지를 해주시면 스크럽과 셀룰라이트 제거효과를 동시에 얻을 수 있답니다. 피부가
약한 부위나 아토피 또는 상처가 있는 부위에는 사용을 피해주세요.

COOLING BODY GEL

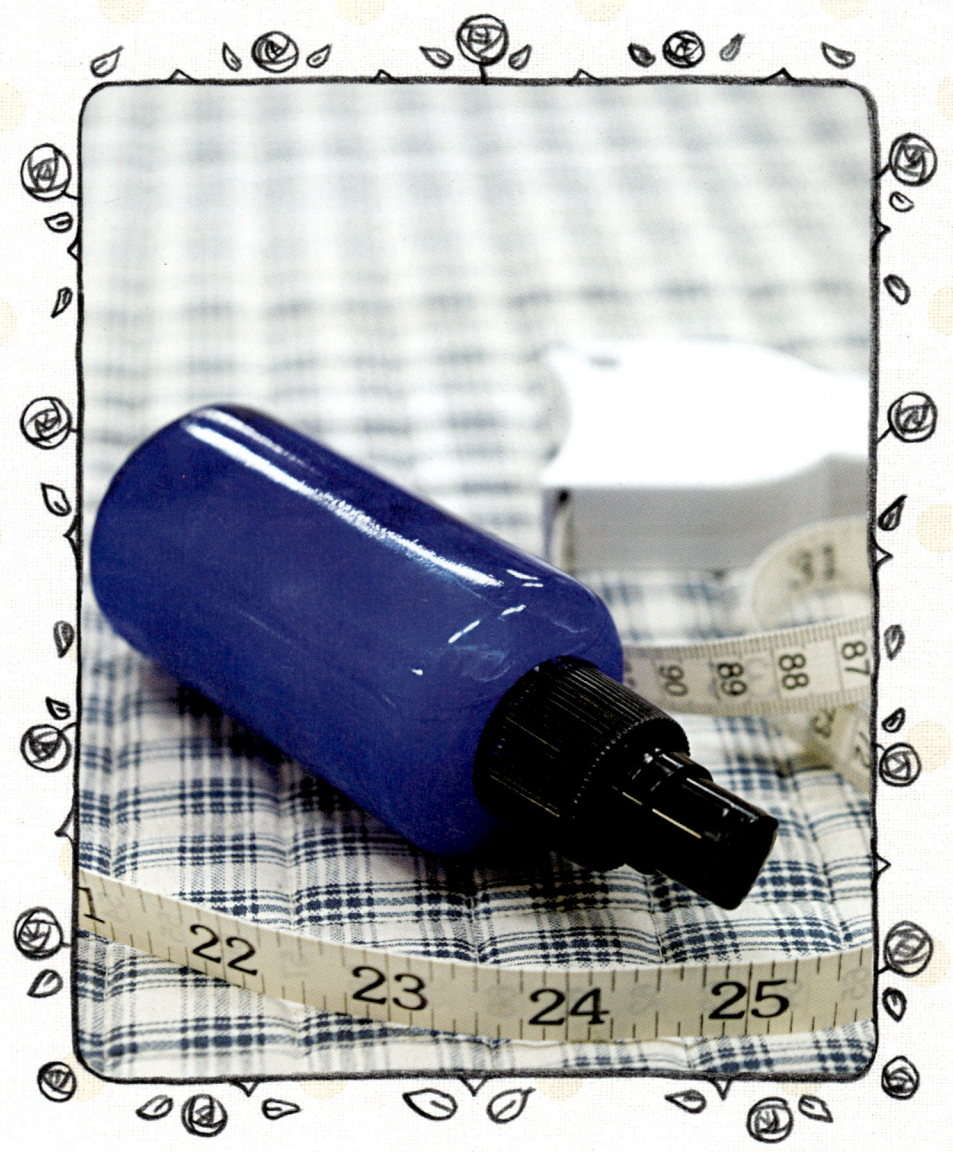

쿨링 바디 젤

더운 여름철에 사용하기 적당한 쿨링 바디 젤입니다. 젤 타입이라 흡수가
잘되고, 부기 제거와 혈액순환, 셀룰라이트 제거에 효과적이에요.
크리스털 멘톨을 넣어 슬리밍 효과와 시원한 느낌이 참 좋답니다.

난이도	★★
예상시간	10분
가열과정	O
냉장보관	O
사용기간	3개월

재료 (100ml)

워터류 정제수 95g

첨가물 크리스털 멘톨 10조각(약 1g),
하이셀 1g, 판테놀 1g, 글리세린 3g,
천연한방방부제 2g

에센셜오일 페퍼민트 10방울,
제라늄로즈 10방울, 펜넬 8방울,
사이프러스 5방울

재료 포인트

크리스털 멘톨은 '박하뇌'라고도 하는데 희석된
액체가 아닌 100% 박하의 결정체로 투명하고
길쭉길쭉하게 생겼어요. 유분과 수분이 모두
섞여 있는 형태라 따뜻하게 데운 워터류나 오일류
에 모두 잘 녹는답니다. 크리스털 멘톨은 주로
비염 치료나 물파스, 슬리밍 제품 등에 많이
이용됩니다. 적정사용량은 전체용량의 2%
미만이에요. 너무 많이 넣으면 피부에 자극적이니
가급적 적정용량을 지켜주세요.
에센셜오일 중에서 페퍼민트는 혈액순환을
촉진하고 수렴작용이 있어요. 제라늄로즈는
림프계를 자극해 독소를 배출시키고 부종에
효과적이에요. 펜넬은 이뇨효과가 좋고 체내의
노폐물을 제거하는 해독작용을 한답니다.
사이프러스는 수렴효과와 해독작용이 있고,
특히 하체비만에 효과적이에요.

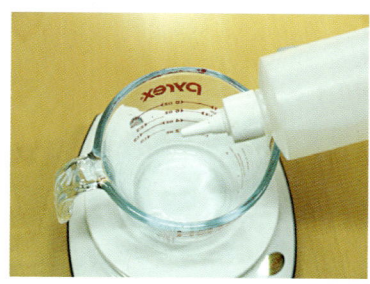

01 깨끗한 용기에 정제수를 계량해
서 40~50도 정도로 가열해주세요.

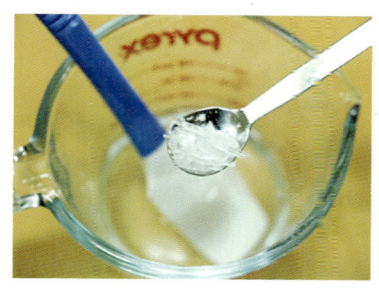

02 크리스털 멘톨을 넣고 핫플레이
트를 끄거나 온도를 가장 약하게 가열
하면서 잘 녹여주세요.

> 스푼으로 가볍게 저으면서 녹여요.

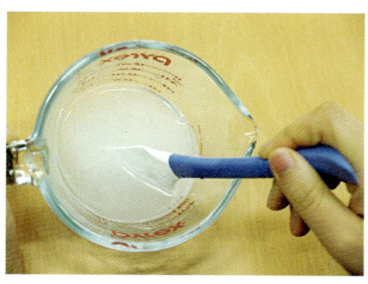

03 크리스털 멘톨이 다 녹으면 가열
을 멈추고 하이셀을 넣고 저어주세요.
금방 점도가 높아진답니다.

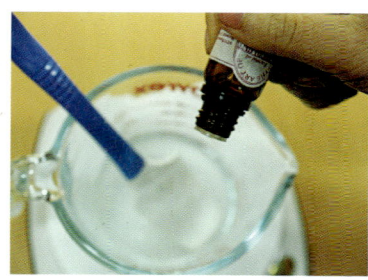

04 젤 상태가 되면 판테놀, 글리세
린, 천연한방방부제, 에센셜오일을 넣
고 골고루 섞어주세요.

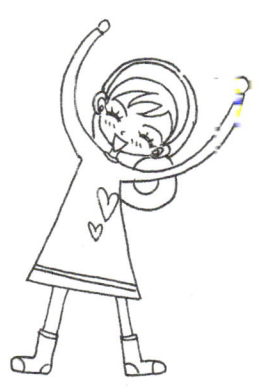

COFFEE BODY SCRUB

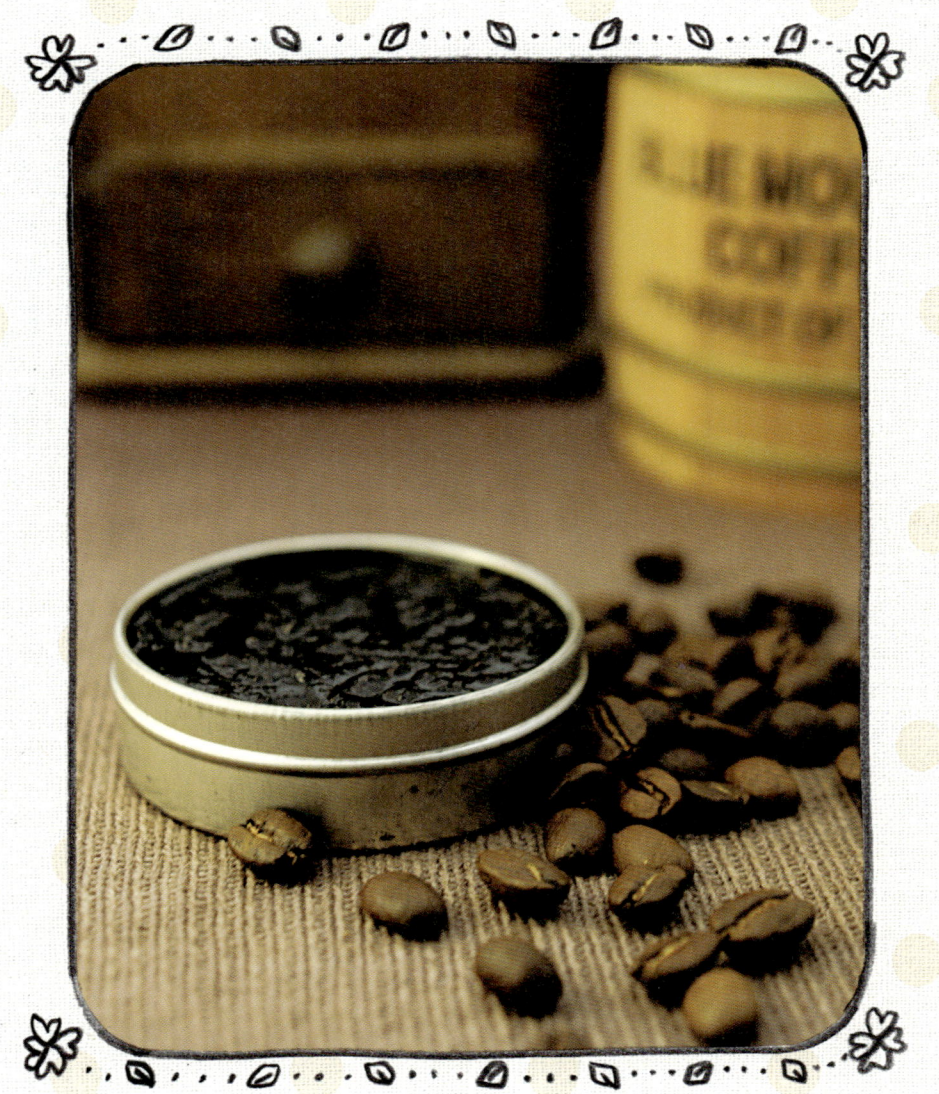

커피 바디스크럽

커피 바디스크럽은 각질 제거와 보습, 셀룰라이트 제거에 좋은 효과를 가지고 있어요. 특히 마사지 소금이 피부의 모공을 열어주면 원두커피의 산이 피하지방을 분해시키고 불순물을 제거해준답니다. 동시에 피부의 딱딱한 각질을 녹여주는 효과도 있어요.

🧴 재료 (200ml)

오일류 해바라기씨오일 60g

첨가물 원두커피 찌꺼기 45g,
마사지 소금 50g, 그린클레이 20g,
오트밀가루 30g, 올리브 리퀴드 20g

에센셜오일 그레이프프룻 20방울,
사이프러스 15방울, 레몬 15방울

💡 재료 포인트

원두커피의 커피산은 탁월한 지방 분해효과가
있으며 커피향에서는 아로마테라피 효과도
누릴 수 있어요. 원두커피 찌꺼기는
커피 전문점에서 쉽게 구할 수 있어요.
해바라기씨오일은 혈액순환을 촉진해 지방을
연소하는 효과가 있어요. 노화에 효과적이며
피부에 보호막을 형성한답니다.
오트밀가루는 보습과 각질 제거에 좋은 재료로
커피 바디스크럽에서는 점도 조절 역할을 했어요.

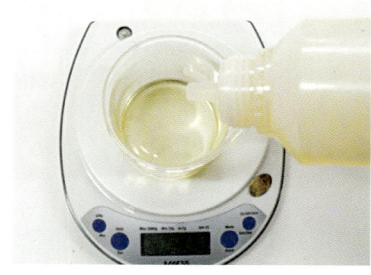

01 깨끗한 용기에 해바라기씨오일
과 올리브 리퀴드, 에센셜오일을 계량
해서 섞어주세요.

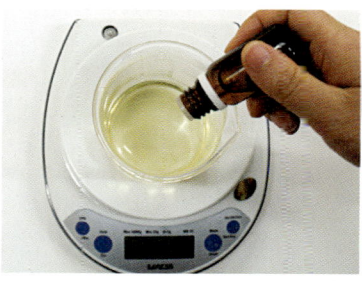

02 마사지 소금, 그린클레이를 넣고
잘 섞이도록 저어주세요.

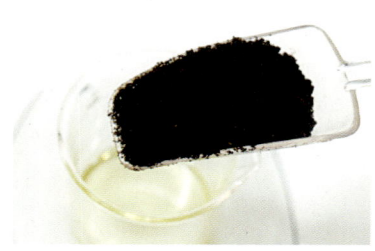

03 원두커피 찌꺼기를 넣고 섞어주
세요.

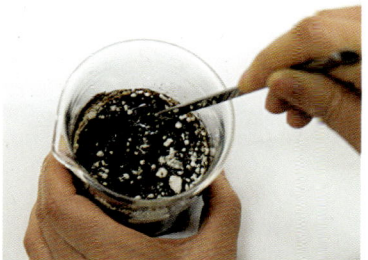

04 오트밀가루를 첨가해서 섞으면
서 점도를 맞춰주세요.

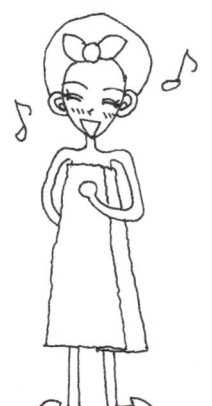

♡ BUBBLE BANK'S BONUS TIP

워셔블 타입이라 샤워 후 욕실 바닥이나 욕조에 남지 않고
물에 깔끔하게 씻겨나가서 편리하답니다. 무엇보다도 보습력이 좋아
샤워 후에 굉장히 부드럽고 촉촉해요. 사용 횟수는 일주일에 2~3회 정도가
적당합니다. 얼굴에는 자극이 될 수 있으니 사용하지 마세요.

BODY SLIMMING BAR

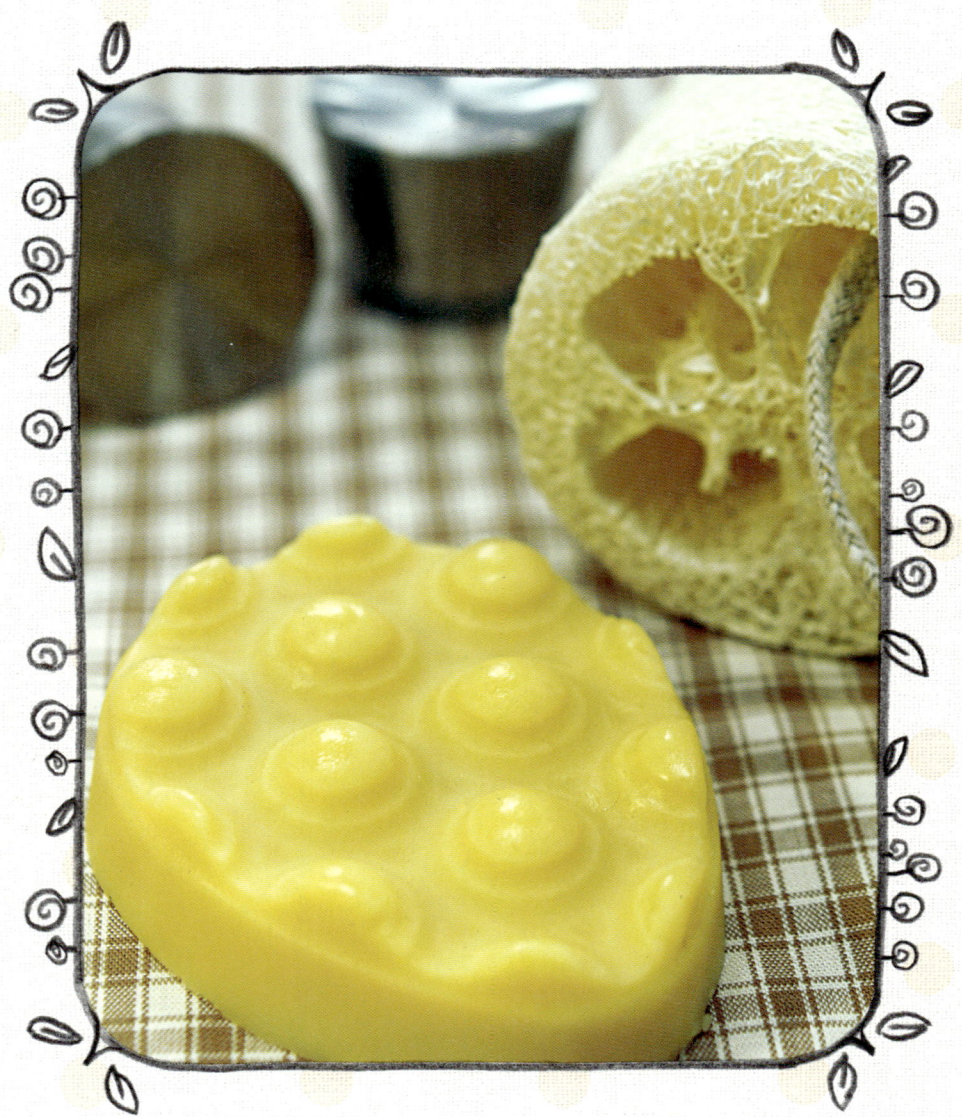

바디슬리밍 바

셀룰라이트 제거와 튼살 완화에 좋은 바디 바입니다.
오일로 만든 바 타입이라 건조한 피부나 겨울철에 사용하면 보습효과도 좋아요.
혈액순환이 빨라지는 운동 후에 사용하면 효과가 더 좋답니다.
올록볼록한 부분으로 가볍게 마사지하세요.

난이도 .... ★★

예상시간 10분

가열과정 .... O

냉장보관 X

사용기간 3개월

재료 (70ml)

오일류 커피버터 25g, 호호바버터 10g,
해바라기씨오일 15g, 스윗아몬드오일 10g
유화제 밀랍 10g
에센셜오일 그레이프프룻 15방울,
사이프러스 10방울, 제라늄로즈 10방울

재료 포인트

커피버터는 카페인 성분 함유로 지방의
연소를 돕는 역할을 해요. 밀크커피와 같은
옅은 갈색이고 달콤한 커피향이 납니다.
호호바버터는 인체의 피지 구조와 유사해
보습력이 좋고 체지방을 녹여주는 슬리밍 효과가
있어요. 또한 튼살 예방에도 효과적이랍니다.
호호바버터 대신 호호바오일을 사용하고
밀랍의 양을 2g 정도 더 넣어서 만들어도 됩니다.

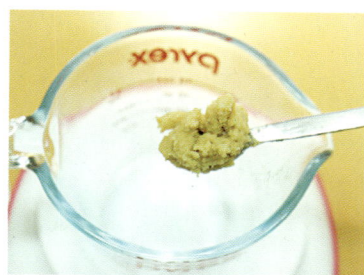

01 깨끗한 용기에 에센셜오일을 제외한 모든 재료를 계량해 넣으세요.

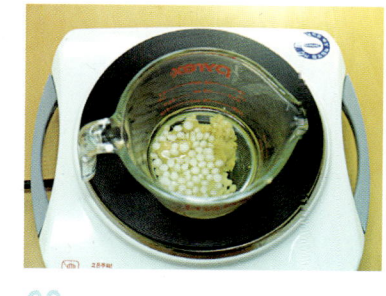

02 핫플레이트에서 가열해 버터들을 모두 녹여주세요.

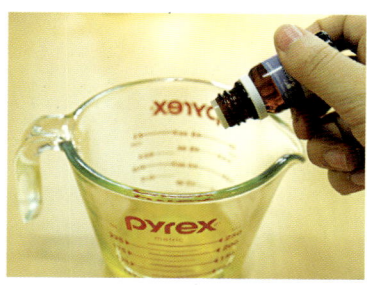

03 버터가 모두 녹으면 가열을 멈추고 에센셜오일을 넣고 섞어주세요.

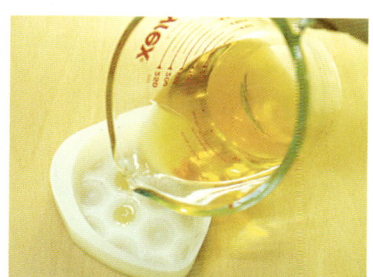

04 마사지 바용 몰드에 붓고 상온에서 1~2시간 정도 굳혀주세요.

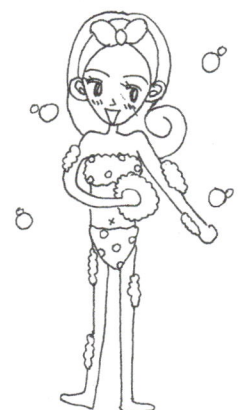

BUBBLE BANK'S BONUS TIP

시중에 판매되는 셀룰라이트 제거 관련 제품들을 살펴보면
카페인과 에센셜오일이 주재료랍니다. 카페인은 비만 약의 처방에도 빠지지 않고
들어가는 재료예요. 신체의 에너지 소비량을 10% 정도 올리기 때문에
신진대사를 높여 지방의 연소를 돕는 역할을 한답니다.

BODY SLIMMING OIL

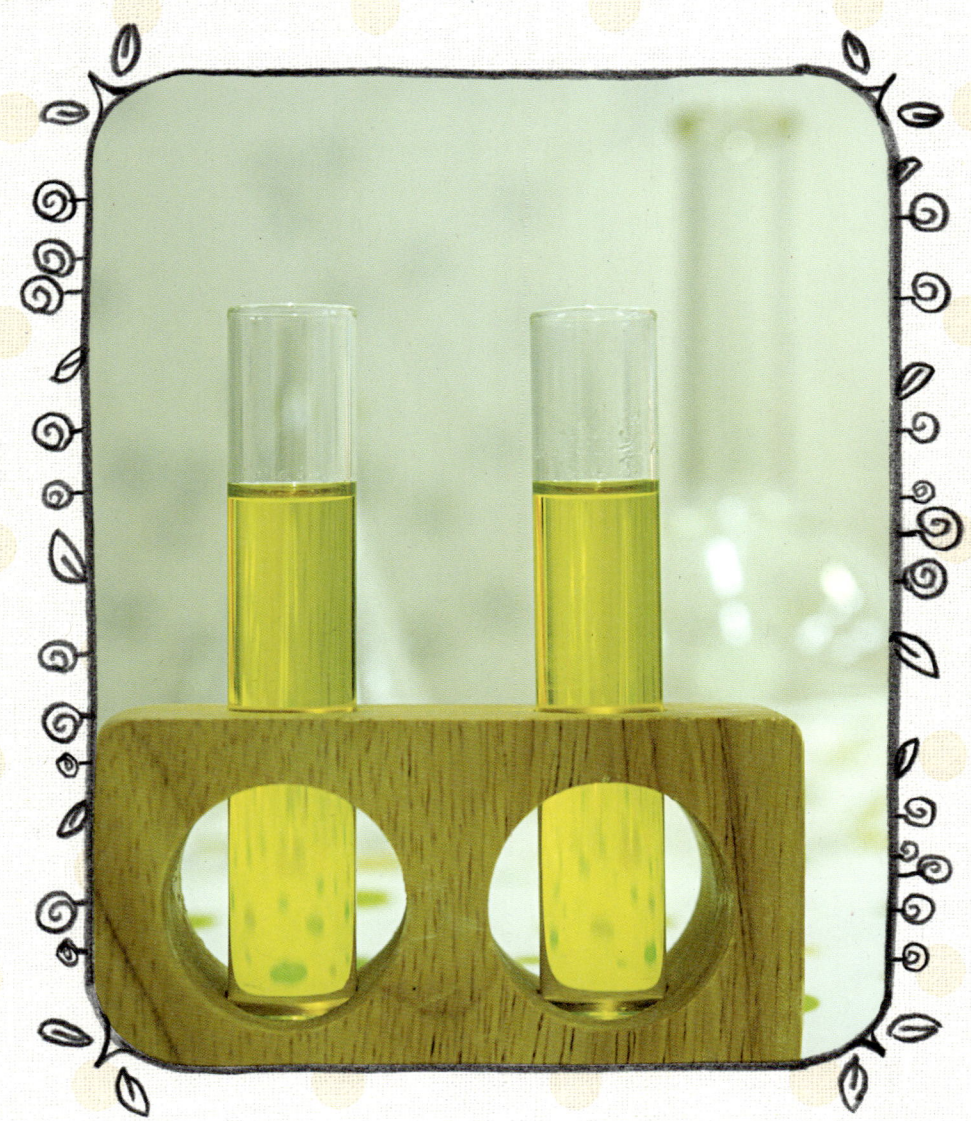

바디슬리밍 오일

전문 마사지 숍에서 사용하는 바디마사지 오일을 직접 만들어보세요.
독소 배출과 부종 제거효과로 바디라인을 아름답게 가꾸는 데 도움을 준답니다.
에센셜오일을 두 타입으로 나눠 1개월마다 바꿔서 사용하세요.

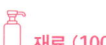 난이도 .... ★

⏱ 예상시간 5분

🍚 가열과정 X

🧴 냉장보관 X

🕐 사용기간 6개월

🧴 **재료 (100ml)**

A타입(이뇨&해독 작용)

오일류 호호바오일(골드) 100g

에센셜오일 그레이프프룻 25방울,
주니퍼베리 10방울, 사이프러스 10방울,
펜넬 5방울

B타입(신체균형 유지, 혈액순환 촉진)

오일류 호호바오일(골드) 100g

에센셜오일 레몬 25방울, 로즈마리 15방울,
제라늄 10방울

💡 **재료 포인트**

마사지오일을 만들 때 에센셜오일의 비율은
최대 3%입니다. 다이어트에 효과적인
에센셜오일로는 주니퍼베리, 사이프러스,
펜넬, 레몬, 그레이프프룻, 페퍼민트, 로즈마리,
제라늄 등이 있어요. 다이어트에 효과적인
베이스오일로는 블랙세서미오일,
마카다미아넛오일, 호호바오일, 올리브오일,
달맞이꽃종자오일, 윗점오일 등이 있어요.

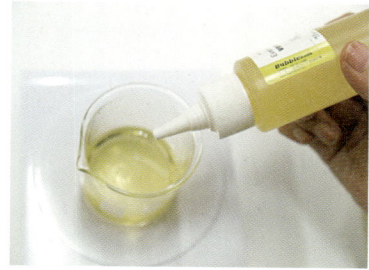

01 내열용기에 호호바오일(골드)을 계량하세요.

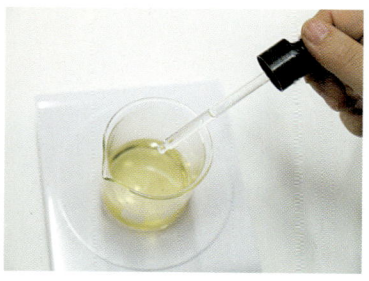

02 에센셜오일을 넣어주세요.

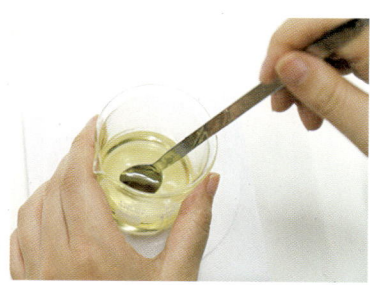

03 재료들을 골고루 섞어주세요.

BUBBLE BANK'S BONUS TIP

♥ 일주일에 2~3번 10분 이상 마사지하면 됩니다. 반신욕 후나
운동 후에 사용하면 더 효과적이에요. 바른 후 그대로 흡수되도록 두면 되고,
씻어내려면 30분~1시간 후에 씻어주세요.
♥ 이뇨와 해독에 좋은 오일과, 신체균형과 혈액순환에 좋은 오일 자료를 각각 소개해요.
만드는 방법은 같답니다.

PART 5

선물하기 좋은
천연화장품&생활용품&천연향수

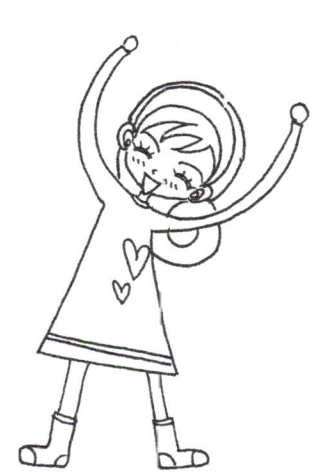

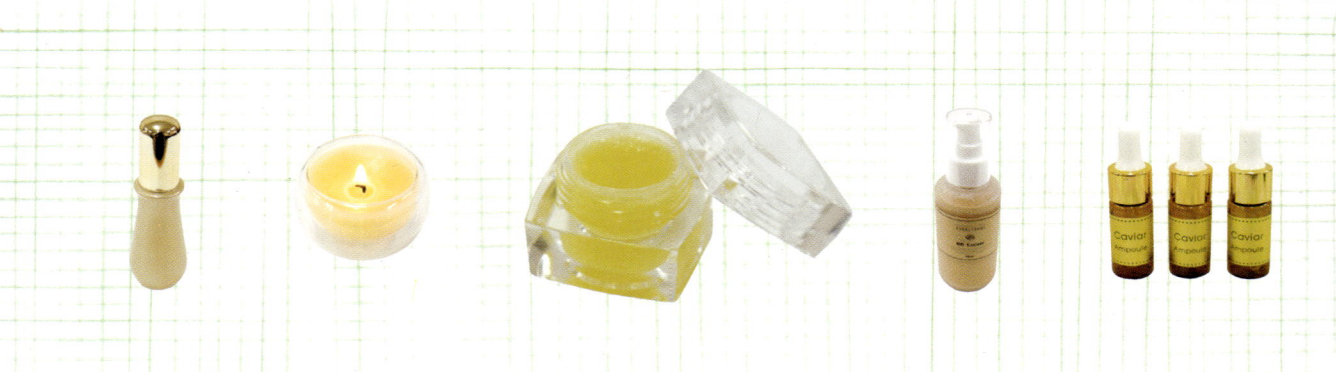

쉽게 만들 수 있는 천연화장품 중에서 선물하기에 딱 좋은 것들만 모았어요.
화장품과 생활용품으로 나눠 두었으니 필요한 것을 그때그때 만들어 선물하세요.

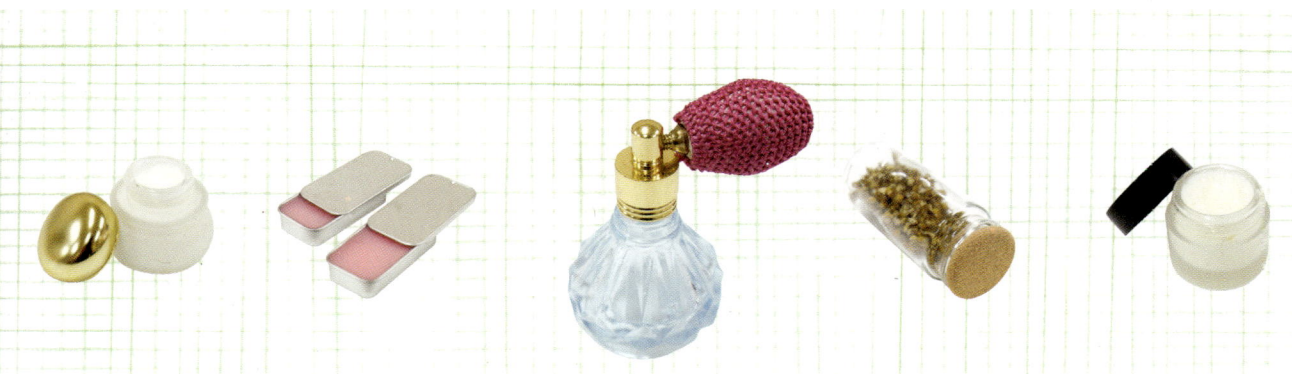

AROMA CANDLE

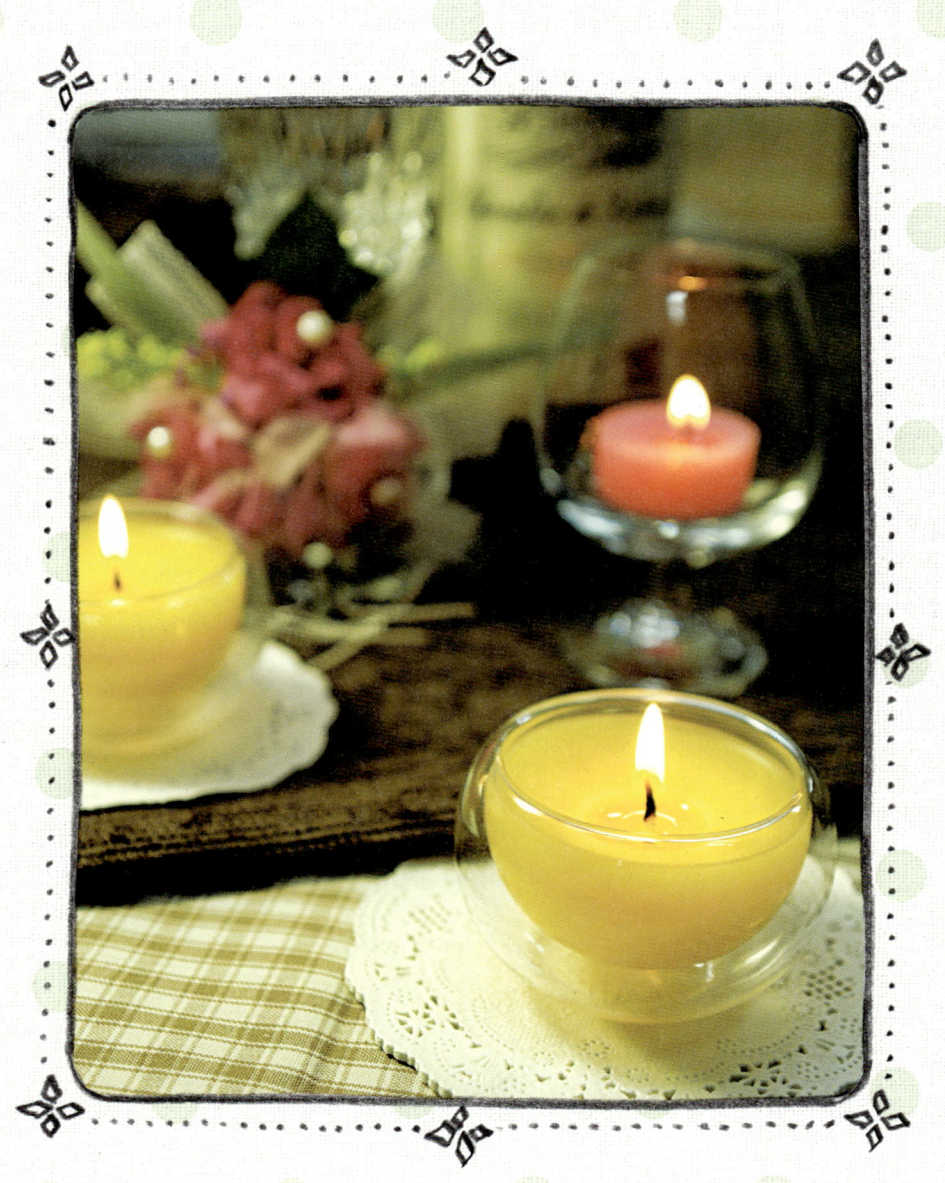

아로마 향초

향초 선물의 의미는 "당신을 생각합니다"랍니다.
직접 만들어 친한 분들께 선물을 한다면 정성과 사랑이 전해져
기쁨으로 되돌아오겠지요. 천연밀랍과 로맨틱한 에센셜오일로
구성한 아로마향초, 신혼부부에게 선물하면 딱 좋겠네요.

📋	난이도	....	★
⏱	예상시간	....	15분
🍲	가열과정	....	O
❄	냉장보관	....	X
🕐	사용기간	....	6개월

🧴 **재료 (50ml)**

유화제 천연밀랍 50g
에센셜오일 일랑일랑 10방울, 패출리 10방울,
스윗오렌지 10방울

💡 **재료 포인트**

흔히 립밤이나 연고를 만들 때 사용하는 밀랍은
약용으로 정제된 것으로 흰색입니다.
향초는 굳이 정제되지 않고 밀랍 고유의 색상과
효능을 느끼고 싶어 천연밀랍을 사용했답니다.
천연밀랍에는 프로폴리스가 첨가되어 있어
공기 정화효과도 있고 면역력 상승에도 효과가
있어요. 노란색이라서 향초를 만든 후 따로
색소를 첨가하지 않아도 색상이 너무 예쁘네요.

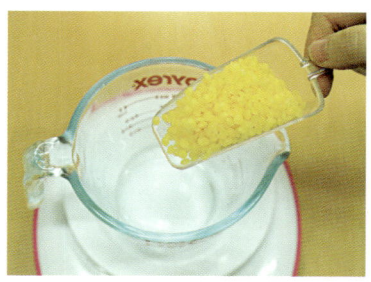

01 물기가 없는 용기에 천연밀랍을
계량해주세요.

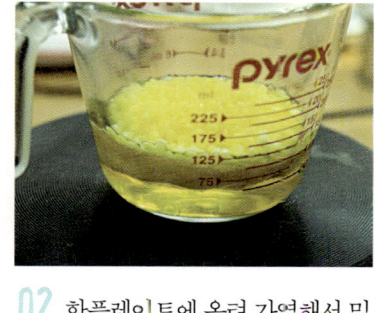

02 핫플레이트에 올려 가열해서 밀
랍을 깨끗이 녹여주세요.

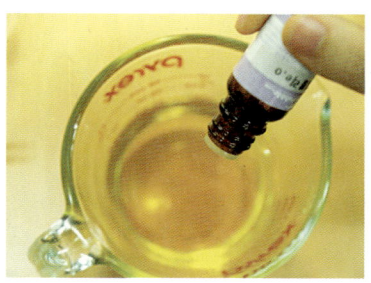

03 천연밀랍이 모두 녹으며 에센셜
오일을 첨가하고 가볍게 섞어주세요.

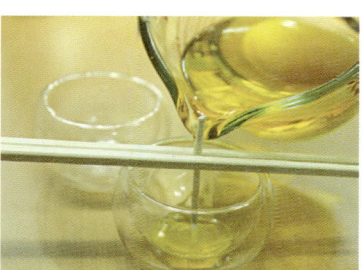

04 심지를 그정하고 밀랍액을 부어
굳혀주면 됩니다.

💬 심지를 고정할 때는
나무젓가락을 예용하세요.

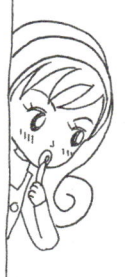

BUBBLE BANK'S BONUS TIP

시중에 판매되는 아로마 향초 대부분은 석유를 정제할 때 나오는 부산물인 파라핀과
합성 향으로 만들어진 거예요. 파라핀 양초가 인체에 해로운 성분을 방출한다는 연구
결과도 있으니 이왕이면 천연재료로 만들어 쓰는 게 더 좋겠죠? 천연아로마 향초에 불
을 붙이면 연기가 나지 않고 향기로운 에센셜오일의 향이 은은하게 퍼진답니다. 파라
핀 양초를 태울 때와는 다르게 안으로 함몰되듯이 녹으며 촛농이 떨어지지 않는 것도
또 하나의 장점이에요.

HEEL BALM

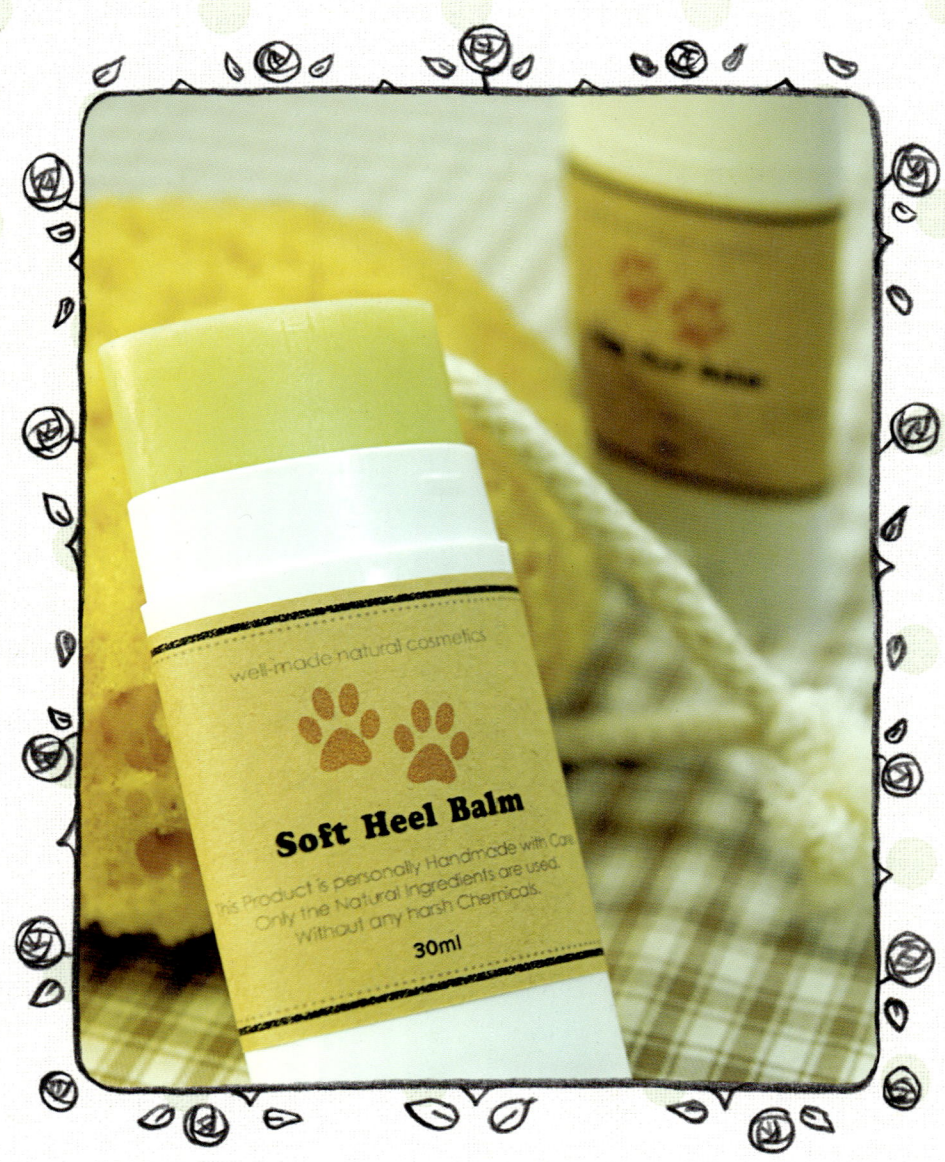

힐 밤

갈라지고 까칠한 발뒤꿈치 때문에 밤마다 바셀린을 바르고
양말을 신고 주무시는 엄마를 위해 만든 힐 밤입니다.
건조한 겨울철에는 역시 밤 타입이 최고인 것 같아요.

🍼 난이도	....	★★
⏱️ 예상시간	....	10분
🍲 가열과정	....	O
🧊 냉장보관	....	X
🕐 사용기간	....	6개월

🧴 **재료 (30ml)**

오일류 라놀린 8g, 스윗아몬드오일 6g,
헴프시드오일 3g, 시어버터 5g

유화제 밀랍 7g

첨가물 비타민 E 1g

에센셜오일 라벤더 4방울, 스윗오렌지 4방울

💡 **재료 포인트**

밀랍은 '비즈왁스'라고도 불리며 함께 사용되는
재료들을 굳혀주는 동물성 고형제입니다.
꿀벌들의 체내에서 분비된 왁스 성분의 물질로,
벌집에서 추출되며 고대부터 화장품 원료로
사용되었어요. 밀랍과 같은 용도로 쓰이는
재료로는 칸데릴라 왁스가 있어요.
칸데릴라 왁스는 멕시코 사막 지역에서 자생하는
관목에서 채취하는 식물성 고형제입니다.
질감이나 경도 면에서 밀랍과 유사하니 화장품을
만들 때 밀랍과 같은 양을 사용하시면 됩니다.
칸데릴라 왁스를 사용하면 밀랍에 비해 글로시한
화장품을 만들 수 있어요.

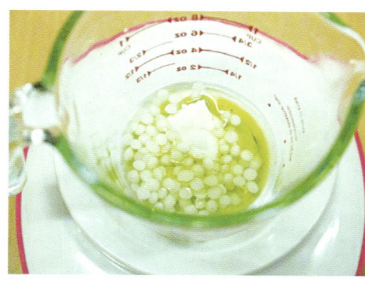

01 에센셜오일을 제외한 모든 재료
들을 한데 담아요.

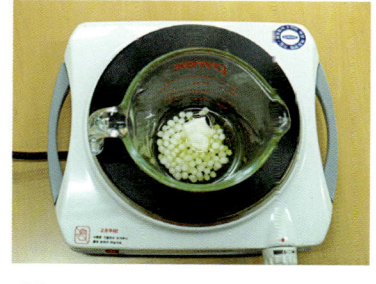

02 핫플레이트에 올려 가열해서 밀
랍을 깨끗이 녹여주세요

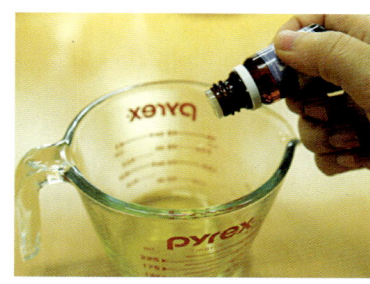

03 밀랍이 모두 녹으면 에센셜오일
을 넣고 가볍게 섞어주세요.

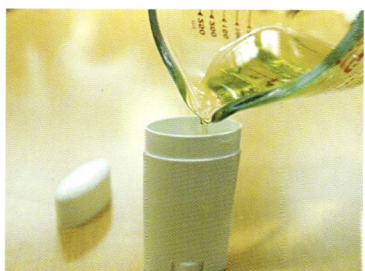

04 적당한 용기에 부은 뒤에 굳혀
주세요.

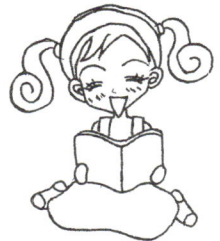

BUBBLE BANK'S BONUS TIP

발뒤꿈치 혹은 발의 갈라진 부위에 바르고 마사지해주면 말끔하게 흡수되어
발이 매끄러워진답니다. 건조하고 거칠어진 손에 발라도 좋아요.
에센셜오일이 함유되어 항균작용과 함께 발 냄새 제거에도 한 몫을 하네요

RICH HAND CREAM

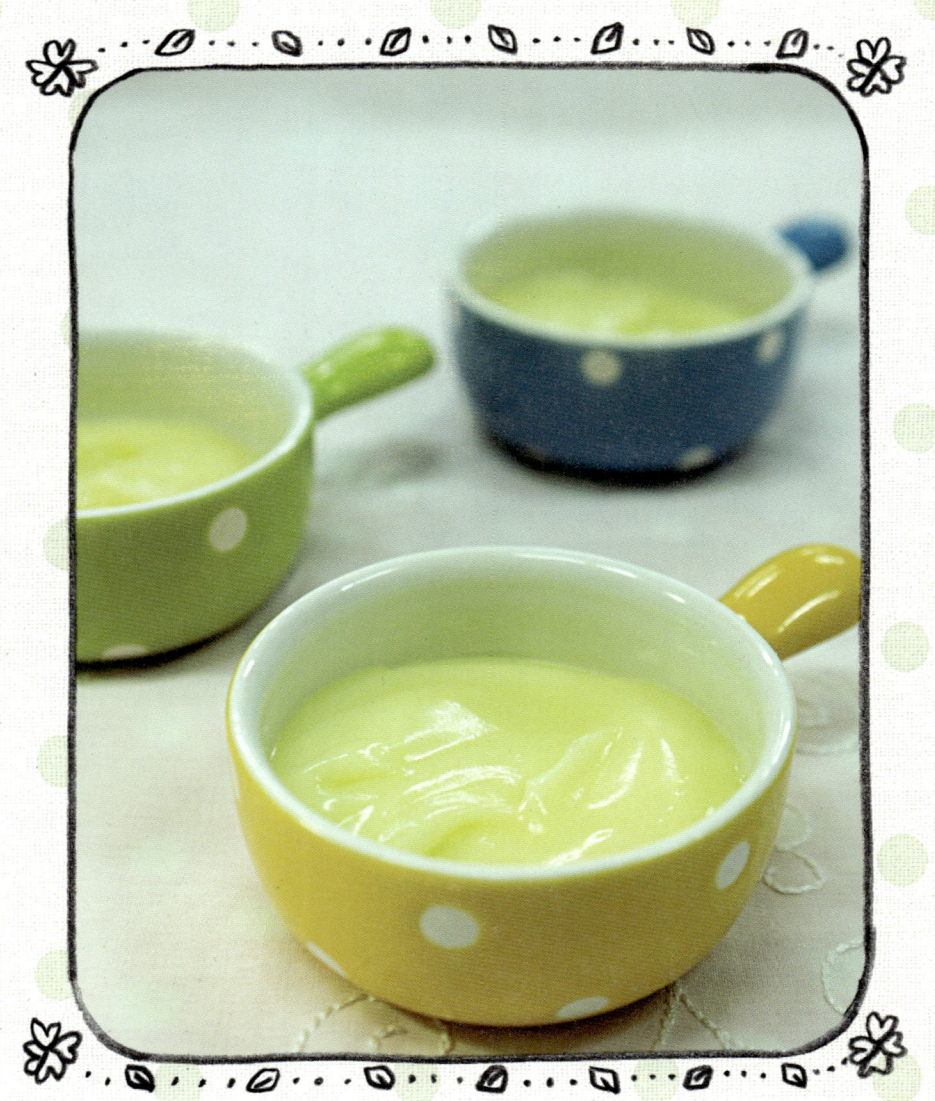

리치 핸드크림

손이 트고 갈라지거나 주부습진으로 고생하는 분들을 위해
라놀린을 사용한 고보습 리치 핸드크림을 권해드려요. 보습성분이
피부에 밀착되어 보호막을 형성해주고 습진 치료제로 사용될 만큼
치료효과가 뛰어난 라놀린을 배합해서 보습력이 아주 좋아요.

🧴 난이도	....	★★★
⏱ 예상시간	....	15분
🍲 가열과정	....	O
🧊 냉장보관	....	O
🕐 사용기간	....	3개월

🧴 재료 (100ml)

워터류 로즈워터 60g
오일류 호호바오일(골드) 7g, 시어버터 5g,
에뮤오일 5g, 라놀린 8g
유화제 이멀시파잉 왁스 3g, 몬타 왁스3g
첨가물 판테놀 1g, 세라마이드(지용성) 2g,
글리세린 3g, 비타민 E 1g,
자몽씨 추출물(GSE) 1g
에센셜오일 시더우드 3방울, 라벤더 2방울

💡 재료 포인트

라놀린은 자연 그대로의 양털(울)로부터 추출된
천연오일로, 피부를 부드럽게 하고 수분을
주며 피부 윤활제 역할을 합니다. 피부를
태양광선과 바람, 물, 먼지 등의 유해요소로부터
보호해주어 피부화상과 건조하고 갈라진 피부를
정상화시키는 데 이상적인 물질입니다.
라놀린을 이용해 만든 크림은 피부를 깨끗이 하고
유연하게 하며 건조함을 막아줍니다.
또한 라놀린을 비누에 사용하면 부드러운 비누를
만들 수 있어요. 여드름이나 지성피부일 경우
모공을 막을 수 있으니 사용에 주의하세요.

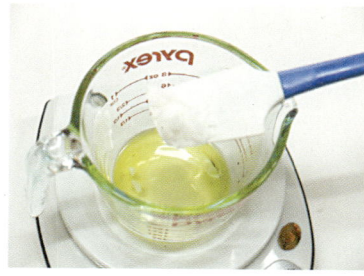

01 한 용기에 로즈워터를 담고, 다른 용기에는 오일류와 유화제를 계량하세요.

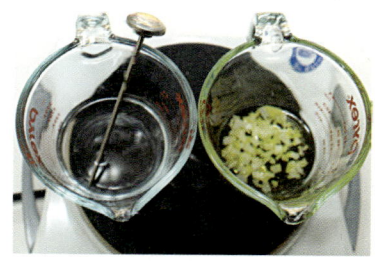

02 두 용기를 핫플레이트에 올려서 60~70도 정도로 가열하세요.

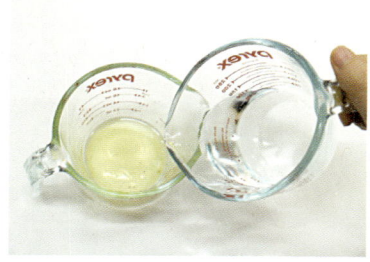

03 적정 온도가 되면 가열을 멈추고 오일류에 워터류를 부으세요.

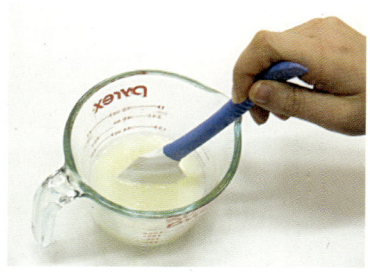

04 스푼과 미니블렌더를 번갈아 사용해서 골고루 섞어주세요.

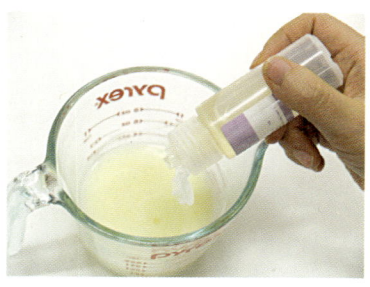

05 첨가물을 모두 넣고 스푼으로 섞어주세요.

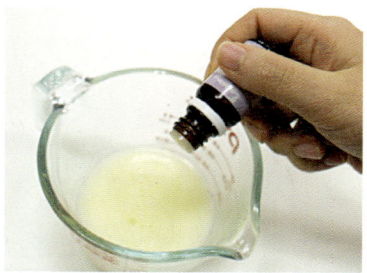

06 에센셜오일을 첨가하고 가볍게 저어서 완성하세요.

BUBBLE BANK'S BONUS TIP

건조한 손은 이렇게 해보세요. 클렌징크림으로 노폐물을 닦아낸 후 각질 제거제로 묵은 각질을 제거하세요. 그런 다음에 핸드크림을 듬뿍 바르고 랩으로 손을 싸거나 비닐장갑을 껴요. 20~30분 정도 후에 벗기면 손이 촉촉하답니다.

SPORTS GEL

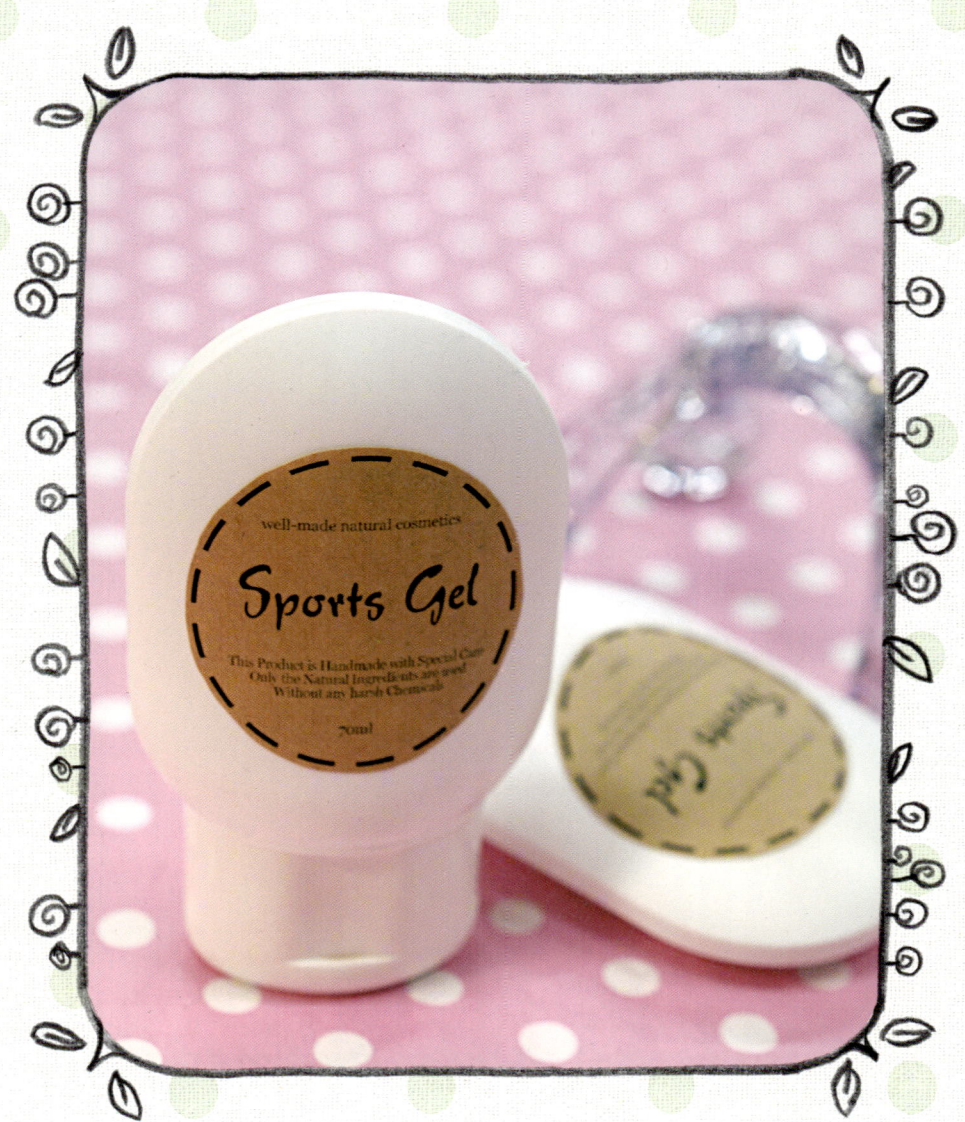

스포츠 젤

크리스털 멘톨을 이용해서 스포츠 젤을 만들었어요.
운동 후 근육통이나 관절염이 있을 때 마사지하면 소염작용은 물론
통증을 완화시켜준답니다. 또한 에센셜오일이 염증을 제거하는 데
도움을 주며 심리적 안정감도 줍니다.

재료 (100ml)

워터류 정제수 50g, 무수에탄올 40g,
카보폴프리젤 5g

첨가물 크리스털 멘톨 5조각(약 0.5g)

에센셜오일 블랙페퍼 5방울,
캐모마일 저먼 5방울, 라벤더 10방울,
로즈마리 10방울

재료 포인트

관절염이나 류머티즘에 효과적인 에센셜오일로는
블랙페퍼, 시나몬, 캐모마일 저먼, 진저,
유칼립투스, 주니퍼베리, 라벤더, 레몬, 마조람,
로즈마리, 타임 등이 있어요.

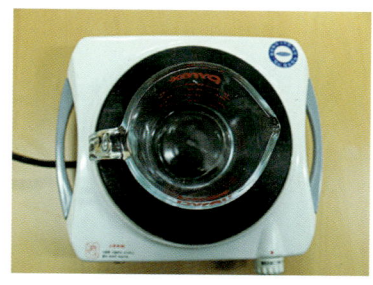

01 정제수를 계량하고 40~50도 정도로 가열하세요.

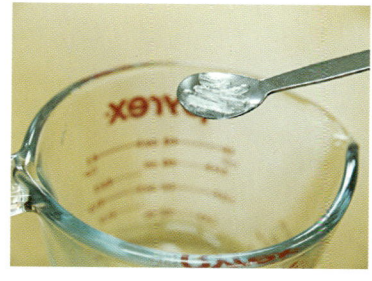

02 크리스털 멘톨을 첨가해서 녹여주세요.

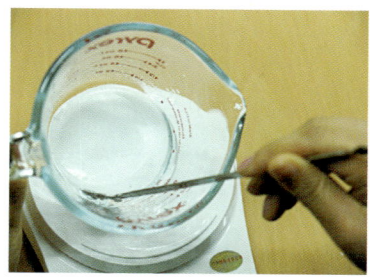

03 카보폴프리젤을 넣고 스푼으로 섞으면서 골고루 풀어주세요.

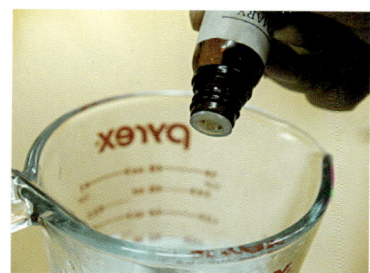

04 무수에탄올과 에센셜오일을 넣고 가볍게 섞어주세요.

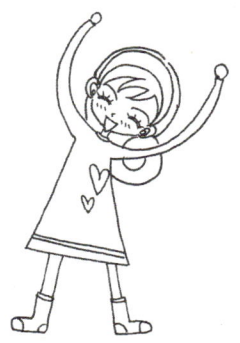

BUBBLE BANK'S BONUS TIP

관절염을 예방하려면 다음의 생활수칙을 꼭 지키세요.

1. 면역체계를 약화시킬 수 있는 인스턴트음식, 술, 커피, 담배 등을 멀리하세요.
2. 감자, 토마토, 고추 등의 가지과 식물의 섭취를 피하세요.
3. 대구, 참치, 고등어, 달맞이꽃종자오일 등의 섭취를 늘리세요.
4. 생강은 항염작용이 있어 통증을 가라앉히고 부기를 빼고 혈액순환을 촉진하니 많이 드세요.

NATURAL VASELINE

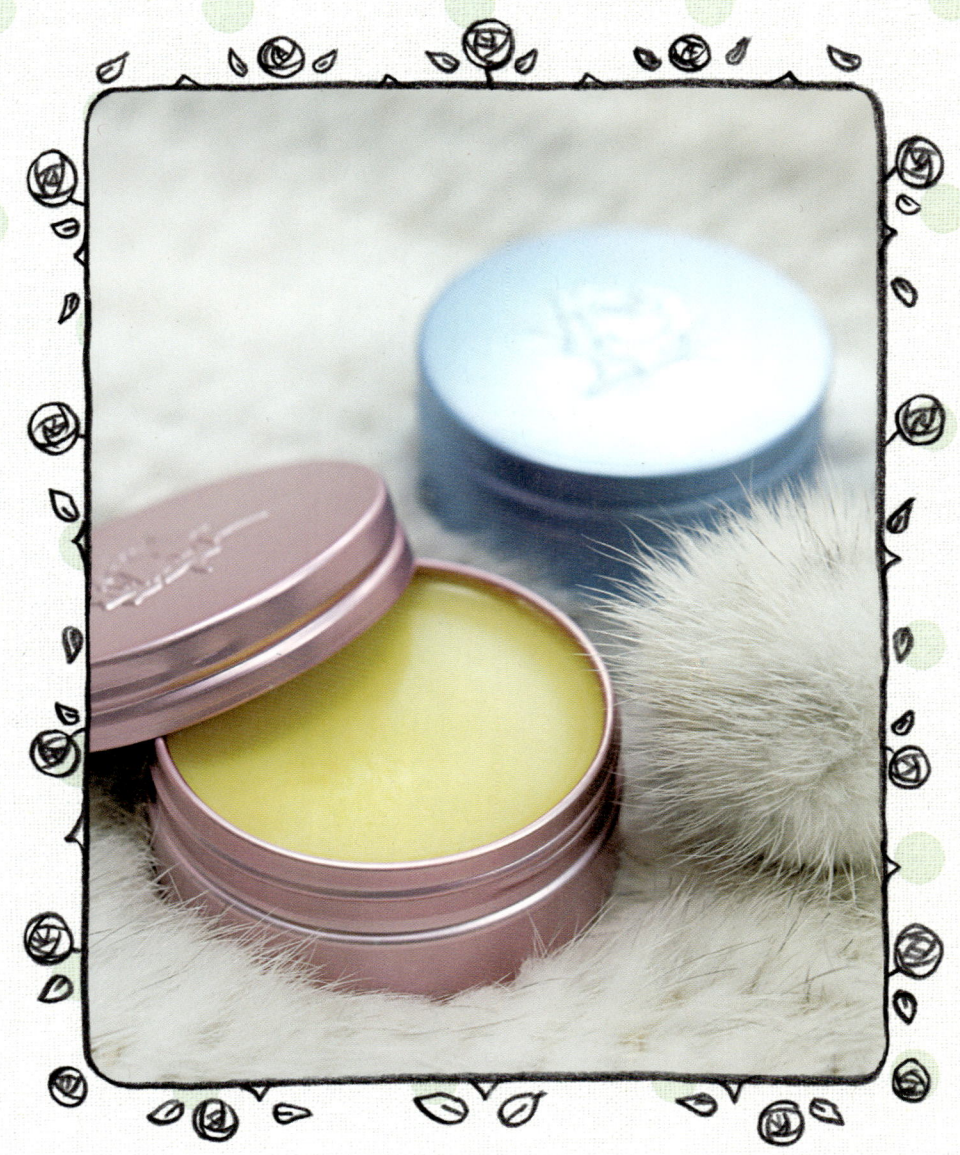

천연 바셀린

가정에서 간편하게 만들어 쓸 수 있는 천연바셀린이에요.
바셀린은 피부 보습, 튼살, 거친 피부 등에 두루두루 쓰이는 가정상비약이죠.
간단한 재료로 간편하게 만들어서 립 밤이나 힐 밤 대용으로 사용해도 좋아요.

난이도	……………………	★★
예상시간	……………………	10분
가열과정	……………………	O
냉장보관	……………………	X
사용기간	……………………	6개월

재료 (50ml)

오일류 호호바오일(화이트) 26g,
올리브오일(엑스트라 버진) 20g
유화제 칸데릴라 왁스 4g
에센셜오일 라벤더 2방울

재료 포인트

시중에서 판매하는 바셀린은 대부분 석유에서
추출한 성분을 이용해서 정제과정을 거쳐
만들어지는데, 피부에 큰 악영향은 없지만
분자량이 커서 피부 흡수가 어렵고 모공을
막아 피부 호흡을 방해할 수도 있어요.
아이들도 함께 사용할 가정상비약이라면
천연재료로 만든 것이 더 좋겠죠.

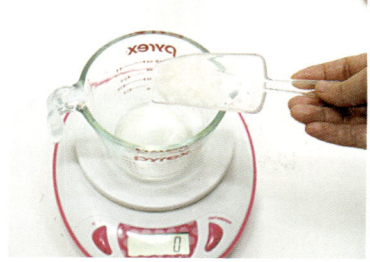

01 깨끗한 용기에 호호바오일과 올
리브오일, 칸데릴라 왁스를 계량해 넣
으세요.

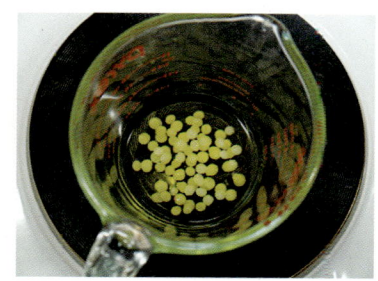

02 핫플레이트로 가열해주세요.

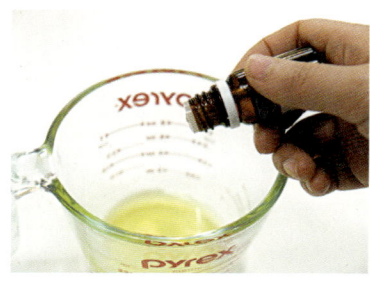

03 칸데릴라 왁스가 모두 녹으면 가
열을 멈추고 에센셜오일을 넣고 섞어
주세요.

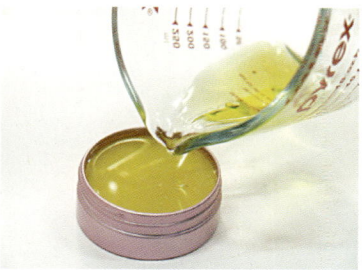

04 적당한 용기에 담고 상온에서
1~2시간 정도 굳히세요.

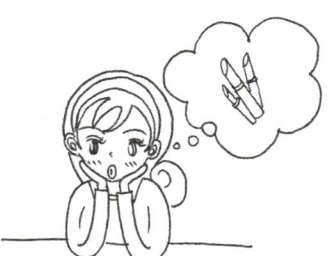

BUBBLE BANK'S BONUS TIP

바셀린이 너무 무르거나 너무 단단해서 사용하기 불편할 때가 있어요. 이때는 바셀린을
다시 녹인 후에 무른 경우에는 밀랍(또는 칸데릴라 왁스)을, 단단한 경우에는 오일을 조
금 더 넣어보세요. 그리고 에센셜오일도 1방울 더 넣어주세요.

NATURAL FEBREZE

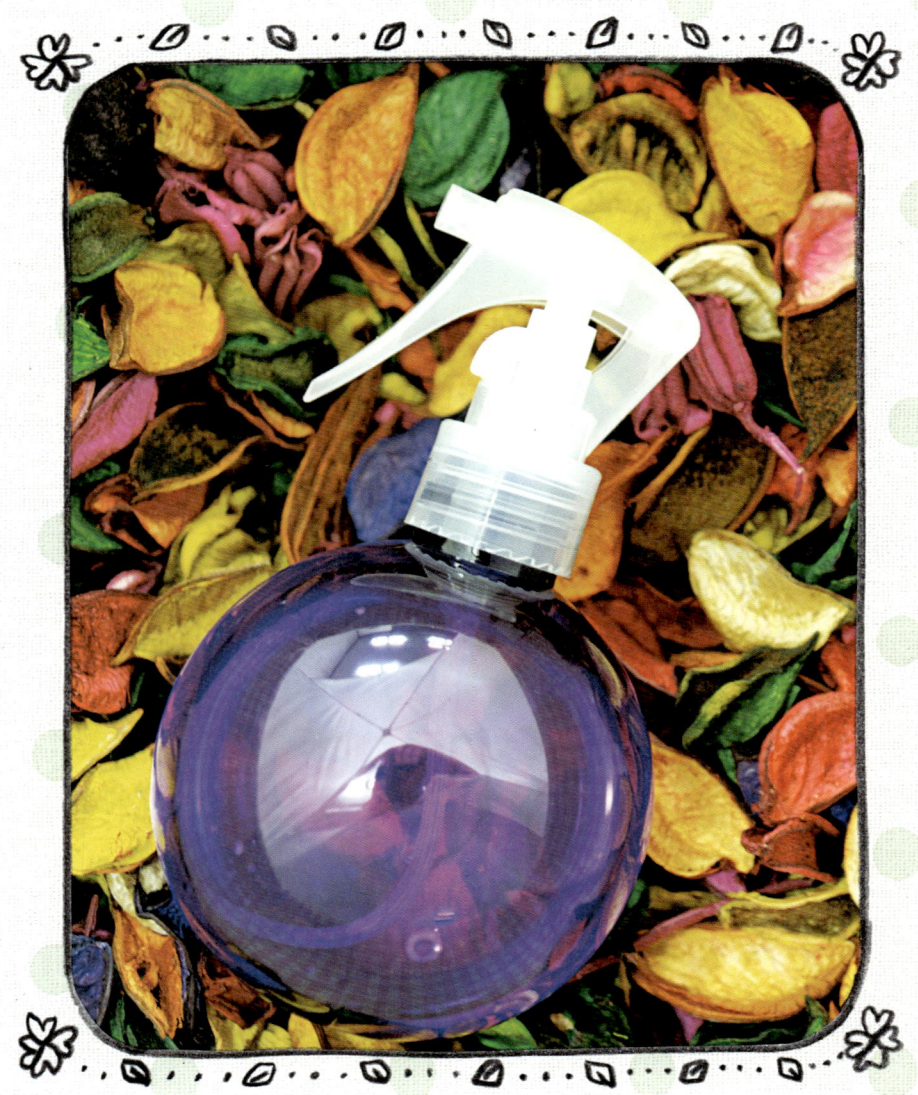

천연페브리즈

공기 정화와 탈취력이 있는 에센셜오일을 이용한 천연페브리즈입니다.

시중에 파는 방향제도 합성 화학물질이라 좋지 않다는 연구 결과가 있어요.

천연에센셜오일로 만든 페브리즈는 안심하고 사용하세요.

🔲 난이도 .... ★	
⏱ 예상시간 5분	
🍚 가열과정 X	
🧊 냉장보관 X	
🕐 사용기간 6개월	

🍾 재료 (200ml)

워터류 무수에탄올 200g
에센셜오일 레몬그라스 30방울,
사이프러스 15방울, 시트로넬라 5방울

💡 재료 포인트

레몬그라스는 항균작용과 항진균작용이
뛰어날 뿐만 아니라 살균작용을 해서
공기 감염을 방지한답니다. 사이프러스는
측백나무과로 피톤치드 성분이 많아 산림욕
효과를 느낄 수 있어요. 시트로넬라는
탈취 효과와 함께 벌레 퇴치용으로 많이 쓰이는
에센셜오일로 집먼지진드기 제거에도
효과적이에요.

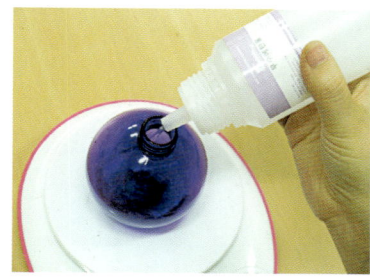

01 스프레이 용기에 무수에탄올의 절반만 계량해주세요.

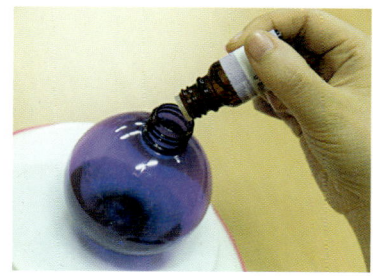

02 준비한 에센셜오일을 모두 첨가 하세요.

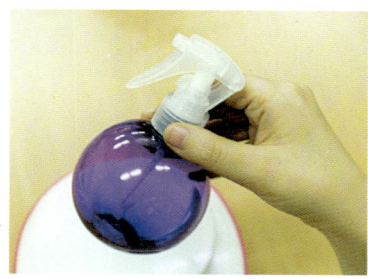

03 용기의 뚜껑을 닫고 가볍게 흔들 어 섞어주세요

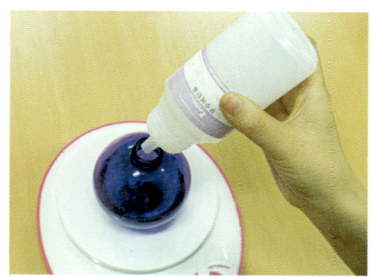

04 남은 무수에탄올을 모두 부은 후 다시 흔들어서 섞어주세요.

> 일주일 정도 숙성하면 향이
> 훨씬 더 부드러워요.

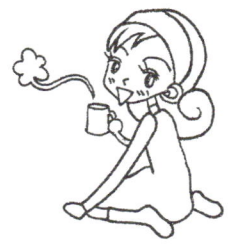

BUBBLE BANK'S BONUS TIP

강력한 탈취효과뿐 아니라 향이 아주 뛰어나서 자주 세탁하지 못하는 커튼, 카펫에 뿌
리거나 화장실에 뿌리면 좋아요. 특히 항진균과 진드기 제거에 효과적이기 때문에 애완
동물을 키우는 집에서 사용하면 좋습니다.
천연페브리즈에 사용하면 좋은 에센셜오일로는 제라늄, 티트리, 우칼립투스 등이 있어
요. 제라늄은 살균작용이 있어 벌레의 접근을 막고, 티트리는 방충효과가 뛰어나며, 유
칼립투스는 살충효과가 있어 진드기나 벼룩의 접근을 닦아요.

DEODORANT

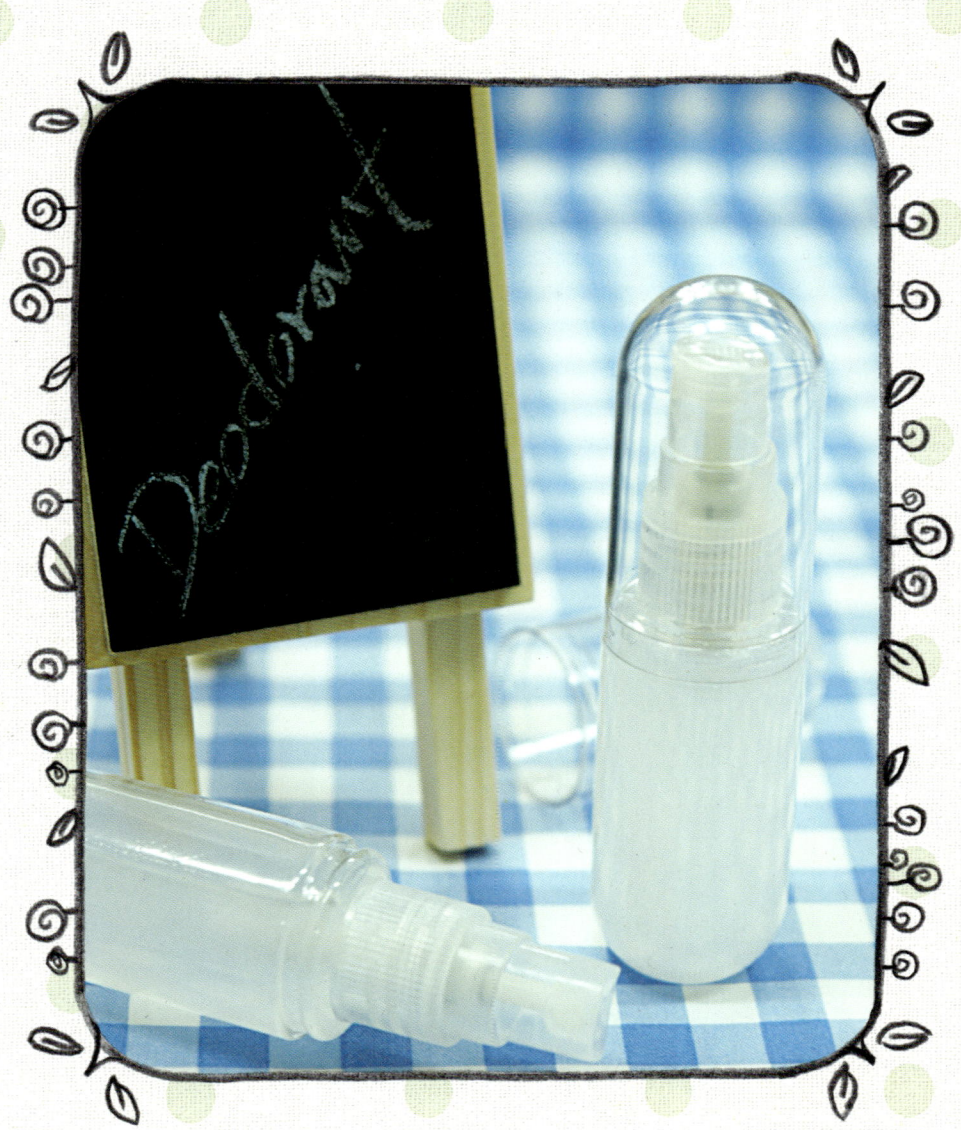

데오드란트

원래 땀 자체에서는 냄새가 나지 않는데 세균이 번식하면서 좋은 않은
냄새가 나는 거랍니다. 겨드랑이 쪽에 냄새가 많이 나서 민망할 때 뿌리면
시원한 느낌과 함께 상큼한 향이 좋아요. 효과가 시중에서 판매되는
제품 못지않으니 작은 스프레이 용기에 담아서 가지고 다니세요.

🧴 난이도 .... ★

⏱️ 예상시간 5분

🍲 가열과정 X

❄️ 냉장보관 X

🕐 사용기간 2개월

🧴 **재료 (100ml)**

워터류 정제수 80g, 무수에탄올 20g
에센셜오일 유칼립투스 10방울, 레몬 6방울,
사이프러스 4방울

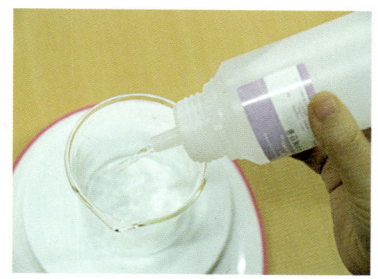

01 적당한 용기에 무수에탄올을 계량하세요.

무수에탄올 대신 보드카를
사용해도 좋아요

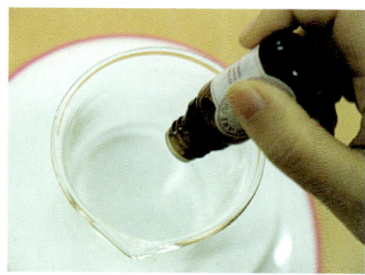

02 준비한 에센셜오일을 모두 첨가하세요.

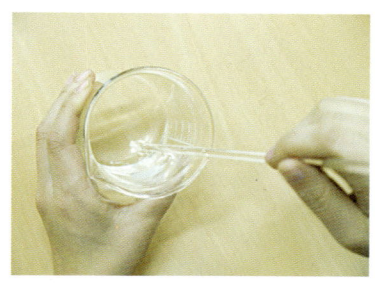

03 스푼으로 골고루 저어서 섞어주세요.

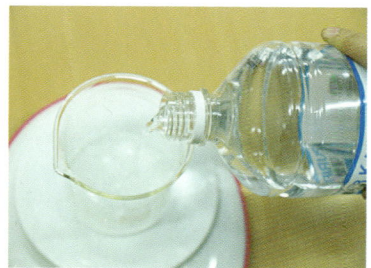

04 정제수를 넣고 다시 섞으세요.

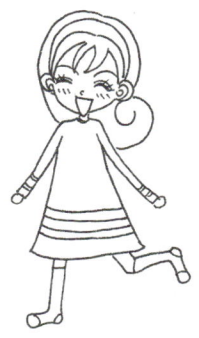

PLUS RECIPE 탈취파우더

세이지가루 10g, 콘스타치 40g, 에센셜오일(사이프러스.우칼립투스.레몬.라벤더 중 택일) 1~2방울을 준비하세요. 만드는 방법은 아주 간단해요. 준비한 가루와 에센셜오일을 계량한 후 모두 골고루 섞어주면 완성이에요. 땀이 많이 나는 손이나 발, 겨드랑이에 바르면 악취를 제거하는 데 도움이 된답니다.

NATURAL DENTIFRICE

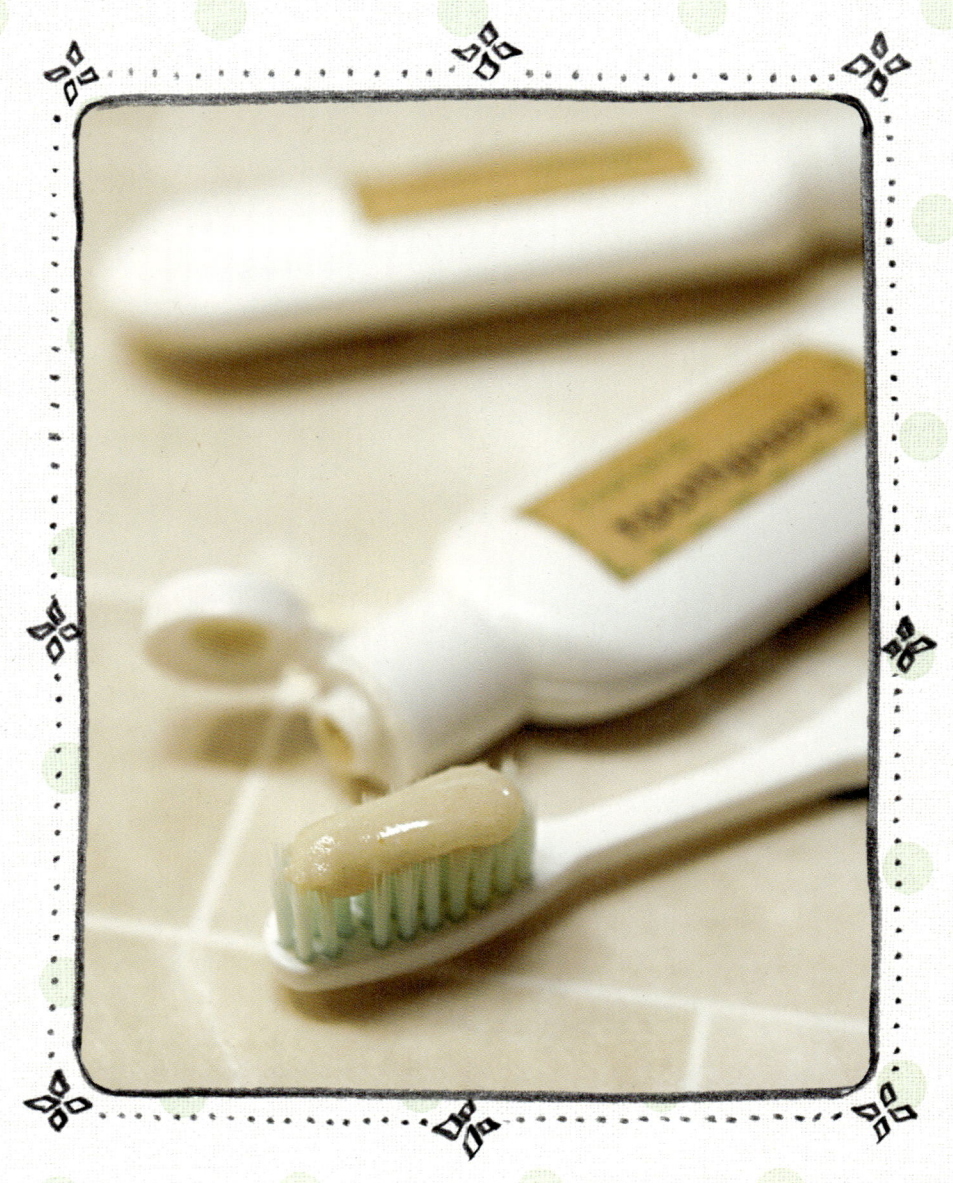

천연치약

양치를 하는 동안 의도하지는 않았지만 미량의 치약을 흡입하게 돼요.
일반 화학치약에 첨가되는 물질들은 인체에 흡수되더라도 워낙 미량이니까 괜찮다고 하지만,
인체에 좋지 않은 물질임은 분명합니다. 천연치약으로 걱정 없이 양치하세요.

난이도 .... ★★

예상시간 10분

가열과정 .... ✕

냉장보관 .... ✕

사용기간 3개월

재료 (100ml)

첨가물 탄산수소나트륨 35g, 죽염 35g, 카올린클레이 3g, 송진가루 2g, 글리세린 30g, 알로에베라겔 5g, 알란토인 2g, 프로폴리스 1g, 자몽씨 추출물(GSE) 5방울

에센셜오일 레몬 2방울, 페퍼민트 4방울

💡 재료 포인트

탄산수소나트륨은 치아 표면의 오염을 제거하는 연마제의 역할을 하는 재료로 치아 미백작용에도 효과적입니다. 죽염은 풍치를 예방하고 잇몸을 튼튼하게 하는 역할을 해요. 카올린클레이는 흡착작용으로 치석 제거에 효과가 있고, 송진가루는 살균작용과 구취 예방에 좋아요. 글리세린은 습윤제 역할을 하며 치약의 단맛을 내줍니다. 알란토인은 치은염과 치주염을 예방하고, 페퍼민트 에센셜오일은 입 안을 시원하게 하는 청량감을 주며, 레몬 에센셜오일은 치아 미백에 효과적입니다.

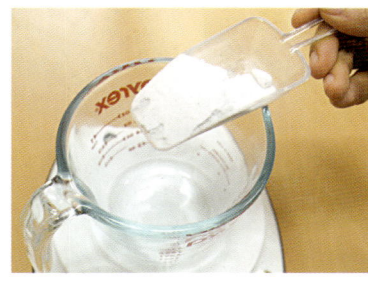

01 깨끗한 용기에 탄산수소나트륨, 죽염, 카올린클레이, 송진가루를 계량해주세요.

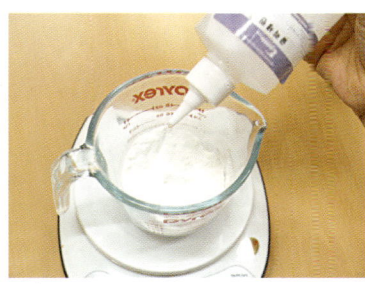

02 글리세린을 첨가하세요.

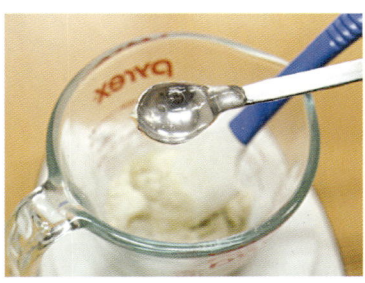

03 알로에베라겔을 조금씩 넣고 섞으면서 원하는 점도를 맞춰주세요.

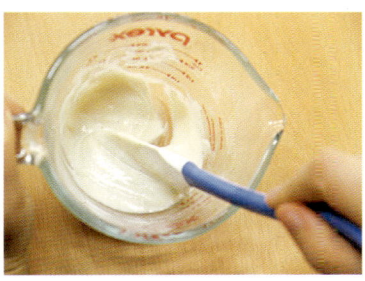

04 스푼으로 골고루 저어서 재료들을 섞어주세요.

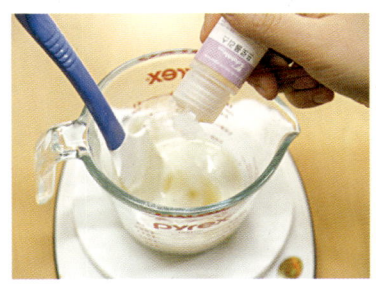

05 알란토인, 프로폴리스, 자몽씨 추출물, 에센셜오일 등을 넣고 잘 섞어주세요.

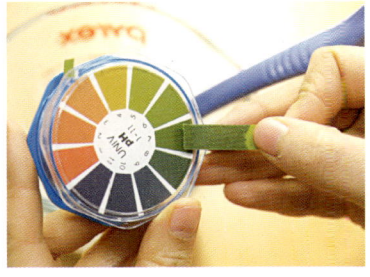

06 만든 치약의 pH값을 측정하세요. pH 7~8 정도가 적당하답니다.

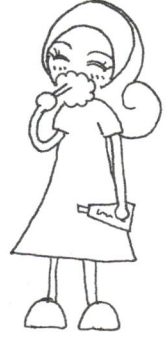

BUBBLE BANK'S BONUS TIP

일반 치약처럼 거품이 나게 하려면 유카 추출물을 넣으시면 됩니다. 천연치약은 탄산수소나트륨과 죽염 때문에 처음에는 상당히 짠맛이지만 차츰 적응이 되면서 사용 후 개운한 느낌이 든답니다.

FOOT SPRAY

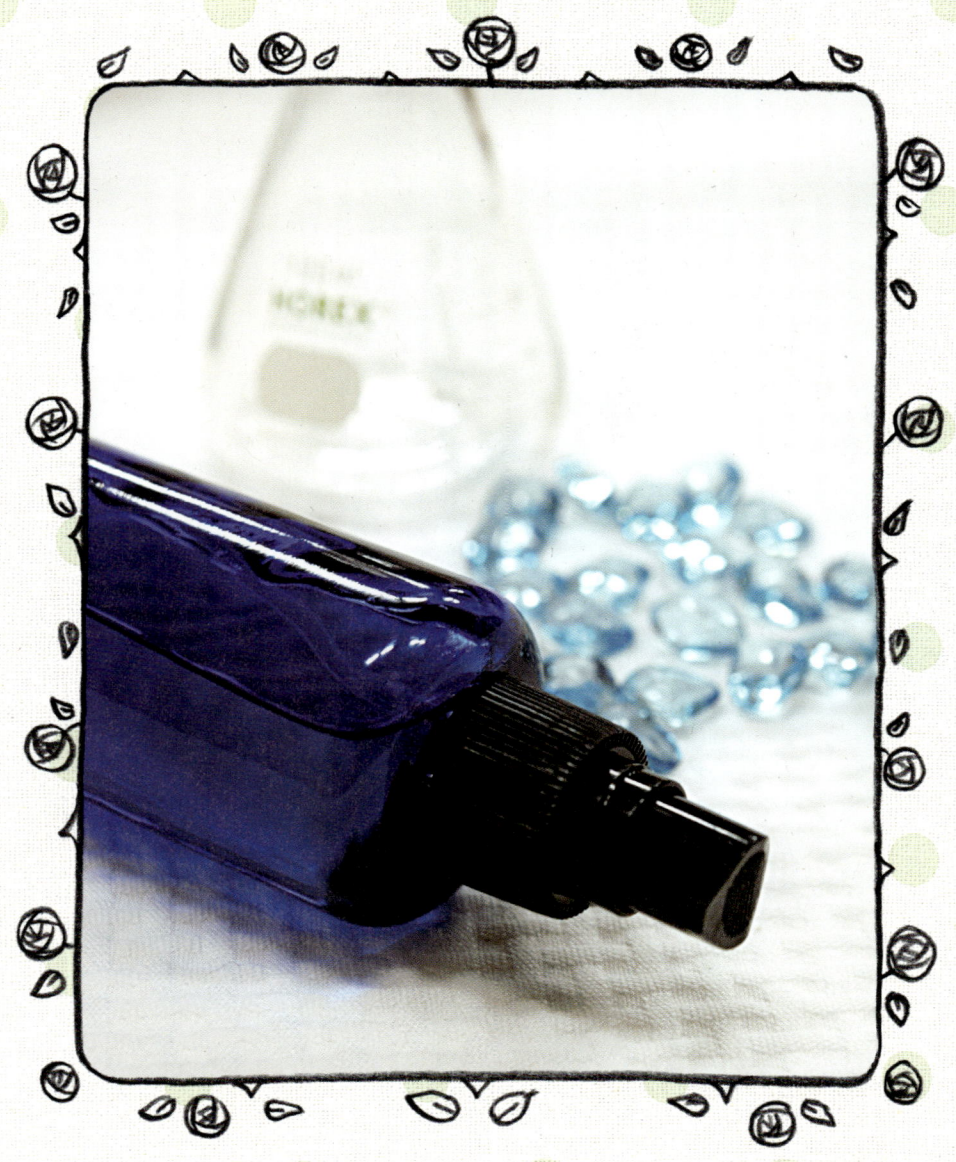

풋 스프레이

발 냄새를 예방할 수 있고 부기도 해소할 수 있는 풋 스프레이예요.

저녁에 발을 씻고 난 후 뿌리거나 낮에 양말 위에 뿌리면 상큼한 향과 함께 발이 시원해진답니다.

레몬그라스의 상큼한 향과 페퍼민트의 시원한 느낌이 어우러져서 향도 참 좋아요.

🧴 난이도	.... ★
⏱️ 예상시간	.... 5분
🍶 가열과정	 X
🧊 냉장보관	 X
🕐 사용기간	.... 5개월

🧴 **재료 (50ml)**

워터류 무수에탄올 45g

첨가물 녹차 추출물 5g

에센셜오일 페퍼민트 10방울, 레몬그라스 8방울,
티트리 5방울, 로즈마리 4방울

💡 **재료 포인트**

이 풋스프레이에 쓰인 에센셜오일의 효능을
알려드릴게요. 페퍼민트는 멘톨을 함유해
시원하고 상쾌한 향을 내며 발한작용, 항통증,
수렴작용이 있고 집중력 향상에 도움을 줍니다.
레몬그라스는 레몬 향과 유사한 향을 내며 수렴,
살균, 탈취작용이 있어요. 특히 항진균작용은
레몬보다 더 뛰어나요. 티트리는 상처의
2차 감염을 예방해주고 항진균작용, 항바이러스작
용이 뛰어나며 발한작용도 가지고 있어요.
로즈마리는 신선하고 강한 향으로 혈액순환을
촉진하며 항균작용과 방부작용이 좋아요.

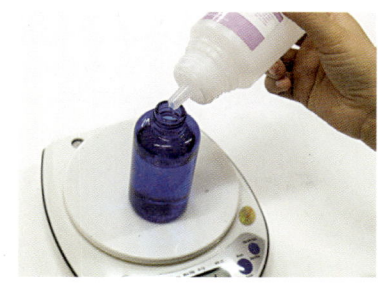

01 깨끗한 스프레이형 용기에 무수
에탄올을 25g을 넣어주세요.

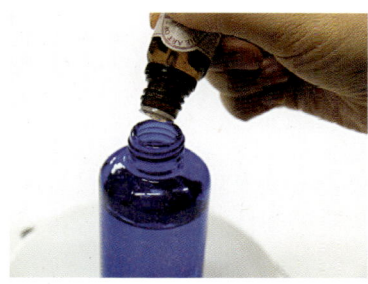

02 에센셜오일을 모두 넣고 가볍게
흔들어서 섞은 후 무수에탄올 20g을
넣어주세요.

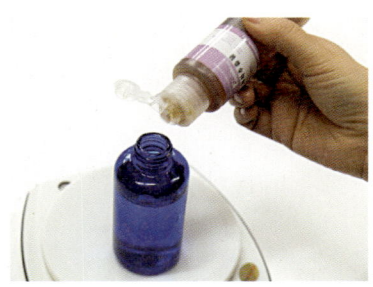

03 녹차 추출물을 넣은 후에 다시 흔
들어서 섞어주세요.

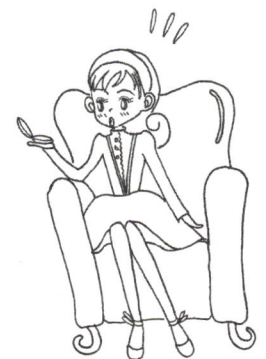

BUBBLE BANK'S BONUS TIP

페퍼민트와 로즈마리 에센셜오일은
고혈압 환자에게는 사용하지 않는 것이 좋아요.

HAND CLEANER

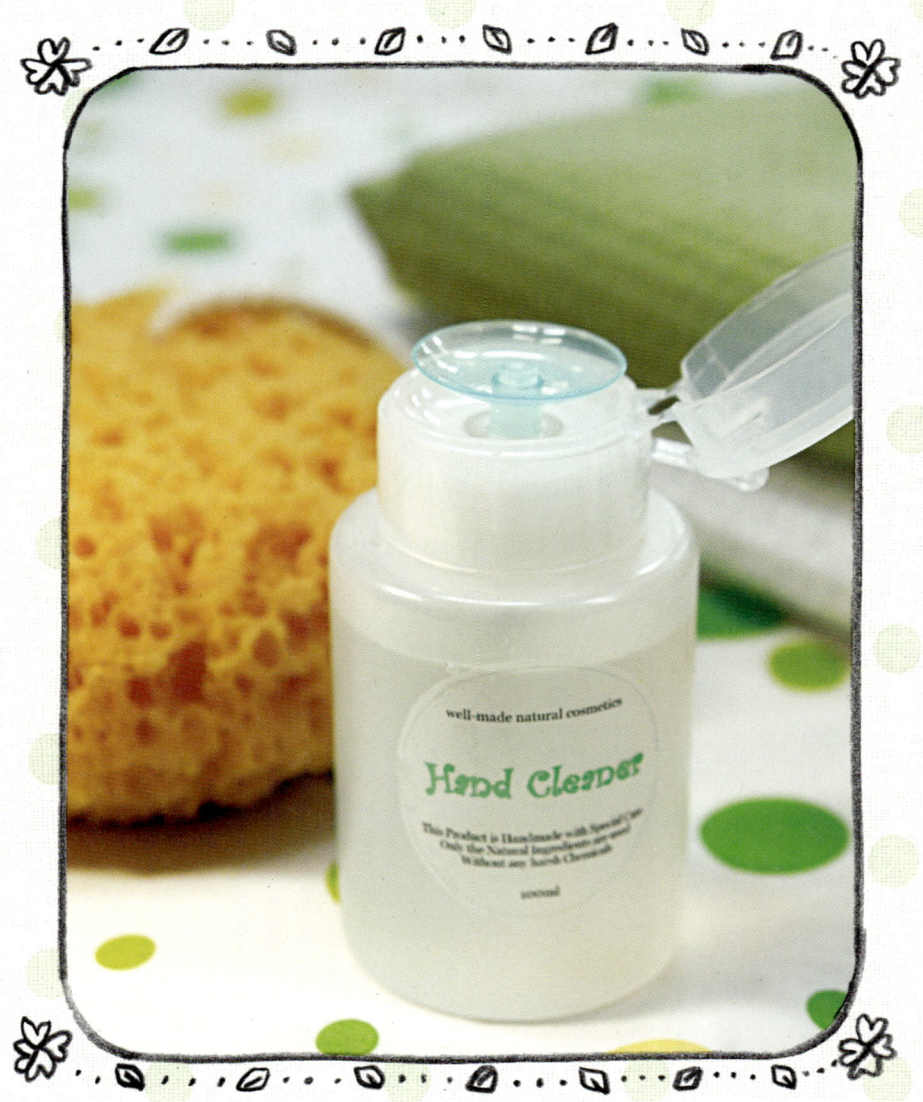

핸드클리너

외출 시에 사용하면 편리한 손 살균세정제예요. 손에 펌핑해서
몇 번 쓱쓱 비비면 끈적임 없이 젤이 마술처럼 사라지면서 시원한 느낌과
향긋한 향기만 남는답니다. 물로 세척하실 필요도 없어요.

재료 (75ml)

워터류 정제수 20g, 무수에탄올 50g,
카보폴프리젤 8g

에센셜오일 티트리 1방울, 유칼립투스 1방울,
라벤더 1방울

재료 포인트

카보폴프리젤은 카보폴을 미리 두꺼운 젤리 상태
로 섞어놓은 것으로 워터류에 첨가하면 쉽게
젤이 형성됩니다. 워터의 온도가 높을 때는
60도 이하가 되었을 때 카보폴을 첨가해주세요.

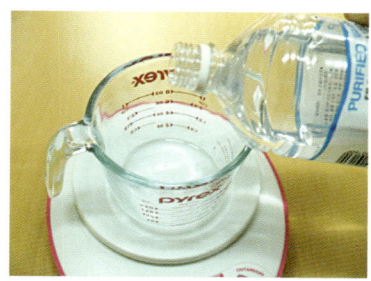

01 깨끗한 용기에 정제수를 계량하
세요.

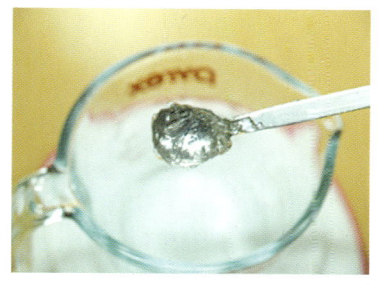

02 카보폴프리젤을 넣고 골고루 섞
이도록 스푼으로 저어주세요.

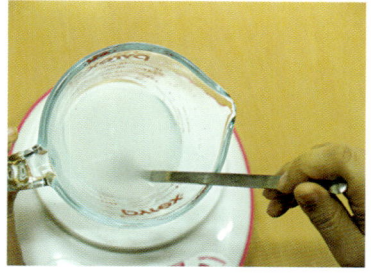

03 점도가 높아진 정제수에 무수에
탄올을 넣고 잘 저어주면 투명하고
예쁜 색상의 젤이 된답니다.

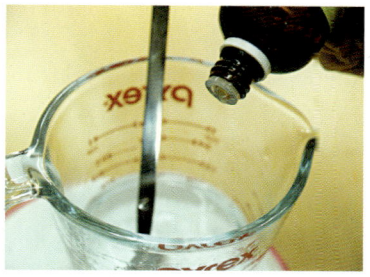

04 여기에 항균작용이 있는 에센셜
오일을 첨가하고 소독한 용기에 담으
면 완성!

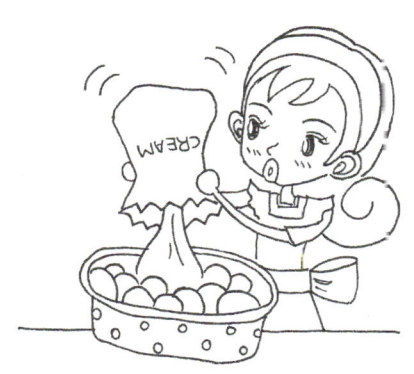

NATURE BUG BITE RELIEF

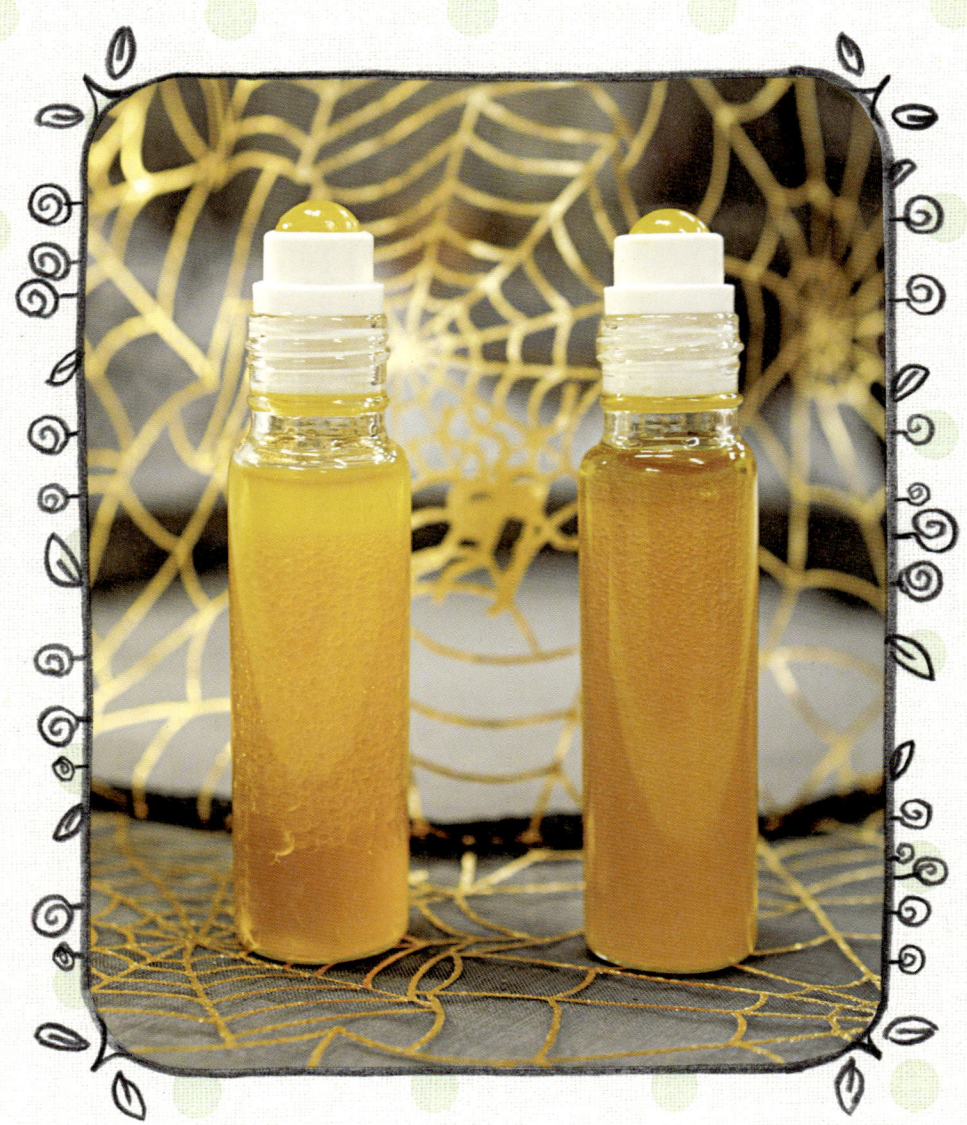

천연버물리

모기나 벌레에 물렸을 때 긁으면 가려움증이 심해질 뿐만 아니라 2차 감염에 의해
상처나 진물이 생길 수 있어요. 그리고 흉터도 남을 수 있으니 주의하셔야 합니다.
식물성 오일과 에센셜오일, 크리스털 멘톨을 이용해서 만들어
피부에 자극이 없으면서도 효과는 좋은 천연버물리를 소개해드려요.

난이도 .... ★★
예상시간 10분
가열과정 .... O
냉장보관 X
사용기간 6개월

📋 **재료 (15ml)**

워터류 무수에탄올 6g
오일류 카렌듈라오일 6g
첨가물 크리스털 멘톨 2조각(약 0.2g)
에센셜오일 페퍼민트 6방울,
캐모마일 로만 4방울, 라벤더 2방울, 티트리 2방

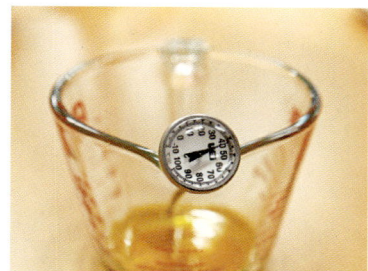

01 적당한 내열용기에 카렌듈라오일을 담고 40~50도로 가열해주세요.

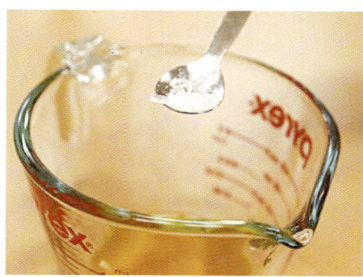

02 가열한 오일에 크리스털 멘톨을 넣고 녹여주세요.

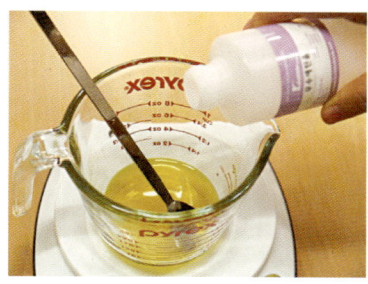

03 크리스털 멘톨이 다 녹으면 에센셜오일과 무수에탄올을 넣으세요.

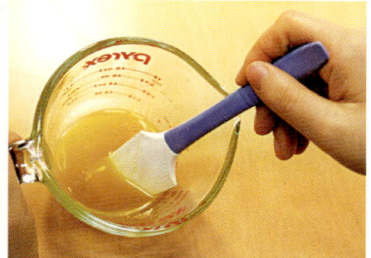

04 스푼으로 골고루 저어 섞어주면 완성됩니다.

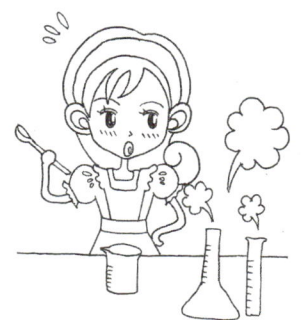

BUBBLE BANK'S BONUS TIP

♥ 무수에탄올과 오일층이 분리되니 흔들어서 사용하고, 눈 주위는 사용을 피하세요.
♥ 생후 12개월 이전의 아기에게 사용할 때는 크리스털 멘톨과 구수에탄올을 넣지 않고 카렌듈라오일(14g)과 라벤더 에센셜오일(2방울), 캐모마일 로단 에센셜오일(3방울)을 섞어서 사용하는 것이 더 안전합니다.

MOSQUITO CLEAN-UP SPRAY

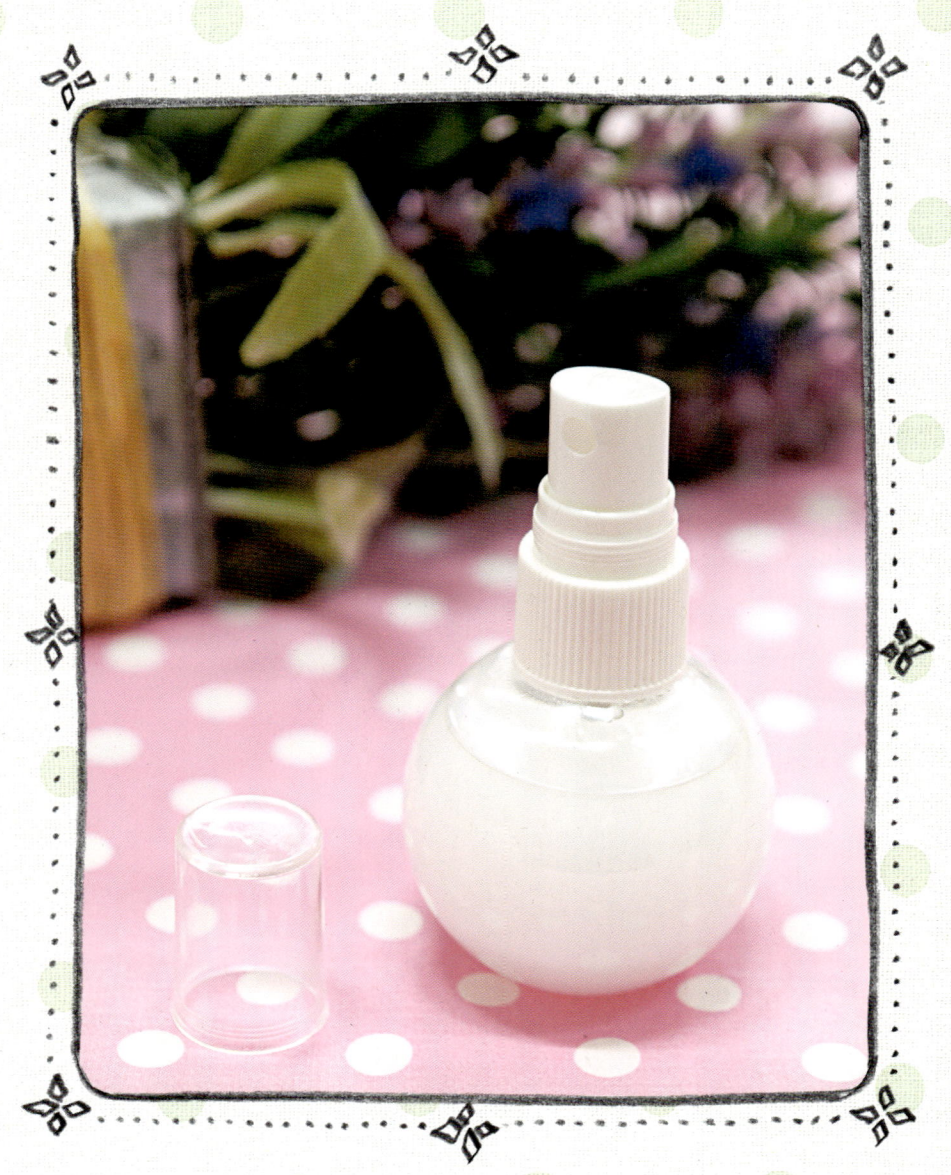

모기 퇴치 스프레이

시판되는 살충제에는 'DEET'라는 유해성분이 포함되어 있어 많은 양을 사용하거나
밀폐된 공간에서 반복적으로 사용하면 호흡기 쪽에 좋지 않은 영향을 줘요.
어린이의 경우 심하면 어지럼증이나 발음 경련이 오기도 하니 이제는 천연재료로
만들어 쓰세요. 시판 제품보다 훨씬 안전하거든요.

난이도 .... ★

예상시간 5분

가열과정 X

냉장보관 X

사용기간 6개월

재료 (60ml)

워터류 무수에탄올 12g, 정제수 48g

에센셜오일 시트로넬라 10방울,
제라늄 5방울, 라벤더 3방울, 티트리 2방울

💡 재료 포인트

룸스프레이나 방향스프레이를 만들 때 에탄올의
비율은 보통 10~30%가 적당하답니다. 그리고
에센셜오일의 비율은 최대 3%까지입니다.
위의 에센셜오일 이외에 모기가 싫어하는
에센셜오일로는 시트로넬라, 레몬그라스, 타임, 페
퍼민트, 로즈마리, 티트리 등이 있어요.
그중 시트로넬라가 가장 효과적이에요.

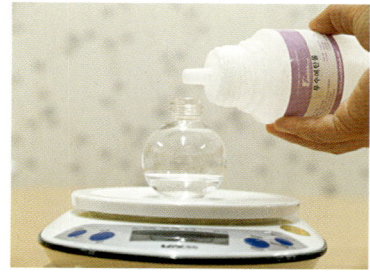

01 스프레이 용기에 무수에탄올을
계량해주세요.

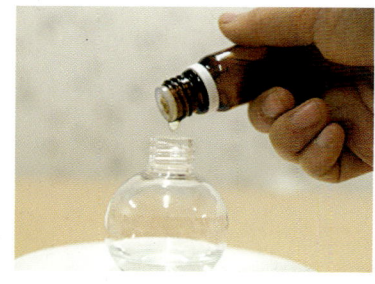

02 준비한 에센셜오일을 떨어뜨려
주세요.

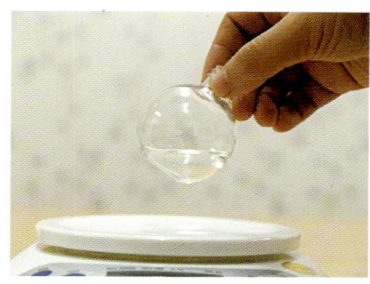

03 무수에탄올과 에센셜오일이 잘
섞이도록 살살 흔들어주세요.

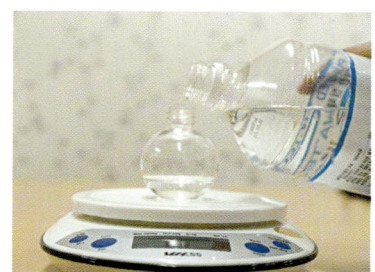

04 정제수로 나머지 용량을 마저 채
워준 다음 흔들어 섞어주세요.

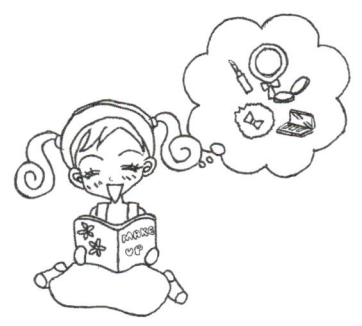

BUBBLE BANK'S BONUS TIP

♥ 눈가는 피해서 사용하고, 피부에 직접 사용하는 것보다는 겉옷이나 유모차 등에 뿌리
는 것이 좋아요. 아이와 외출할 때 가지고 다니면서 수시로 뿌려주면 더 효과적입니다.
♥ 모기에 대한 재미있는 상식 하나 알려드릴게요. 모기는 적색, 청색, 흑색을 좋아한답
니다. 여름철 야외에 나갈 때는 이런 색깔의 옷은 피하시는 것이 좋아요. 그리고 모기는
수백 개의 감지 센서가 있어서 물체를 거의 모든 방향에서 인지할 수 있고 가만히 있는
사람보다는 움직일 때 더 많이 달려든다고 하네요.

FOOT CREAM

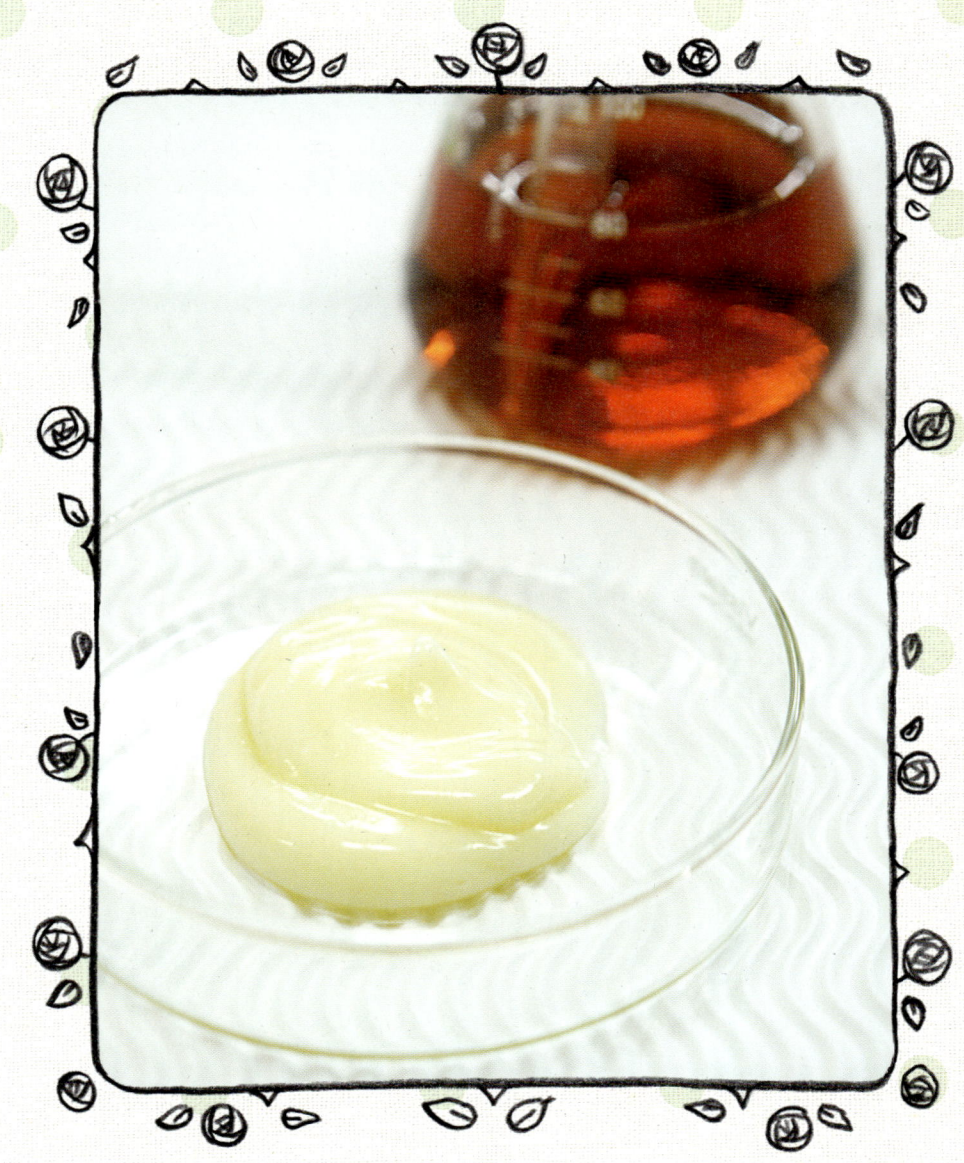

풋 크림

염증이나 가려움증에 효과적인 에센셜오일과 첨가물을 넣어
초기 무좀이나 가려움증어 효과적인 크림이에요.
발을 씻은 후 물기를 완전히 닦아내고 발라주세요.

- 난이도 .... ★★★
- 예상시간 15분
- 가열과정 .... O
- 냉장보관 .... O
- 사용기간 3개월

재료 (100ml)

워터류 정제수 65g

오일류 카렌듈라오일 8g, 호호바오일(골드) 5g,
헴프시드오일 5g

유화제 몬타 왁스 5g, 이멀시파잉 왁스 2g

첨가물 목초액(또는 죽초액) 5g, 프로폴리스 3g,
천연한방방부제 2g

에센셜오일 레몬그라스 3방울, 티트리 2방울,
라벤더 2방울

💡 **재료 포인트**

목초액은 나무로 숯을 만드는 과정에서 나오는
연기를 액화시켜 채취한 뒤 6개월 이상의
숙성과정을 거쳐 독성과 유해물질을 제거한 것을
말합니다. 초산을 주성분으로 하는 pH 3 정도의
산성 액체로 무좀, 습진, 화상, 벌레 물린 피부,
기타 피부미용에 두루두루 쓰이고 있습니다.

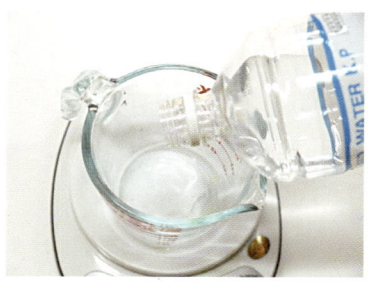

01 깨끗한 용기에 정제수를 계량하
고, 다른 용기에는 오일류와 유화제를
계량하세요.

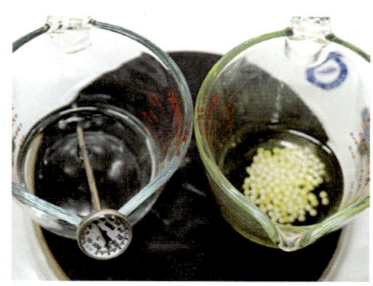

02 두 용기를 핫플레이트에 올려서
60~70도 정도로 가열하세요.

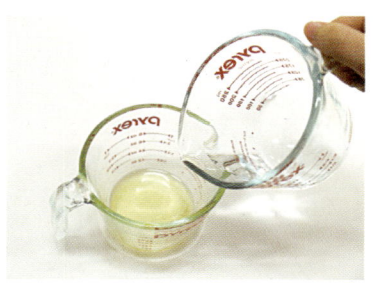

03 유화제가 모두 녹고, 두 계열의
온도가 60~70도 사이일 때 워터류를
오일류에 부어주세요.

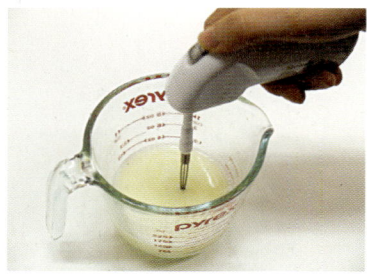

04 스푼과 미니블렌더를 이용해서
골고루 섞어서 유화시켜주세요.

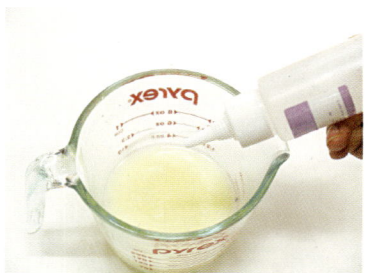

05 에센스 정도의 점도가 되면 첨
가물과 에센셜오일을 넣고 가볍게 저
어주세요.

BUBBLE BANK'S BONUS TIP

무좀은 곰팡이에 의해 생기는 피부질환으로 피부진균증 또는 백선이라고도 해요. 습기 차고 땀이 많이 배고 통풍이 잘되지 않으면 무좀이
잘 생긴답니다. 초기에는 비교적 치료가 쉽지만 증상이 심하거나 여러 번 재발을 겪다 보면 무좀균이 피부 깊숙이 진피층에 뿌리를 내리기
때문에 치료가 어려워져요. 무좀연고가 아닌 스테로이드연고나 습진연고를 바르게 되면 일시적으로 가려움증이 완화되기는 하지만 오히
려 치료를 지연시키거나 악화시킬 수 있어요. 풋크림은 무좀 치료에 효과적인 첨가물과 에센셜오일을 넣어 만들었지만 보조적인 요법으
로 사용을 하고, 심할 때는 반드시 전문의의 진단을 받으세요.

MUSCLE PAIN OINTMENT

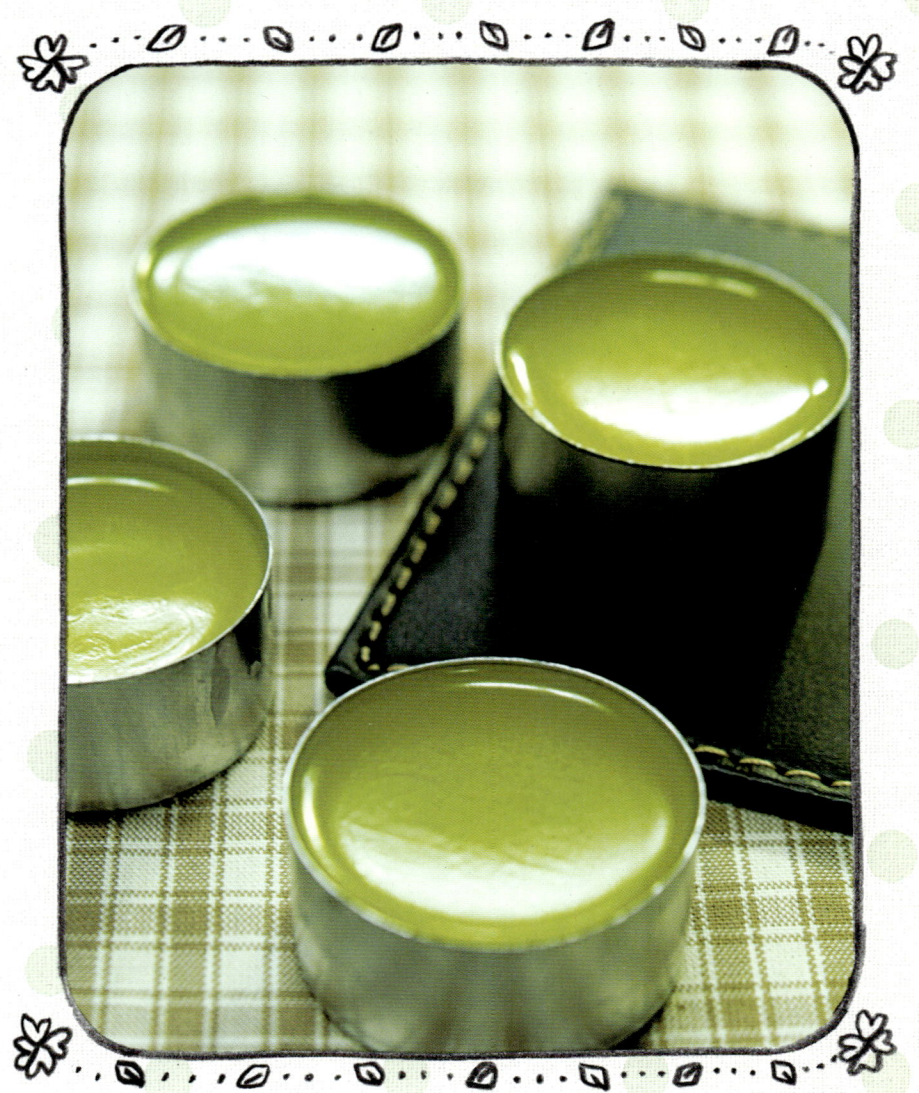

근육통 연고

흔히 '호랑이연고'라 불리는 천연연고를 만들었어요.
관절염과 근육통에 효과가 좋은 연고 타입의 파스로 운동 후 결리거나
관절염이 있는 부위에 사용하면 좋아요. 적당량을 손에 덜어 마사지하듯
부드럽게 펴 발라주면 시원한 느낌이 들고 통증이 완화된답니다.

🟥 난이도	★★
⏱️ 예상시간	10분
🍲 가열과정	O
❄️ 냉장보관	X
🕐 사용기간	6개월

🧴 재료 (100ml)

오일류 세인트존스워터오일 35g,
카렌듈라오일 30g, 스윗아몬드오일 18g
유화제 밀랍 10g
첨가물 크리스털 멘톨 1g, 비타민 E 2g
에센셜오일 케유풋 10방울, 로즈마리 10방울,
진저 5방울

💡 재료 포인트

세인트존스워터오일은 하이퍼리쿰오일이라고도
불리며 뛰어난 항균성과 항염증작용을 하여
피부를 부드럽고 강하게 가꿔줍니다.
특히 신경계 감염에 탁월한 효능을 가지고 있어
신경통이나 류머티즘에 효과적이며,
카렌듈라오일과 함께 사용하면 시너지 효과가
있어요.

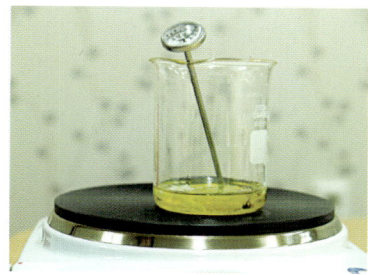

01 깨끗한 용기에 세인트존스워터
오일, 카렌듈라오일, 스윗아몬드오일,
비타민 E, 밀랍을 계량해 넣고 가열하
세요.

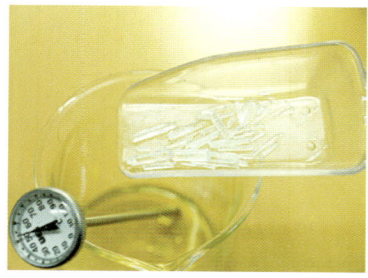

02 밀랍이 완전히 녹으면 가열을 멈
추고 크리스털 멘톨을 넣고 저어 녹
여주세요.

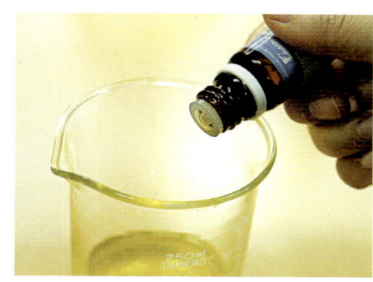

03 준비한 에센셜오일을 모두 넣으
세요.

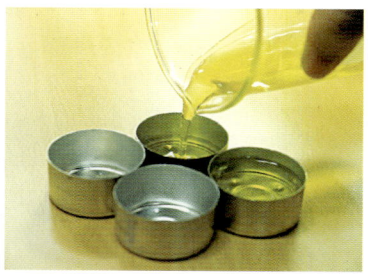

04 사용하기 편하도록 입구가 넓은
용기에 담고 상온에서 1~2시간 정도
굳히세요.

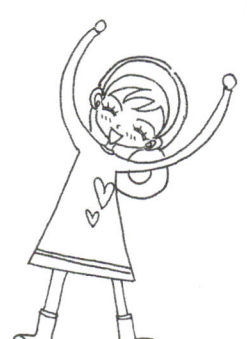

BUBBLE BANK'S BONUS TIP

원래의 호랑이연고에는 케유풋, 캄포, 윈터그린 등의 에센셜오일과 멘톨, 밀랍, 파라핀
왁스 등이 들어갑니다. 에센셜오일의 함량이 아주 높아 피부에 자극이 될 수 있으니 많
은 양을 사용하거나 어린아이들에겐 사용을 피하는 것이 좋아요.

CRYSTAL AROMATIC

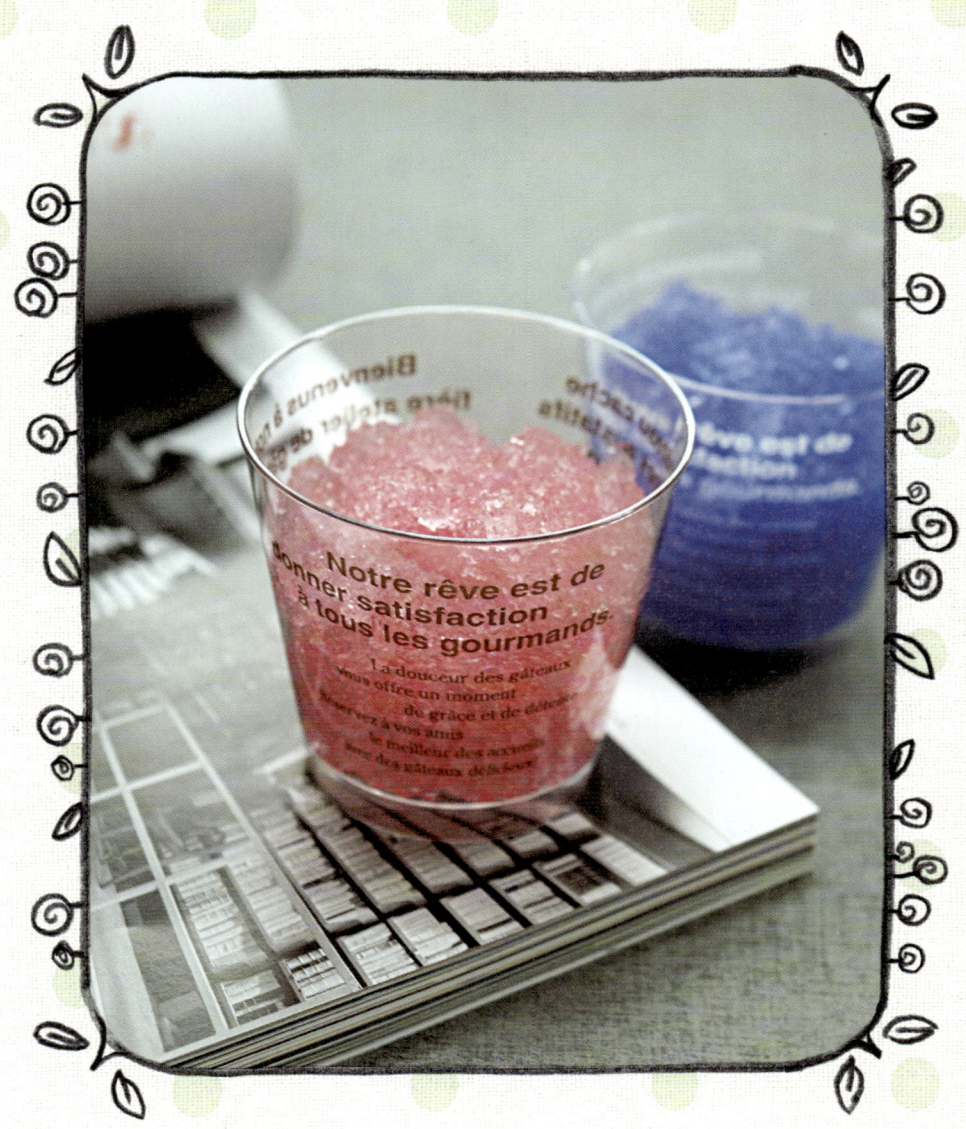

크리스털 방향제

크리스털 스펀지로 만든 천연방향제는 향긋한 천연 향과 아로마세러피 효과를
동시에 누릴 수 있는 매력적인 용품이에요. 상쾌한 향과
졸음 방지효과가 있는 에센셜오일들로 구성해서 차량용으로 사용하면 좋답니다.

🧴 재료 (100ml)

워터류 정제수(또는 생수)100g, 무수에탄올 5g
첨가물 크리스털 스펀지 1g(시약용 스푼
큰 쪽으로 1스푼), 청대가루 0.1~0.2g(시약용
스푼 작은 쪽으로 1스푼)
에센셜오일 페퍼민트 40방울, 레몬 40방울,
로즈마리 20방울

💡 재료 포인트

무수에탄올은 향을 멀리 고르게 퍼지는 역할을
합니다. 크리스털 스펀지는 평소에는
작은 입자의 가루 형태로 있다가 물을 흡수하면
부풀어 오르면서 젤리처럼 변한답니다. 여기에
원하는 에센셜오일을 최대 30%까지 넣어주면
되는데, 차량이나 화장실처럼 좁은 공간에는
5% 정도가 적당하고, 거실에는 7~10%,
사무실에는 10~15% 정도가 적당합니다.

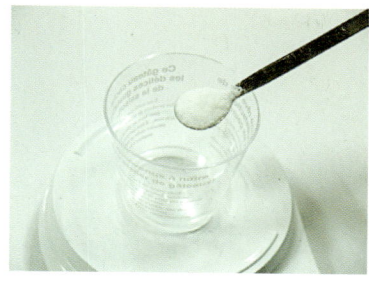

01 적당한 용기에 크리스털 스펀지를 계량하세요.

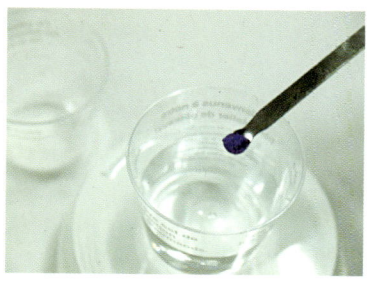

02 다른 용기에 정제수를 계량하고 청대가루를 0.1~0.2g 정도 넣고 섞어주세요.

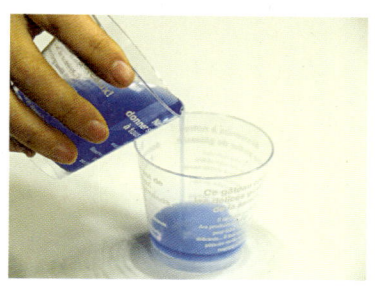

03 청대가루가 들어간 정제수를 크리스털 스펀지에 부어주세요.

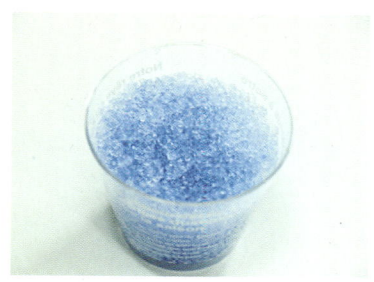

04 아래쪽에 잠겨 있던 크리스털 스펀지가 천천히 물을 흡수해서 2분 정도 후엔 완전히 부풀어 오르게 됩니다.

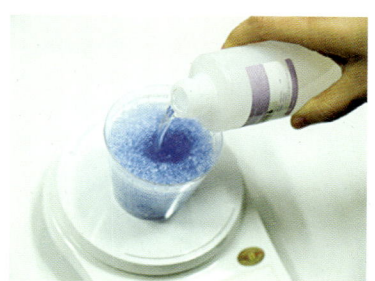

05 여기에 무수에탄올을 넣고 가볍게 섞어준 뒤에 에센셜오일을 넣고 한 번 더 가볍게 섞어주면 완성!

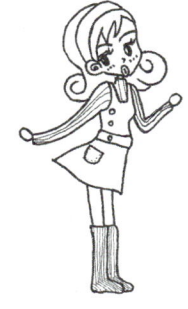

BUBBLE BANK'S BONUS TIP

사용 중에 크리스털 스펀지가 마르면 정제수를 조금 더 부어주고, 향이 약하면 에센셜오일을 더 넣어주면 됩니다. 색을 낼 때는 일본입욕제나 유노하나를 사용하면 크리스털 스펀지가 녹으니 청대가루(파란색)나 딸기가루(붉은색), 백련초가루(붉은색), 또는 클레이류를 사용하세요.

나만의 향수만들기

가지고 있는 에센셜오일을 사용해서 멋진 향수를 만들어보세요.
흔히 만드는 4가지 방법을 알려드릴게요.
따스한 봄날에 외출할 때 직접 만든 향수를 뿌리면 기분까지 상쾌해질 거예요.

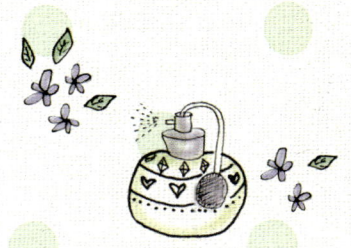

향수에 대한 기본상식

향수(perfume)는 '연기를 통해서'라는 뜻의 라틴어 'per fumum'에서 유래된 말로 향을 내는 물질들을 적당한 비율로 배합하고 알코올 등에 용해시켜서 만든 화장품을 말해요. 향수 만드는 데 쓰일 에센셜오일은 그 성질에 따라 탑노트, 미들노트, 베이스노트로 나뉘어요. 향수는 각 노트에 해당되는 에센셜오일들을 1:2:1 정도의 비율로 섞어 만들면 돼요. 하지만 이 비율은 절대적인 것은 아니고, 취향에 따라 가감하시면 된답니다.

탑노트　입자가 가볍고 쉽게 증발하며 뿌렸을 때 최초로 나는 향. 탑노트에 해당되는 에센셜오일로는 시트러스 계열(오렌지, 레몬, 라임, 그레이프프룻, 버가못)과 티트리, 유칼립투스, 바질, 펜넬 등이 있어요.

미들노트　향과 증발력이 탑노트와 베이스노트의 중간쯤 돼요. 꽃과 잎 종류에서 추출한 에센셜오일(라벤더, 네롤리, 캐모마일, 제라늄, 페퍼민트, 로즈마리, 주니퍼베리 등)이 대부분 여기에 속한답니다.

베이스노트　천천히 증발하며 가장 마지막에 나는 향으로, 주로 나무과나 레진과에 속하는 오일(샌달우드, 시더우드, 로즈우드, 프랑킨센스, 미르, 재스민, 로즈, 일랑일랑 등)이 여기에 속해요.

에센셜오일은 서너 달 이상 같은 향을 쓰지 마시고 에센셜오일의 블렌딩 비율이나 종류를 조금씩 바꿔서 사용하시는 게 좋아요. 장기간 사용할 경우에 아주 드물게 신체기관에 영향을 미칠 수가 있거든요. 가려움이나 발진이 있을 때에는 사용을 하지마세요.

허브 가든 퍼퓸

무수에탄올과 에센셜오일,
정제수로 만든 향수예요.
상쾌한 향이 마음까지
시원하게 만드네요.

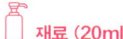
재료 (20ml)

워터류 무수에탄올 15g, 정제수 5g
에센셜오일 레몬 6방울, 사이프러스 4방울,
제라늄 2방울, 라벤더 3방울, 로즈마리 2방울,
프랑킨센스 3방울

재료 포인트

정제수는 무수에탄올과 에센셜오일의
강한 향을 순화시켜주는 역할을 해요.

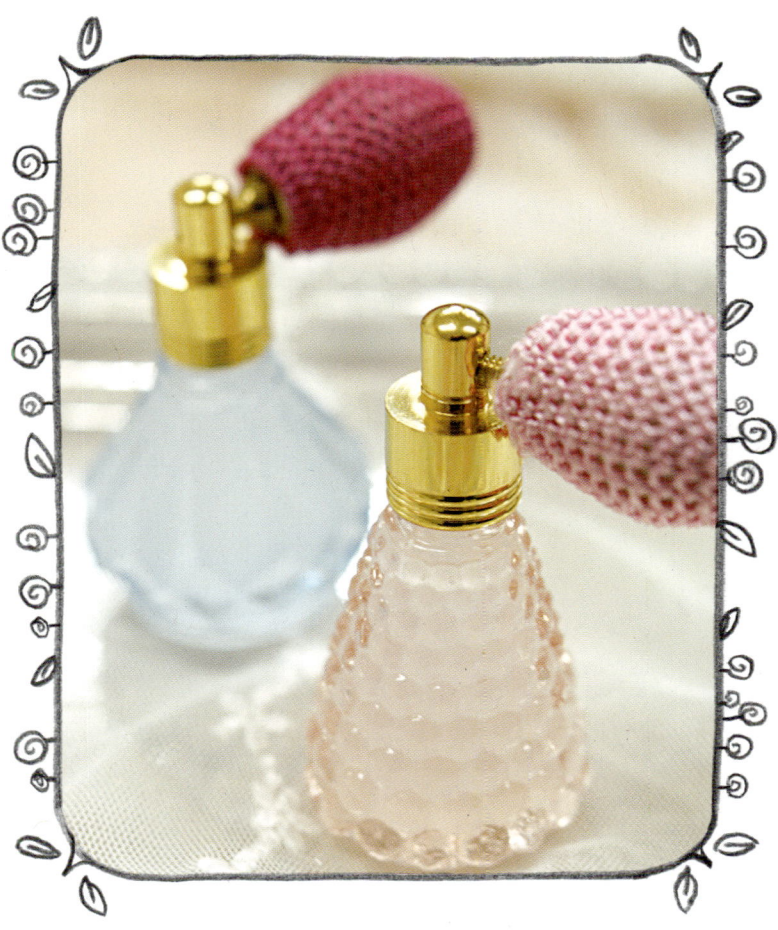

01 무수에탄올에 에센셜오일을 넣고 흔들어 섞은 다음 정제수를 넣어요.

02 어둡고 서늘한 곳에서 가끔 흔들어주세요.

03 2주 정도 숙성시킨 다음에 사용하세요. 부향률이 높을수록 숙성기간을 더 길게 예상하세요.

BUBBLE BANK'S BONUS TIP

이 방법으로 향수를 만들기 위해서는 먼저 부향률에 대해 알아야 해요. 부향률은 알코올에 대한 에센셜오일의 비율을 말
하는 것으로, 부향률에 따라 몇 종류로 다시 나뉜답니다. 일반적으로 가장 많이 이용되는 건 '오드 뚜왈렛'입니다.

퍼퓸(perfume) 부향률이 15~30%이고 지속시간이 5~7시간 정도
오드 퍼퓸(Eau de perfume) 부향률이 8~15%이고 지속시간이 5시간 전후
오드 뚜왈렛(Eau de toilette) 부향률이 4~8%로 3~4시간의 지속성
오데 코롱(Eau de cologne) 부향률이 3~5%정도 되며 1~2시간 정도 향이 유지
샤워 코롱(shower cologne) 부향률이 1~3% 정도로 낮은 함량이며 목욕이나 샤워 후 가볍게 사용

로맨틱 플라워 퍼퓸

사이클로메치콘과 에센셜오일로
만든 이 향수는 알코올 냄새가
없고, 숙성기간도 필요 없어요.
네롤리랑 일랑일랑을 넣었더니
향이 예술이네요.

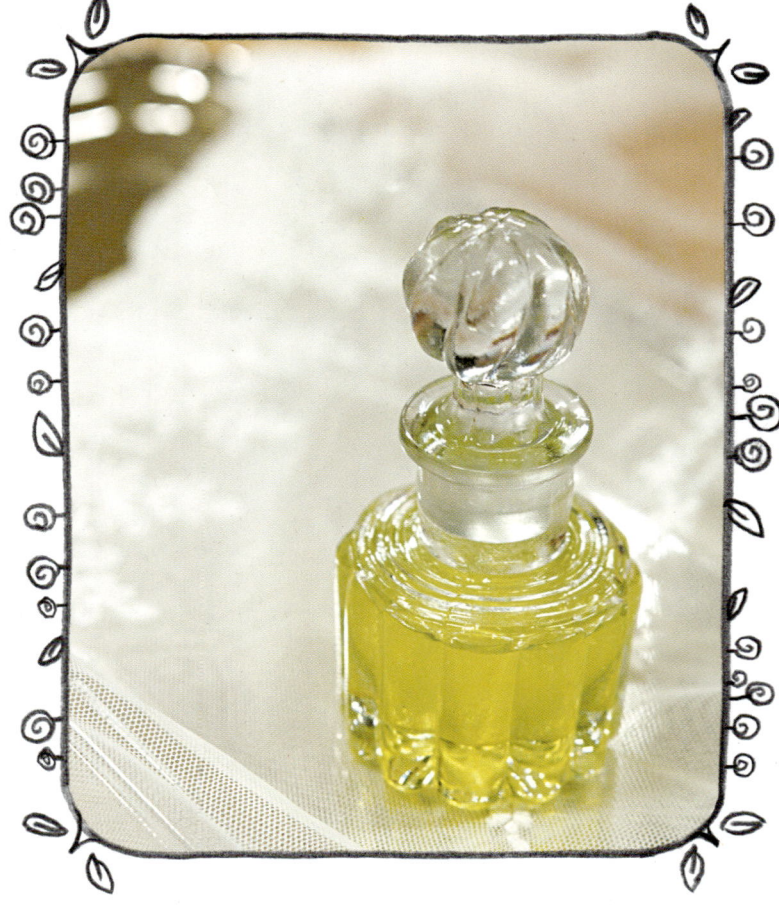

재료 (20ml)

첨가물 사이클로메치콘(60~90%) 19g
에센셜오일 오렌지 5방울, 라벤더 3방울,
제라늄 2방울, 로즈마리 2방울, 네롤리 4방울,
일랑일랑 3방울

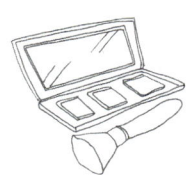

01 사이클로메치콘을 반 정도 용기에 부어주세요.

02 에센셜오일을 넣고 흔들어 섞어주세요.

03 사이클로메치콘의 나머지 반을 마저 부어서 섞은 후 바로 사용하세요.

BUBBLE BANK'S BONUS TIP

이 향수는 무수에탄올을 이용해 만든 향수의 단점(알코올 냄새, 숙성기간)을 보완한 형
태예요. 사이클로머치콘을 이용하면 알코올 냄새가 나지 않고 향기가 오래 지속되는 장
점이 있어요. 또한 숙성기간 없이 바로 사용하셔도 괜찮아요.

리프레시 아로마 스틱

스틱형 고체 향수랍니다.
외출할 때 휴대할 수 있어 좋아요.

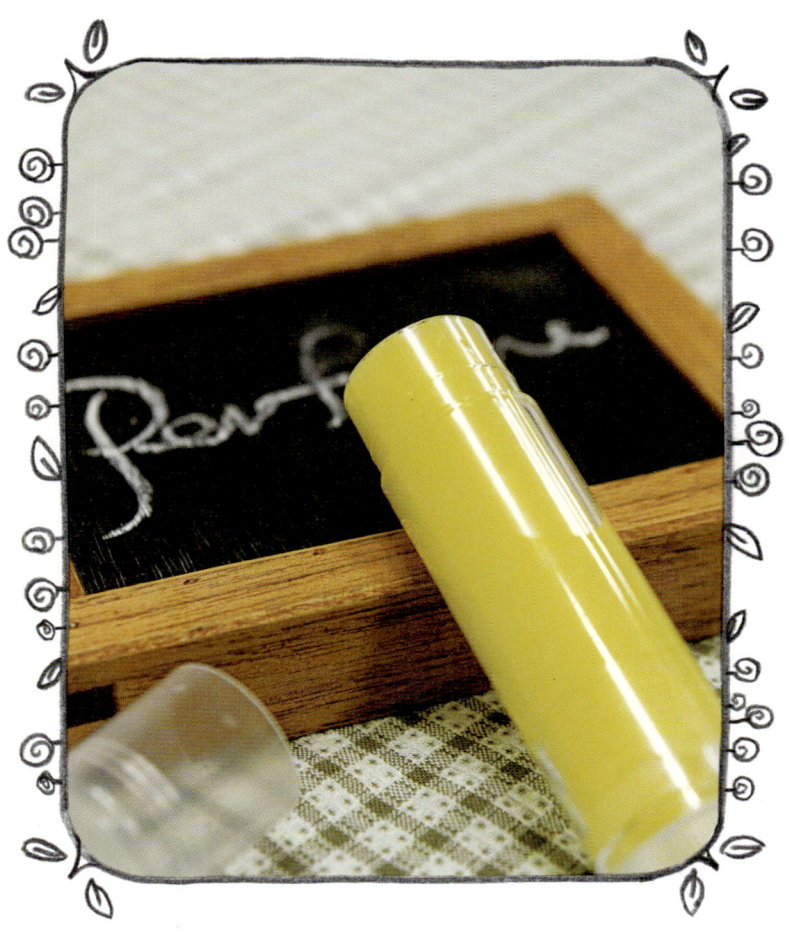

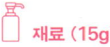 **재료 (15g)**

오일류 호호바오일 12g
유화제 밀랍(또는 칸데릴라 왁스) 3g
에센셜오일 일랑일랑 5방울, 제라늄 3방울,
페퍼민트 3방울, 프랑킨센스 2방울, 라벤더 3방울

💡 **재료 포인트**
호호바오일은 피지와 유사한 형태의 오일이라
흡수가 빠르고 피부 타입에 따른 트러블 걱정이
없는 오일이에요.

01 호호바오일과 밀랍을 가열합니다.

02 에센셜오일을 넣고 섞어줍니다.

03 용기에 부어 굳혀주세요.

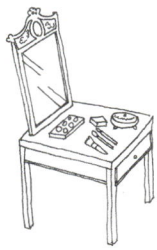

BUBBLE BANK'S BONUS TIP
이 향수는 고체 타입이라 가지고 다니기 편하고, 간편하게 쓱 문질러주면 향이 오래 지
속되는 장점이 있어요.

릴렉싱 펄스 포인트

롤러볼 용기를 이용해 맥박이
뛰는 부위에 찍어 바르는 타입의
향수예요. 분무 방식이 싫은
분들께 추천합니다.

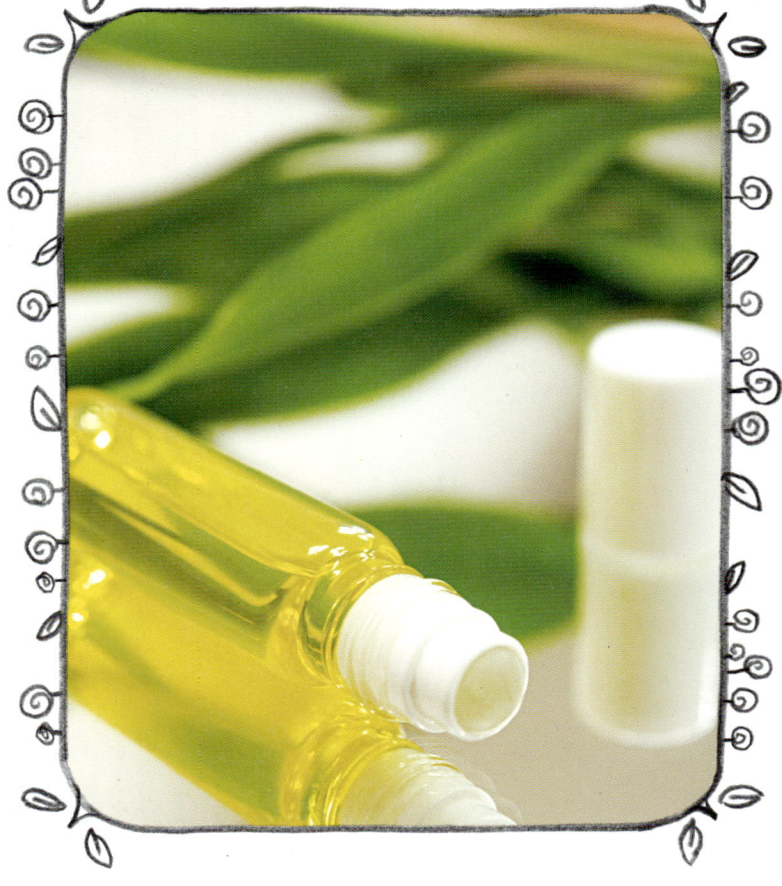

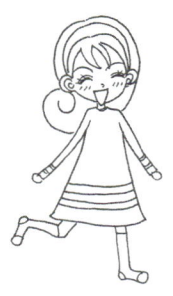 재료 (10ml)

오일류 호호바오일 10g
에센셜오일 그레이프프룻 3방울,
캐모마일 로만 2방울, 라벤더 2방울,
네롤리 3방울

01 호호바오일을 용기에 반 정도 붓습니다.

02 에센셜오일을 넣고 섞어주세요.

03 고루 섞이면 남은 호호바오일을 넣고 흔들어주세요.

BUBBLE BANK'S BONUS TIP

스틱형 고체향수와 다찬가지로 베이스오일은 호호바오일을 사용했어요. 가열할 필요
없이 재료를 섞어만 주면 완성되니 가벼운 마음으로 만드세요. 에센셜오일의 비율은
5% 정도가 가장 적당해요.

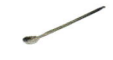

SPECIAL INFO

1장에서 미처 설명하지 못한 기본재료의 종류와 효능에 대해 하나씩 살펴보고,

허브 추출방식에 대해 알아봅니다.

오일류의 종류와 효능

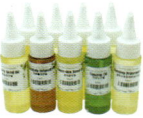

베이스오일

녹차씨오일	토코페롤과 아미노산을 다량 함유하고 있어 세포막의 산화를 막아 노화를 예방하고 피부의 보습효과를 가져다줍니다.
달맞이꽃종자오일	감마리놀렌산(GLA)이 풍부해 가려움증이나 발진을 가라앉히고, 보습력이 뛰어나 건조한 피부나 아토피 피부에 효과적입니다.
동백오일	보습효과가 매우 뛰어나 아토피 치료에 효과적이며 탁월한 콘디셔닝 효과가 있어서 예로부터 머리카락과 피부를 가꾸는 데 쓰였습니다.
라놀린오일	자연 그대로의 양털(울)로부터 추출된 천연오일로서 피부를 부드럽게 하고 수분을 주며 피부윤활제 역할을 합니다.
로즈힙오일	피부의 노화를 방지하고, 상처 치료에 효과가 있다고 해 특히 아이크림이나 건성피부용 화장품을 만들 때 많이 이용됩니다.
마카다미아넛오일	사람의 피지와 비슷해 피부를 유연하게 하는 성질이 있습니다. 성분이 호호바오일과 매우 유사해 호호바오일 대용으로도 많이 이용되고 있습니다.
밍크오일	피부에 빨리 흡수되며 보습, 주름 방지, 미백, 아토피 등에 좋으며 피부 재생효과가 뛰어나서 튼살, 화상, 흉터 등에 주로 이용되는 오일입니다.
보리지오일	피부 보습과 재생효과가 뛰어나며 습진, 피부염 등에 좋습니다. 특히 아토피 피부에 효과가 탁월한 것으로 알려져 있습니다.
살구씨오일	비타민 A, 토코페롤, 미네랄이 풍부하고 주름살과 염증을 방지하며 유연성이 좋아 사용감이 가볍고 입술 향유와 크림, 비누 등에 사용됩니다. 특히 건조하거나 노화한 피부, 또는 민감한 피부에 좋습니다.
스윗아몬드오일	다량의 단백질, 비타민 A, 비타민 B 2, 비타민 E가 포함되어 피부 가려움증을 억제하고 피로한 피부를 회복시킵니다. 마사지오일로 지친 피부와 건성피부, 모발 관리에 효과적이며 피부 연화작용과 보습작용이 좋고 피부 흡수력이 뛰어난 것이 특징입니다.
아르간오일	모로코 지역에서만 생산되는 귀한 오일로, 피부 흡수가 빠르고 아토피와 트러블성 피부에 탁월한 효과를 보이며 피부노화 방지에도 좋습니다.
아보카도오일	지방의 함유량이 풍부하기 때문에 '숲의 버터'로 불리고 침투성이 높아 각질을 제거하고 피부를 매끄럽게 하는 효과가 있습니다. 또한 건조한 피부와 노화된 피부의 스킨케어용으로 인기가 많습니다.
에뮤오일	타조과의 희귀 조류의 가슴 부근에서만 추출한 100% 천연오일로 높은 피부 친화력을 가지고 있어서 우리 피부의 지질막까지 침투되어 피부 속 깊숙이 수분 손실을 막아줍니다. 아토피, 습진, 건선, 튼살 예방 등에 효과적입니다.
연꽃오일	여드름, 습진, 종기 등의 트러블 및 각종 독성물질에 대한 중화작용 등을 한다고 알려져 있습니다. 연꽃오일에 포함된 캄페롤 성분이 항산화작용을 해 피부노화 원인인 유해 활성산소를 감소시켜주어 피부세포를 보호합니다. 또한 피부를 유연하게 하며 건강하고 촉촉하게 가꿔줍니다.

엑스트라버진 올리브오일	올리브 열매에서 채취하는 오일로 올레인산이 많이 들어 있어 보습효과가 뛰어납니다. 또한 항알레르기작용이 우수하고 피부 친화력이 높습니다. 더불어 면역력과 자생력을 높여주어 피부과 의사들도 올리브오일을 바르는 처방을 권하기도 합니다. 보습효과와 살균력이 뛰어나 거칠어진 피부를 진정시켜줍니다.
윗점오일	천연항산화제인 비타민 E의 함량이 매우 높아 비누, 마사지오일, 크림 등의 화장품의 보존제로도 쓰입니다. 다른 오일에 5~10% 더함으로 오일의 보존기간을 늘릴 수 있습니다. 수분 손실 방지, 보습작용, 노화 방지 등을 하며 햇볕 손상피부 진정, 임신선 흉터 감소, 피부 탄력에도 좋습니다.
카렌듈라오일	유기농 카렌듈라 꽃잎을 식물성 오일에 인퓨즈드한 오일로 손상피부 회복, 상처 치유능력, 보습작용, 다양한 피부질환 완화 등의 효과가 있습니다.
타마누오일	타마누오일은 진통효과가 있으며 항염작용과 상처를 아물게 하는 효과가 탁월한 오일입니다. 특히 아토피 피부에 뛰어난 효과를 보이는 것으로 알려져 있습니다.
포도씨오일	가볍고 피부에 잘 흡수되는 성질이 있습니다. 고농도의 리놀레인산을 함유하고 있어 피부와 보습에 영양을 더해주며 유분이 적어 여드름이 많은 지성피부에 좋습니다. 또한 다른 오일과 섞었을 때 항산화작용을 합니다.
푸에라리아오일	호르몬 기능 촉진과 노화 억제 역할을 해서 피부 탄력을 복원시켜주며 미백작용을 합니다. 또한 가슴이나 힙 등 세부적인 부위에 마사지해주면 매끄럽고 탄력 있게 만들어줍니다.
하이퍼리콤오일	세인트존스워터(St. Johns Wort)오일이라고도 하며 신경계 감염에 탁월한 효능을 가집니다. 신경통이나 화상, 정맥류 등에 카렌듈라오일과 함께 사용하면 치료효과가 상승합니다.
해바라기씨오일	모든 타입의 피부에 적당하고 적당량의 필수지방산과 풍부한 비타민 E를 포함하며 진정효과를 가지고 있습니다.
헴프시드오일	대마씨오일이라고도 하며 건조하고 상처난 피부를 완화시키고 보습력을 증가시켜 노화를 예방하고 피부를 부드럽게 가꿔줍니다.
헤이즐넛오일	피부에 촉촉하게 잘 스며드는 보습효과가 뛰어난 오일입니다. 비누, 화장품, 마사지용 등으로 폭넓게 쓰이는 좋은 오일입니다. 특히 지성이나 여드름 피부에 적합한 오일입니다.
호호바오일	피부 피지와 지방산의 조성이 유사해 피부 친화성이 좋고 피부의 침투성이 좋습니다. 모공 속의 노폐물을 잘 용해해 지성피부에 효과적이며 끈적이지 않아 마사지용으로도 많이 사용됩니다. 모든 피부에 잘 맞으며 보호작용, 보습효과가 뛰어나고 소염작용, 살균작용, 자외선 방지작용도 있습니다.

버터류

라놀린버터	양털(울)로부터 추출된 천연 왁스로서 피부를 부드럽게 하고 수분을 주며, 피부 윤활제 역할을 합니다. 립 밤이나 힐 밤 등에 사용하면 우수한 보습력을 가집니다.
시어버터	아프리카에서 수백 년 전부터 100%의 효험을 가진 마법의 나무 또는 '영생의 나무'라고 불리는 카리테나무 열매로부터 추출되었습니다. 천연 자외선 차단효과가 있으며 단백질이 풍부하여 피부 보습 및 유연효과가 아주 뛰어납니다.
커피버터	카페인 성분 함유로 지방의 연소를 돕는 역할을 해서 셀룰라이트 제거 화장품이나 뱃살크림 등에 주로 이용됩니다. 밀크커피와 같은 옅은 갈색이고 달콤한 커피향이 나서 립 밤에 사용하셔도 좋습니다.
코코아버터	코코아 원두에서 압착하여 얻어지며 피부에 막을 형성하여 피부의 수분 증발을 막아 우수한 보습효과 및 피부를 부드럽고 촉촉하게 하는 데 도움을 줍니다. 하지만 단독으로 사용 시 피부에 잘 흡수되지 않는 경향이 있으므로 호호바오일 등과 섞어서 사용하는 것이 좋습니다.
호호바버터	스킨과 모발에 호호바오일이 가진 영양을 그대로 전달해주며 보습력이 뛰어납니다. 립케어 같은 단단한 스틱형에 사용하기 적당하고 비누에 사용 시 더 단단하게 만들어줍니다.

워터류의 종류와 효능

네롤리워터	민감성피부나 노화피부에 많이 쓰입니다. 손상 받은 피부나 튼살 등의 피부 재생효과가 뛰어나며 피부 톤을 조절하고 주름 관리에도 많이 이용됩니다.
라벤더워터	모든 피부 타입에 잘 맞고 피부 진정효과가 뛰어납니다. 습진, 건선, 염증성 피부에 좋으며 햇볕에 그을린 피부를 진정시켜주는 효과가 있습니다.
로즈워터	피부 진정작용이 뛰어나며 지친 피부를 활성화시켜줍니다. 모든 피부 타입에 잘 맞고 수렴효과, 민감성피부, 노화피부 등에 사용하시면 좋습니다.
로즈마리워터	수렴효과가 뛰어나 지성피부에 많이 사용됩니다. 생기를 잃은 피부를 활성화시키고 혈액순환 촉진에도 효과적입니다.
알로에베라워터	건성피부와 지성피부를 중화시켜줍니다. 보습작용이 뛰어나고 소독, 살균효과가 있어 아토피나 염증성 피부, 트러블 피부에 효과적입니다.
위치헤이즐워터	수렴작용이 뛰어나고 피지 분비를 억제하므로 지성피부에 적합합니다. 지혈작용이 있어 면도 후 사용하는 남성용 화장수에 사용하면 효과적입니다.
재스민워터	모든 피부에 잘 맞고 트러블 진정작용이 뛰어나며 피부에 생기를 주어 노화 예방에 효과적입니다.
캐모마일 로만 워터	아기들에게 안심하고 사용할 수 있는 워터로 안정작용이 있어 숙면에 도움을 줍니다.
캐모마일 저먼 워터	염증이나 민감성 피부에 탁월한 효과를 보이며 아이들에게도 안심하고 사용할 수 있습니다.

점증제의 종류와 효능

천연셀룰로오즈	고점도의 성분으로 필름 형성능력이 좋으며 점착력을 높이고 화장품의 볼륨감과 매끄러움을 증대시키는 역할을 합니다. 또한 기름때 주변에 콜로이드를 형성해 때를 깨끗하게 제거하는 역할도 합니다. 화장품의 점도가 너무 낮을 때 소량 첨가하면 점도도 높이고 발림성도 좋아지는 역할을 합니다. 화장품 총량의 0.5~1% 정도가 적당합니다.
하이셀	식물에서 추출한 천연셀룰로오즈를 주원료로 한 분말 형태의 천연성분 점증제로 스킨이나 세럼 등을 제조할 때 사용하며 화장품의 점도 조절 외에 피부 유연효과를 가지고 있습니다. 친수성 재료로 수층에 첨가해 사용합니다. 총량의 1% 이내로 사용하세요.
젤라틴	동물의 가죽, 힘줄, 연골 등을 구성하는 천연단백질인 콜라겐을 뜨거운 물로 처리하여 얻는 유도 단백질입니다. 0.5~2%가 적정 사용량입니다.
메칠셀룰로오즈(CMC)	젤리 타입 화장수를 만들 때 사용하거나 샴푸, 샤워젤 등의 점도를 올릴 때 사용합니다. 화장품 총량의 0.5~1% 정도를 사용하세요.
카보머	합성검으로 천연성분은 아니지만 일반 화장품에 들어가는 점증제의 재료로 피부에 자극이 거의 없고 아주 쉽게 젤화가 이루어진다는 장점이 있습니다. 미생물에 대한 오염도 적습니다. 0.1~2%가 적정사용량입니다.
카보폴프리젤	카보머를 미리 두꺼운 젤리 상태로 만들어놓은 것으로 용량을 조절하기가 쉬워서 가루 타입보다 사용이 편합니다. 총량의 1~50%로 세밀한 점도 조절이 가능합니다.

유화제의 종류와 효능

올리브 유화왁스	올리브오일에서 추출해낸 성분으로 보습력이 뛰어나 아토피나 건성피부용 화장품을 만들 때 사용하면 좋습니다.
이멀시파잉 왁스	코코넛오일에서 추출한 천연유화제로 유화가 쉬워 초보도 쉽게 사용할 수 있습니다.
몬타 왁스	팜과 코코넛에서 추출한 유화제로 가볍고 부드러워 로션 타입의 질감을 만들 때 사용합니다.
레시틴	콩에서 얻은 천연재료이며 쉽게 사용할 수 있는 액상 상태입니다. 로션은 총량의 3~5%, 크림은 5~8% 정도 사용하시면 됩니다.
세틸알코올	코코넛에서 추출한 유화 보조제로 유화 후 분리가 되지 않고 안정적인 상태로 유지되도록 도움을 줍니다. 자극이 없고 피부를 건조하게 하지 않으며 여드름 병변을 유발하지 않습니다. 로션이나 크림에 2~7% 첨가하시면 됩니다.
세티아르알코올	유화보조제로 세틸알코올과 스테아르산을 섞어놓은 것으로 사용감이 부드럽습니다. 로션이나 크림에 1~5% 첨가하시면 됩니다.
칸데릴라 왁스	식물에서 채취하는 왁스로 오일을 굳게 하는 역할을 하며 단독으로 사용하거나 밀랍과 함께 사용합니다. 밀랍보다 글로시한 느낌을 줍니다. 전체양의 약 20~35% 사용합니다.
밀랍	비즈왁스라고도 하며 연고나 밤 타입에 주로 사용되며 수분과 유분이 날아가는 것을 방지하여 보습효과를 갖게 하는 작용이 있습니다. 사용량은 5~15%입니다.
올리브 리퀴드	올리브오일에서 추출한 가용화제로 워터에 소량의 오일을 녹일 때 사용합니다. 물로 씻어내는 클렌징오일을 만들 수 있습니다. 오일 양의 2~5배를 사용하시면 됩니다. 솔루벌라이저보다 보습력이 더 우수합니다.
솔루벌라이저	피마자에서 추출한 가용화제로 올리브 리퀴드와 같은 역할을 합니다. 오일 양의 2배를 사용하시면 됩니다.

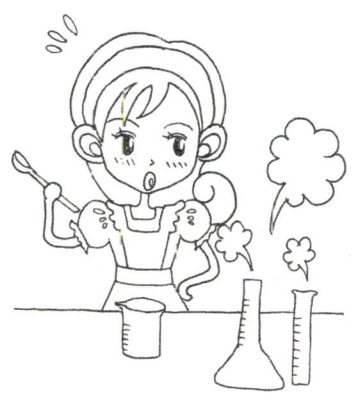

에센셜오일의 종류와 효능

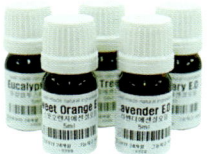

그레이프프룻	부종을 제거하고 지방 분해효과가 뛰어납니다. 항우울, 이뇨, 살균작용이 있으며 감광성이 있으니 주의하세요.
네롤리	노화된 피부나 건성피부에 효과적이며 세포 재생효과와 긴장을 완화시키는 효과 때문에 집중을 요할 때는 사용에 주의를 하셔야 합니다.
라벤더	진정, 피부 재생, 중화작용이 있고 여드름이나 상처, 발진, 피부감염 등에 효과적입니다.
레몬	지성피부에 좋으며 각질 제거, 세정효과가 뛰어나고 회복, 진정효과가 있습니다. 감광성이 있고 민감성피부는 주의하세요.
레몬그라스	살균, 방취효과, 모공 축소 및 여드름에 효과적입니다. 피부 자극성분이 있어 얼굴에는 소량만 사용하는 것이 좋습니다.
로즈	모든 피부에 사용가능하고 복합성 피부를 진정시키며 여성과 관련된 대부분의 질환에 효과가 뛰어납니다.
로즈마리	피부 청결을 유지하고 강력한 수렴효과를 가지며 부기를 가라앉히는 데 효과가 있습니다. 고혈압이나 간질 환자는 사용을 피하는 것이 좋습니다.
로즈우드	진정작용, 세포 재생효과가 있어 상처 치료에 좋고 주름 완화효과가 탁월합니다.
로즈제라늄	림프계를 자극하여 부종에 효과적이어서 비만, 셀룰라이트 제거 시 많이 사용됩니다. 또한 호르몬의 균형 유지, 수렴, 균형작용이 있어 피지 분비를 조절합니다.
마조람	안정작용과 진정작용이 뛰어나며 타박상, 화상, 염증에 효과적입니다. 많은 양을 사용할 경우 졸음을 유발할 수도 있습니다.
만다린	흥분이나 자극을 진정시켜주는 작용이 있어 마음을 안정시키고 불면증, 우울증에 효과적입니다. 또한 살균 및 강장작용 및 혈액순환을 촉진하는 효능이 있습니다.
버가못	지성피부의 피지 조절효과가 뛰어나고 습진이나 여드름에 효과적입니다. 감광성이 가장 큰 에센셜오일이니 낮에는 사용을 피하세요.
사이프러스	혈액순환을 촉진하고 정맥류나 치질에 사용됩니다. 지성피부에 효과적이며 지방분해 및 땀 분비 감소의 효과가 있습니다.
스윗오렌지	피부 재생효과가 있어 피부 관리 시 필수적으로 사용되며 기미 완화, 어린이 수면, 진정효과가 있습니다.
시트로넬라	살균, 피부 청결 유지에 좋고 지성피부에 유용하게 사용되며 곤충 기피제에도 많이 이용됩니다. 피부를 자극할 수 있으므로 소량 사용하세요.

유칼립투스	광범위한 항박테리아, 항바이러스, 항통증 효과가 있으며 해열, 코 충혈 완화(비염 관련), 정신집중 등에도 뛰어난 역할을 합니다. 고혈압이나 간질 환자는 사용을 금합니다.
일랑일랑	피지 분비 를 조절해 건성과 지성피부에 모두 효과적이고 두피에 자극을 줘 발모를 촉진합니다. 또한 긴장을 완화하고 최음효과가 있습니다.
재스민	피부 탄력을 강화하고 모든 피부 타입에 맞으며 정서적 안정을 주는 에센셜오일입니다. 자궁 수축효과가 있으니 임신 중에는 사용을 금합니다.
제라늄	림프계를 자극하여 부종에 효과적입니다. 또한 호르몬의 균형을 유지하고 피지 분비를 조절하는 데 효과가 좋습니다.
쥬니퍼베리	해독작용, 이뇨작용이 있어 셀룰라이트 제거나 다이어트에 많이 사용됩니다. 살균작용과 생리통 완화효과도 가지고 있습니다. 신장 질환에는 사용을 피하세요.
캐모마일 로만	진정작용이 뛰어나 불안과 긴장, 스트레스의 완화에 도움을 주며 불면증 완화에 주로 사용됩니다.
캐모마일 저먼	항염증(특히 소염작용), 항알레르기 작용이 탁월하며 상처 치료 등 피부질환에 효과적입니다. 아토피 피부용 화장품에 많이 이용됩니다.
클라리세이지	건성피부를 촉촉하게 하고 진정작용과 항염증작용이 있어 모든 종류의 피부 염증과 종기에 효과적입니다. 비듬이나 기름진 모발에도 좋습니다.
티트리	강력한 방부효과가 있으며 항균효과로 여드름이나 종기, 아토피, 상처 치료에 효과적입니다.
팔마로사	건성피부의 보습에 효과적이며 주름살이나 여드름 개선, 진정작용, 재생효과 등이 뛰어납니다.
패출리	피부질환 치료와 노화 방지에 효과적이며 피부 재생효과가 좋습니다. 또한 식욕 억제작용이 있어 비만 치료에 효과적입니다. 많은 양을 사용할 경우 최음효과가 있으니 주의하세요.
페퍼민트	수렴작용이 있고 가려움증이나 염증에 효과적입니다. 또한 지성피부를 개선하는 데 도움을 줍니다.
펜넬	이뇨작용과 식욕 억제작용이 있어 비만이나 셀룰라이트 제거에 많이 사용됩니다. 또한 모유 촉진작용, 자궁 수축작용 등이 있어 출산 후에 사용 시 효과적입니다.
프랑킨센스	주름을 제거하고 노화된 피부에 탄력을 가져다주며 종기, 궤양, 염증 등의 피부트러블을 효과적으로 개선시켜줍니다.

임신 중에 피해야 할 에센셜오일

임신초기 모든 종류의 에센셜오일을 피하는 것이 좋습니다.

임신중기부터 바질, 클라리세이지, 히솝, 마조람, 로즈마리, 시트로넬라, 타임, 펜넬, 페퍼민트, 로즈, 재스민, 제라늄 등을 피하세요

허브 추출 방법

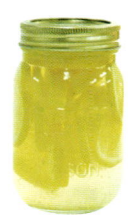

팅크처(tincture)

천연화장품을 만들 때 허브의 유효성분을 추출하는 방법 중 하나입니다. 팅크처는 알코올이나 식초(vinegar), 글리세린 등의 용매에 허브의 유효성분을 추출하는 방식입니다.

알코올 팅크처 알코올에 허브를 담가서 유효성분을 추출해 내는 방식으로 허브의 수용성, 지용성 성분을 모두 추출해낼 수 있고 열을 가하지 않아 영양소의 파괴가 적어요. 팅크처에 사용하는 알코올로는 소주, 청주, 백포도주, 보드카, 에틸알코올 등이 있어요. 도수가 높을수록(에틸알코올, 보드카 등) 유효성분의 추출이 잘되지만 피부에 자극이 될 수 있으니 주의하세요. 또한 알코올이 수분을 빼앗는 성질이 있으니 화장품을 만들 때는 반드시 보습제를 첨가하셔야 합니다.

방법

1. 알코올과 드라이 허브를 5:1의 비율로 넣거나, 알코올과 신선한 허브를 2:1의 비율로 넣어주세요. 이는 절대적인 비율은 아니며 허브의 부피에 따라 적절히 가감해주세요. 간단한 방법으로는 적당한 용기에 허브를 1/2~1/3 정도 채우고 알코올을 가득 부어주세요.

2. 건조하고 서늘한 장소에 보관하면서 유효성분이 더 잘 우러나도록 수시로 흔들어주세요. 차광용기를 사용하시면 더 좋아요.

3. 한 달 이상 숙성 후에 허브를 걸러내세요.

알코올 종류별 특성

종류	알코올도수	특성
보드카, 에틸알코올	40~90	도수가 높아서 허브의 유효성분이 가장 잘 추출되지만 그만큼 피부에 자극이 많기 때문에 화장품을 만들 때는 반드시 물에 희석해서 사용해야 해요. 레몬, 장미, 허브 잎 등을 이용한 천연향수를 만들 때 에틸알코올로 추출해서 많이 사용한답니다.
소주	22~30	추출하고자 하는 허브가 건조한 상태일 때는 25도 전후의 일반소주를 사용해도 무방하지만, 과일이나 야채 등 물기가 많은 재료일 때에는 30도 정도의 과실주용 소주를 사용하는 것이 좋아요.
청주, 백포도주	10~14	자체에 천연분해효소들이 많아 색소나 각질 등을 분해해서 미백효과나 유연효과를 덤으로 얻을 수 있어요. 하지만 추출효과는 크지 않습니다.

식초(vinegar) 팅크처 식초에 담가서 허브의 유효성분을 추출하는 방식으로 알코올만큼 강력하게 유효성분을 추출하지는 못하지만 알코올 성분에 민감한 분들에겐 좋은 방법입니다.

방법

1. 식초와 드라이 허브를 5:1의 비율로 넣거나, 식초나 신선한 허브를 2:1의 비율로 넣어주세요. 이는 절대적인 비율은 아니며 허브의 부피에 따라 적절히 가감해주세요. 간단한 방법으로는 적당한 용기에 허브를 1/2~1/3 정도 채우고 식초를 가득 부어주세요.

2. 뚜껑을 닫고 그늘지고 서늘한 곳에 두면서 2주 이상 숙성되기만을 기다리세요. 가끔 한 번씩 병을 흔들어주면 유효성분의 추출이 더 잘 된답니다.

3. 2주 후에 허브를 깨끗하게 걸러내서 사용하시고, 방부제는 따로 넣지 않아도 됩니다.

글리세린 팅크처   글리세린은 점액성의 당분으로 향이나 알코올을 함유하지 않아 어린이나 민감한 피부에 사용할 수 있고 수용성 성분이나 비타민, 미네랄 등을 추출하는 데 효과적입니다. 글리세린 자체의 보습효과와 허브의 유효성분이 합쳐져 특히 건조한 피부에 사용하시면 좋습니다.

팅크처할 때 글리세린의 양은 100%로 하셔도 되고 글리세린을 2/3, 물을 1/3로 하셔도 됩니다.

방법

1. 적당한 용기에 허브를 1/2~1/3 정도 채우고 글리세린(또는 글리세린과 물)을 가득 부어주세요.

2. 뚜껑을 닫고 그늘지고 서늘한 곳에 2주 이상 두면서 숙성되기만을 기다리세요. 가끔 한 번씩 병을 흔들어주면 유효성분이 더 잘 추출된답니다.

인퓨즈드오일(infused oil)

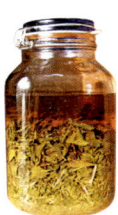

인퓨즈드오일(infused oil=maceration)은 허브를 식물성 오일에 일정기간 담가서 지용성의 유효성분을 우려내는 방법으로 원래 식물성 오일이 가진 영양성분에 허브의 유효성분이 더해져 상승효과를 나타내는 장점이 있습니다. 사용하는 식물성 오일은 호호바오일, 해바라기씨오일, 올리브오일, 마카다미아넛오일 등이며 항산화성분이 많아 보존기간이 긴 오일을 사용하시는 것이 좋습니다.

방법

1. 적당한 용기의 1/2~1/3만큼을 허브로 채워주세요. 신선한 허브의 경우 수분이 함유되어 있어 산패되기 쉽고, 허브에서 수분을 제거할수록 오일이 더 쉽게 침투되니 가급적 건조된 허브를 쓰는 것이 좋습니다.

2. 오일을 가득 부어서 허브가 푹 잠기게 해줍니다. 잠기지 않고 위쪽에 허브가 떠 있으면 곰팡이가 생길 수 있어요. 오일의 산화를 막기 위해 윗점오일 5% 또는 비타민 E 1% 정도를 첨가하시면 더 좋습니다.

3. 햇볕이 잘 드는 곳에 두고 수시로 흔들어주면서 2주간 숙성시켜주세요. 햇볕이 잘 드는 곳에 두는 이유는 오일의 온도가 높아져 유효성분의 추출이 더 잘되도록 하기 위해서입니다. (팅크처는 반대로 그늘지고 서늘한 곳에서 숙성하는 것이 좋습니다.)

4. 2주 숙성 후 걸러주세요. 효과를 더 높이려면 걸러낸 오일에 다시 새로운 허브를 전과 동량 또는 조금 더 많이 넣어준 후 2주간 같은 방법으로 숙성해주세요.

5. 깨끗하게 걸러낸 오일을 소독한 용기에 담아 냉장보관해주세요. 좀 더 빨리 결과물을 얻고 싶거나 뿌리나 열매 등의 단단한 부분을 이용할 때는 허브와 오일을 용기에 담고 약한 불로 2~4시간 정도 중탕하는 방법도 있어요(온침법). 온도가 너무 높아지면 유효성분이 파괴될 수 있으니까 오일을 절대 끓이지 마시고 약한 불로 중탕하세요. 하지만 오일의 산패가 쉽게 일어난다는 단점이 있습니다.

데콕션(decoction)과 인퓨전(infusion)

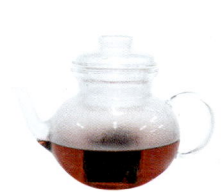 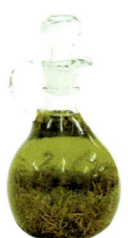

데콕션(decoction)과 인퓨전(infusion)은 워터를 끓여서 허브의 유효성분을 추출해내는 방식입니다. 데콕션은 허브의 부위가 뿌리, 열매 등의 단단한 부위일 때 우려내는 방식으로 한약 달이는 것과 비슷하다고 생각하시면 됩니다. 그리고 인퓨전은 허브의 부위가 꽃이나 잎 등의 연약한 부위일 때 우려내는 방식으로, 허브차나 녹차 우리는 것과 비슷합니다. 데콕션과 인퓨전은 화장품의 워터류 재료로 사용하시면 됩니다. 허브 추출방식 중 가장 손쉬운 방법이지만 열을 가하는 방식이라 허브의 유효성분을 파괴시킬 위험이 있고 허브의 지용성 성분은 추출이 안 된답니다. 또한 보존기간이 다른 방법에 비해 상당히 짧다는 단점이 있습니다.

방법

데콕션	건조된 허브 10g(신선한 허브는 30g)을 정제수 200g에 넣은 후 물의 양이 반으로 줄 때까지 중탕으로 가열해줍니다.
인퓨전	건조된 허브 5g(신선한 허브는 15g)에 끓는 정제수 100g을 붓고 10~20분 우려낸 후 걸러서 사용하세요.

유화법

유화란 융합되지 않는 두 가지의 액체에 계면활성제를 넣어서 섞고 한쪽의 액체를 다른 쪽의 액체 가운데에 분산하여 에멀전을 만드는 조작을 말해요.

w/o 방법

기름에 물을 섞어 유화시키는 방법으로, 번들번들한 크림류(클렌징크림, 마사지 크림)를 만들 때 사용합니다.

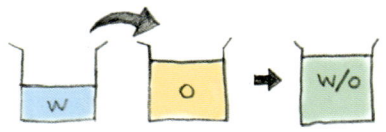

o/w 방법

물에 기름을 섞어 유화시키는 방법으로, 보통의 크림이나 로션을 만들 때 사용합니다.

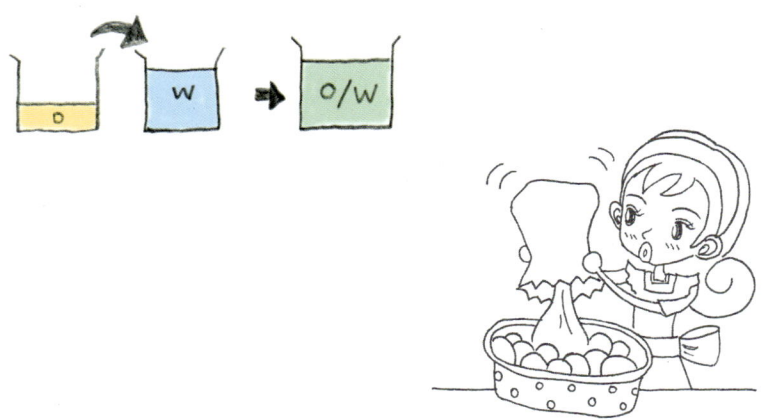

다상유화법

다상유화, 다중유화, 멀티플 에멀전(multiple emulsion), 3 레이어(3-layer) 등으로 불리며 으리보다 천연화장품의 역사가 긴 일본이나 유럽 쪽에서 몇 해 전에 소개되었던 유화법이에요. 기존의 w/o나 o/w에서 한 단계의 유화과정을 더 거치는 방법으로 유화 안정도가 향상되고, 보습막이나 수분막의 형성이 용이하고 성분의 피부침투력이 조금 높아져요. 다상유화법은 유화방법에 따라 다시 w/o/w 또는 o/w/o로 나뉩니다.

W/O/W(오일베이스)

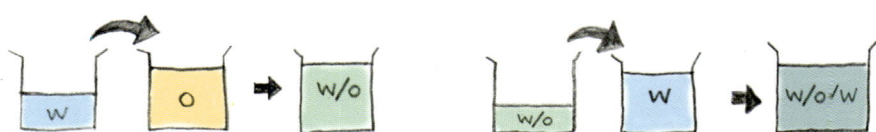

워터의 절반을 오일에 섞어서 유화시키고, 다시 그 결과물을 남은 절반의 워터에 섞어서 유화시키는 방법이에요. 오일이 베이스가 되어 피부에 오일 보습막의 형성이 용이해서 보습효과가 향상됩니다. 아토피나 건성용 화장품 또는 가을, 겨울용 화장품을 만들 때 적당해요.

O/W/O(워터베이스)

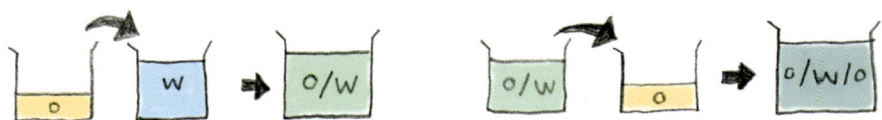

w/o/w와는 반대로 오일의 절반을 워터에 섞어서 유화시키고, 다시 그 결과물을 남은 절반의 오일에 섞어서 구화시키는 방법이에요. 워터가 베이스가 되며 피부에 수분막의 형성이 용이해서 촉촉한 느낌의 화장품이 된답니다. 여드름피부, 지성피부를 위한 화장품이나 봄, 여름철에 가벼운 느낌의 화장품을 만들 때 적당해요.

나만의 천연화장품 레시피 짜기

천연화장품의 가장 큰 장점은 내 피부에 꼭 필요한 재료를 직접 선별해서 내가 직접 만들 수 있다는 것입니다. 인터넷이나 책을 보면서 다른 사람들이 만들어둔 레시피로 천연화장품을 만드는 것도 좋지만, 자신이 직접 작성한 레시피로 만든다면 세상에서 하나뿐인 나만의 천연화장품이 되겠죠.

스킨 레시피 짜기 스킨은 다른 화장품에 비해 비교적 재료의 종류도 적고 레시피도 간단해서 누구나 쉽게 레시피를 짤 수 있습니다. 스킨은 90% 이상이 워터류로 구성되어 있어서 워터의 역할이 가장 중요합니다. 자신의 피부 타입이나 기능, 계절에 따라 워터의 종류를 결정하시면 됩니다.

워터류는 1가지만 사용해도 되고, 2~3가지의 워터를 섞어서 사용해도 좋습니다. 워터류 중에서 가장 많이 이용되는 것은 정제수와 플로럴워터(로즈워터, 네롤리워터, 라벤더워터 등)입니다. 플로럴워터를 사용할 때는 워터 자체에 고유한 효능과 향이 있으므로 에센셜오일을 넣지 않아도 무방합니다. 워터에 에센셜오일을 넣을 때는 별도의 가용화제(올리브 리퀴드, 솔루벌라이저 등)를 사용해야 합니다. 가용화제는 워터에 소량의 오일을 섞을 때 사용되며 일반적으로 오일 양의 2~5배를 사용하는 것이 적당합니다. 정제수와 플로럴워터 이외에도 허브나 한약재 우린 물이나 팅크처 등이 흔히 사용됩니다.

종류	적정비율	예시
워터류	90~95%	로즈워터 50g, 정제수 40g
보습제 및 첨가물	5~10%	히아루론산 3g, 모이스틴 2g, 천연한방방부제 2g, 올리브 리퀴드 2g
에센셜오일	1% 이내	라벤더 5방울

로션 레시피 짜기   로션은 워터와 오일의 비율에 따라 에센스와 같이 묽은 타입으로 만들 수도 있고, 되직한 질감으로 만들 수도 있습니다. 로션은 워터류와 오일류를 섞기 위해 3~5% 정도의 유화제를 첨가해야 합니다. 유화제는 올리브 유화왁스, 이멀시파잉 왁스, 몬타 왁스 등이 있고, 이들의 기능을 보완해주는 유화 보조제로는 세틸알코올, 세티아르알코올, 세토스 등이 있습니다. 유화제만 사용하셔도 되고, 발림성과 유화 안정도를 높여주기 위해 유화 보조제를 함께 사용하는 것도 좋습니다. 오일류는 각각의 특성과 효능을 확인한 후에 자신의 피부에 적합한 오일을 선택하셔야 합니다. 특히, 아토피 피부에 부작용을 보일 수 있는 윗점오일처럼 사용 시 주의할 필요가 있는 오일들은 꼼꼼히 주의사항들을 파악한 후에 사용하시는 것이 중요합니다.

종류	적정비율	예시
워터류	80~85%	라벤더워터 80g
오일류	10~15%	호호바오일 6g, 아보카도오일 6g
유화제	3~5%	올리브 유화왁스 3g
보습제 및 첨가물	10%	히아루론산 2g, 천연한방방부제 2g, 비타민 E 1g
에센셜오일	1% 이내	네롤리 3방울, 제라늄 2방울

크림 레시피 짜기   크림은 로션에 비해 오일의 비율이 20~25%까지 높아지며, 이에 따라 유화제의 양도 조금 늘려주셔야 합니다. 유화 보조제도 함께 사용하시면 좋습니다. 크림은 일반적으로 손으로 덜어 사용하는 화장품이라 비교적 산패가 빠르다는 단점이 있습니다. 한꺼번에 많은 양을 만들지 말고 2~3개월 동안 모두 사용할 수 있는 양을 만드는 것이 좋습니다.

종류	적정비율	예시
워터류	60~65%	알로에베라워터 65g
오일류	20~25%	달맞이꽃종자오일 10g, 아르간오일 6g, 로즈힙오일 6g
유화제	5~8%	올리브 유화왁스 5g, 세틸알코올 1g
보습제 및 첨가물	10% 이내	글리세린 3g, 식물성 플라센타 3g, 천연한방방부제 2g
에센셜오일	1% 이내	팔마로사 3방울, 로즈제라늄 3방울

잘못 만들어진 화장품 리배칭하기

애써 만든 화장품이 분리되거나 점도가 맞지 않으면 당황해서 버리시는 분들이 많더라구요. 좋은 재료로 만든 화장품, 이제 버리지 말고 리배칭하세요.

로션이나 크림이 분리되었다면? 로션이나 크림이 수상층과 유상층으로 분리되는 원인에는 여러 가지가 있어요. 워터류와 오일류의 온도 차가 클 때, 두 계열을 섞는 과정에서 충분히 저어주지 않아 유화가 충분히 일어나지 않은 경우, 첨가물의 양이 너무 많을 때 등입니다. 해결법은 아주 간단해요. 만든 화장품을 다시 가열해서 50~60도 정도가 되면 블렌더와 스푼으로 재유화를 시켜주시면 됩니다. 가열 과정에서 손실된 에센셜오일의 보충을 위해 1~2방울 더 첨가해주시면 좋습니다.

로션을 만들었는데 점도가 너무 높다면? 로션을 만들었는데 점도가 너무 높다면 유화 과정이 너무 길었거나 오일과 워터의 비율이 잘못되었을 가능성이 큽니다. 이 경우에는 만든 로션을 다시 내열용기에 부어 50~60도 정도로 가열해주고, 다른 용기에 워터를 10~20% 계량해 50~60도 정도로 가열해주세요. 두 계열의 온도차가 비슷해지면 섞은 후 스푼과 블렌더로 고루 섞어주세요. 가열 과정에서 손실된 에센셜오일을 보충하기 위해 1~2방울 첨가해주시면 더 좋습니다.

크림을 만들었는데 너무 묽다면? 크림의 점도가 너무 묽다면 유화가 제대로 이뤄지지 않았거나 오일에 비해 워터의 양이 많은 경우입니다. 이 경우에는 만든 화장품을 다시 내열용기에 부어 50~60도 정도로 가열해주고, 다른 용기에는 유화제를 1~ 2g 넣어 녹여주세요(전자레인지를 사용하셔도 좋아요). 녹인 유화제와 크림을 섞어 스푼과 블렌더로 고루 섞어주세요. 이때 고루 섞지 않으면 크림이 고르지 못하고 덩어리가 생겨요. 가열 과정에서 손실된 에센셜오일을 보충하기 위해 1~2방울 첨가해주시면 더 좋습니다.

밤 타입이 무르거나 단단해서 사용하는 데 불편하다면?　밤 타입의 굳기는 밀랍이나 칸데릴라 왁스의 양, 버터와 오일의 비율, 계절·온도에 따라서도 조금씩 다르답니다.

스틱 타입이 너무 무르거나 케이스 타입이 너무 단단하면 사용하기가 불편해요. 그때는 만든 밤을 다시 내열용기에 담은 후 무르다면 밀랍(또는 칸데릴라왁스)를 더 첨가하고, 단단하다면 오일을 더 첨가해서 가열해서 굳혀주세요. 가열 과정에서 손실된 에센셜오일 보충을 위해 1~2방울 첨가해주시면 더 좋습니다.

첨가물이나 에센셜오일 넣는 것을 빠트렸다면?　히아루론산이나 글리세린 같은 보습제나 천연방부제를 빠트렸다면 다시 첨가 후에 고르게 섞어주시면 됩니다. 이때 작은 크림 용기나 에센스 용기는 고르게 섞기 힘들기 때문에 입구가 넓은 용기에 다시 부어 섞어주시는 것이 좋아요. 에센셜오일은 점도가 높아진 상태에서는 고르게 섞이지 못하고 한 군데 뭉쳐서 피부에 자극적일 수 있으니 주의하셔야 한답니다.

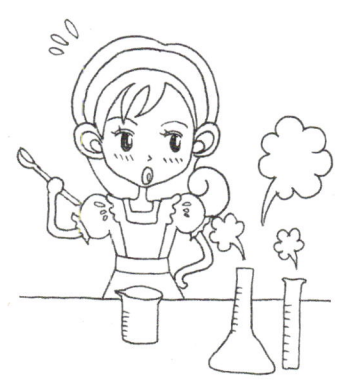

INDEX

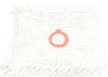

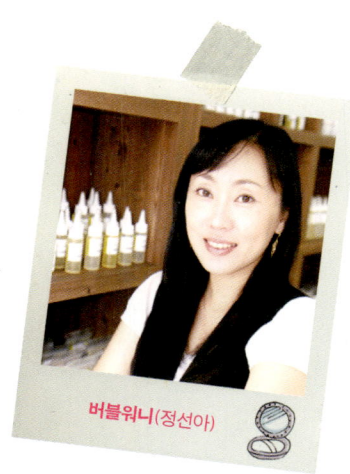

버블워니(정선아)

영남대학교 약학과를 졸업하고 지금은 소아과 약을 전문으로 조제하는 약사이며
아로마테라피스트로 활동하고 있다. 그녀가 보유한 아로마테라피 관련 자격증으로는
'한국아로마테라피인증학회(CAHA) 정회원', '미국 ARC인증 국가공인 아로마테라피스트',
'영국 아로마테라피센터(ICAA) 정회원'이 있다. 영남일보에 주1회 '천연비누와 화장품 만들기'를
기고하고 있으며, TBC 대구방송 '건강365' 프로그램에서 '천연비누와 화장품 만들기'
코너를 진행하고 있다. 또한 천연재료 전문 쇼핑몰인 버블뱅크의 대표로도 활동하고 있다.

블로그 blog.naver.com/bubblebank
카페 www.bubble365.com
쇼핑몰 www.bubblebank.net

약사 버블워니가 만드는 천연화장품

초판 1쇄 2008년 8월 14일
초판 19쇄 2019년 2월 11일

지은이 | 버블워니(정선아)

발행인 | 이상언   **제작총괄** | 이정아

디자인 | 비닐하우스   **진행** | 달콤상상마을   **교정교열** | 달콤상상마을
표지 사진 | 손익청   **일러스트** | 이니미니   **인쇄** | 동양인쇄주식회사

발행처 | 중앙일보플러스(주)
주소 | (04517) 서울시 중구 통일로 86 4층
등록 | 2008년 1월 25일 제2014-000178호
판매 | 1588-0950
제작 | (02)6416-3934
홈페이지 | www.joongangbooks.co.kr
페이스북 | www.facebook.com/hellojbooks

ISBN 978-89-6188-640-6 (13590)
ⓒ 정선아, 2008

중앙북스는 중앙일보플러스(주)의 단행본 출판 브랜드입니다.